慢性肾脏病甲状旁腺功能亢进

主 编 张 凌 〔日〕冨永芳博

科学出版社

北 京

内 容 简 介

　　本书介绍了慢性肾脏病矿物质和骨异常的多个指南，甲状旁腺功能亢进症的发病机制、临床表现及内外科治疗，甲状旁腺切除围手术期管理，钙化防御和心血管钙化的评估、处理，还精心挑选了难治性甲状旁腺功能亢进典型病例等予以分析。参编者不仅包括我国相关专业多名专家，还包括国际上该领域著名专家冨永芳博教授。本书既反映了该领域现状，又代表了当代专家的权威观点，是一本全面介绍慢性肾脏病甲状旁腺疾病的专业书籍。

　　本书内容全面、新颖、丰富、图文并茂、实用性和可读性强，可供肾病科、内分泌科、甲状旁腺外科医生及相关人员阅读参考。本书内容还包括慢性肾脏病矿物质和骨异常科普 100 问，可供相关患者阅读参考。

图书在版编目（CIP）数据

慢性肾脏病甲状旁腺功能亢进 / 张凌，（日）冨永芳博主编. —北京：科学出版社，2023.9
ISBN 978-7-03-076386-0

Ⅰ. ①慢…　Ⅱ. ①张…　②冨…　Ⅲ. ①慢性病—肾疾病—甲状腺机能亢进　Ⅳ. ①R692 ②R582

中国国家版本馆 CIP 数据核字（2023）第 177603 号

责任编辑：丁慧颖 / 责任校对：张小霞
责任印制：肖　兴 / 封面设计：吴朝洪

科 学 出 版 社 出版
北京东黄城根北街 16 号
邮政编码：100717
http://www.sciencep.com

三河市春园印刷有限公司印刷
科学出版社发行　各地新华书店经销
*

2023 年 9 月第 一 版　开本：787×1092　1/16
2024 年 6 月第三次印刷　印张：24 1/4
字数：570 000
定价：168.00 元
（如有印装质量问题，我社负责调换）

编 写 人 员

主　编　张　凌　富永芳博
编　者（按姓氏笔画排序）

卜　石　中日友好医院

马　杰　中国医学科学院北京协和
　　　　医院

王　晶　北京市朝阳区孙河社区卫
　　　　生服务中心

王文博　首都医科大学附属北京安
　　　　贞医院

王宁宁　江苏省人民医院

王继伟　南京同仁医院

尹良红　暨南大学附属第一医院

古丽米热·穆合塔尔　新疆维吾尔
　　　　　　　　　　自治区人民
　　　　　　　　　　医院

左　力　北京大学人民医院

卢　健　首都医科大学附属北京朝
　　　　阳医院

史振伟　北京华信医院（清华大学
　　　　第一附属医院）

邢广群　青岛大学附属医院

吕　程　北京市朝阳区孙河社区卫
　　　　生服务中心

刘　芳　北京积水潭医院

刘凤新　哈尔滨市第四医院

刘玉秋　东南大学附属中大医院

刘晓燕　大连医科大学附属第二医院

刘璠娜　暨南大学附属第一医院

孙小亮　中日友好医院

芮宏亮　首都医科大学附属北京中医医院

李　江　中日友好医院

李贵森　电子科技大学附属四川省人民医院

李雪梅　中国医学科学院北京协和医院

李璐瑶　北京大学人民医院

杨　光　江苏省人民医院

杨　猛　中日友好医院

杨璨粼　东南大学附属中大医院

余永武　清华大学附属垂杨柳医院

邹　杨　电子科技大学附属四川省人民医院

张　凌　中日友好医院

张　静　江苏省人民医院

张亚军　中日友好医院

张晓良　东南大学附属中大医院

张敏敏　复旦大学附属华山医院

陈　靖　复旦大学附属华山医院

陈孜瑾　上海交通大学医学院附属瑞金医院

陈晓农　上海交通大学医学院附属瑞金医院

周加军　皖南医学院第一附属医院/弋矶
　　　　山医院

周　阳　哈尔滨医科大学附属第一医院

郑　丰　华东师范大学医学与健康
　　　　研究院

郑玉民　中日友好医院

孟可欣　哈尔滨医科大学附属第二
　　　　医院

姜　红　中日友好医院

姜　鸿　新疆维吾尔自治区人民医院

姚　力　中日友好医院

夏仲元　中日友好医院

夏清艳　哈尔滨市第四医院

高占辉　南京医科大学附属明基医院

富永芳博　Noa Imaike 诊所 甲状腺甲状
　　　　旁腺骨代谢科，第二红十字会医
　　　　院内分泌外科，日本

彭成忠　同济大学附属第十人民医院

董向楠　暨南大学附属第一医院

程靖宁　中日友好医院

焦军东　哈尔滨医科大学附属第二医院

熊　敏　清华大学附属垂杨柳医院

樊友本　上海交通大学附属第六人民医院

主编助理　王　晶　孙小亮

序

国家"十四五"规划明确提出，要把保障人民健康放在优先发展的战略位置，深入实施健康中国行动，提高医疗质量，满足人民对美好生活的向往。随着医疗技术的发展和医保政策的普及，终末期肾脏病这种重大疾病的健康保障得到有效落实。但是我们也清醒看到了我国的透析患者管理水平与国际先进标准还有差距，我国透析人群数量快速增加，但基层透析室管理水平还不能适应这一快速增长的需求，医务人员专业知识储备还不够，尤其是慢性肾脏病常见并发症——继发性甲状旁腺功能亢进的诊治水平还不尽如人意，一些偏远地区患者的病情没有在疾病早期得以控制，现状令人担忧，急需改进。

为了解决我国各地肾脏病医疗质量水平发展不均、不充分的问题，我国的肾脏病学者一直在努力推动肾脏病规范化管理，缩小医疗差异，降低慢性肾脏病并发症的发生率，以延长患者寿命，提高生活质量。因此，相关部门组织专家于2013年制定了我国第一部系统性指导医务人员的《慢性肾脏病矿物质和骨异常诊治指导》，2019年又更新推出了《中国慢性肾脏病矿物质和骨异常诊治指南》（以下简称《指南》），这对解决我国慢性肾脏病矿物质和骨异常（CKD-MBD）知晓率低、治疗率低、达标率低等相关问题起到了巨大的推动作用。张凌医生作为《指南》的主要编者，为《指南》的制定、普及和推广付出了巨大的努力，取得了不凡的成绩。

我与张凌医生相识多年，她对患者的关爱、对事业的执着、对学术的敬畏深深感动着我。该书是张凌医生汇集她30多年在CKD-MBD管理方面的大量临床案例，并结合多学科合作攻克难治性甲状旁腺功能亢进实践经验，与国际著名甲状旁腺外科教授富永芳博（Tominaga）先生合作的著作，同时该书还邀请了全国肾脏病学、内分泌学、外科学、超声学等诸多学科专家共同撰写，保证了该书既有前沿学科内容，又有丰富临床经验，还有多学科交融和通俗的科普内容。相信该书一定会成为我国广大肾脏病医生、透析室医护人员、外科医生及相关专业人员的临床实用读本。

最后，由衷地希望该书能够促进我国肾脏病学事业的发展，能够推动综合医院多学科合作，进一步规范和提升慢性肾脏病管理水平，为提高我国慢性肾脏病患者的生活质量起到推进作用。

刘志红

东部战区总医院　国家肾脏疾病临床医学研究中心

2023 年 1 月 20 日

前　言　一

　　1992 年中日友好医院参照日本透析治疗的发展形势，组建了当时我国最大型的血液净化中心，43 台血液透析机摆放在一个大厅里，而且我当年作为一名年轻医生有幸走出国门，观摩、学习了日本透析中心的管理。到 1997 年，我们中心汇集了较多长期规律血液透析的患者，比较难处理的并发症就是继发性甲状旁腺功能亢进症（简称继发性甲旁亢），杜学海教授带领我们应用活性维生素 D 进行冲击治疗，但随着患者透析龄的延长，越来越多的患者出现高血钙和高血磷，并对药物治疗产生抵抗，患者腿痛无力、顽固性瘙痒等症状频频出现，迫切需要开展甲状旁腺切除手术。然而，外科医生为尿毒症患者施行手术时也顾虑重重。为了解决患者的痛苦，我们于 20 世纪 90 年代末在我国率先开展了超声介入下甲状旁腺无水酒精注射，疗效显著但后期复发率较高，至 2003 年我所在医院普外科终于同意合作，尝试开展甲状旁腺切除手术，术后的显著疗效让我们大受鼓舞，随后超声介入科和耳鼻喉科也加入该项目的合作，至 2021 年 4 月我们团队已经合作完成继发性甲旁亢手术 2000 例，同时也积极开展临床科研和论著撰写，至此中日友好医院已成为中国北方最大规模的多学科甲状旁腺疾病治疗中心，也吸引了全国各地专业人员前来学习，令人欣喜的是，截至目前我们治疗的多位严重甲旁亢、退缩人合并狮面样改变的患者已经依靠透析技术存活 30 年以上。

　　越来越多前来求治的患者让我们深感授人以鱼，不如授人以渔，我们也走出院门推广经验，与多家医院开展合作，2009 年出版了《慢性肾脏病继发性甲旁亢》，此书一经出版广受好评。再次编写一本更实用、易懂的继发性甲旁亢书籍一直萦绕在我的心头。2012 年，我们召开了中日友好医院第一届 CKD-MBD 国际论坛，邀请到世界上继发性甲旁亢手术经验丰富、发表了大量学术论文的日本教授冨永芳博（Tominaga），他严谨的学术态度、丰富的临床经验、耐心的讲解使我们获益匪浅，随后我们又进行了两次学术交流。他出版了日文和英文专著 *Surgery of Renal Hyperparathyroidism* 并将该书寄给我分享。我和一些外科医生均感觉冨永芳博教授的专著中介绍的甲状旁腺功能亢进的临床实践经验，实用性很强，值得推荐给我国广大医生。经与冨永芳博教授商定，我们决定合作出版一本既适合我国肾脏学科和透析医生，又适合甲状旁腺外科医生阅读的实用性读本。为此，我也广泛征求了肾脏病科较多专家的意见，大家分工合作，时至今日，终于完成了这本关于甲状旁腺疾病，尤其突出慢性肾脏病甲状旁腺功能亢进内容的专著。

多年的临床实践使我们认识到有很多临床问题，我们深感开展具有循证医学证据的临床研究的重要性，非常感谢中日友好医院同事的大力支持，我们在完成大量的临床工作之余，还积极撰写相关专业文章和科普文章，并获得北京市科学技术委员会和北京市卫生健康委员会的多项基金支持，获得"首都特色临床医学应用发展"项目资助并支持在京津冀普及推广，2014年获得"首都十大疾病科技攻关惠民型科技成果奖"。更值得一提的是，我们的工作得到肾脏病专家的大力支持和鼓励，2018年我还有幸作为副主编参与了刘志红院士主持的《中国慢性肾脏病矿物质与骨异常诊治指南》编写。

近几年，科学在飞速发展，新思维、新药物不断出现，虽然我们全体编者力求本书内容全面、精准，但是也难免挂一漏万，我想阅读本书的广大读者才是真正的检验者，恳请读者对于本书的不足和疏漏之处给予批评指正，以便我们再版时改进。

最后，感谢为本书作序的刘志红院士和主编之一的冨永芳博教授，感谢多次对本书给予指导的郑法雷教授，感谢为本书撰稿的左力、李雪梅、陈靖、焦军东、张晓良、樊友本、彭成忠等众多专家，感谢周加军、孙小亮和王晶医生的大量付出，感谢培养我成长的中日友好医院和亲爱的同事们，还要感谢我的家人的热情支持，没有你们的帮助，本书不可能完成。

张　凌

于北京

2023 年 1 月 20 日

前　言　二

我清楚地记得 30 年前，那时我还是一名年轻的外科医生，读到一篇关于原发性甲状旁腺功能亢进（PHPT）治疗的综述文章。其中一位作者得出结论，经验对于 PHPT 患者的甲状旁腺切除术（PTx）非常重要，没有足够的 PTx 经验（少于 100 例）的外科医生不应为 PHPT 患者进行 PTx。我很惊讶，因为当时在日本，我们只有两名甲状旁腺外科专家。其中一位是园田高雄（Takao Sonoda）教授，他是一名擅于治疗肾结石和 PHPT 的泌尿科医生；另一位是内分泌外科专家藤本吉英（Yoshihide Fujimoto）教授，他在 1988 年创立了日本内分泌外科协会（JAES）和亚洲内分泌外科协会（Asian AES）。

当时，我所在科室完成 PTx 的经验来自 100 例继发性甲状旁腺功能亢进症患者（SHPT），PHPT 患者仅 10 例。我想知道什么样的手术方式在欧洲国家和美国是最适合和能接受的。

1987 年，在悉尼举行的国际内分泌外科医学会（International Association of Endocrine Surgeons，IAES）会议上，我认识了瑞典乌普萨拉大学医院内分泌外科的亨利·约翰逊（Henry Johansson）教授，以及约翰逊教授的同事戈兰·阿克斯托姆（Goran Akerstrom）教授。他们答应了我访问乌普萨拉的请求。乌普萨拉是一个非常美丽的小镇，也是一个与甲状旁腺有悠久历史的地方，因为伊瓦尔·桑德斯托姆（Ivar Sandstrom）——第一个发现人类甲状旁腺的人，当时他还是乌普萨拉大学医学院的学生。他的观察是在 1877 年进行的，从那时起，乌普萨拉团队就在甲状旁腺手术中占据了重要地位，发表了许多关于甲状旁腺基础和临床研究的论文。

幸运的是，我有机会在著名的内分泌病理学家拉斯·格里梅利乌斯（Lars Grimelius）教授的指导下了解甲状旁腺疾病的组织病理学。我在乌普萨拉学到了很多关于甲状旁腺的临床和基础知识。我和我的家人在那里度过了非常愉快的时光。

大约从 1980 年开始，随着日本长期血液透析患者数量的增加，治疗 SHPT 的 PTx 病例逐渐增加。SHPT 是慢性肾脏病患者的严重并发症，难以药物治疗的晚期 SHPT 患者需要行 PTx。因行 PTx 转到我所在科室的患者数量逐渐增加，到 2013 年 6 月，我们已为超过 3000 例 SHPT 和 THPT 患者行 PTx。许多关于我们科室和手术研究的论文已经发表并在学术会议上与大家交流。

我们将治疗 SHPT 的术式从甲状旁腺次全切除术改为甲状旁腺全切除术，并采用前臂自体移植，因为甲状旁腺次全切除术后复发的 SHPT 再手术并不罕见。另外我们注意到，自体移植结节性增生的甲状旁腺组织比弥漫性增生组织更易复发。

我很幸运能够与许多在钙和磷酸盐代谢方面有专长的著名肾病学家合作，我们在该领域的基础研究取得了进展。我们推测甲状旁腺增生的过程从弥漫性增生发展到结节性增生，并阐明了 SHPT 的病理生理机制。基于研究结果，我们提出了一种药物治疗耐药性机制。

1991 年 3 月，我和高木弘（Hiroshi Takagi）共同编写的 *Surgery of Renal Hyperparathyroidism* 一书在日本出版，英文版也于 2017 年出版。高木弘是我真正的老师，给了我大量的临床和基础医学建议。我希望本书能对内分泌外科医生、内分泌内科医生、肾病科医生等同行有所帮助。

2012 年，关于 CKD-MBD 的论坛在北京中日友好医院举行。我被邀请参加会议，并介绍了日本的甲状旁腺切除术（PTx）。张凌医生介绍了 CKD-MBD 在中国的情况，并报道了 20 多例上颌骨及颅骨甲状旁腺功能亢进性棕色瘤病例，棕色瘤发生于严重晚期的纤维性骨炎。

了解到中国的 CKD-MBD 现状，以及有很多患者需要行 PTx，引发了我浓厚的兴趣。之后我们在哈尔滨和东京进行了学术交流。目前，中国读者对关于甲状旁腺功能亢进的专业书籍有需求。我也希望能为中国医生治疗甲状旁腺疾病提供足够的帮助。因此，我们决定合作出版本书。

最后，我要感谢我的诸多同事和朋友、我的秘书伊藤小姐及我的妻子冨永明美（Akemi Tominaga），感谢他们的支持。

冨永芳博，医学博士，教授

甲状腺甲状旁腺骨代谢科

Noa Imaike 诊所

日本名古屋第二红十字会医院内分泌外科

2022 年 1 月 12 日

附作者原文

I clearly remember that about 30 years ago, when I was a young surgeon, I read a review article about the treatment of primary hyperparathyroidism（PHPT）. One of the authors concluded that experience was very important regarding PTx in patients with PHPT and that surgeons without enough experience in PTX—fewer than 100 cases-should not perform PTx for PHPT. I was surprised that at that time in Japan, we had only two experts in parathyroid surgery. One was Professor Takao Sonoda, who was a urologist and familiar with nephrolithiasis and PHPT. The other was Professor Yoshihide Fujimoto, an expert in endocrine surgery who established the Japanese Association of Endocrine Surgeons（JAES）and the Asian AES in 1988.

At that time, the total experience of PTx in our department was about 100 cases for SHPT and only 10 cases for PHPT. I wanted to know what kind of operative procedure was most suitable and acceptable in European countries and the United States.

In 1987, I met Professor Henry Johansson, who was a professor at the Department of Endocrine Surgery at Uppsala University Hospital, Sweden, and Goran Akerstrom, one of Professor Johansson's colleagues, at a meeting of the International Association of Endocrine Surgeons in Sydney. They granted my request to visit Uppsala. Uppsala is a very beautiful town and something of a historical place regarding the parathyroid gland, because Ivar Sandstrom, when he was a medical student at Uppsala University, was the first to demonstrate the existence of parathyroid glands in humans. His observation was made in 1877, and the Uppsala group has held a prominent position in parathyroid surgery ever since, publishing many papers based on their basic and clinical studies.

Fortunately, I had the opportunity to learn about the histopathology of parathyroid diseases under the famous endocrine pathologist Professor Lars Grimelius. I learned many things about the clinical and basic aspects of parathyroid glands in Uppsala. My family and I enjoyed our stay there very much.

From about 1980, PTx for SHPT gradually increased as the number of patients undergoing long-term hemodialysis increased in Japan. SHPT is a serious complication in patients with chronic kidney disease, and PTx has been required for advanced SHPT refractory to medical treatment. The number of patients who were referred to our department for PTx gradually increased, and in June 2013, our experience of PTx for SHPT and THPT exceeded 3000 cases. Many papers about our departmental and surgical studies have been published and presented at meetings.

From 1980, we converted the operative procedure for SHPT from subtotal PTx to total

PTx with a forearm autograft, because reoperation for recurrent SHPT after subtotal PTx was not infrequent. When nodular hyperplastic parathyroid tissue was autografted, graft-dependent recurrence was more frequent than when diffuse hyperplastic tissue was grafted.

Fortunately, I have been able to collaborate with many famous nephrologists with expertise in calcium and phosphate metabolism, and our basic studies have progressed. We hypothesized that the process of parathyroid gland hyperplasia went from diffuse hyperplasia to nodular hyperplasia and clarified the pathophysiology of the parathyroid tissue in SHPT. We proposed a mechanism of resistance to medical treatment based on our findings.

In March 1993, I published a book titled *Surgery of Renal Hyperparathyroidism* with Professor Hiroshi Takagi, who had been my true teacher and had given me a considerable amount of both clinical and basic science advice. Our surgical treatment for HPT had been published in Japanese, English version had been published in 2017. I hope this book will be helpful to endocrine surgeons, endocrine physicians, nephrologists, and others.

In 2012, the symposium concerning CKD-MBD was held in China-Japan friendship hospital Beijing. I was invited to the meeting and presented about parathyroidectomy (PTx) in Japan. Also Dr. Zhang Ling talked about statuses of CKD-MBD in China and reported more than 20 patients who suffered from brown tumor in maxilla and skull. Brown tumor occur induced by severely advanced osteitis fibrosa.

That was very intriguing for me to understand status of CKD-MBD in China and there were many patients requiring PTx. We then had academic exchanges in Harbin and Tokyo. Currently, there is a need for professional book for hyperparathyroidism in China. It is my hope to offer sufficient guidance to aid Chinese doctors for treatment for parathyroid disease. As a result, we decided to publish this book in Chinese.

Finally, I would like to thank my many colleagues and friends; my secretary, Miss Ito; and my wife, Akemi Tominaga, for their assistance.

Yoshihiro Tominaga, M. D., Ph. D.
Department thyroid parathyroid bone metabolism
Noa Imaike Clinic
Endocrine Surgery Nagoya Second Red Cross Hospital
Nagoya Japan

目　　录

第一章 慢性肾脏病

第一节 慢性肾脏病定义和分期

一、慢性肾脏病流行病学

慢性肾脏病（chronic kidney disease，CKD）是各种原因引起的慢性肾脏结构和功能障碍的异质性疾病的总称。该病具有不同的临床表现，部分表现与病因、严重程度和疾病进展有关。目前 CKD 已成为影响全球公共卫生的重要问题，影响患者的生存质量和预后。部分 CKD 会进行性进展，引起肾单位和肾功能不可逆丧失，最终进展为终末期肾脏病（end stage renal disease，ESRD）。ESRD 患者需要肾脏替代治疗（renal replacement therapy，RRT）而产生较高的医疗费用，给社会带来巨大的经济负担。CKD 的发生风险可归为社会人口统计学和遗传因素导致的肾病易感性或暴露于可引发肾病的因素。肾脏结构异常（损伤）通常先于功能异常。CKD 的结局可能是进展及发生并发症，或两者兼有。

2018～2019 年流行病学调查数据显示，我国 CKD 的患病率为 8.2%，其中 CKD1～2 期约占 73.3%，CKD3 期约占 25.0%，CKD4～5 期约占 1.8%。根据中国肾脏疾病数据网络（CK-NET）年度报告显示，我国 2016 年 ESRD 的发病率为 116.10 例/百万人口（pmp），较 2015 年略有下降（122.19pmp），ESRD 患病率为 419.12pmp，较 2015 年显著升高（311.29pmp）。

在全球范围内糖尿病和高血压是 CKD 的主要病因，而原发性肾小球肾炎是我国 CKD 最主要的病因。在过去的 30 年里，中国经济增长迅速，人群的生活习惯发生改变（高热量饮食摄入和久坐的生活方式），导致代谢性疾病的发病率大幅提高。自 20 世纪 90 年代，我国高血压和糖尿病的发病率猛增，代谢性疾病最终可能取代肾小球肾炎成为我国 CKD 和 ESRD 的主要病因。基于我国国家住院样本数据库的数据显示，自 2010 年以来，糖尿病导致的 CKD 入院比例已超过肾小球肾炎，这说明我国的疾病谱也在发生变化。而我国另一项纳入 283 个城市 71 151 例肾活检样本资料显示，膜性肾病的发病率每年增加 13%，并且该疾病的风险与长期大气污染颗粒中 PM2.5 的暴露相关。除此之外，另一个重要原因是某些潜在毒性的传统草药的广泛使用。目前已知的肾毒性马兜铃酸（aristolochic acid，AA）存在于一些常用的草药/成药中。根据我国 CKD 调查，自报长期摄入含 AA 草药患者的患病率为 1.5%。虽然在相关地区进行的发病率或患病率调查很少，但在过去普遍使用草药的情况下，AA 相关肾病的疾病负担可能很大。然而，在中国禁用含 AA 的草药后，尽管缺乏详细数据，但 AA 相关肾病病例显著减少。药物诱导的 CKD 的另一个原因是滥用非甾体抗炎药（non-steroidal anti-inflammatory drug，NSAID），NSAID 常用于缓解与劳动有关的慢性疲劳或作为镇痛药使用，长期服用 NSAID 可诱发慢性间质性肾炎。中国 CKD 全国调查资料显示，常规使用 NSAID 的 CKD 发病率为 3.6%，因此这也可能是中国 CKD 的重要病因之一。

CKD 并发症几乎影响所有器官系统。CKD 已被公认为心血管疾病（cardiovascular disease，CVD）和老年人的其他常见疾病（如感染、躯体功能和认知功能损害）的独立风险因素。此外，CKD 与药物不良反应、血管内造影剂注射、手术和其他侵入性操作的风险增加有关，并且这些并发症与较高的发病率、死亡率相关。如果早期发现 CKD 相关并发症，则进展为肾衰竭的时间可以延迟，甚至可以通过适当的措施进行预防。对高风险人群（糖尿病、高血压、CVD、结构性肾脏疾病患者，具有潜在肾脏受累的多系统疾病，如系统性红斑狼疮、肾衰竭家族史、遗传性肾脏疾病患者老年人，接受潜在肾毒性药物的患者或有机会发生血尿或蛋白尿的患者）进行定期检测，可早期提示肾脏损害，从而早期干预。

二、慢性肾脏病定义

早在 2002 年，美国肾脏病基金会（National Kidney Foundation，NKF）所属的肾脏病预后质量倡议（kidney disease outcome quality initiative，K/DOQI）提出 CKD 的定义，K/DOQI 中使用"慢性肾脏病"代替了原有的"慢性肾功能衰竭"，以帮助患者更好地理解肾脏疾病不同阶段的状态，并且给出了明确的 CKD 定义，即无关病因或特定的临床表现的慢性肾脏结构和功能异常，同时提出了基础肾小球滤过率（glomerular filtration rate，GFR）的分期系统。2012 年，改善全球肾脏病预后组织（Kidney Disease：Improving Global Outcomes，KDIGO）颁布了《慢性肾脏病评估和管理的临床实践指南》，对 2002 年 K/DOQI 中的突出问题进行了完善和讨论。

2012 年 KDIGO 指南将 CKD 定义为对健康有影响的肾脏结构或功能异常，持续时间＞3 个月（表 1-1-1）。2012 年的 CKD 定义中增加"对健康的影响"旨在反映可能存在各种肾脏结构或功能异常的概念，但并非所有肾脏结构或功能异常都对个体健康有影响，因此需要个体化分析。肾损害是指临床评估过程中观察到的异常，可能对疾病的病因不敏感且无特异性，但可能先于肾功能下降，在大多数 CKD 中，排泄、内分泌和代谢功能同时出现异常。肾小球滤过率（GFR）仍被公认为检测肾功能的最佳总体指标。

表 1-1-1　CKD 标准（出现以下任一标准且持续时间＞3 个月）

肾损伤标志物（一种或多种）	24h 白蛋白尿（AER）＞30mg/24h；尿白蛋白/尿肌酐值（ACR）＞30mg/g（＞3mg/mmol）
	尿沉渣异常
	肾小管异常导致的电解质和其他异常
	组织学检查异常
	影像学检查发现的结构异常
	肾移植史
GFR 下降	GFR＜60ml/（min·1.73m^2）（GFR 类别 G3a～G5）

1. CKD 定义的标准：持续时间>3 个月　肾脏疾病可以是急性的，也可以是慢性的，CKD 定义中持续时间>3 个月（>90 天）描述为慢性肾脏病。在没有急性疾病的情况下，患者可能被推断为患有 CKD，如果长期随访，能够确认 CKD。在这两种情况下，为了准确诊断，建议重复评估肾功能和肾损伤。评价的时间取决于临床判断，早期评价疑似急性肾损伤（acute kidney injury，AKI）患者，晚期评价疑似 CKD 患者。

大多数肾脏疾病在病程后期才有症状或体征，早期不容易被发现。CKD 的大多数病因是不可逆的，且病程长，治疗旨在减缓其进展为肾衰竭。然而，慢性并不代表不可逆转，在某些情况下，CKD 是完全可逆的，治疗可使肾损伤部分消退和功能改善（如肾小球肾炎的免疫抑制治疗），肾衰竭也可以通过肾移植手术逆转。

2. CKD 定义的标准：GFR 下降　肾脏有许多功能，包括排泄、内分泌和代谢功能。GFR 是排泄功能的重要组成部分之一，被广泛认为是评估肾功能的最佳指标。在 CKD 患者中，广泛的结构性损害后 GFR 普遍下降，且大多数患者的肾功能下降与 GFR 平行。

CKD 定义中 GFR 的阈值为 60ml/（min·1.73m²）（GFR 分期 G3a～G5），约是年轻成年人正常值的一半[正常值约为 125ml/（min·1.73m²）]。GFR 下降和老龄相关，在评估 GFR 时需要考虑到年龄相关的 GFR 下降。GFR<60ml/（min·1.73m²）可通过常规实验室检测发现。目前常用 EPI-GFR 公式估算肾小球滤过率（eGFR），也可使用替代滤过标志物（胱抑素 C）或 GFR 测量值。

3. CKD 定义的标准

（1）肾损伤：可发生在肾实质、大血管或集合系统内，通常通过肾脏组织的标志物来推断。肾损伤的标志物通常提示肾脏内可能的损伤部位，并与其他临床发现（肾脏疾病的原因）相关联。

（2）蛋白尿：是尿液中蛋白质含量增加的总称。蛋白尿可能反映血浆蛋白的异常丢失，原因包括：①肾小球对大分子量蛋白的通透性增加（蛋白尿或肾小球性蛋白尿）；②正常滤过的低分子量蛋白的肾小管重吸收不全（肾小管性蛋白尿）；③低分子量蛋白的血浆浓度增加（过度产生的蛋白尿，如免疫球蛋白轻链）。蛋白尿也可能反映肾脏（肾小管损伤引起的肾小管细胞成分）和下尿路的蛋白质异常丢失。蛋白尿、肾小管性蛋白尿和肾小管上皮细胞成分是肾脏损害的特异性表现。此外，实验和临床研究提示蛋白尿在 CKD 进展的发病机制中发挥重要作用。

（3）白蛋白尿：是指尿白蛋白的异常丢失。白蛋白是一种存在于正常人尿液中的血浆蛋白，在肾病患者尿液中含量升高。由于多种原因，临床医生更加重视白蛋白尿，主要有 3 种原因：①白蛋白是大多数肾脏疾病中尿蛋白的主要成分，最近对尿蛋白测定的建议强调白蛋白尿而不是总蛋白的定量；②尿白蛋白量与肾脏和心血管疾病风险之间存在强等级关系；③2012 年 KDIGO 指南建议按照白蛋白尿水平进行肾病分期。

白蛋白尿是 CKD 中常见但并非特异性的发现。其是肾小球疾病（包括糖尿病性肾小球硬化症）的标志物，通常出现在 GFR 降低之前；也是高血压肾硬化的标志物，但可能在 GFR 降低后才出现。白蛋白尿通常与潜在的高血压、肥胖和血管疾病有关，而这些疾病的潜在肾脏病理机制尚不清楚。

白蛋白尿和蛋白尿的标准值一般用尿蛋白排泄率表示，即尿白蛋白排泄率（urinary

albumin ejection rate，UAER）和总蛋白排泄率（urinary protein excretion rate，UPER）。尿白蛋白排泄率标准值定义为 UAER≥30mg/24h 并且持续＞3 个月，相当于随机尿白蛋白/尿肌酐值（albumin/urine creatinine ratio，ACR）≥30mg/g 或≥3mg/mmol。

（4）尿沉渣异常：有形成分（如细胞、管型、结晶和微生物）可出现在各种肾脏和泌尿道疾病的尿沉渣中，但肾小管细胞、红细胞管型、白细胞管型、粗颗粒管型、宽管型和大量变形红细胞是特征性肾损伤的标志物。

（5）肾小管疾病引起的电解质和其他异常：肾小管重吸收和分泌障碍可能导致电解质及其他溶质异常。尽管这种情况并不常见，但属于肾脏疾病的特异性表现。这些疾病通常是遗传性的，其肾脏病理未见明显异常。其他疾病是获得性的，由于药物或毒素，通常伴有明显的肾小管病理损害。

（6）肾脏病理异常：无论 eGFR 或其他肾损伤标志物是否存在异常，肾活检病理中确定肾损伤也是定义 CKD 的关键。肾实质疾病的病理分类反映了疾病对肾小球、血管、肾小管和间质的定位。

（7）影像学异常：影像学技术可以诊断肾脏结构、血管和（或）集合系统的疾病。如果肾脏影像学异常持续超过 3 个月，则认为存在显著结构异常的患者患有 CKD（注意：这不包括单纯性肾囊肿）。

（8）肾移植史：具备肾移植病史，不考虑 GFR 水平或是否存在肾损伤标志物。

三、慢性肾脏病分期

根据 2012 年 KDIGO CKD 指南建议，根据病因、GFR 分期（G1～G5）和白蛋白尿分期（A1～A3）对 CKD 进行分类诊断，简称为 CGA 分类诊断。

与传统的 CKD 不同，新的分期纳入了两个额外指标——病因和白蛋白尿。病因之所以包括在内，因为其在预测 CKD 结局和选择病因特异性治疗方面具有非常重要的作用。白蛋白尿作为疾病严重程度的表现，其是损伤严重程度的标志物，而且白蛋白尿本身与肾脏疾病的进展密切相关。大量的研究表明，无论肾功能水平如何，蛋白尿都会对预后产生不良影响。

1. 病因　肾脏疾病的病因存在广泛的地域差异。在发达国家，高血压和糖尿病是 CKD 的最常见原因，尤其是老年人，而在其他国家，CKD 的其他病因可能与高血压和糖尿病一样常见（如东亚的肾小球疾病）。一般而言，CKD 的病因基于是否存在潜在的全身性疾病及已知或推测的病理解剖结构异常。影响肾脏的全身性疾病与原发性肾脏疾病之间的区别是基于疾病过程的起源和部位。在原发性肾脏疾病中，该过程发生并局限于肾脏，而在全身性疾病中，肾脏只是特定过程（如糖尿病）的受害者之一。某些遗传性疾病可影响不同的脏器，如常染色体显性多囊肾病（autosomal dominant polycystic kidney disease，ADPKD）。肾脏病理的病变位置可通过蛋白尿量、尿沉渣检查结果、影像学检查推测和肾脏病理学结果确定。

因此，在考虑 CKD 的病因时，还需要考虑患者是否存在全身性疾病及肾脏病理损伤的部位（表 1-1-2），如临床表现为肾小球肾炎，其病因可能是合并糖尿病或其他全身性自身免疫性疾病的肾脏受累，也可能是原发性肾脏疾病（如弥漫性肾小球肾炎、膜性肾病等）。

表 1-1-2　CKD 分类：是否存在全身性疾病及肾脏病理损伤的部位

疾病	影响肾脏的全身性疾病示例	原发性肾脏疾病示例（无影响肾脏的全身性疾病）
肾小球疾病	糖尿病、全身性自身免疫性疾病、全身性感染、药物引发的疾病、肿瘤（包括淀粉样变性）	弥漫性、局灶性或新月体形增生性肾小球肾炎；局灶和节段性肾小球硬化、膜性肾病、微小病变
肾小管间质疾病	全身性感染，自身免疫性疾病，结节病，药物（马兜铃酸），尿酸盐、环境毒素引发的疾病，肿瘤（骨髓瘤）	尿路感染、结石、梗阻
血管疾病	动脉粥样硬化、高血压、缺血、胆固醇栓子、全身性血管炎、血栓性微血管病、系统性硬化	ANCA 相关性肾局限性血管炎、纤维肌性发育不良
囊性和先天性疾病	多囊肾病、Alport 综合征、法布里病	肾发育不良、髓质囊性病变、足细胞病

注：ANCA，抗中性粒细胞胞质抗体。

不单独考虑遗传疾病，因为每一类中的一些疾病现在被认为具有遗传决定因素。

2. GFR 类别　根据 GFR 分期（G 分期）的定义见表 1-1-3，需要注意的是，在缺乏其他标志物的情况下，肾功能（G2 期）轻度下降并不构成 CKD。

表 1-1-3　慢性肾脏病分期（G 分期）

分期	GFR[ml/（min·1.73m²）]	描述
G1	≥90	肾损伤，GFR 正常或增高
G2	60~89	肾损伤，GFR 轻度下降
G3a	45~59	GFR 轻到中度下降
G3b	30~44	GFR 中到重度下降
G4	15~29	GFR 重度下降
G5	<15 或透析	肾衰竭（终末期肾脏病）

注：在没有肾损伤证据的情况下，GFR 类别中 G1 或 G2 期均不符合 CKD 标准。

3. 蛋白尿类别　CKD 根据蛋白尿（ACR）分类（A 分期）的定义见表 1-1-4。

表 1-1-4　慢性肾脏病分期（A 分期）

分期	ACR	描述
A1	<30mg/g	尿白蛋白正常或轻度增加
	<3mg/mmol	
A2	30~300mg/g	尿白蛋白中度增加
	3~30mg/mmol	
A3	>300mg/g	尿白蛋白重度增加
	>30mg/mmol	

蛋白尿类别是患者结局的重要预测因素，在所有 GFR 分期中均能预测患者死亡率和各种肾脏疾病的预后，因此在检测和评价少量蛋白尿方面具有额外的意义。

4. CKD 预后预测 对于所有 CKD 并发症，预后取决于以下因素：①病因；②GFR；③蛋白尿程度；④其他合并症。由于关注 CKD 患者的结局不同，这些因素作用的强弱程度不同。从整体而言，大量蛋白尿、eGFR 下降是患者不良预后的危险因素。

第二节 慢性肾脏病并发症

一、肾替代治疗时机

肾脏的损伤可能导致各种临床表现，从无症状血尿到需要肾脏替代治疗，有些疾病如 IgA 肾病、狼疮性肾炎、糖尿病肾病会导致慢性肾损伤，甚至导致肾脏持久性破坏，尽管经过积极治疗后部分患者原发肾病可能得到有效控制，但仍可能因血流动力学或其他因素继续引起持续性肾损伤。肾脏能够通过增加残余正常肾单位的滤过率来适应损伤，该过程称为适应性高滤过。因此，轻度肾功能不全患者的血清肌酐浓度通常正常或接近正常，其他各种稳态机制可使血清钠、钾、钙、磷的浓度及体内总水量维持在正常范围内，尤其是轻至中度肾功能不全患者，该时期机体适应较好，多不出现明显的并发症。但是，适应性高滤过机制最初对人体可能有好处，随着时间的推移，可导致残余肾单位的长期损伤，表现为蛋白尿和进行性肾衰竭。根据流行病学数据，在 eGFR 为 $15\sim60\text{ml/}$（$\text{min}\cdot1.73\text{m}^2$）的患者中，总体估计每年约有 1.5% 的患者进展至 ESRD，而在 eGFR $>60\text{ml/}$（$\text{min}\cdot1.73\text{m}^2$）的患者中，每年约有 0.5% 的患者 eGFR 降至 $<60\text{ml/}$（$\text{min}\cdot1.73\text{m}^2$）。

对于慢性肾脏病患者，肾功能缓慢下降在最初是没有表现的。然而，晚期肾衰竭尿毒症患者可能出现各种症状和体征，包括容量超负荷、高钾血症、代谢性酸中毒、高血压、贫血及矿物质和骨异常（mineral and bone disorder，MBD），并引起机体一系列症状和体征，即尿毒症相关并发症。尿毒症状态多表现为厌食、恶心、呕吐、心包炎、周围神经病和中枢神经系统异常（如注意力不能集中、嗜睡到癫痫发作、昏迷甚至死亡）。此阶段，尿毒症患者需要开始 RRT，包括血液透析（hemodialysis，HD）（表 1-2-1）、腹膜透析（peritoneal dialysis，PD）或肾移植。

表 1-2-1 常用血液净化方式及其原理

项目	主要原理	主要清除物质
血液透析	弥散、超滤	小分子
血液滤过	对流、超滤	中分子
血液透析滤过	弥散、对流、超滤	小、中分子
高通量血液透析	弥散、对流、超滤	小、中分子
血液灌流	吸附	蛋白结合率高的物质

慢性肾脏病 4 期[GFR$<30\text{ml/}$（$\text{min}\cdot1.73\text{m}^2$）]的患者及家属应定期接受延缓肾衰竭和肾替代治疗（包括肾移植、血液透析和腹膜透析）的教育培训，并提前建立相应的透析通路。

透析开始的时机可根据下列评分从临床症状、肾功能、日常生活障碍 3 个方面综合评定，在临床症状项目中，符合 3 项以上为 30 分，符合 2 项为 20 分，符合 1 项为 10 分。

1. 临床症状评定 见表 1-2-2。

表 1-2-2 透析开始时机的临床症状评定

体液潴留	全身水肿，严重的低蛋白血症，肺水肿
体液异常	无法控制的电解质、酸碱平衡异常
消化系统症状	恶心、呕吐、食欲缺乏、腹泻
循环系统症状	严重的高血压、心力衰竭、心包炎
神经症状	中枢或末梢神经障碍、精神障碍
血液异常	血液成分异常
视力异常	视物不清

2. 肾功能评定 见表 1-2-3。

表 1-2-3 透析开始时机的肾功能评定

血清肌酐	血清肌酐清除率	计分
>8mg/dl 以上	<10ml/min	30 分
5～7.9mg/dl	10～20ml/min	20 分
3～4.9mg/dl	21～30ml/min	10 分

3. 日常生活障碍评定 见表 1-2-4。

表 1-2-4 透析开始时机的日常生活障碍评定

日常生活障碍	计分
由于尿毒症，无法下床	30 分
日常生活受到严重限制	20 分
工作、学习、做家务有困难	10 分

临床症状、肾功能、日常生活障碍评定三者合计超过 60 分，应该接受透析治疗。

注意：①以上标准出自日本厚生省制订的《长期透析标准》；②血肌酐单位换算：1mg/dl=88.4μmol/L。

二、慢性肾脏病并发症

慢性肾衰竭多数从慢性肾脏病发展而来，是各种慢性肾脏病进展的结果，最终进展到 ESRD，或称为尿毒症（uremia）。肾衰竭的主要临床表现为肾小球滤过功能下降、肾小管浓缩和稀释功能异常导致的毒素潴留（临床常用肌酐及尿素氮等氮质代谢产物来监测毒素潴留情况）和水、电解质紊乱及酸碱平衡失调，以及内分泌、全身各系统的并发症。当肾功能下降到一定程度，肾脏无法维持内环境稳定时，即出现全身多个系统的症状、体征和多种检查结果异常，称为 CKD 并发症。

1. 维持水、电解质和酸碱平衡 是肾脏的基本功能。肾脏具有强大的代偿能力，肾功能丧失 75%时仍能保持内环境稳定。CKD 患者早期通常没有明显的临床症状，但常有夜尿增多、尿渗透压降低等尿液浓缩、稀释功能障碍的表现。到了晚期，水、电解质紊乱和酸碱失衡可出现一系列并发症。

（1）水潴留：肾功能轻、中度下降时，残余肾功能仍保留溶质重吸收功能，而水的重吸收功能降低，此时尚能进行水负荷的调整，一般在 GFR<10ml/（min·1.73m^2）才会出现水潴留。多数患者出现身体低垂部位的水肿，常见下肢水肿，部分患者出现浆膜腔积液，如胸腔积液和腹水。

（2）钠潴留：肾脏是钠盐代谢的重要脏器。由于钠离子主要分布于细胞外，影响着细胞外水的分布和血容量的稳定性。CKD 发生后，随着肾单位的丢失，肾小球滤过的钠逐渐减少，导致体液内的钠浓度上升，细胞外液容量负荷加重，出现水钠潴留，加重心血管负担，易发生高血压和充血性心功能不全。

（3）高钾血症：肾脏是体内排钾的主要器官，尿中出现的钾是远端肾小管分泌的结果，在肾功能严重下降时，肾脏排钾能力下降，容易发生高钾血症。保钾利尿药、ACEI/ARB、β受体激动剂等药物在不同程度上增加了医源性高钾血症的风险,CKD 患者使用这些药物时需要密切监测血钾水平。高钾血症最严重的后果是影响心脏传导系统，可出现心率减慢、室内传导阻滞、房室传导阻滞甚至心室颤动和心搏骤停，可危及患者生命，需要紧急临床处理。

（4）低钙血症和高磷血症：早期 CKD 患者的甲状旁腺激素（parathyroid hormone，PTH）水平升高，可通过抑制肾小管重吸收磷、促进骨钙释放、增加肠道钙吸收等方式以缓解低钙血症。但在 CKD 晚期时，这一代偿机制逐渐失去作用，肾脏不能有效排除多余的磷，出现磷潴留和高磷血症。同时，尿毒症毒素导致骨骼对 PTH 抵抗，再加上维生素 D 缺乏，导致骨钙释放和肠道钙质吸收减少，最终导致低钙血症。

（5）高镁血症：在 GRF 下降至 30ml/（min·1.73m^2）以下，肾脏不足以排出体内存在的镁离子，尤其在进食高镁饮食时，可出现镁潴留。高镁血症可引起嗜睡、言语障碍、食欲缺乏等表现，还会抑制神经肌肉功能和心脏传导系统，引起腱反射减弱、心动过缓、房室传导阻滞等现象。

（6）代谢性酸中毒：CKD 早期，由于残余肾代偿性增加氢离子的排泄和氨的产生，以及体内骨质碱储备的动员，代谢性酸中毒尚能代偿，到了 CKD 晚期，患者多出现阴离子间隙升高的代谢性酸中毒，严重酸中毒危害心血管系统时可导致心肌收缩力减弱和心律失常发生；抑制神经系统的功能时可导致嗜睡和昏迷发生。酸中毒还会加重高钾血症，进一步影响心血管系统。

2. 消化系统 消化系统症状是 CKD 最早和最突出的表现，可作为 CKD 诊断的线索。食欲减退、恶心、呕吐、腹泻是尿毒症最常见的早期表现，而胃肠道症状可导致脱水、电解质紊乱和酸碱失衡，进一步加重肾功能恶化，形成恶性循环。晚期患者口中可带特殊的氨味。由于毒素的影响，晚期患者胃肠道可出现弥漫的黏膜糜烂和溃疡，发生消化道出血。

3. 心血管系统 与 CKD 的关系密切，也是 ESRD 患者死亡的首要原因。CKD 患者心血管系统的并发症如下。

（1）高血压：CKD 患者高血压的发生率高达 80%，进入 ESRD 的超过 95% 的患者伴有高血压，其原因和水钠潴留、肾素-血管紧张素-醛固酮系统（renin-angiotensin-aldosterone system，RAAS）的激活、交感神经兴奋、血管内皮功能异常等因素相关。高血压加重了左心室负担，超声心动图证实 85% 以上的 CKD 患者出现心脏结构的改变。

（2）动脉粥样硬化：高血压、脂代谢异常、高同型半胱氨酸血症等因素促进动脉粥样硬化的发生，加之 CKD 患者合并的高凝状态，增加了冠心病和其他血栓性疾病的发生。

（3）心力衰竭：长期的高血压引起心肌重塑和心功能失代偿，动脉粥样硬化和容量负荷加重心脏负担，可导致心力衰竭的出现。此外，尿毒症毒素可导致特异性心肌间质纤维化，突出表现为左心室肥厚和左心室舒张功能下降，形成尿毒症性心肌病，也会促进心力衰竭的发生。

（4）心包炎：可分为尿毒症性心包炎和透析相关性心包炎，病情进展时可出现心包积液甚至心脏压塞。

4. 心血管钙化　近几年的研究证实，高磷血症是心血管病死亡的独立危险因素和血管钙化的始动原因，这也构成了 CKD 患者发生心血管疾病的特有因素。血管钙化是 ESRD 患者特有的，可导致心律失常、左心室功能紊乱、缺血或充血性心力衰竭的发生，钙化可见于各级血管的内膜和中层，而中层钙化在年轻 ESRD 患者中更为突出，其机制尚不明确，但高磷血症、高钙血症、钙磷乘积升高和 PTH 的高水平都是可能的因素，其中还包括钙磷结合剂对血管钙化的影响。

5. 微炎症状态　值得重视的是，ESRD 患者血液循环中某些促炎症物质和急性时相蛋白，如白细胞介素 6（interleukin-6，IL-6）、肿瘤坏死因子 α（tumor necrosis factor-α，TNF-α）、同型半胱氨酸、超敏 C 反应蛋白（hypersensitive C reactive protein，hsCRP）等物质的水平升高，长期处于"微炎症"状态，同样增加了心血管疾病的风险。这些炎症物质通过激活补体加重组织损伤、刺激巨噬细胞产生组织因子、导致血管内皮细胞和平滑肌细胞增殖、增强低密度脂蛋白（low density lipoprotein，LDL）致动脉粥样硬化能力等多种途径致使心血管疾病发生。

6. 呼吸系统　由于尿毒症毒素可增加肺泡毛细血管膜通透性，加之心力衰竭和低蛋白血症等因素，CKD 患者可在没有容量负荷的条件下发生充血和水肿。X 线检查可见双侧肺门毛细血管周围充血形成"蝶翼征"，称为尿毒症肺。部分患者可出现尿毒症胸膜炎和胸腔积液。CKD 合并心力衰竭的患者也可出现胸腔积液。CKD 患者 PTH 升高，其导致的异位钙化如在肺部出现，可导致肺组织硬化和纤维化的发生，影响肺的弥散功能和换气功能。

7. 血液系统　由于促红细胞生成素（erythropoietin，EPO）生成不足、慢性失血（胃肠道出血、透析器凝血等）、铁储备不足或铁利用障碍、炎症状态等，大多数 CKD 患者在 $GFR < 30ml/(min \cdot 1.73m^2)$ 时可出现正细胞正色素性贫血，贫血加重组织缺氧，对于合并心血管疾病的患者更加不利。出血倾向也是 CKD 患者的常见并发症之一，一般为轻度出血，表现为皮下瘀斑、紫癜、鼻出血和牙龈出血，其机制尚不十分清楚。另有部分患者表现出血栓形成倾向，表现为动静脉瘘易阻塞，这部分患者的血小板功能呈亢进状态。

8. 骨骼系统　CKD 患者的骨骼病变称为肾性骨病（renal bone disease，RBD），与钙磷代谢紊乱密切相关。

（1）高转化骨病：临床表现为纤维囊性骨病，可伴有骨质疏松和骨硬化，合并甲状旁腺激素升高是其特点。低钙血症、骨化三醇合成减少及血磷升高刺激 PTH 过度合成和分泌，以及甲状旁腺细胞增殖，导致继发性甲状旁腺功能亢进的发生，高水平的 PTH 刺激成骨细胞（osteoblast，OB）并最终导致高转化骨病。

（2）低转运性骨病（low turnover uremic osteodystrophy，LTOD）：早期表现为骨软化症，逐渐发展为无力型骨病。低转运性骨病的损伤特点是骨转运和重塑减少，伴随破骨细胞（osteoclast，OC）和成骨细胞数目减少和活性降低。骨软化症与维生素 D 缺乏、铝过量或代谢性酸中毒相关，而无力型骨病可能和铝过量及骨化三醇对 PTH 的过度抑制相关。

9. 神经系统 由于尿毒症毒素、水钠潴留、电解质紊乱、酸中毒、感染、药物等多种因素的影响，CKD 患者可出现中枢神经系统和周围神经系统病变。

（1）中枢神经系统紊乱称为尿毒症脑病，早期表现为淡漠、注意力不集中、记忆力下降，晚期可表现为嗜睡、昏迷、抑郁、躁狂和精神错乱等。

（2）周围神经系统中感觉神经受累早于运动神经，下肢早于上肢，肢体远端早于近端，患者常存在下肢疼痛和痛觉过敏，运动后消失，患者常不自主地活动腿，表现为不宁腿综合征。

10. 免疫系统 CKD 患者存在白细胞尤其是多形核白细胞功能缺陷，并多有淋巴组织萎缩和淋巴细胞减少，免疫功能低下，对感染的抵御能力下降，加之部分患者的原发病需使用激素和免疫抑制剂，更是增加了感染的机会。感染也是 CKD 患者的重要死亡原因之一，应积极预防。

11. 内分泌系统 肾脏是合成维生素 D 活性产物 $1,25(OH)_2D_3$ 的主要器官，当 GFR 下降至 $60ml/(min \cdot 1.73m^2)$ 以下时，1α-羟化酶减少，导致 $1,25(OH)_2D_3$ 的产生减少，绝对或相对的 $1,25(OH)_2D_3$ 不足，可通过不依赖低钙血症的其他途径而诱发继发性甲状旁腺功能亢进的发生，越来越多的证据表明，活性维生素 D 在改善免疫反应、降低心血管危险因素、抑制 RAAS、降低 CKD 患者死亡率方面具有重要作用。肾脏还是促红细胞生成素的产生器官，促红细胞生成素不只是肾性贫血的重要原因，也和肾脏相关的内分泌系统紊乱相关，常见有性激素功能紊乱，女性患者可出现闭经、不孕；男性患者可伴有勃起功能障碍、精子生成减少和活力下降；甲状腺也是较常受到影响的部位，患者常伴有甲状腺功能低下，以及基础体温和基础代谢率下调。

三、慢性肾脏病与心血管疾病

心血管疾病是慢性肾脏病患者最为常见的合并症之一，也是主要的死亡原因之一，其死亡率高于普通人群的 15 倍。不管在任何年龄阶段，慢性肾脏病患者有许多危险因素直接或间接地影响心血管系统，除了常见的因素如高血压、糖尿病、高血脂、吸烟外，另外还有一些和尿毒症相关的非传统危险因素，如体液过多、贫血、低白蛋白血症、慢性炎症状态、钙磷代谢异常等都与心血管系统并发症息息相关。

1. 动脉改变 从病理学的角度来看，终末期肾脏病患者的冠状动脉中膜有增厚的现象。最近有研究发现，在慢性肾脏病早期患者中已经发现冠状动脉中膜增厚，这是慢性肾脏病患者心血管疾病死亡率的重要预测因子。动脉硬化本身是管壁增厚及血管钙化的结果，血管硬化可能是慢性肾脏病动脉疾病的早期特征，而成人透析患者及糖尿病患者若颈动脉及主动脉硬化的程度越高，则死亡风险越高。慢性肾脏病患者可能会有外周动脉内膜或中膜的钙化，而两者都和钙磷平衡的异常有很大的关系。研究指出，ESRD 患者比普通冠状动脉粥样硬化性心脏病患者有更严重的动脉钙化，而且动脉钙化对于慢性肾脏病患者可能发生得更早，甚至在儿童或青少年时期就可被发现。

2. 心脏改变　左心室肥大在透析患者中相当常见，大部分是由于心室壁承受过负荷的压力或是容量过多所造成的，最后通常会导致心肌病变，心室收缩功能减低。左心室肥大对于透析患者来说是一个心血管疾病预后不佳及死亡率高的危险因子。心脏超声检查（ultrasonography，US）发现透析患者约 20% 有心室收缩功能异常，在疾病早期可能没有什么临床症状，但会逐渐发展成充血性心力衰竭，严重的心室收缩功能异常可能会导致收缩压降低，这也许可以解释一部分患者在透析时收缩压下降甚至死亡的原因。而有一部分患者其症状是来自于心室舒张功能异常，对于透析患者，心室舒张功能异常比收缩功能异常还要常见（约占 50%），因为心室舒张功能不佳，患者即使面临轻微的容量增加，也可能会使左心室压力明显升高，造成肺水肿，出现呼吸困难；相反，较轻的容量不足也可能会使左心室压力降低而引起低血压。就预后来说，心室舒张功能异常甚至比收缩异常可能更影响透析患者预后。透析患者患二尖瓣、主动脉瓣钙化的概率约是平常人的 4 倍，其与钙磷平衡异常有关。二尖瓣钙化可能导致一些并发症：传导系统异常、血栓现象、感染性心内膜炎、二尖瓣关闭不全而造成左心容积超载；主动脉瓣钙化会加速其硬化，从而导致主动脉瓣狭窄，进而使左心压力负荷增大。感染性心内膜炎也是血液透析常见的并发症，常因血液透析导管发生感染而导致菌血症发生，大多数的感染是由革兰氏阳性菌（如金黄色葡萄球菌、表皮葡萄球菌等）引起的，最常被影响的是二尖瓣，其次是主动脉瓣，若有瓣膜钙化或其他瓣膜疾病存在时，其危险性会增加。在 ESRD 患者中，冠状动脉心脏病及急性心肌梗死常见，动脉粥状硬化和动脉钙化均是其致病原因，也可能是尿毒症本身及其他疾病（如高血压、糖尿病）造成的代谢异常所引起的血管病变。许多心脏疾病可能会并发心律失常，如左心室肥大、瓣膜疾病、冠状动脉心脏病，另外血液透析过程中体内电解质浓度剧烈变化时也可能会影响心脏的传导系统，导致心律失常。

四、慢性肾脏病与死亡

慢性肾脏病作为死亡的一个病因从 1990 年的第 25 位死因升至 2015 年的第 17 位死因，现在占全球致残性疾病负担的 1.35%，还以每年 1% 的速度增长。慢性肾脏病患者的死亡率随着 GFR 降低而升高，随着白蛋白尿水平的升高而升高，接受肾脏替代治疗的患者死亡率最高。透析患者的 5 年生存率是 40%～50%，血液透析和腹膜透析的生存率相似。接受肾移植的患者预后更好，接受尸体供肾的患者 5 年生存率为 86%，而接受活体供肾的患者 5 年生存率为 93%。

（陈晓农　陈孜瑾　李雪梅　马　杰）

参 考 文 献

Chen Z, Zhang W, Chen X, et al, 2019. Trends in end-stage kidney disease in Shanghai, China. Kidney Int Jan, 95（1）: 232.

Kidney Disease: Improving Global Outcomes（KDIGO）CKD Work Group, 2013. KDIGO 2012 clinical practice guideline for the evaluation and management of chronic kidney disease. Kidney Int Suppl, 3（1）: 1-150.

Levey AS, de Jong PE, Coresh J, et al, 2011. The definition, classification, and prognosis of chronic kidney disease: a KDIGO controversies conference report. Kidney Int, 80（1）: 17-28.

Li D, Zhang L, Zuo L, et al, 2017. Association of CKD-MBD markers with all-cause mortality in prevalent hemodialysis patients: a cohort study in Beijing. PLoS One, 12（1）: e0168537.

National Kidney Foundation, 2002. K/DOQI clinical practice guidelines for chronic kidney disease: evaluation, classification, and stratification. Am J Kidney Dis, 39（2 Suppl）1: S1-S266.

Wang F, Yang C, Long J, et al, 2018. Executive summary for the 2015 Annual Data Report of the China Kidney Disease Network（CK-NET）. Kidney Int, 95（3）: 501-505.

Wang J, Zhang L, Tang SC, et al, 2018. Disease burden and challenges of chronic kidney disease in North and East Asia. Kidney Int, 94（1）: 22-25.

Wang L, Xu X, Zhang M, et al, 2022. Prevalence of chronic kidney disease in China: results from the Sixth China Chronic Disease and Risk Factor Surveillance. JAMA Intern Med, 183（4）: 298-310.

Xi QP, Xie XS, Zhang L, et al, 2017. Impact of different levels of iPTH on all-cause mortality in dialysis patients with secondary hyperparathyroidism after parathyroidectomy. Biomed Res Int, 2017: 6934706.

Zhang L, Zhao MH, Zuo L, et al, 2020. CK-NET Work Group. China Kidney Disease Network（CK-NET）2016 Annual Data Report. Kidney Int Suppl, 10（2）: e97-e185.

第二章 慢性肾脏病矿物质与骨异常指南简介

第一节 慢性肾脏病矿物质和骨异常概述

慢性肾脏病矿物质和骨异常（chronic kidney disease-mineral and bone disorder，CKD-MBD）是由于慢性肾脏病所致的矿物质及骨代谢异常的临床综合征。临床上出现以下一项或多项表现：①钙、磷、甲状旁腺激素（parathyroid hormone，PTH）或维生素 D 代谢异常；②骨转化、矿化、骨量、骨线性生长或骨强度异常；③血管或其他软组织钙化。

随着 CKD 患者肾脏功能进行性的减退，将出现多种并发症，包括贫血、高血压、CKD-MBD、心肌缺血和心力衰竭、认知功能障碍等，可累及人体各个器官系统。

其中 CKD-MBD 是其最重要的并发症之一，也是导致患者死亡的重要原因。CKD-MBD 在 CKD 患者中非常普遍，随着肾功能受损程度的进展，出现不同特点或不同程度的表现。早在 1942 年我国肾脏病学者刘士豪教授就已在国际上首次提出肾性骨营养不良（renal osteodystrophy）的概念。60 多年后，KDIGO 于 2005 年在西班牙马德里召开会议，讨论并提出了 CKD-MBD 的概念，沿用至今。而 2009 年 KDIGO 组织制定的 CKD-MBD 临床实践指南，以及 2013 年中华肾脏病学会组织专家制定的《慢性肾脏病矿物质与骨异常诊治指导》则充分反映了肾脏病学界对 CKD-MBD 发生机制认识的提高，意识到 CKD-MBD 防治是 CKD 患者管理的重要环节。大量的国内外临床研究显示对 CKD 患者常见重要并发症的早期诊断和规范管理可以改善患者的生存时间和生活质量，并且可以减少花费，降低医保负担。因此，应高度重视对 CKD-MBD 的规范管理，以及对其并发症的合理诊治。

CKD-MBD 的病理生理机制复杂，涉及肾、骨、内分泌、肠道及心血管系统之间的相互作用，其主要目的是维持钙磷平衡。CKD-MBD 发生的始动环节是肾脏滤过功能下降，对磷酸盐等物质排泄出现障碍，导致磷酸盐潴留，机体则通过升高成纤维细胞生长因子（fibroblast growth factor 23，FGF23）、PTH，降低 $1,25$-羟维生素 D$[1,25(OH)D]$ 和 Klotho 蛋白等来维持血磷稳定，但随着肾功能的恶化，调节机制将出现失衡，最终导致高磷血症、低钙血症、继发性甲状旁腺功能亢进、血管和软组织钙化等，会给患者带来严重的不良后果。大多数 CKD 患者在 GFR$<$40ml/（min·1.73m^2）时出现 CKD-MBD，但某些表现则会在 CKD 病程早期出现。CKD 患者最早在 GFR 为 60～89ml/（min·1.73m^2）时即可发生 CKD-MBD，而当 CKD5 期时患者几乎都已存在 CKD-MBD。

1. 血磷异常 根据目前公认的标准，高磷血症（hyperphosphatemia）指血清磷水平超过实验室所设定的正常值上限（$>$1.45mmol/L）；低磷血症（hypophosphatemia）指血清磷水平低于实验室所设定的正常值下限（$<$0.87mmol/L）。

长期以来磷酸盐潴留被视为 CKD-MBD 中许多病理表现的初始诱发因素。对于 CKD

患者，其高磷血症最根本的原因是肾功能下降，从而导致肾脏对磷滤过减少，最后使磷在体内潴留所致。

在肾脏，磷可经过肾小球自由滤过，主要在近曲小管刷状缘膜进行重吸收，通过钠磷协同转运蛋白与钠离子顺着钠离子梯度一起进入细胞内，但随着肾功能进行性降低（即GFR下降），磷酸盐滤过率减少，机体则会通过升高PTH等途径来减少残余肾单位中肾小管对滤过磷的重吸收来维持正常的血磷水平，所以大部分患者的血磷水平在CKD早期并不会升高。据Levin等对CKD3～5期患者的研究发现，血磷在GFR>40ml/（min·1.73m^2）前常无明显异常，即使在GFR>20ml/（min·1.73m^2）前都相对稳定。但PTH等对磷酸盐平衡的作用会随着GFR的下降而改变，因此，当GFR<20ml/（min·1.73m^2）时，患者将发生高磷血症。

2. 血钙异常　高钙血症（hypercalcemia）指校正血清总钙水平高于实验室所设定的正常值上限（>2.50mmol/L）。低钙血症（hypocalcemia）指校正血清总钙水平低于实验室所设定的正常值下限（<2.10mmol/L）。

人体循环中的钙以3种形式存在：白蛋白结合钙（40%）、游离钙（50%）和复合物钙（10%，如枸橼酸钙、磷酸钙和碳酸钙等）。后两种钙可经肾小球滤过，超过97%的钙在肾小管重吸收。其中，60%～70%在近端小管主动重吸收，20%～30%在髓袢升支粗段重吸收，10%在集合管重吸收。血钙调节同样受到多器官（肾、骨、肠等）功能、多种激素（PTH、活性维生素D、降钙素）分泌等因素的影响。其中，PTH是主要调节者。低钙可刺激PTH分泌，通过直接或间接上调活性维生素D途径，动员骨钙、促进尿磷排泄、增加集合管钙重吸收。反之，高钙可抑制PTH分泌，并增加髓袢升支粗段钙敏感受体（calcium-sensing receptor，CaSR）的活性，进而减少钙在肾小管的重吸收，同时刺激降钙素分泌。

CKD时，由于功能性肾单位减少、活性维生素D缺乏、继发性甲状旁腺功能亢进、代谢性酸中毒、治疗药物影响等，相当数量患者可出现血钙异常，即使是同一位CKD患者，在疾病或治疗的不同阶段，也可表现出不同的血钙异常。CKD-MBD患者常常因甲状旁腺增生发生钙浓度明显降低或处于正常低值，但随着病程的延长，部分患者可能发生高钙血症，可能是由于合并动力缺失性骨病和骨转换显著降低，从而出现骨钙摄取显著减少，使用含钙磷结合剂治疗高磷血症时可能会出现这种情况。Levin等报道CKD患者的血钙水平在GFR>20ml/（min·1.73m^2）前相对稳定。Block分析了26 221例血液透析患者的CKD-MBD表现，结果发现84%的患者血钙正常，13%有高钙血症，3%有低钙血症。低钙血症会使CKD患者发生肾性骨病、继发性甲状旁腺功能亢进及死亡风险增加，而高钙血症也会使CKD患者发生转移性钙化、死亡等临床不良事件的风险增加。

3. 继发性甲状旁腺功能亢进症（secondary hyperparathyroidism，SHPT）

（1）甲状旁腺激素（PTH）：由甲状旁腺细胞分泌，作用于骨骼、肾脏等多种器官并发挥生理作用。当其水平异常升高时可引起包括骨骼和心血管的多种病变。PTH是一种含84个氨基酸的多肽激素，在血液循环中存在4种不同形式：全段PTH（1-84 PTH）、氨基端片段PTH、中间段PTH及羧基端片段PTH，后两者无生物学活性。目前临床上常用技术测量的是全段PTH（intact parathyroid hormone，iPTH），其实称其为免疫反应性PTH（英文缩写仍为iPTH）更合理，因为这种常用技术不仅可检测到PTH（1-84），还能检测到

PTH（7-84）。但 PTH（1-84）检测在临床上尚未广泛开展，因此目前仍以 iPTH 作为甲状旁腺激素水平的主要参考指标。

（2）继发性甲状旁腺功能亢进症（SHPT）：指由 CKD 导致的甲状旁腺组织继发性增生/腺瘤形成及血清 PTH 水平升高。钙磷代谢异常、活性维生素 D 缺乏、甲状旁腺细胞维生素 D 受体（vitamin D receptor，VDR）和钙敏感受体表达减少，以及骨对 PTH 的抵抗等均是其促发因素。

CKD 患者往往合并高磷血症、低钙血症、1,25-二羟维生素 D_3[1,25$(OH)_2D_3$]水平下降，而这些指标的异常则可使 PTH 合成增加和甲状旁腺细胞增生，而增生的甲状旁腺细胞中的体细胞突变会导致单克隆扩增或腺瘤样转化，该机制尚不十分清楚。转化细胞可能由于细胞外钙敏感受体表达减少、维生素 D 受体密度较低及 Klotho 蛋白和成纤维细胞生长因子受体 1 表达的减少而导致其对正常的抑制性刺激（如血清钙浓度、骨化三醇恢复正常等）无反应。而形成的结节性增生的甲状旁腺一旦形成并不会退化，即使其部分诱发机制消失。

SHPT 可开始于 CKD 病程早期。有文献报道，当 GFR<60ml/（min·1.73m^2）时，尽管钙、磷水平还处于正常范围，但 iPTH 水平开始升高，并逐步出现骨病。GFR<30ml/（min·1.73m^2）时有 60% CKD 患者 iPTH 升高。我国文献报道，CKD G3、G4、G5 期患者的 SHPT 患病率分别为 47.6%、56.8% 和 80.4%。

（3）1,25$(OH)_2D_3$：是维生素 D 的活性形式，包括 1,25$(OH)_2D_2$ 和 1,25$(OH)_2D_3$（骨化三醇），半衰期仅 4～6h。在肾脏，肾小管细胞含有 1α-羟化酶（CYP27B1）和 24α-羟化酶（CYP24），可以使与结合蛋白分离的 25(OH)D 羟基化，生成 1,25$(OH)_2D_3$ 或 24,25$(OH)_2D_3$（一种不具活性的代谢产物）。由于 1,25$(OH)_2D_3$ 的半衰期短，外源性给予骨化三醇和维生素 D 类似物可能影响测量结果，且没有证据表明测量 1,25$(OH)_2D_3$ 有助于指导治疗或预测预后，所以目前不建议常规检测 1,25$(OH)_2D_3$ 浓度，通常检测 25(OH)D 水平。

1,25$(OH)_2D_3$ 降低的原因最初很可能是 FGF23 浓度的上升，在 GFR 下降至低于 70ml/（min·1.73m^2）时即可出现。然而，在 CKD 晚期，除了 FGF23，高磷血症亦可以通过抑制 1α-羟化酶活性而直接抑制肾脏合成 1,25$(OH)_2D_3$。1,25$(OH)_2D_3$ 合成的减少可能是 PTH 生成增加的初始诱发因素。因为 1,25$(OH)_2D_3$ 正常情况下通过作用于甲状旁腺中的维生素 D 受体来抑制 PTH 的转录，但不抑制 PTH 分泌。而 1,25$(OH)_2D_3$ 浓度下降也能减少甲状旁腺细胞上的维生素 D 受体数量。因此，1,25$(OH)_2D_3$ 及受体数量的减少均可能促进甲状旁腺主细胞增生和结节形成。

4. CKD-MBD 骨病变的类型　CKD-MBD 的重要特征是骨形态异常，统称为肾性骨营养不良，主要包括骨转化异常，骨矿化异常，骨量、骨骼长度或骨强度的异常，可表现为骨折、骨痛、身高变矮等。骨活检是诊断骨病类型的金标准，但由于临床实施困难，数据缺乏，对于有 CKD-MBD 证据的 CKD G3a～G5 期患者，目前尚不能推荐骨活检作为常规检查项目。2017 年 KDIGO 指南建议具备以下指征的患者，在有条件的情况下行骨活检以明确诊断：不明原因骨折、持续性骨痛、不明原因高钙血症、不明原因低磷血症、可能存在铝中毒、怀疑骨软化症，以及使用双膦酸盐治疗 CKD-MBD 前，且骨质疏松的诊断不明确。停用骨化三醇或其他维生素 D 类似物后仍有骨痛且 iPTH 持续<100pg/ml。

（1）骨活检术：一般用四环素标记 2 次（每次为期 3 天），其间间隔 21 天。第 2 个标记周期必须在行骨活检前 2 天完成。例如，在活检前 23～25 天给予一次四环素（250mg，每天 3 次）；然后在活检前 2～4 天给予地美环素（300mg，每天 3 次），再在髂嵴取材。四环素标记结合羟磷灰石可发出荧光，便于辨认骨。识别不同四环素标记期间形成的新骨，以此计算骨形成速率。

（2）肾性骨营养不良的 TMV 分类：正常骨由类骨质和矿化骨构成。类骨质为板层状，类骨质层下方有活跃的矿化骨形成。

2006 年美国肾脏病基金会（National Kidney Foundation，NKF）肾性骨营养不良工作组制定了 TMV 分类，其涉及 3 个关键组织学特征。①骨转换（turnover）：分为低、正常或高；②骨矿化（mineralization）：分为正常或异常；③骨量（volume）：分为低、正常或高。根据其不同的组织学特征，可分为 4 个亚型：高转化骨病、无动力骨病、骨软化症和混合性骨病。

1）高转化骨病：是指由 PTH 过高所致，表现为骨高转化和正常矿化。主要特点是骨形成率增加、破骨细胞数量增多及活性增强，扇贝形骨小梁吸收空隙增加，伴成骨细胞异常增多。类骨质（未矿化骨）增加，其内的基质快速沉积使胶原呈无序排列，表现为编织样外观。骨量根据疾病严重程度不同而异，可表现为皮质骨量下降而松质骨量增加。骨活检可见四环素标记带清晰地覆盖在大部分骨表面，提示骨形成加速，无矿化缺失。高转化骨病通常进一步表现为骨髓纤维化（纤维囊性骨炎）的特点。纤维囊性骨炎是由于 PTH 持续偏高，骨转化偏高。成骨细胞和破骨细胞的数量与活性明显增强，类骨质（未矿化骨）增多。矿化减少是由于骨转化明显增加，即相对性减少。

2）无动力骨病：是指低转运性骨病状态，其类骨质正常或减少，且无矿化缺陷。主要表现为破骨细胞与成骨细胞数量明显减少甚至完全缺乏，并且骨形成率非常低。无动力骨病常常是使用钙、骨化三醇和（或）拟钙剂过度治疗 SHPT 的结果，使 PTH 释放受到过度抑制，但也可能与机体对 PTH 的骨刺激作用不敏感有关。因此，它代表相对（或功能性）甲状旁腺功能减退症的状态。大多动力缺失性骨病患者没有症状，部分患者可出现骨痛，其骨折和高钙血症风险更大。

3）骨软化症：主要表现为矿化减少，导致未矿化的类骨质增多。其特征为矿化滞后时间的延长，以及类骨质厚度、表面积和体积增加，荧光显微镜下很少或无四环素沉积。以前的骨软化症主要与铝中毒有关，其来源是透析液中的水污染及使用含铝磷结合剂。在铝诱导骨软化中，成骨细胞与破骨细胞的数量显著减少。其他可导致 CKD 患者骨软化症的原因包括 25(OH)D 缺乏、代谢性酸中毒（可抑制成骨细胞和破骨细胞）和低磷血症。

4）混合性骨病：包括高转化纤维囊性骨炎和低转化骨软化病理表现。其分为 1 型和 2 型，1 型为混合性尿毒症骨病，其特征为类骨质增加，骨形成率正常或增加，伴或不伴纤维化；2 型为混合性尿毒症纤维化，其特征为类骨质正常，骨形成率正常，伴有纤维化。

由于骨活检为有创操作且花费较高，拟采用生物标志物来进行骨转换的诊断和监测，但所有的骨生物标志物在肾性骨病的评估中均存在局限性。目前认为 PTH 值是无创性评估骨转换的最佳方法。Sprague 等研究发现，PTH 能够区分低骨转换型骨病与非低骨转换型骨病，以及高骨转换型骨病与非高骨转换型骨病。有学者认为可采用下列参数确定肾性骨营养不良具体亚型的风险：①PTH＜100pg/ml 提示动力缺失性骨病，而纤维囊性骨炎和（或）混合性骨病的风险低；②PTH＞450pg/ml 提示纤维囊性骨炎和（或）混合性骨病；③PTH 介于 100～450pg/ml 不能预测肾性骨营养不良的类型。应多次监测 PTH 值并观察其变化趋势，以此来评估风险。

（3）骨质疏松：是一种以骨量下降、骨微结构损坏、骨脆性增加、易发生骨折为特征的全身性骨病。该定义适用于 CKD G1～G2 期患者及 CKD G3 期 iPTH 在正常范围伴骨密度降低和（或）有骨折高风险的患者。对于 CKD G3a～G5D 期患者，如果有 CKD-MBD 且同时伴有骨密度降低和（或）脆性骨折，KDIGO 建议将其称为 CKD-MBD 伴低骨密度，治疗前需要进一步行骨活检确定。测定骨密度（bone mineral density，BMD）的无创性检查主要包括双能 X 线吸收法（dual energy X-ray absorptiometry，DXA）和定量计算机断层照相术（quantitative computed tomography，QCT）。目前国际学术界公认的骨质疏松诊断的金标准是 DXA 测量值。BMD 通常用 T 值（T-score）表示，T 值=（测定值–骨峰值）/正常成人 BMD 标准差。BMD 值低于同性别、同种族正常成人的骨峰值 1 个标准差为正常；降低 1～2.5 个标准差为骨量减少；降低≥2.5 个标准差为骨质疏松。

5. 血管与软组织钙化 是 CKD-MBD 的一项重要组成部分，主要包括血管钙化、心脏瓣膜钙化、软组织钙化等。血管和（或）瓣膜钙化是 CKD-MBD 患者心血管疾病发病率和死亡率升高的原因之一。心血管钙化及其严重程度是心血管事件和死亡的强烈预测因子。在 CKD 患者中冠状动脉及全身其他血管钙化较普通人群更常见且更严重，而且已发生钙化的血管，其钙化进展速度较普通人更快。CKD 患者往往容易出现血管钙化，其患病率和严重程度将随着 GFR 的下降而升高，据报道非透析 CKD 患者的血管钙化患病率为 47%～83%，而 CKD G5D 期患者血管钙化的患病率超过 80%。因此，在 CKD 患者中需要重视并评估血管钙化。其分为以下类型。

（1）动脉钙化：是钙盐沉积在动脉壁组织的一种病理改变。钙化可以发生在动脉的内膜和中膜，主要包括动脉内膜钙化和动脉中膜钙化。

1）动脉内膜钙化：多见于动脉粥样硬化患者，与动脉粥样硬化性病变相关，钙化位于粥样斑块内，发生在斑块形成的晚期，常引起心肌梗死、心绞痛及脑卒中。

2）动脉中膜钙化：矿物质弥漫沉积在动脉壁的中膜，主要见于 CKD 患者。中膜钙化可使动脉僵硬，引起脉压增大，脉搏波速度增加，从而导致左心室肥厚、心功能不全。

（2）钙化防御（calciphylaxis）：是一种罕见的危及生命的周围血管钙化综合征。其主要特征是全身性小动脉中膜钙化，皮下脂肪组织和真皮中的微血管闭塞，从而导致剧烈疼痛及缺血性皮肤病变。"钙化防御"这一名称其实并不准确，因为它最初是指在动物模型中发现的一种全身性过敏反应，而钙性尿毒症性小动脉病（calcific uremic arteriolopathy，CUA）对 ESRD 患者的这种病程描述更为贴切，但钙化防御仍被广泛用于该病变。因此认为用 CUA 来描述 ESRD 患者的钙化防御，而"钙化防御"继续用来指代非 ESRD 患者的这一病变。

血管钙化的危险因素包括年龄、透析患者的透析龄增长，高磷血症，钙磷净平衡为正和摄入钙（包括但不限于含钙磷结合剂）、钙磷乘积高，维生素 D 治疗，糖尿病，血脂异常，口服维生素 K 抑制剂（如华法林）。

目前不会对所有 CKD 患者进行筛查或试图量化其血管钙化,因为目前尚无特异性治疗可预防进展或促进恢复。不同的影像学检查方法对检测心血管钙化的敏感性和特异性不同。电子束 CT（electron beam computed tomography，EBCT）及多层螺旋 CT（multi-slice spiral CT，MSCT）是诊断冠状动脉钙化（coronary artery calcification，CAC）敏感性和特异性较好的方法。在 CKD 的不同阶段,减轻心血管钙化是否影响患者的预后尚不明确。此外,目前尚无有关积极治疗钙化可以改善患者预后的循证医学证据。因此,不推荐在 CKD-MBD 患者中未经筛选地检查心血管钙化,而是应该将其作为一个补充的检查手段。而腹部侧位 X 线检查、动脉脉搏波速度（pulse wave velocity，PWV）及超声心动图（瓣膜钙化）等更加简便经济的方法可作为评估心血管钙化的措施。

第二节　中国 CKD-MBD 指南

肾脏病学家逐渐意识到 CKD-MBD 对 CKD 患者的危害性严重,对 CKD-MBD 的管理也越来越重视。国际上,肾脏病学家相继制定了一系列指南来提高临床医师对 CKD-MBD 的重视,并指导其规范化治疗。于 2003 年,K/DOQI 首先制定了《慢性肾脏病骨代谢及其疾病的临床实践指南》,2005 年我国肾脏病学者制定了"活性维生素 D 在慢性肾脏病继发甲旁亢中合理应用的专家共识",同年,KDIGO 在西班牙马德里组织召开会议,探讨了"肾性骨营养不良的定义、评估及分类",相关内容于 2006 年被发表,同时提出了"慢性肾脏病矿物质与骨异常"（CKD-MBD）概念,沿用至今。2009 年 KDIGO 关于 CKD-MBD 的指南正式问世,结合我国国情,在刘志红院士的带领下于 2013 年发布了《慢性肾脏病矿物质和骨异常诊治指导》。而随着新的优质临床研究证据的出现,KDIGO 认为有必要对 CKD-MBD 指南进行周期性的更新,因此,于 2017 年进行了 CKD-MBD 指南的更新。更新的指南缺乏我国的相关研究资料,也未很好地结合我国的 CKD-MBD 诊治现状。我国肾脏病学界对 CKD-MBD 的认识和管理与国际相比相对滞后,早期主要存在医务人员对 CKD-MBD 的认识不足,早期诊断率低,缺乏连续监测,单纯测定血清钙、磷,对 iPTH 和 25(OH)D 不做常规监测,治疗不规范（包括药物剂量、治疗过程、监测）,血清钙、磷、iPTH 的控制达标率低,缺乏相关的临床和基础研究等问题。但自 2013 年,我国第一部关于 CKD-MBD 的诊治指导正式发布,改变了我国肾病医师对 CKD-MBD 的认识,弥补了监测、诊断及治疗不规范等不足,并推动了大量相关的临床及基础研究。我国逐步涌现出大量的 CKD-MBD 相关的临床及基础研究,尤其是一些 RCT 研究,目前已发表＞2000 篇中文论文及数百篇英文论文,而且一些大型优质的临床研究产生了较大的国际影响力,如我国全国、多中心、非干预性、前瞻性的 CKD 患者血管钙化队列研究（CDCS）,全国范围内高磷血症管理的调查,继发性甲状旁腺功能亢进症的临床试验等,这些结果对于 CKD-MBD 诊治提供了宝贵的中国经验。

因此,目前新的优质的研究证据不断出现,尤其是来自我国的证据明显增加,加之 2017 年 KDIGO 对 CKD-MBD 指南予以更新的情况下,特别需要结合国内外新进展及我国 CKD-MBD 的实际状况,发布适合我国国情的《中国慢性肾脏病矿物质与骨异常临床实践指南》，以指导我国的 CKD-MBD 管理。于是，刘志红院士领导的 CKD-MBD 指南工作组于 2017 年 11 月 23 日成立，在 2019 年 3 月 14 日的世界肾脏病日《中国慢性肾脏病矿物质和骨异常诊治指南》正式发布。

《中国慢性肾脏病矿物质和骨异常诊治指南》工作组专门成立了文献收集评价小组，对相关文献进行全面系统的检索，制订严格的文献纳入标准，综合分析了循证医学证据和国际指南，特别关注了我国相关的文献及 2017 年以来的新文献，为指南的推荐和建议提供相应的证据支持。工作组对每一个推荐的强度和证据质量进行分级，并在指南中用了较大篇幅来阐述推荐的依据，以便大家在临床实践中参考。该指南共纳入 747 篇文献，其中国内文献 111 篇（英文文献 45 篇），反映了我国肾脏病专家在 CKD-MBD 方面做出的贡献，建议主要包括 5 个部分：①慢性肾脏病矿物质与骨异常概述；②慢性肾脏病矿物质与骨异常的诊断；③慢性肾脏病矿物质与骨异常的预防和治疗；④慢性肾脏病患者骨质疏松的预防与治疗；⑤肾移植受者相关骨病的诊断和治疗。另外，指南结合我国 CKD-MBD 实际现状，需要便于基层医院医务人员应用，因此指南对于 CKD-MBD 的基本概念、相关知识进行了规范、详细的介绍。

《中国慢性肾脏病矿物质和骨异常诊治指南》是具有我国特色的 CKD-MBD 指南，其制订和推广应用必将有助于我国肾脏病患者的综合管理，切实改善患者的预后。

一、慢性肾脏病矿物质与骨异常概述

该部分详细总结、介绍了 CKD-MBD 涉及的常用概念，具体如下：

1. 慢性肾脏病矿物质与骨异常（CKD-MBD） 是由慢性肾脏病导致的矿物质及骨代谢异常综合征。临床上出现以下一项或多项表现：钙、磷、甲状旁腺激素（PTH）或维生素 D 代谢异常；骨转化、矿化、骨量、骨线性生长或骨强度异常、血管或其他软组织钙化。

2. 继发性甲状旁腺功能亢进症（SHPT） 由 CKD 导致的甲状旁腺组织继发性增生/腺瘤形成及血清 PTH 水平升高。钙磷代谢异常、活性维生素 D 缺乏、甲状旁腺细胞钙敏感受体表达减少及骨对 PTH 抵抗等是其促发因素。

（1）高磷血症：血清磷水平超过实验室所设定的正常值上限（>1.45mmol/L）。

（2）低磷血症：血清磷水平低于实验室所设定的正常值下限（<0.87mmol/L）。

（3）高钙血症：校正血清总钙水平高于实验室所设定的正常值上限（>2.50mmol/L）。

（4）低钙血症：校正血清总钙水平低于实验室所设定的正常值下限（<2.10mmol/L）。

3. 肾性骨营养不良 特指与 CKD 相关的骨病理学改变，是 CKD-MBD 的一个组成部分。其包括高转化骨病、骨软化症、无动力骨病及同时出现以上形态学异常的混合性骨病等类型。

4. 骨质疏松 以骨量低下、骨微结构破坏，导致骨脆性增加、易发生骨折为特征的全身性骨病。该定义适用于 CKD G1～G2 期患者及 CKD G3 期 iPTH 在正常范围伴骨密度降低和（或）有骨折高风险的患者。

CKD-MBD 伴低 BMD：CKD G3a～G5D 期患者有 CKD-MBD 且同时伴有骨密度降低和（或）脆性骨折，应称为 CKD-MBD 伴低骨密度，治疗前需要进一步行骨活检确定。

5. 动脉钙化　指钙盐沉积在动脉壁组织的一种病理改变。钙化可以发生在动脉的内膜和中膜。

6. 磷结合剂　是目前临床治疗高磷血症的主要药物之一。目前磷结合剂主要分为含铝磷结合剂、含钙磷结合剂、不含钙和铝的磷结合剂三大类。

7. 维生素 D 受体激动剂（VDRA）　与维生素 D 受体有较高亲和力，结合并活化维生素 D 受体，包括活性维生素 D 及其类似物，主要分为非选择性 VDRA（如骨化三醇、阿法骨化醇）和选择性 VDRA（如帕立骨化醇）两大类。

8. 拟钙剂　是一种可以模拟钙作用于组织而发挥效应的药物，通过变构激活人类器官组织中的钙敏感受体。当作用于甲状旁腺细胞表面钙敏感受体时，通过控制 PTH 生物合成和甲状旁腺细胞生长实现对 PTH 分泌的抑制作用。

二、慢性肾脏病矿物质与骨异常的诊断

1. CKD-MBD 的诊断：生化指标的监测

（1）对于成人 CKD 患者，推荐从 CKD G3a 期开始监测血清钙、磷、iPTH 及碱性磷酸酶（ALP）水平，并建议检测血清 25(OH)D 水平（未分级）。

（2）对于 CKD G3～G5D 期患者，可以根据血清钙、磷、ALP、iPTH 和 25(OH)D 水平是否异常及其严重程度，以及 CKD 进展速度来决定监测频率。合理的监测频率如表 2-2-1 所示（未分级）。

表 2-2-1　CKD 各期 MBD 相关生化指标监测频率

CKD 分期	血磷	血钙	ALP	iPTH	25(OH)D
G1、G2	6～12 个月	6～12 个月	6～12 个月	根据基线水平和 CKD 进展情况决定	
G3a、G3b	6～12 个月	6～12 个月	6～12 个月	根据基线水平和 CKD 进展情况决定	根据基线水平和治疗干预措施决定
G4	3～6 个月	3～6 个月	6～12 个月，如 iPTH 升高可缩短	6～12 个月	根据基线水平和治疗干预措施决定
G5	1～3 个月	1～3 个月	6～12 个月，如 iPTH 升高可缩短	3～6 个月	根据基线水平和治疗干预措施决定

注：CKD G5 期含 CKD G5D 期；CKD G1～G5T 期参照 CKD G1～G5 期。

1）CKD G3a～G3b 期患者：建议每 6～12 个月检测血清钙、磷、ALP；根据 iPTH 基线水平和 CKD 进展情况决定 iPTH 的检查间隔时间。

2）CKD G4 期患者：建议每 3～6 个月检测血清钙、磷、ALP 水平；每隔 6～12 个月检测 iPTH 水平。

3）CKD G5 期和 G5D 期患者：建议每 1～3 个月检测血清钙、磷、ALP 水平；每 3～6 个月检测 iPTH 水平。

4）CKD G4～G5D 期患者：建议每 6～12 个月检测 ALP；如 iPTH 水平升高，则可增加检测频率。

5）CKD G3a～G5D 期患者：建议检测 25(OH)D 的水平，并根据基线水平和治疗干预措施决定重复检查的频率。

CKD 患者常伴有血清钙、磷、PTH、维生素 D 等代谢异常，但这些指标的异常存在个体差异，因此 CKD-MBD 的诊断应依赖于上述一个或多个生化指标。目前国内外研究均显示从 CKD G3a 期开始，CKD 患者即可出现钙、磷和 iPTH 异常，其异常比例随肾功能下降而增高。因此指南建议从 CKD G3a 期开始监测 CKD-MBD 的相关生化指标。

但目前没有研究显示常规生化指标的监测可改善 CKD-MBD 患者预后。因此，建议可以根据血清钙、磷、ALP、iPTH 和 25(OH)D 异常情况、严重程度及 CKD 进展速度来决定监测频率（表 2-2-1）。

（3）对于 CKD G3a～G5D 期患者，需根据生化指标变化趋势及对 CKD-MBD 相关评估结果综合考虑，而非根据单个实验室检测结果来制订治疗决策（1C）。

（4）对于 CKD G3a～G5D 期患者，建议分别对血清钙和磷水平进行评估，指导临床治疗，而不以钙磷乘积结果指导临床（2D）。

（5）在 CKD G3a～G5D 期患者的实验室检查报告中，临床实验室应该向临床医师提供关于实际使用检测方法的信息，并报告关于操作规范、样本来源（血浆或血清）及样本处理细节等方面的任何变更，以协助临床医师对生化检查结果做出合理解读（1B）。

由于生化指标检测受多因素，如检测方法、批次、样本来源（血浆或血清）、饮食、昼夜节律、季节性变异、透析等影响，因此要根据指标变化趋势而非单个数值决定治疗方案的开始或调整。

2. CKD-MBD 的诊断：骨病变的评价

（1）对于有 CKD-MBD 证据的 CKD G3a～G5 期患者，BMD 检测不能预测肾性骨营养不良的类型。对 CKD G3a～G5 期患者骨折发生风险的预测价值还需要进一步评估。在可能需要根据骨密度结果选择治疗措施时，建议行骨密度检测（2B）。

2013 年的《慢性肾脏病矿物质和骨异常诊治指导》不推荐 CKD G3～G5 期患者常规进行 BMD 检测是考虑到 BMD 并不能预测 CKD G3～G5 期患者骨折风险，也不能预测肾性骨营养不良的类型。但基于近期新增的前瞻性队列研究及我国的横断面研究认为，不推荐 CKD G3～G5 期患者常规进行 BMD 检测可能导致相关数据的缺乏，无法进一步验证 CKD 人群中 BMD 预测骨折风险的准确性，以及 BMD 测量在骨质疏松治疗选择中可能有一定价值，因此，2019 年中国 CKD-MBD 诊治指南做出了相应的修改。

（2）骨活检是诊断 CKD-MBD 的金标准，但由于临床实施困难，数据缺乏，对于有 CKD-MBD 证据的 CKD G3a～G5 期患者，目前尚不能推荐骨活检作为常规检查项目（未分级）。

具备以下指征的患者，在有条件的情况下建议行骨活检以明确诊断：不明原因骨折、持续性骨痛、不明原因高钙血症、不明原因低磷血症、可能存在铝中毒及使用双膦酸盐治疗 CKD-MBD 前（未分级）。

骨活检是诊断 CKD-MBD 的金标准，可以明确骨转化状态，排除铝中毒性骨病（aluminium related bone disease，ARBD）和低转运性骨病等。但结合我国临床实际，骨活检实施困难，且骨活检提示骨代谢存在种族差异，目前的研究多集中于黑种人与白种人的比较，但缺乏黄种人的研究数据。因此，对于有 CKD-MBD 证据的 CKD G3a～G5 期患者，目前尚不能推荐骨活检作为常规检查项目。

（3）对于 CKD G3a～G5 期患者，建议用血清 iPTH 和 ALP 来评价骨病的严重程度，上述指标显著升高或降低可以预测可能的骨转化类型（2B）。

（4）对于 CKD G3a～G5 期患者，有条件的情况下可检测骨源性胶原代谢转换标志物以评估骨病的严重程度（2C）。

关于 PTH、ALP 对 CKD 患者骨病的预测，目前 Coco 等研究发现低 PTH 者骨折风险更高。Danese 等研究发现，低或者高 PTH 均可导致骨折风险增加。但另一些研究则显示 PTH 与骨折相关性弱或者无相关。目前研究显示，PTH 与 CKD 患者的 BMD 之间存在显著负相关或无显著相关性。研究发现，PTH（1-84）/羧基端 PTH 片段（C-PTH）比值可以预测骨转化：>1 时提示高或者正常骨转化（敏感度为 100%），<1 时提示低转运性骨病的可能性大（敏感度为 87.5%）。另外，Urena 等研究表明，对于血液透析患者，骨碱性磷酸酶（bALP）>20ng/ml 时可提示高转化骨病，其敏感度和特异度均达 100%，阳性预测值为 84%，再结合 iPTH>200pg/ml，阳性预测值可高达 94%。同时，结合 iPTH<200pg/ml 且 bALP<20ng/ml 则提示正常或低转运性骨病的敏感度为 80%，特异度为 100%，阳性预测值达 100%。

因此，指南推荐对于 CKD G3a～G5 期患者，建议用血清 iPTH 和 ALP 来评价骨病的严重程度，上述指标显著升高或降低可以预测可能的骨转化类型。Urena 等、Coen 等、Barreto 等研究显示Ⅰ型胶原 C 端前肽、骨钙素、血清抗酒石酸酸性磷酸酶-5b（tartrate-resistant acid phosphatase-5b，TRAP-5b）、脱氧吡啶啉等骨源性胶原代谢转换标志物在评估骨病方面应用证据不是很充分，尚需更多的研究证实，但在有条件的情况下，指南仍推荐检测骨源性胶原代谢转换标志物来评估骨病的严重程度。

3. 血管钙化的诊断和评估

（1）建议对于显著高磷血症需要个体化高剂量磷结合剂治疗者、等待肾移植患者、CKD G5D 期患者和医师评估后认为需要检查的患者，进行心血管钙化评估（未分级）。

（2）对于 CKD G3～G5D 期患者，可采用侧位腹部 X 线检查是否存在血管钙化，并使用超声心动图检查是否存在心脏瓣膜钙化，有条件的情况下可采用电子束 CT 及多层螺旋 CT 评估心血管钙化情况（2C）。

（3）建议 6～12 个月进行一次心血管钙化评估（未分级）。

（4）当 CKD G3～G5D 期患者合并血管和（或）心脏瓣膜钙化时，建议将其心血管疾病风险列为最高级别（2A），并可据此指导 CKD-MBD 患者管理（未分级）。

心血管钙化是 CKD-MBD 的一个重要组成部分，是 CKD-MBD 患者心血管疾病发病率和死亡率升高的原因之一，是心血管事件和死亡的强烈预测因子。CKD 患者中冠状动脉及全身其他血管钙化较普通人群更常见、更严重且进展更快。因此，对于一些患者评估血管钙化是必要的，包括有显著高磷血症需要个体化的高剂量磷结合剂治疗者、等待肾移植受者和医生评估后认为需要检查的患者。但是鉴于 CKD 患者 CAC 发生率较高，且随透析龄增加而加剧，故对于长期透析的患者也应该积极进行 CAC 评估。因此，指南建议 6～12

个月进行一次心血管钙化评估。

CT 为基础的影像学检查（EBCT 和 MSCT）的敏感性和特异性高，是心血管钙化诊断的金标准，但昂贵，而腹部侧位 X 线检查血管钙化、超声心动图检测心脏瓣膜钙化的灵敏度高、价格合理，故推荐可采用 X 线检查和超声心动图来评估是否存在心血管钙化。

心血管钙化是 CKD 患者的心血管事件和死亡的强烈预测因子。Ohtake 等对 74 例血液透析患者进行研究，采用 EBCT 对患者的 CAC 进行评分。结果显示，与冠状动脉钙化积分（coronary artery calcification score，CACS）＜750 的患者（n=37）相比，CACS＞750 的患者（n=37）有更高的心血管事件发生率、心血管死亡率和全因死亡率。因此，当 CKD G3～G5D 期患者合并血管和（或）心脏瓣膜钙化时，建议将其心血管疾病风险列为最高级别，并可据此指导 CKD-MBD 患者管理。

三、CKD-MBD 的预防及治疗

1. CKD-MBD 的预防和治疗　主要措施包括降低血磷，维持正常血钙，控制 SHPT，预防和治疗血管钙化。

对于 CKD G3a～G5D 期患者，CKD-MBD 治疗应基于对钙、磷及 PTH 的综合评估（未分级）。

相关研究显示钙、磷、PTH 等生化指标未能综合达标者的死亡风险明显高于生化指标增加的综合达标者，但由于这些生化指标本身存在动态变化、指标间存在相互作用和指标所代表的临床意义有限等因素，因此对 MBD 生化指标的管理应力求综合达标，避免过分关注或放大某一指标。故在开始 MBD 治疗前，应综合评估钙、磷和 PTH 水平。这一推荐是强调 CKD-MBD 实验室参数的复杂性及其相互关联。

2. 降低高血磷，维持正常血钙

（1）对于 CKD G3a～G5D 期患者，建议尽可能将升高的血清磷降至接近正常范围（2C）。

Palmer 等进行的一项大型 Meta 分析显示，血磷每上升 1mg/dl，全因死亡率增加 18%，心血管死亡率增加 10%。ArMORR 研究发现降磷治疗可显著降低患者死亡率。COSMOS 研究显示，接受降磷治疗可使患者死亡风险下降 25%。我国研究也表明，血磷＜0.80mmol/L 时透析患者全因和心血管死亡风险增加。可见过高或过低的血磷均会增加患者的死亡及心血管死亡风险。根据 Block 等、Hill 等研究显示对血磷正常或接近正常的 CKD G3～G4 期患者给予磷结合剂治疗并不能影响磷的平衡，反而会引起患者的正钙平衡、血管及软组织钙化。

因此，指南重点强调对于高血磷患者，将升高的血清磷降至接近正常范围。对于无高磷血症的 CKD G3a～G5D 期患者，暂无足够证据支持磷结合剂。

（2）对于成年 CKD G3a～G5D 期患者，建议尽可能避免高钙血症（2C）。

Floege 等研究发现，血清钙过高或过低（＞2.75mmol/L 或＜2.10mmol/L）均可增加患者死亡风险。透析预后与实践模式研究（DOPPS）1 期和 3 期研究数据显示，血钙＞2.50mmol/L（校正钙＞2.38mmol/L）时，全因死亡和心血管死亡风险最高，低血钙（血清钙≤2.13mmol/L）亦增加患者全因死亡风险，而当血钙为 2.15～2.50mmol/L（校正钙 1.9～

2.38mmol/L）时，患者死亡风险最低。我国学者对维持性血液透析（maintenance hemodialysis, MHD）患者进行的回顾性观察发现，血清钙超过 2.72～2.98mmol/L 时，患者全因死亡风险增加。

因此，指南建议对于 CKD G3a～G5D 期患者，建议尽可能避免高钙血症。

（3）饮食控制，限制磷的摄入

1）对于 CKD G3a～G5D 期患者，血磷超过目标值，建议限制饮食磷摄入（800～1000mg/d），或联合其他降磷治疗措施（2D）。

建议限制摄入蛋白质的总量，选择磷/蛋白比值低、磷吸收率低的食物，限制摄入含有大量磷酸盐添加剂的食物（未分级）。

2）对于 CKD G5D 期患者，建议采用专业化的强化教育来改善血磷控制（2B）。

关于饮食中磷的控制，2003 年 K/DOQI 指南推荐，建议 PTH 高于目标范围的患者将饮食磷摄入控制在 800～1000mg/d；2009 年 KDIGO 指南推荐，合并高磷血症的 CKD G3～G5D 期患者需限制饮食磷摄入；2013 年中国《慢性肾脏病矿物质和骨异常诊治指导》指出，合并高磷血症的 CKD G3～G5D 期患者需限制饮食磷摄入，建议饮食磷控制在 800～1000mg/d。

由于有机磷主要与蛋白质结合，因此富含蛋白质的食物往往含磷也高。因此严格限磷会导致蛋白质摄入不足，造成营养不良。因此，不可一味追求高蛋白饮食以维持营养状态，或低蛋白饮食以控制血磷；而应当在蛋白质和磷摄入之间寻求平衡——在确定蛋白质摄入量足够时，摄入磷越少越好；选择用磷/蛋白值来衡量饮食中的磷负荷更为合适。有文献报道建议 CKD 患者选择磷/蛋白值＜12mg/g 的食物最佳。此外，除了磷/蛋白值之外，不同食物的磷在人体的吸收利用度不同，药品中也常含有被忽视的"隐藏磷"（作为药物活性成分、赋形剂等磷酸盐），含磷添加剂的摄入、烹饪方式（如正确的方法是水煮）、饮食教育等有助于降低血磷。

（4）透析方案调整

1）对于 CKD G5D 期患者，建议透析液钙离子浓度为 1.25～1.50mmol/L（血液透析）或 1.25mmol/L（腹膜透析）（2C）。

2）对于 CKD G5D 期血液透析患者，应充分透析，并考虑延长透析时间或增加透析频率，以更有效地清除血磷（2C）。

较低钙离子浓度（1.25mmol/L）透析优势：降低高钙血症风险；允许使用较高剂量的维生素 D 和含钙磷结合剂；有益于低转运性骨病。劣势：潜在的负钙平衡和刺激 PTH 升高；增加透析时有低血压风险。

较高钙离子浓度（1.5～1.75mmol/L）透析优势：改善血流动力学稳定性；抑制 PTH；有益于夜间血液透析患者的骨保护。劣势：高钙血症的风险较高；限制使用维生素 D 和含钙磷结合剂；血管钙化的可能风险。

指南建议透析液钙离子浓度为 1.25～1.50mmol/L（HD）或 1.25mmol/L（PD），但强调对 CKD G5D 期 HD 患者透析液钙离子浓度的选择应尽可能个体化。

国内外研究结果均显示，延长透析时间或增加频率能更有效清除血磷，且之后持续稳定，因此建议对于 CKD G5D 期 HD 患者，应充分透析，并考虑延长透析时间或增加透析频率，以便更有效地清除血磷。

（5）药物治疗

1）对于 CKD G3a～G5D 期患者，应当在血磷进行性、持续性升高时，开始降磷治疗（未分级）。

2）对于 CKD G3a～G5D 期患者，应限制含钙磷结合剂的使用（2B）。

3）对于 CKD G3a～G5D 期患者，应强调磷结合剂使用的个体化（未分级）。

据 Block 等、Hill 等研究显示，对血磷正常或接近正常的 CKD G3～G4 期患者给予磷结合剂治疗并不能影响磷的平衡和改善预后，反而会引起患者的正钙平衡、血管及软组织钙化，但血磷过高或过低均会增加患者的死亡及心血管死亡风险，因此仍需密切关注血磷水平，故除了在血磷进行性、持续性升高时应开始降磷治疗，还应在血磷未升高时就进行多方面血磷控制，包括饮食、透析等。

含钙磷结合剂虽然比非含钙磷结合剂经济、有效，但可能导致患者正钙平衡，加重异位钙化，增加患者死亡风险。但因目前尚无关于含钙磷结合剂的暴露阈值（即多大剂量时增加上述风险）、减少药物剂量、联合非含钙磷结合剂能否提高治疗安全性方面的研究，因此，指南建议不再将含钙磷结合剂作为降磷药物的首选，特别是存在血管钙化或者血管钙化高风险的患者。

综上所述，考虑到：①磷结合剂对长期预后的影响尚未完全明确；②磷结合剂治疗的依从性仍有待进一步提高；③不同磷结合剂作用特点不同，副作用各异，费用差别较大，指南建议在现阶段，对于我国 CKD G3a～G5D 期患者，不再强调优先使用含钙磷结合剂，而应根据患者 MBD 指标紊乱的特点、是否存在血管钙化或无动力骨病风险、是否合并临床症状严重需快速控制的 MBD 指标异常、对药物的依从性/耐受性、经济能力等多方面综合考虑，选择药物进行个体化治疗。

3. 控制继发性甲状旁腺功能亢进 继发性甲状旁腺功能亢进的治疗原则：控制高磷血症、维持血钙水平达标，合理使用活性维生素 D 及其类似物、拟钙剂。

（1）对于 CKD G3a～G5D 期患者，对血清钙、磷管理的同时，应重视对 SHPT 的控制（未分级）。

（2）对于非透析 CKD G3a～G5 期患者的最佳 PTH 水平目前尚不清楚。而 iPTH 水平进行性升高或持续高于正常上限的患者，建议评估是否存在以下可干预因素：高磷血症、低钙血症、高磷摄入、维生素 D 缺乏（2C）。

（3）建议 CKD G5D 期患者的 iPTH 水平应维持在正常值上限的 2～9 倍（2C）。

Li 等对 HD 患者的长期随访发现，iPTH 在 600～700pg/ml、700～800pg/ml 或≥800pg/ml 的患者发生高磷血症的风险分别增加 122%、153%和 243%，过低 iPTH（＜100pg/ml）或过高 iPTH（＞800pg/ml）均增加高钙血症风险。因此，SHPT 可加重钙磷代谢紊乱。另外，研究表明通过降磷药物、补充维生素 D 等可纠正高磷血症、低钙血症、维生素 D 缺乏，限磷摄入等可有效降低 PTH。因此，指南建议对于 CKD G3a～G5D 期患者应重视 SHPT 的控制，关注高磷血症、低钙血症、高磷摄入、维生素 D 缺乏的评估。

DOPPS、CORES、BLOCK、Floege 等研究结果显示，iPTH 水平低于 2 倍或高于 9 倍正常范围上限时，患者死亡风险增加，iPTH 水平与透析患者的死亡风险存在相关性，表现为 U 形曲线。因此，指南建议 CKD G5D 期患者的 iPTH 水平应维持在正常值上限的 2～9 倍。

（4）合理使用活性维生素 D 及其类似物、拟钙剂

1）对于 CKD G3a～G5 期未接受透析的成年患者，不建议常规使用活性维生素 D 及其类似物（2C）。对于伴有严重、进行性甲状旁腺功能亢进的 CKD G4～G5 期患者，可以使用活性维生素 D 及其类似物（未分类）。

2）对于 CKD G5D 期需要降 PTH 治疗的患者，建议使用活性维生素 D 及其类似物、拟钙剂，或使用活性维生素 D 及其类似物联合拟钙剂治疗（2B）。

活性维生素 D 及其类似物作用：降低 CKD 患者 PTH 水平，改善患者预后。不良反应：增加血钙、血磷水平。常见药物：骨化三醇[$1, 25(OH)_2D_3$]、阿法骨化醇[$25(OH)D_3$]、帕立骨化醇、度骨化醇、马沙骨化醇。

Cheng 等的 meta 分析、OPERA 研究和 PRIMO 研究等均显示，活性维生素 D 可有效降低未透析（CKD G2～G5 期）患者的 PTH，但有增高该类患者血钙的风险，且对心血管事件终点的影响需进一步明确。结合在 CKD 的早期，PTH 轻中度升高可能只是机体的适应性反应这一理论，因此，对于 CKD G3a～G5 期未接受透析的成年患者，不建议常规使用活性维生素 D 及其类似物。

对于 CKD 晚期的患者，经多项活性维生素 D 及其类似物对 CKD G5D 期患者的研究显示，其能有效地降低 iPTH 水平，并减少 HD 患者的全因死亡和心血管死亡。因此，指南建议对于合并严重、进行性甲状旁腺功能亢进的 CKD G4～G5 期患者，可以使用活性维生素 D 及其类似物；对于 CKD G5D 期需要降 PTH 治疗的患者，建议使用活性维生素 D 及其类似物。

拟钙剂：为常用药物，其可降低 iPTH 水平，减少心血管终点事件，降低 FGF23，延缓心脏瓣膜钙化；出现胃肠道反应、低钙血症、上呼吸道感染时，使用该药时要注意监测血钙等指标。Block 等、Moe 等多项研究结果显示西那卡塞治疗 CKD G5D 期患者的 SHPT 安全且有效。因此，指南建议对于 CKD G5D 期需要降 PTH 治疗的患者，建议给予拟钙剂治疗。

对于优先使用活性维生素 D 及其类似物或者西那卡塞的患者，现在还没有确切的结论，因此未推荐 SHPT 治疗的最优药物，而将 2009 年所有可接受的治疗药物按字母顺序列出：拟钙剂（西那卡塞）、活性维生素 D、维生素 D 类似物，均可作为治疗 SHPT 的一线治疗药物。但证据表明，联合使用活性维生素 D 及其类似物与西那卡塞可以增加 CKD-MBD 生化指标的达标率，并可能减少低钙血症发生的风险，因此，在控制磷摄入的基础上，如果 iPTH 无法控制在目标范围之内，单独使用活性维生素 D 及其类似物或者西那卡塞的任一药物效果仍然欠佳者，在无禁忌的条件下，可二者联合使用。

（5）甲状旁腺切除术

1）甲状旁腺切除术指征：CKD G3a～G5D 期合并药物治疗无效的严重 SHPT 患者，建议行甲状旁腺切除术（2B）。

2）当出现下列情况，也建议行甲状旁腺切除术（未分级）

A. iPTH 持续>800pg/ml。

B. 药物治疗无效的持续性高钙和（或）高磷血症。

C. 具备至少 1 枚甲状旁腺增大的影像学证据，如高频彩色超声显示甲状旁腺增大，直

径>1cm 且有丰富的血流。

D. 以往对活性维生素 D 及其类似物药物治疗抵抗。

严重 SHPT 定义为血清 iPTH 持续>800pg/ml。

3）甲状旁腺切除手术方式主要有 3 种：甲状旁腺全切除+自体移植术（tPTx+AT）、甲状旁腺次全切除术（sPTx）和甲状旁腺全切除术（tPTx）（未分级），详见表 2-2-2。

表 2-2-2　三种甲状旁腺切除手术方式的比较

对比项	tPTx+AT（常见推荐术式）	sPTx	tPTx
手术范围	切除所有甲状旁腺腺体（通常为 4 枚以上），同时即刻行自体部分甲状旁腺组织移植	探查并发现全部的甲状旁腺腺体（通常为 4 枚），切除 3 枚半腺体，仅在原位保留增生程度相对较轻、最小腺体的 1/2 或 1/3	甲状旁腺全切除但不做自体移植
优点	前臂较胸锁乳突肌移植可通过同时测量双臂的 iPTH 水平来检测甲状旁腺移植物的功能，方便再次切除	手术时间短、患者创伤小、术后低钙情况易于纠正	手术时间短、创伤小、术后复发率低且无严重并发症
缺点	SHPT 患者术后复发	术中往往无法准确判断预保留部分的甲状旁腺组织有无结节增生，日后复发再次手术时局部粘连增加手术难度，容易损伤喉返神经等，并发症的发生风险增加	可导致无动力骨病及难治性骨软化症；永久性甲状旁腺功能减退；由于 PTH 缺乏，骨愈合作用受损；需长期给予替代治疗，长期使用钙剂及活性维生素 D 制剂

在我国，不同城市之间医疗水平和医疗保险政策的差异，导致许多 SHPT 患者在早期未得到及时治疗，病情严重，出现"退缩人"等严重骨骼畸形，甲状旁腺切除术（parathyroidectomy，PTx）的需求量增加。

2009 年 KDIGO 指南指出，对于存在药物治疗无效的重度 SHPT 患者，应该进行甲状旁腺切除术；难治性 SHPT 患者且有甲状旁腺明显增大的影像学证据都可以接受 PTx 治疗。

2013 年日本透析医学会（JSDT）建议，iPTH>500pg/ml 的患者就应该行 PTx；iPTH <500pg/ml 的患者，通过超声检查怀疑存在结节性甲状旁腺增生，如果伴随高钙血症、高磷血症无法进行管理也需考虑 PTx。

2003 年 K/DOQI 表明，严重 SHPT（血 iPTH>800pg/ml）并且有高血磷和（或）高钙血症，对药物治疗抵抗，应该行 PTx。

因此，综合 2009 年、2017 年 KDIGO 及 2013 年 JSDT 发布的透析患者 SHPT 管理指南，综合我国国情考虑，建议以 iPTH 持续>800pg/ml 作为甲状旁腺切除术的手术指征。

另外，有文献报道甲状旁腺的腺体体积>500mm³，重量>500mg，超声检查显示直径≥1cm，常伴随着丰富的血流信号，此时甲状旁腺通常具备自主分泌 PTH 功能，药物治疗抵抗。基于此，此指南将具备至少 1 枚甲状旁腺增大的影像学证据，如高频彩色超声显示甲状旁腺增大，直径>1cm 并且有丰富的血流作为甲状旁腺切除术的手术指征。

而 Fukagawa 等研究发现，iPTH>500pg/ml 时，血清钙、磷的管理难度增大，而 PTx 术后则钙、磷管理难度明显改善，不利于 MBD 指标达标。因此，即使 PTH<800pg/ml，

当高磷血症、高钙血症持续发生时也要考虑实施 PTx。

4. 血管钙化的防治 CKD 血管钙化的防治基于对 CKD-MBD 的有效管理，包括：①防治高磷血症；②避免高钙血症；③防治继发性甲状旁腺功能亢进或低下。

（1）建议控制 CKD 患者的高磷血症以降低血管钙化风险，防治措施包括限制饮食磷的摄入，选择合适的磷结合剂，充分透析或增加透析对磷的清除及有效控制 SHPT（未分级）。

高磷血症有增加血管钙化的风险，Da 等进行的前瞻性队列研究分析发现，血磷每升高 1mg/ml，冠状动脉钙化增加 21%、胸主动脉钙化增加 33%、主动脉瓣钙化增加 25%、二尖瓣钙化增加 62%。

因此本指南建议控制 CKD 患者的高磷血症以降低血管钙化风险，而综合抗磷措施主要包括限制饮食磷摄入、选择合适磷结合剂、充分透析或增加透析对磷的清除及有效控制 SHPT。

（2）对于需要磷结合剂治疗的 CKD G3a～G5D 期患者，建议限制含钙磷结合剂的使用（2B）。

近年来的研究显示，非含钙磷结合剂在减轻血管钙化进展方面优于含钙磷结合剂。Treat-to-Goal 研究结果显示，与含钙磷结合剂相比，非含钙磷结合剂司维拉姆更有利于 MHD 患者延缓血管钙化。Fujii 等对透析患者进行的随机开放标签试验发现，非含钙磷结合剂碳酸镧可比含钙磷结合剂有效延缓血管钙化进展。Block 等对 CKD G3b～G4 期患者的研究显示，含钙磷结合剂比非含钙磷结合剂（司维拉姆和碳酸镧）明显加速血管钙化进展。可见，无论是透析前或透析患者使用含钙磷结合剂均有增加血管钙化的风险。

因此，指南建议对于需要磷结合剂治疗的 CKD G3a～G5D 期患者，建议限制含钙磷结合剂的剂量。

（3）建议避免 CKD 患者发生高钙血症以降低血管钙化风险。建议使用钙浓度为 1.25～1.5mmol/L 的透析液（2C）。建议准确掌握含钙药物与活性维生素 D 及其类似物的适应证（未分级）。

高钙血症增加血管钙化的风险，CKD 患者高钙血症的主要危险因素包括透析液的钙浓度过高，建议采用较低钙浓度的透析液；不合理使用含钙药物或促进钙吸收的药物；高转化骨病或无动力骨病导致的钙从骨向细胞外液转移。

相关研究发现，低钙透析液组（1.25mmol/L 或 1.5mmol/L）的 HD 及 PD 患者的血管钙化情况明显低于高钙透析液组（1.75mmol/L），且高钙透析液可增加全因死亡率、心血管死亡率和感染相关住院率，而至今没有充足证据表明低钙透析液能增加相关风险。因此，指南建议采用较低钙浓度的透析液，避免高钙血症，降低血管钙化的风险。

（4）建议治疗继发性甲状旁腺功能亢进并防止甲状旁腺功能低下，合理使用活性维生素 D 及其类似物、拟钙剂，或实施甲状旁腺切除术。治疗过程中应监测血钙和血磷水平，避免高钙血症和高磷血症（未分级）。

控制 SHPT、维持合理的骨转化状态有助于防止血管钙化。我国相关研究显示，高 iPTH 水平是独立危险因素，维持合理的骨转化状态需要控制 SHPT，合理应用活性维生素 D 及其类似物、拟钙剂，或实施 PTx。但无论使用以活性维生素 D 及其类似物为主还是以拟钙剂为主的治疗方案均应定期检测患者血钙和血磷水平，避免患者血钙或血磷发生异常。

四、慢性肾脏病患者骨质疏松的预防与治疗

关于骨质疏松的定义，1994 年世界卫生组织（WHO）定义为：一种以骨量低下、骨微结构破坏导致骨脆性增加、易发生骨折为特征的全身性骨病；2001 年美国国立卫生研究院（NIH）定义为：以骨强度下降和骨折风险增加为特征的骨骼疾病，提示骨量降低是骨质疏松性骨折的主要危险因素，但还存在其他危险因素；2009 年 KDIGO、CKD-MBD 指南指出：骨质疏松症的定义对于 CKD G1～G3 期成年人是适用的，对于 G3 期以后的 CKD 患者，骨密度（BMD）低者应该被称为"CKD-MBD 伴低 BMD"。

骨质疏松是 CKD 的并发症之一。骨质疏松会导致患者出现骨骼或关节疼痛，骨折风险增加，病残率和死亡率升高。因此早期发现、积极防治 CKD 患者的骨质疏松，及时预测骨折风险并采取规范的防治措施非常重要。

1. 骨质疏松的诊断和评估

（1）建议的生化指标监测频率（未分级）

1）每 6～12 个月检查血清钙、磷、ALP 水平。

2）根据 iPTH 基线水平和 CKD 进展情况决定 iPTH 的检查间隔时间。

3）有条件时，建议检测 25(OH)D 水平，并根据基线水平和治疗干预措施决定重复检测的频率。

由于目前缺乏 CKD 骨质疏松患者血清钙、磷、iPTH、ALP 监测相关的文献，因此指南建议监测频率参照 CKD G3 期的要求；同时，对合并 CKD 的骨质疏松患者还需检查 25(OH)D 等。因此，结合 2010 年《加拿大骨质疏松症诊断和治疗的临床实践指南》，建议足量补充维生素 D 3～4 个月后复查血清 25(OH)D；2017 年我国中华医学会《原发性骨质疏松症诊疗指南》建议，对于日光暴露不足和老年人等维生素 D 缺乏的高危人群，酌情检测血清 25(OH)D 水平，以了解患者维生素 D 的营养状态，指导维生素 D 的补充。指南建议有条件时检测 25(OH)D 水平，并根据基线水平和治疗干预措施决定重复检测的频率。

（2）骨密度测量

1）建议对 CKD G1～G2 期患者定期测定腰椎及髋关节骨密度以评估是否合并骨质疏松（未分级）。

2）建议对 CKD G3a～G5D 期有 CKD-MBD 证据和（或）骨质疏松风险的患者测定 BMD 以评估骨折风险（2B）。

目前临床上通常采用 BMD 测量作为诊断骨质疏松、预测骨质疏松性骨折风险、监测自然病程及评价药物干预疗效的最佳定量指标。2017 年《原发性骨质疏松症诊疗指南》指出，DXA 测量的主要部位是中轴骨（包括腰椎和股骨近端），若腰椎和股骨近端测量受限，可选择非优势侧桡骨远端 1/3。

对于一般人群，研究显示骨密度可以预测高达 70% 的骨折风险，且 BMD 值每降低一个标准差，则骨折风险会增加 2 倍。多项前瞻性队列研究亦提示，BMD 可以预测 CKD G3a～G5D 期患者骨折风险。因此，建议对 CKD G1～G2 期患者同时测定腰椎及髋关节 BMD，

对于 CKD G3a～G5D 期有 CKD-MBD 证据和（或）骨质疏松风险患者，测定 BMD 以评估骨折风险。

（3）骨折风险预测：建议对 CKD 患者进行骨质疏松骨折风险预测。较为常用的预测方法是亚洲人骨质疏松自我筛查工具（osteoporosis self-assessment tool，OSTA）和 WHO 骨折风险预测简易工具（fracture risk assessment tool，FRAX）（未分级）。

根据 WHO 推荐的 FRAX 可计算未发生过骨折且低骨量人群在 10 年内发生髋骨骨折和任何重要的骨质疏松性骨折概率。

亚洲人骨质疏松自我筛查工具（OSTA）：OSTA 指数=［体重（kg）－年龄（岁）］×0.2。OSTA 指数＞－1 为低风险，－4～－1 为中等风险，＜－4 为高风险。

研究表明，FRAX 能预测 CKD G2～G5 期患者骨折的风险，但并不优于单独使用 BMD 的预测方法。我国学者对血液透析患者进行小样本研究显示，BMD、OSTA 和 FRAX 都能够预测 HD 患者的骨折风险。

2. 骨质疏松的治疗

（1）具备以下情况之一者，需考虑药物治疗（未分级）

1）确诊骨质疏松者（BMD：T 值≤－2.5），无论是否有过骨折。

2）骨量低下患者（BMD：－2.5＜T 值≤－1.0），并且存在一项以上骨质疏松危险因素，无论是否有过骨折。

3）无测定 BMD 条件时，具备以下情况之一者，也需考虑药物治疗。

A. 已发生过脆性骨折。

B. OSTA 筛查为高风险。

C. FRAX 计算出髋骨骨折概率≥3%，或任何重要部位的骨质疏松性骨折发生概率≥20%。

对于 CKD G1～G2 期患者，如果出现骨质疏松和（或）骨折危险，建议按照普通人群的治疗方案进行治疗。对于 CKD G3 期患者，如果出现骨质疏松和（或）骨折危险，但 PTH 水平在正常范围，建议按照普通人群的治疗方案进行治疗；如果矿物质和骨生化检查出现异常、BMD 降低和（或）脆性骨折，建议根据生化指标改变幅度及 CKD 进展情况来制订治疗方案，同时考虑进行骨活检。对于 CKD G4～G5 期患者，如果矿物质和骨生化检查出现异常、BMD 降低和（或）脆性骨折，建议在使用抗骨吸收药物治疗前进行骨活检。

（2）骨质疏松的药物治疗

1）双膦酸盐

A. CKD 患者使用双膦酸盐指征

a. 对于 CKD G1～G2 期患者，如果出现骨质疏松和（或）高骨折风险，建议按照普通人群治疗方案使用双膦酸盐（2B）。

b. 对于 CKD G3～G4 期患者，如果出现 CKD-MBD 生化指标异常及低 BMD 和（或）脆性骨折，建议根据生化指标改变的幅度、可逆性及 CKD 进展情况选择是否加用双膦酸盐或其他骨质疏松药物治疗，同时考虑进行骨活检（未分级）。

c. CKD G5 期患者使用双膦酸盐治疗时需特别注意根据生化指标或骨活检情况排除无动力骨病（2B）。

B. 使用方法（未分级）

a. 第一代双膦酸盐以氯屈膦酸盐为代表，口服 400mg/d；依替膦酸钠口服，每次 200mg，2 次/天。

b. 第二代双膦酸盐目前最常用，以阿仑膦酸钠、帕米膦酸二钠为代表。阿仑膦酸钠口服，每次 75mg，1 次/周；帕米膦酸二钠口服，150mg/d，或静脉滴注 30～90mg/d，1 次/（3～4）周，静脉滴注时间不少于 2h。

c. 第三代双膦酸盐以唑来膦酸钠、伊班膦酸钠、利噻膦酸钠为代表。唑来膦酸钠每次 5mg，静脉滴注，每年 1 次，连续用 3 年；伊班膦酸钠每次 2mg，静脉滴注，每 3 个月 1 次；利噻膦酸钠口服，5mg/d 或 35mg/w。

C. CKD 患者双膦酸盐使用注意事项（未分级）

a. 无动力骨病是使用双膦酸盐的禁忌证，因此使用双膦酸盐前应考虑骨活检或临床及生化检查指标，排除无动力骨病。

b. 双膦酸盐主要经肾排泄，CKD G1～G3 期患者无须调整剂量，但 eGFR＜35ml/（min·1.73m^2）时不推荐使用唑来膦酸钠，eGFR＜30ml/（min·1.73m^2）时需适当调整剂量并短期使用，eGFR＜15ml/（min·1.73m^2）时，可口服双膦酸盐，优先选择利噻膦酸钠 35mg，隔周 1 次，使用不超过 3 年。如患者不能耐受口服双膦酸盐，可考虑使用静脉制剂，但需要注意水化。

c. 双膦酸盐药物的口服安全性良好，但存在明显的胃肠道不良反应及一过性"流感样"症状。下颌骨坏死和肾毒性是此类药物较严重的不良反应。建议使用双膦酸盐前动态监测血清肌酐水平，同时在使用过程中定期检查尿蛋白。

双膦酸盐是治疗原发性骨质疏松的一线用药，但在 CKD G3～G5 期合并骨质疏松的患者中却证据有限。结合 CKD G1～G3 期患者通常没有明显的高磷血症或 SHPT，因此双膦酸盐治疗 CKD 骨质疏松可参考普通人群。目前缺乏 CKD G4～G5D 期患者使用双膦酸盐的证据，考虑到 CKD G4～G5 期患者存在 CKD-MBD 的机制复杂，因此使用双膦酸盐时需要评估风险。

双膦酸盐是焦磷酸盐分子的稳定类似物，在体内与体外均与骨羟磷灰石有很强的亲合力，可以抑制破骨细胞的成熟，诱导破骨细胞凋亡，抑制破骨细胞介导的骨吸收作用。而低动力性骨病时破骨细胞活性低下，双膦酸盐可加重低动力性骨病。由于骨活检是诊断低动力性骨病的金标准，且低动力性骨病是使用双膦酸盐的禁忌证，因此使用双膦酸盐前建议考虑骨活检。

双膦酸盐主要经肾排泄，肾功能不全时需适当调整剂量。对于 eGFR＞30ml/（min·1.73m^2）的患者无须调整剂量；当 eGFR 为 15～30ml/（min·1.73m^2）时，可按常规剂量口服 2～3 年或按常规剂量缓慢静脉滴注（＞30min）；当 eGFR＜15ml/（min·1.73m^2）时，剂量减半，口服 2～3 年；静脉制剂使用半量，缓慢静脉滴注至少 60min 以上。

2）钙剂、活性维生素 D 及其类似物：对于 CKD 患者，如果合并骨质疏松和（或）高骨折风险，可予以活性维生素 D 及其类似物和钙剂治疗。

A. 对于 CKD G1～G2 期、合并骨质疏松和（或）高骨折风险的患者，推荐参照普通人群的治疗方案（2B）。

B. 对于 CKD G3a～G3b 期、PTH 在正常值范围合并骨质疏松和（或）高骨折风险的患者，建议参照普通人群的治疗方案（2B）。

C. 对于 CKD G3a～G5D 期患者，如果出现 CKD-MBD 相关生化异常和（或）低 BMD 和（或）脆性骨折，建议根据生化指标改变的程度和可逆性及 CKD 的进展情况来选择治疗方案，并考虑进行骨活检（1A）。

活性维生素 D 的生理作用：维持骨健康的重要元素；维持钙磷、PTH 水平稳定；维持血清钙稳态，并能降低血清 PTH 水平；维持肌张力和肌肉稳定性，维生素 D 缺乏使肌张力下降，容易发生跌倒，适量补充钙剂和维生素 D 可改善 BMD，减少骨折风险。但在骨质疏松治疗中，无论是否同时补充维生素 D，补钙的疗效和安全性都有一定的争议。

钙剂及维生素 D 是骨质疏松的基础治疗药物。Weaver 等指出，对于接受抗骨质疏松治疗且存在钙和维生素 D 不足的患者，可予以钙剂及维生素 D 治疗，可降低骨折发生率。Harvey 等认为，在骨质疏松的防治中，钙剂应与其他药物联合使用，因为单独补钙治疗不能减少骨折的发生。因此相关指南建议，对于 CKD 患者，如果合并骨质疏松和（或）高骨折风险，可予以活性维生素 D 及其类似物和钙剂。

在使用维生素 D 治疗骨质疏松的过程中，可能会出现高钙血症、过度抑制 PTH、高磷血症等生化指标的紊乱。因此，使用过程中需严密监测血钙、磷和 iPTH，若发生高磷血症，首先应当积极降磷，建议减少或停用活性维生素 D 及其类似物；若发生高钙血症，建议将活性维生素 D 及其类似物减量或停用；若 iPTH 水平低于正常值上限的 2 倍时，建议将活性维生素 D 及其类似物减量或停用；当 CKD G5D 期患者口服活性维生素 D 及其类似物时，应在夜间睡眠前肠道钙负荷最低时给药。

3）降钙素：CKD 患者降钙素治疗的指征如下。

A. 其他药物治疗无效的骨质疏松患者，如高转化骨质疏松、老年骨质疏松、皮质激素治疗引起的骨质疏松。为防止骨量进行性丢失，建议根据个体需要适量补充钙和维生素 D（2B）。

B. 由于骨质溶解或骨质减少引起的骨痛（未分级）。

C. 伴严重高钙血症的 CKD 患者（2B）。

降钙素是一种钙调节激素，是由甲状腺 C 细胞分泌的多肽类激素，其受体主要分布于骨、肾、脑、外周淋巴细胞等组织或器官。降钙素主要作用于破骨细胞，抑制破骨细胞胞质内钙浓度升高，导致细胞骨架蛋白重排，细胞皱褶减少，与骨基质的接触减少，细胞凋亡，骨吸收减少。降钙素能够抑制破骨细胞的活性，减少破骨细胞的数量，减少骨量丢失，增加骨量，可以使骨质疏松患者的骨转换率降低至正常水平。降钙素还可促进成骨细胞的增殖和分化，促进骨矿化，同时抑制肾小管钙磷重吸收，促进钙磷排泄；抑制 1α-羟化酶，阻碍活性维生素 D_3 合成，间接影响钙磷吸收。由于降钙素为多肽，在胃肠道内会被降解，因此不能口服给药。

多数降钙素治疗骨质疏松疗效的观察是在老年人群或绝经后女性中进行的，我国学者王世相等的研究结果提示，降钙素治疗能够显著降低椎体骨折风险，在绝经后早期使用可稳定 BMD，但关于 CKD 患者使用降钙素治疗骨质疏松的研究却很少。仅有一些小样本病例对照研究显示，降钙素对于 CKD-MBD 合并骨质疏松的患者可能有益。还有研究显示，降钙素对改善骨痛症状的疗效明显。因此，对于 CKD G1～G2 期绝经期女性，如果出现骨质疏松和（或）骨折危险，可考虑予以降钙素治疗。对于 CKD G3 期绝经期女性，如果 iPTH

在正常范围，同时出现骨质疏松和（或）骨折危险，可考虑予以降钙素治疗。对于 CKD G3～G5 期患者，如果出现 CKD-MBD 的生化检查异常，不建议常规使用降钙素；如确需使用，建议在用药前通过骨活检进行评估。一般建议鲑降钙素的连续使用时间不超过 3 个月。

4）其他药物

A. 重组人甲状旁腺激素（recombinant human parathyroid hormone，rhPTH），对于骨折风险高的女性绝经后骨质疏松、男性原发性或性功能减退性骨质疏松及糖皮质激素诱导性骨质疏松，尤其是抗骨吸收药物治疗无效的患者，重组 PTH 能够增加骨密度，改善骨重构，建议使用重组 PTH 进行治疗（2C）。

rhPTH（1-34）是 PTH 的 N 端 34 个氨基酸的短肽，具有 PTH 生物活性，静脉注射的半衰期为 5min，皮下注射后吸收率高，半衰期约 1h，经肝脏代谢，主要由肾脏排泄。

Miller 等研究发现，使用 rhPTH（1-34）能够增加 CKD 患者[eGFR 为 30～79ml/（min·1.73m^2）]的骨密度，降低骨折风险，且效果呈剂量依赖性，Iwata 对于 CKD 患者[eGFR 为 64ml/（min·1.73m^2）和 65ml/（min·1.73m^2）]使用 rhPTH（1-34）或双膦酸盐治疗时发现，rhPTH（1-34）比双膦酸盐能更好地促进患者骨折愈合。

但目前缺乏 rhPTH（1-34）针对 CKD G5D 期患者的临床研究证据，因此相关指南建议，对于进入 MHD 的患者，且存在明显的甲状旁腺功能低下，合并无动力骨病所致骨质疏松者，可考虑使用 rhPTH（1-34）进行治疗。但用药期间应监测血钙水平，防止发生高钙血症。甲状旁腺功能亢进者禁用。

B. 雌激素类药物：对于 CKD G1～G2 期合并性激素减少相关骨质疏松的患者，如 60 岁以前围绝经期和绝经后妇女，特别是有绝经相关症状及泌尿生殖道萎缩症状的妇女，可以使用雌激素类药物治疗骨质疏松（2B）。

常用药物有结合雌激素 0.625mg/d，炔雌醇 10～25g/d，戊酸雌二醇和微粒化雌二醇 1～2mg/d。建议从最小剂量开始，并严密观察副作用，避免突然停药。

目前有大量的研究发现，植物雌激素（如异黄酮等）能够增加骨密度，且对乳腺或子宫无副作用，因此其可能成为治疗骨质疏松治疗的理想药物。因此，对于 CKD G1～G2 期患者，建议按照普通人群的治疗方案进行管理。而对于 CKD G3～G5D 期患者，目前只有小样本的研究显示雌激素受体调节剂对 CKD 患者的骨质疏松有效。而且，CKD 患者骨质疏松发生主要与 CKD 钙磷代谢紊乱、SHPT 等因素相关，故该类人群慎用雌激素类药物进行治疗。对此类药物过敏、已妊娠或疑似妊娠、雌激素依赖性肿瘤（乳腺癌、子宫内膜癌）、血栓性疾病、不明原因生殖道出血、活动性肝病及结缔组织病为绝对禁忌证。低钙血症、子宫内膜异位症、乳腺癌家族史、胆囊疾病、垂体泌乳素瘤、中重度肾功能不全者慎用。

C. 雌激素受体调节剂：对于 CKD G1～G2 期患者，确诊为绝经后骨质疏松的女性，可以使用雌激素受体调节剂治疗（2B）；对于 CKD G3～G5D 期绝经后女性患者，若在 PTH 控制良好时仍有严重骨质疏松或骨折，可考虑使用（未分级）。

雌激素受体调节剂可选择性地作用于雌激素靶器官，与不同的雌激素受体结合后，实现不同的生物效应。已上市的雷洛昔芬与骨骼上的雌激素受体结合，可抑制骨吸收。

Ishani 等对绝经后女性给予雷洛昔芬进行治疗，经研究后发现，由于老年绝经后女性存在年龄相关的肾功能下降，若患者基线 eGFR 越低，治疗后股骨颈和脊柱的 BMD 增加越显著。Weisinger 等对 MHD 伴有低骨量或骨质疏松的绝经后女性使用雷洛昔芬治疗的研究发现，其可以明显增高腰椎骨密度，骨吸收标志物水平下降。因此，指南建议对于 CKD G1～G2 期患者，确诊为绝经后骨质疏松的女性，可以使用雌激素受体调节剂治疗（2B）；对于 CKD G3～G5D 期绝经后女性患者，若在 PTH 控制良好时仍有严重骨质疏松或骨折，可考虑使用。

D. 核因子-κB 配体受体激活剂（receptor activator of nuclear factor-κB ligand，RANKL）：是破骨细胞存活和分化的重要信号分子。地诺单抗是在遗传工程哺乳动物（中国仓鼠卵巢）细胞中产生的一种特异性靶向 RANKL 的完全人源化单克隆抗体（IgG2 单抗），分子质量约为 147kDa，对人 RANKL 有亲和力和特异性。该药能够阻止 RANKL 和其受体物质结合，抑制破骨细胞活化和分化，减少骨吸收，增加骨密度。地诺单抗是抗骨吸收药物，因此在使用前要确定患者没有无动力骨病，否则慎用。

Festuccia 等对非透析的 CKD 患者进行的地诺单抗治疗骨质疏松的安慰剂对照研究显示，地诺单抗能明显改善骨密度，降低骨折风险。另外，还有研究显示地诺单抗能够显著改善绝经后女性、有骨折病史的 50 岁以上等人群的骨密度，降低骨折风险，且在改善绝经后女性患者骨密度方面，地诺单抗优于特立帕肽。因此，地诺单抗可作为选择性治疗绝经后妇女骨质疏松的一种重要手段，特别是那些经双膦酸盐治疗失败的患者。有研究显示，地诺单抗能减少透析患者的骨量丢失，联合使用骨化醇后，还能够降低血磷及 PTH，且有研究显示，对肾损伤患者不需要调整剂量。

五、肾移植受者相关骨病的诊断和治疗

1. 肾移植受者相关骨病的诊断

（1）在肾移植术后初期，建议至少每周测定血清钙、磷水平，直至二者达到稳定（1B）。

（2）在肾移植术后初期过后，血清钙、磷及 iPTH 水平的监测频率取决于这些生化指标的异常程度和 CKD 的进展速度（未分级）。

建议的检测间隔如下：

1）CKD G1T～G3T 期患者：每 6～12 个月检测血清钙、磷水平；在首次检测 iPTH 之后根据其基线水平和 CKD 进展情况决定 iPTH 的检查频率。

2）CKD G4T 期患者：每 3～6 个月检测血清钙、磷水平；每 6～12 个月检测 iPTH 水平。

3）CKD G5T 期患者：每 1～3 个月检测血清钙、磷水平；每 3～6 个月检测 iPTH 水平。

4）CKD G3T～G5T 期患者：每 6～12 个月检测 ALP 活性；如存在 iPTH 水平升高，则可增加检测频率。

对于接受 CKD-MBD 治疗的或出现生化指标异常的肾移植受者，可合理增加检测的频率，以监测疗效和药物不良反应（未分级）。

（3）对于 CKD G1T～G5T 期患者，建议测定 25(OH)D 水平，并根据基线值和治疗措施决定重复检测的频率（2C）。

（4）对于 CKD G1T～G5T 期且有骨质疏松风险的患者，由于骨密度能够改变治疗策略，建议检测骨密度来评估骨折的风险（2C）。

肾移植后部分受者会出现持续低血磷（<1mmol/L）。这部分受者应该考虑给予磷酸盐补充治疗，但大部分会在 1 年内恢复正常。这是由于术前有严重 SHPT 的患者术后仍会过度分泌 PTH，因此可能促进肾脏对钙的吸收而出现高钙血症，肾小管对磷的重吸收也会减少，因此术后初期，血清钙、磷水平会出现较大范围的波动，需要频繁监测血钙、磷水平。肾移植术后维生素 D 缺乏也很常见，需要早期评估。

Egbuna 等报道，肾移植受者术后 1 年内有 11%～25% 的患者有血钙和钙磷乘积的异常，且 eGFR 在 40～60ml/（min·1.73m^2）的受者中有 24% 的受者 iPTH>130pg/ml。Stavroulopoulos 等报道，肾移植受者术后 1 年内有 40% 发生了高钙血症，29% 存在维生素 D 不足（15～30ng/ml 或 40～75nmol/L），56% 存在维生素 D 缺乏（4.8～15.6ng/ml 或 12～39nmol/L），12% 存在维生素 D 严重缺乏（<4.8ng/ml 或 12nmol/L），1 年后仍有 25% 的人有高钙血症，维生素 D 不足、缺乏和严重缺乏比例分别为 43%、46% 和 5%。Yakupoglu 等发现，肾移植受者术后 7 年，有 70% 的受者有 SHPT（iPTH>65pg/ml），2.8% 的受者有甲状旁腺功能低下（iPTH<15pg/ml）；3.6% 的受者血磷升高；低钙血症和高钙血症的比例分别为 2.8% 和 11.3%。最近，Araujo 报道对肾移植受者术后随访 4 年发现，伴 SHPT 者移植肾失功的发生概率明显增加。可见，矿物质代谢紊乱会在肾移植术后持续数年，因此，肾移植受者进行长期规律的血清指标监测有助于控制移植后相关骨病，提高生存率。

另外，目前 Akaberi 进行的回顾性研究发现，髋部骨质减少和绝对骨密度<0.9g/cm^2 会增加 CKD G1T～G5T 期的肾移植受者的骨折发生风险，提示 DXA 检测的低骨密度是肾移植受者发生骨折的危险因子，且有 4 项前瞻性研究发现，DXA 检测骨密度可以预测 CKD G3a～G5D 期患者的骨折风险。因此，对于 CKD G1T～G5T 期且有骨质疏松风险的患者，通过检测骨密度评估骨折的风险，有助于治疗方案的选择。

2. 肾移植术后相关异常的处理

（1）对出现生化指标异常患者的处理，包括钙、磷、iPTH 等水平异常，建议根据 CKD G3～G5 期患者的处理方案执行（未分级）。

从治疗的角度来看，肾移植受者相关的研究甚少，因此需要参考非移植受者的治疗策略。对 CKD G3～G5 期 MBD 患者的治疗原则同样适用于 CKD G3T～G5T 期 MBD 的肾移植受者。目前虽然临床上已使用拟钙剂治疗肾移植后的高钙血症，并取得较明显降低血钙的效果，但目前尚未观察到明显的临床益处，因此暂未推荐对肾移植后高钙血症进行拟钙剂治疗。

（2）肾移植术后维生素 D 缺乏和不足的处理：对于肾移植受者中出现的维生素 D 缺乏和不足，建议参照 CKD 相应分期人群的治疗策略加以纠正（2C）。

鉴于维生素 D 缺乏与各种疾病的相关性，有理由根据维生素 D 缺乏的严重程度给予补充，但未明确定义 25(OH)D 补充的目标值。此外，阳光促进维生素 D 体内生成的最主要的动力，但是阳光照射可能会增加肾移植受者皮肤癌的发生风险，因此，需要进一步增加口服维生素 D 的剂量。

（3）肾移植术后骨密度过低的处理

1）对于接受肾移植后 12 个月内，eGFR＞30ml/（min·1.73m^2）且骨密度过低的患者，建议使用维生素 D、活性维生素 D 及其类似物或双膦酸盐治疗（2D）。

选择治疗药物时应该考虑是否存在 CKD-MBD；可以通过血钙、磷、PTH、ALP 和 25（OH）D 水平加以判断（2C）。

可以考虑进行骨活检以指导治疗（未分级）。

目前尚无足够的数据对肾移植术后 12 个月的治疗进行指导。

2）对于骨密度减低的 CKD G4T～G5T 期患者，建议的治疗方案与 CKD G4～G5 期且未行透析的患者类似（2C）。

目前尚无使用骨保护性药物针对肾移植受者预后的前瞻性研究，特别是缺乏对骨折、住院和死亡等事件影响的相关研究。

目前仅有一些矛盾的或低质量的数据表明，维生素 D、25（OH）D、维生素 D 类似物或双膦酸盐有改善移植后骨病患者骨密度的作用。因此上述建议的强度有限。对于拟钙剂是否可以改善移植后的骨密度降低，少量小样本研究存在不同的结论，并未证实拟钙剂可以改善骨的矿化。

因此，临床医生应该考虑到移植后骨病的复杂性和异质性，并考虑利用骨活检和其他 CKD-MBD 生化指标的异常来指导治疗方案的选择，而不是仅仅关注 DXA 检查结果。

3. 治疗方案

（1）维生素 D：肾移植术后应用维生素 D（含活性维生素 D）可能对预防患者骨密度降低有利（未分级）。

关于肾移植受者的研究证实，相比于不治疗或安慰剂，骨化三醇和阿法骨化醇可有效改善骨密度。Torres 等研究认为，肾移植术后 1 年低剂量钙剂联合术后 3 个月间歇性骨化三醇治疗能更快地降低 iPTH 水平，并预防骨质减少。有 meta 分析证实了 11 项实体器官移植的临床研究，显示活性维生素 D 可以增加骨密度，并减少骨折风险。因此，指南建议肾移植术后应用维生素 D（含活性维生素 D）可能对预防患者骨密度降低有利。

（2）双膦酸盐：目前还不能确定应用双膦酸盐对预防肾移植受者相关骨病是否有益。

Coco 等给予肾移植受者氨羟二磷酸二钠预防相关骨病的研究发现，可预防腰椎骨密度的快速下降，但对髋部的骨密度无影响，术后 1 年治疗组与对照组的骨折发生率无差异。Grotz 等给予肾移植受者伊班膦酸钠的研究发现，可防止骨皮质和骨小梁的减少，X 线检查发现伊班膦酸钠组的脊柱变形发生更少。但是，预防性使用双膦酸盐的研究质量被评级为中等。尽管有少量观察期＞1 年的临床研究，但样本量较小，故对肾移植受者相关骨病的药物长期（12 个月后）的治疗方案无法提供指导意见。

（3）肾移植术后甲状旁腺功能亢进的手术治疗

1）建议在肾移植术后发生持续高钙血症时，可进行甲状旁腺切除术（2D）。

2）对于肾功能稳定暂不需要透析的患者，不建议行甲状旁腺全切+自体移植术，而建议仅切除甲状旁腺腺瘤或腺瘤样增生的组织，或次全切除（未分级）。

肾移植术后甲状旁腺功能亢进常见，透析期间 SHPT 的患者在肾移植术后 PTH 水平仍会升高。但血清 PTH 水平升高并不一定意味着甲状旁腺组织形态学改变进展，而且高 PTH

水平对成骨细胞增生有促进作用，并对破骨细胞有抑制作用，而且增大的腺体在数月或数年后可能会慢慢缩小，因此临床上并不积极主张肾移植后早期行 PTx，而是寄希望于移植后内环境改善，可以渐渐逆转甲状旁腺增生的状态，仅在移植术后 1 年持续高钙血症（＞3mmol/L）时进行手术。

甲状旁腺全切或联合自体移植术仍存在甲状旁腺功能低下、长期低钙的风险，且有研究表明，甲状旁腺全切对移植肾功能可造成不利影响。因此，对于肾功能稳定暂不需要透析的患者，临床上可采取切除甲状旁腺腺瘤或腺瘤样增生的组织，或者甲状旁腺次全切除，保留半颗相对正常的腺体。

第三节　KDIGO 的 CKD-MBD 指南

随着人们对慢性肾脏病的认识，肾脏病学家意识到需要一系列规范的、高质量的临床实践指南来指导 CKD 及其并发症的治疗。因此，KDIGO 应运而生。此组织最初是由美国国家肾脏基金会于 2003 年建立。2013 年，KDIGO 成为一个独立的非营利性基金会，由国际志愿者执行委员会管理。其使命是通过促进协调、合作、制定及实施临床实践指南的方法来改善全球肾脏疾病患者的预后及护理。

CKD-MBD 是 CKD 患者的最重要并发症之一，也是导致患者死亡的重要原因，亦是目前颇有争议的领域。1942 年我国刘士豪教授首次在国际上提出"肾性骨营养不良"的概念。2006 年 KDIGO 组织提出了"慢性肾脏病矿物质与骨异常"（CKD-MBD）的概念，沿用至今。2009 年 KDIGO 发布了适用于全球的 CKD-MBD 的诊断、评估、预防和治疗的临床实践指南。自 2009 年指南发布以后，出现大量的随机对照研究及前瞻性队列研究，因此 KDIGO 工作组认为有必要周期性地更新指南建议。于 2013 年，专家对指南中的骨病、钙磷、维生素 D、PTH 水平和血管钙化这些热点进行了重新评估，判断有无新证据出现以支持指南的更新。2016 年，新指南草案公布，并在全球范围内广泛征集意见，于 2017 年 6 月正式对外发布（表 2-3-1 和表 2-3-2）。在新指南中，虽然仍沿用 2009 年的 KDIGO 指南，但专家讨论决定基于新出现的证据将重新评估该指南推荐，从而对该指南进行了更新。

表 2-3-1　2017 年 KDIGO 的 CKD-MBD 指南建议的推荐强度

推荐强度的分级	含义		
	患者	医生	政策
1 级：推荐	大多数患者在这种情况下需要该推荐的治疗，而只有少数患者不需要	多数患者应当接受这种干预	这种建议可加以评估而作为制定相关政策或者行为准则的候选
2 级：建议	多数患者在这种情况下可能要这种推荐建议，但是也有很多患者不需要	针对不同的患者需要有不同的选择，应当帮助患者做出符合他的价值观和愿望的治疗决定	在转化成相关政策之前，这种推荐建议可能需要大量的讨论及利益相关者的介入

注：未分级通常指缺乏循证医学证据的建议，这些非分级的推荐建议通常写作简单的说明性语句，但是并不能解释为是比 1 级或 2 级更强的推荐建议。

表 2-3-2　2017 年 KDIGO 的 CKD-MBD 指南建议的证据质量等级的解释

证据质量等级	证据质量	意义
A	高	确信真实的效果接近于估算的效果
B	中	真实的效果可能接近于估算的效果，但是也存在很大差异的可能
C	低	真实的效果可能与估算的效果存在很大差异
D	很低	估算的效果很不确定，常常偏离真实情况

一、CKD-MBD 的诊断

（一）生化指标

CKD 患者的 CKD-MBD 相关生化指标（血清钙、磷、PTH、维生素 D 等）异常很常见，其往往是 CKD-MBD 的诊断及管理的主要预测指标，这些生化指标的改变通常是在 CKD G3a 期开始出现，但其异常程度、变化幅度等存在明显的个体差异。因此，一般需要结合一个或者多个异常生化指标进行综合判断来诊断 CKD-MBD。需要注意的是，这些生化指标会受饮食、昼夜节律、季节乃至透析（对于 CKD G5D 期）等影响，因此，监测频率需要根据不同生化指标异常存在和持续时间、严重程度等来评估。该部分在 2017 年 KDIGO 指南中并未更新，仍保留 2009 年 KDIGO 的 CKD-MBD 指南推荐。

（1）对于成人患者，推荐从 CKD G3a 期开始监测血清钙、磷、PTH 和碱性磷酸酶水平（1C）。

（2）对于 CKD G3a～G5D 期患者，应根据生化指标异常及其严重程度与 CKD 进展速度来决定监测血清钙、磷及 PTH 水平的合理频率（证据未分级）。

合理的监测时间如下（表 2-3-3）：

1）CKD G3a～G3b 期：每隔 6～12 个月检查血清钙、磷水平；根据 PTH 基线水平和 CKD 进展情况决定 PTH 的监测间隔时间。

2）CKD G4 期：每隔 3～6 个月检查血清钙、磷水平；每隔 6～12 个月检查 PTH 水平。

3）CKD G5 期，包括 G5D 期：每隔 1～3 个月检查血清钙、磷水平；每隔 3～6 个月检查 PTH 水平。

4）CKD G4～G5D 期：每隔 12 个月检查碱性磷酸酶活性，如 PTH 水平升高，检测频率可增加。

对于接受针对 CKD-MBD 治疗或已经出现血清生化指标异常的 CKD 患者（表 2-3-3），可以合理地增加检测频率，从而监测病情变化趋势、疗效及药物副作用（证据未分级）。

表 2-3-3　CKD 各期的血钙、磷和 PTH 等的监测频率

项目	CKD G3a～G3b 期	CKD G4 期	CKD G5～G5D 期
钙和磷	6～12 个月	3～6 个月	1～3 个月
PTH 和 ALP	基线	6～12 个月	3～6 个月
25(OH)D	基线	基线	基线

（3）对于 CKD G3a～G5D 期患者，建议监测 25（OH）D（骨化二醇）的水平，并根据基线水平和治疗干预措施决定监测频率（2C）。建议采用针对普通人群的方法纠正维生素 D 缺乏和不足（2C）。

（4）对于 CKD G3a～G5D 期患者，推荐根据生化指标的变化趋势及综合考虑 CKD-MBD 相关评估结果而非单次实验室检测值来制订治疗决策（1C）（表 2-3-4）。

表 2-3-4　血钙、磷、PTH 及维生素 D 的变异程度

变量	钙	磷	PTH	维生素 D
变异率	+	+	++	++
昼夜变异	+	++	++	−
季节变异				++
饮食变异	+	+	+	−
透析变异	+	+		
分析有效性	+++	+++	+	+

注：+，低或轻微；++，中度；+++，高度，−，无变异。

（5）对于 CKD G3a～G5D 期患者，建议同时分别对血清钙、磷测定结果进行分析、评估以指导临床实践，不建议使用钙磷乘积（2D）。

（6）在 CKD G3a～G5D 期患者的实验室检查报告中，推荐临床实验室向临床医师提供关于实际使用的检测方法信息，并注明操作规范、样本来源（血浆或血清），以及样本处理细节等方面的任何变更，以便临床医师对生化检查结果做出合理的解读（1B）。

（二）骨

CKD-MBD 的重要特征是骨形态异常，统称为肾性骨营养不良，主要包括骨转化异常、骨矿化异常、骨量、骨骼长度生长或骨强度的异常，可表现为骨折（包括脊椎 X 线检查发现无症状的骨折）、骨痛、身高变矮等。而髋部骨折的并发症有出血、感染等，增加死亡率。脊椎骨折会导致身高变矮、降低肺功能、胃肠道反流及残疾。骨活检是诊断骨病类型的金标准。

早期 CKD（G1～G3 期）患者会出现与年龄相关的骨质疏松。而 CKD G3～G5D 期患者则往往存在 CKD-MBD。无论是特发性骨质疏松，还是 CKD-MBD 的肾性骨营养不良，都会增加骨的脆性和骨折风险，但两者的病理生理机制又不相同。骨的脆性是由于低骨密度和异常的骨质量所致，但 CKD-MBD 会在正常或高骨密度的情况下出现骨质量的异常。骨质疏松的诊断传统上是依据低 BMD，因此在成人定义的"骨质疏松"只适合 CKD G1～G3 期，而对于晚期 CKD 患者，合并低 BMD 则应该被定义为"CKD-MBD"合并低 BMD。该部分共有 5 条建议，基于最新研究证据更新了其中 2 条推荐。

（1）2017 年版：有 CKD-MBD 证据或骨质疏松危险因素的 CKD G3a～G5D 期患者，若骨密度检查结果影响治疗决定，建议行骨密度检查以评估骨折风险（2B）。

2009 年版：有 CKD-MBD 证据的 CKD G3a～G5D 期患者，不建议常规行骨密度检查。

因这类患者骨密度检测并不能像普通人群一样预测骨折风险，也不能预测肾性骨营养不良的类型（2B）。

更新依据：大量相关研究证实，CKD G3a～G5D 期患者骨折风险率高于普通人群，且髋部骨折率与死亡率相关。2009 年 KDIGO 指南指出骨密度的检测方法如 DXA 评估 CKD 患者骨折风险的能力是有限的。因此，2009 年 KDIGO 指南对于出现提示 CKD-MBD 证据的 CKD G3～G5D 期患者，不建议进行常规骨密度检查。因为与在普通人群中的情况不同，骨密度不能预测 CKD G3～G5D 期患者发生骨折的风险，也不能预测肾性骨营养不良的类型（2B）。

但基于目前新出现的 4 个关于 DXA BMD 与成人 CKD G3a～G5D 期患者的骨折发病率的前瞻性队列研究，以及治疗 CKD G3a～G5D 期骨质疏松效果的临床研究，2017 年 KDIGO 对 CKD-MBD 指南进行了更新。

最早期的研究是日本对一单中心的血液透析患者（n=485 名，平均年龄 69 岁）进行每年一次的 DXA 骨密度检测。结果发现低的股骨颈和总髋部骨密度能预测骨折高风险。第二项研究是 Yenchek 等对 eGFR＜60ml/（min·1.73m^2）的患者及健康人群（年龄为 70～79 岁）进行的总髋部和股骨颈骨密度与非脊柱的脆性骨折相关性的前瞻性队列研究。该研究共纳入 2754 名参与者，其中 587 名（21%）参与者合并 CKD，其中 83% 为 CKD G3a 期，13% 为 CKD G3b 期。结果发现，无论是否合并 CKD，低的股骨颈和总髋骨密度均能预测骨折高风险。但需要注意的是，PTH＞65pg/ml 时股骨颈密度对骨折的预测价值明显低于 PTH＜65pg/ml 者。第三项研究为 West 等报道的前瞻性队列研究。该研究共纳入 131 名 CKD 患者（G3a、G3b，以及 G4 和 G5 期患者分别为 34%、40%、26%），平均年龄 62 岁，随访 2 年。每年检测总髋部、腰椎、桡骨末端及 1/3 处的骨密度（DXA 测定）时发现，通过每年的骨密度降低比率可预测骨折风险。第四项研究是 Naylor 对加拿大 2107 名成年人[年龄≥40 岁，包括 320 名患者，eGFR≤60ml/（min·1.73m^2），72% 和 24% 分别为 CKD G3a 和 G3b 期]通过 FRAX 预测骨质疏松能力的研究。结果发现，FRAX（联合或不联合骨密度）及股骨颈 T 值可以预测骨折，这种预测价值在 CKD 及非 CKD 患者中无明显差异。

还有基于治疗 CKD G3a～G5D 期患者骨质疏松效果的临床研究。其中有 3 项新的临床研究，一项新研究是关于绝经后女性骨质疏松合并正常 PTH 水平的事后分析，发现地诺单抗能有效降低 2817 名 CKD G3a～G3b 期及 73 名 CKD G4 期患者的骨折风险及增加骨密度。另外两项新研究，一项是关于阿仑膦酸钠的研究，另一项是关于雷洛昔芬的研究，都是小型研究（参与者＜60 人），但这些研究在 DXA 测定骨密度的效果方面并未有一致的结果。

综上所述，这些新的研究结果显示 DXA 测定骨密度可预测 CKD G3a～G5D 期患者骨折风险，因此，如果存在骨密度低或者下降，则需要使用骨质疏松的药物进行治疗，所以此时骨密度评估是需要的。

（2）2017 年版：对于 CKD G3a～G5D 期患者，若为了判断肾性骨营养不良类型以调整治疗则需行骨活检（未分级）。

2009 年版：存在以下情况（包括但不限于）的 CKD G3a～G5D 期患者可考虑行骨活检，不明原因的骨折，持续性骨痛，不明原因的高钙血症，不明原因的低磷血症，怀疑铝中毒，以及 CKD-MBD 患者接受双膦酸盐类药物治疗前（证据未分级）。

更新依据：骨活检是骨营养不良的诊断及分类金标准。2009 年 KDIGO CKD-MBD 指南指出，DXA 骨密度测定不能鉴别肾性骨营养不良，且生化标志物在诊断方面由于其敏感性及特异性差而有所限制。因此，指南推荐如 CKD G4～G5D 期患者具有 CKD-MBD 的生化指标异常、低骨密度和（或）脆性骨折的情况，在使用抗骨吸收治疗之前应行骨活检。因为低骨密度可能由 CKD-MBD（如高 PTH）所致，而降低 PTH 治疗是比抗骨吸收治疗更安全及有效的治疗。另外，关于 CKD G2～G4 期患者的横断面研究显示，双膦酸盐会引起低转运性骨病。但至今，仍没有研究显示双膦酸盐治疗 CKD 患者会导致无动力骨病。理论上，即使没有肾病的情况下，抗骨吸收治疗药物亦会抑制骨形成率。例如，一项关于唑来膦酸治疗绝经后女性的骨质疏松的研究，经唑来膦酸治疗 1 年后患者的 ALP 水平比安慰剂组降低了 59%。虽然有所限制，但需权衡抗骨吸收治疗的风险-获益比，2009 年 KDIGO 指南仍推荐抗骨吸收治疗前应行骨活检。

由于 CKD、低骨密度及骨折高风险患者不断增加骨质疏松治疗药物的使用，不进行骨活检可能无法明确骨折高风险患者是否需要进行抗骨吸收治疗。但 KDIGO 工作组意识到骨活检的执行在很多地区受限，且越来越多的证据显示抗骨吸收治疗对 CKD G3a～G4 期患者有效，而缺乏这些治疗导致无动力骨病，因此，指南不再建议在使用抗骨吸收治疗之前行骨活检，而对 CKD 患者用药需个体化。

综上所述，目前多项新的前瞻性研究表明低 DXA 骨密度测定可预测 CKD G3a～G5D 期患者骨折风险。DXA 骨密度测定结果可能会影响是否行骨活检的决定，因此对前两项推荐的顺序进行了对调。

（3）2017 年版：对于 CKD G3a～G5D 期患者，建议使用血清 PTH 和骨特异性碱性磷酸酶来评价骨病严重程度，因为上述指标的显著升高或降低可以预测潜在发生的骨转化（2B）（未更新）。

（4）对于 CKD G3a～G5D 期患者，不建议常规检测骨源性胶原代谢转换标志物，包括胶原合成标志物，如 I 型前胶原的 C 端前导肽和胶原降解标志物（如 I 型胶原交联端肽、I 型胶原羧基端交联肽、吡啶诺林或脱氧吡啶诺林）（2C）（未更新）。

（5）对于 CKD G2～G5D 期的婴儿至少每季度测量一次身高（2C）。

对于 CKD G2～G5D 期的儿童应至少每年评估一次线性生长（1B）。

（三）血管钙化

CKD-MBD 的诊断包括骨外钙化的诊断，即动脉、心脏瓣膜及心肌钙化。钙化的患病率将随着肾功能恶化而增加，且高于一般人群的患病率。心血管钙化与临床不良结局相关，但是，目前存在诊断心血管钙化的不同影像学检查的敏感性和特异性，以及改善心血管钙化的进展能够改变 CKD 不同阶段患者的临床结局的不确定性问题，目前没有新的证据支持该部分的更新，因此，2017 年仍保留 2009 年的指南建议。

2017 年版：对于 CKD G3a～G5D 期患者，建议使用侧位腹部 X 线检查是否存在血管钙化，并使用超声心动图检测是否存在心脏瓣膜钙化，二者可以合理地替代以 CT 为基础的影像学检查（2C）。

2017 年版：对于 CKD G3a～G5D 期患者伴血管或瓣膜钙化时，建议将其心血管疾病风险列为最高级别（2A）。可据此指导 CKD-MBD 的管理（证据未分级）。

二、CKD-MBD 的治疗

（一）降低过高血磷、维持正常血钙

CKD-MBD 的治疗以降低过高血磷、维持正常血钙为目标，该部分有 6 项建议更新，新增 1 项建议。

（1）2017 年版：对于 CKD G3a～G5D 期患者，CKD-MBD 的治疗应基于全面系列的对钙、磷及 PTH 水平的评估（未分级）。

此条建议为 2017 年新增的推荐，旨在强调 CKD-MBD 实验室指标的复杂性和关联性。

更新依据：对于 CKD 患者需常规监测血磷、钙及 PTH 水平，因为临床治疗决策往往是基于上述生化指标。但这些指标受饮食、药物服用时间、分析方法等影响，对于透析患者，还受到透析间隔时间的影响。因此，临床治疗决策不能基于单次的检查结果，而应根据检查结果的趋势。在临床治疗上，常会出现改善一个指标而影响到其他指标的现象，如 EVOLVE 研究，可见到 CKD-MBD 的生化指标的复杂性及相互关联性。因此，CKD-MBD 指南工作组认为 CKD-MBD 的治疗应基于全面系列的对钙、磷及 PTH 水平的评估，同时制定临床治疗策略时应强调各参数之间相互影响的重要性。

（2）2017 年版：对于 CKD G3a～G5D 期患者，建议将升高的血磷降至正常范围（2C）。

2009 年版：对于 CKD G3a～G5D 期患者，建议维持血磷在正常范围（2C）。对于 CKD G5D 期高血磷者，建议将升高的血磷降至正常范围（2C）。

更新依据：以前推荐对于 CKD G3a～G3b 期及 G4 期患者将维持血磷在正常范围。但是，根据 CKD-MBD 指南工作组重新评估的证据发现，血磷高于或低于正常范围均与死亡率增加相关，这与以前的透析患者死亡率呈 U 形曲线的相关结论一致。但是，最近对于 CKD G3b～G4 期患者（平均血磷水平为 1.36mmol/L），使用安慰剂或积极降磷治疗的比较研究发现，积极的降磷治疗使血磷轻微降低，对 FGF23 无影响，却增加了冠状动脉钙化评分。因此，对于磷结合剂在这部分透析前患者中的安全性和有效性问题，维持正常的血磷浓度优于给予磷结合剂治疗。

KDIGO 工作组整合相关研究数据得出的关键结论如下：①血磷和临床结局不是单纯相关；②目前没有证据表明降低 CKD G3a～G4 期高磷血症磷结合剂的效能；③磷结合剂的安全性在这些未透析的人群中还没有得到很好的证实；④目前缺乏数据显示严格限制磷的饮食可以改善临床结局。因此，KDIGO 工作组放弃了以前建议的维持血磷在正常范围，而是建议治疗高磷血症。

（3）2017 年版：对于成人 CKD G3a～G5D 期患者，建议避免高钙血症（2C）。

2009 年版：对于 CKD G3a～G5D 期患者，建议维持血钙在正常范围（2D）

更新依据：自从 2009 年 KDIGO 指南之后，出现了关于高钙血症可增加 CKD 患者死亡率的新的流行病学证据，另外还有高钙血症与非致死性心血管疾病相关的证据。因此，将此条建议从 2D 变更为 2C。

低钙血症是未治疗的 CKD 的经典特征，部分是由于维生素 D 缺乏导致胃肠道对钙的吸收减少。低钙血症可导致 SHPT 和肾性骨营养不良，因此，以前的建议是维持血钙在正常范围，包括纠正低钙血症。最近一项大型的回顾性观察队列研究发现，低钙血症与死亡风险相关。但是有些观察性研究对 2009 年 CKD-MBD 指南中对所有低钙血症进行纠正提出了质疑。第一，成人出现正钙平衡的潜在危害（血钙水平并不能有效反映钙平衡）；第二，透析患者使用西那卡塞后可能增加了低钙血症的患病率。因此，KDIGO 工作组保留了 2009 年版指南的建议，对于西那卡塞治疗后出现的低钙血症，要求积极处理。但 KDIGO 工作组也强调治疗低钙血症应个体化，而不是纠正所有患者的低钙血症，为避免成人钙负荷过高，轻度、无症状的低钙血症（如在钙剂治疗时）是可以接受的。

（4）2017 年版：对于 CKD G5D 期患者，建议使用钙浓度为 1.25～1.50mmol/L（2.5～3.0mEq/L）的透析液（2C）。

2009 年版：对于 CKD G5D 期患者，建议使用钙浓度为 1.25～1.50mmol/L（2.5～3.0mEq/L）的透析液（2D）。

更新依据：2009 年 KDIGO 工作组推荐透析液钙浓度为 1.25mmol/L 可以维持钙平衡，但是对这一观点动力学建模研究提出了挑战。Spasovski 等对 2 种不同的透析液钙浓度应用于无动力骨病进行了研究发现，低钙浓度透析液（1.25mmol/L）较高钙浓度透析液（1.75mmol/L）能改善骨和矿物质的相关生化指标。有研究将 425 名血液透析患者（iPTH 水平＜300pg/ml，透析液钙浓度为 1.75mmol/L 或 1.5mmol/L）随机分为透析液钙浓度为 1.25mmol/L（n=212）组和 1.75mmol/L（n=213）组。2 年后，低钙透析液（1.25mmol/L）可显著减慢 iPTH＜300pg/ml 的血液透析患者的冠状动脉钙化进展，改善骨病（低转运性骨病发生率由 85%降至 41.8%）。Brunelli 等回顾性观察研究指出错误使用低钙浓度透析液（＜1.25mmol/L）的安全性问题（如心力衰竭事件、低血压等）。另外，Kim 等报道高钙浓度透析液（1.75mmol/L）会增加血液透析患者的全因死亡率，以及心血管事件或感染相关的住院率。

因此，KDIGO 工作组认为 2009 年 KDIGO 指南的该条建议有效，但是由于出现了更高质量的研究，因此将该建议证据等级由 2D 提升为 2C。

（5）2017 年版：对于 CKD G3a～G5D 期患者，降磷治疗应针对血磷进行性升高或持续升高的患者（证据未分级）。

2009 年版：对于 CKD G3a～G5D 期（2D）及 G5D 期患者（2B），建议使用磷结合剂治疗高磷血症。磷结合剂的选择应综合考虑 CKD 分期，以及是否存在 CKD-MBD 其他表现、伴随用药及药物不良反应（证据未分级）。

更新依据：基于新的病理生理机制，即 CKD 早期的 FGF23 及可溶性 Klotho 蛋白对磷的调节作用。早期可能是由于 FGF23 水平的升高引起磷潴留。Block 等发现，给予透析前患者（CKD G3b～G4 期，平均血磷为 1.36mmol/L）3 种磷结合剂（司维拉姆、碳酸镧、醋酸钙）及安慰剂治疗 9 个月，检测血磷、尿磷排泄，血 FGF23 水平，血管钙化程度及骨密度等。结果发现，磷结合剂治疗组与安慰剂组相比，其血磷下降、22%的尿磷下降，血 FGF23 水平改变无差异，但冠状动脉和腹主动脉钙化则明显进展。虽然亚组分析发现含钙磷结合剂与非含钙磷结合剂之间的钙化进展存在差异，但非含钙磷结合剂组与安慰剂组相比，亦未显示出优势。Hill 等报道了另一小样本关于 CKD G3b～G4 期患者使用碳酸钙 500mg、一日 3 次治疗（患者每天饮食中含 1g 钙和 1.5g 磷）的研究发现磷结合剂治疗并没有影响磷的平衡，反而在短期内引起明显的正钙平衡。

由此可见上述两个研究的对象均是基线磷水平在正常范围者。因此提出 2 个关键信息：对于正常范围的血磷水平可不用启动降磷治疗；含钙磷结合剂和非含钙磷结合剂之间不能相互转换。

因此，KDIGO 工作组推荐只有在高磷血症进展或持续存在时才使用磷结合剂，而不是早期"预防性"降磷治疗。考虑到风险效益比，非含钙磷结合剂亦具有潜在的风险（如胃肠道反应等），因此使用广义的"降磷治疗"（如饮食、透析等）替代了磷结合剂治疗。

（6）2017 年版：对于接受降磷治疗的 CKD G3a～G5D 期成人患者，建议限制含钙磷结合剂用量（2B）。

2009 年版：当 CKD G3a～G5D 期伴高磷血症的患者存在持续或反复发作的高钙血症时，推荐对含钙磷结合剂用量和（或）骨化三醇或维生素 D 类似物的用量加以限制（1B）。当 CKD G3a～G5D 期伴高磷血症的患者出现动脉钙化（2C）和（或）无动力骨病（2C）和（或）血清 PTH 水平持续过低时，建议限制含钙磷结合剂的用量（2C）。

更新依据：Spiegel 和 Brady 的研究结果支持 Hill 等的报道结果，对于 CKD G3b～G4 期的血磷在正常范围的患者，过度暴露于钙剂是具有潜在危害的。Block 等及另外 2 个 RCT 研究均是前瞻性比较含钙磷结合剂与非含钙磷结合剂对透析或透析前患者的硬终点数据的影响，显示含钙磷结合剂可加重血管钙化、增加全因死亡率及复合终点事件等。其中另外两个 RCT 前瞻性队列研究均由 Di Iorio 等报道，将 212 名 CKD G3～G5 期患者随机分为司维拉姆（n=107）和碳酸钙（n=105）治疗组。CKD G3～G4 期患者血磷水平为 0.87～1.48mmol/L，CKD G5 期患者血磷水平为 1.13～1.77mmol/L，最长随访 36 个月。研究发现，司维拉姆组患者的全因死亡率和复合终点事件低于碳酸钙组。另外还将意大利 18 个中心、466 名血液透析患者随机给予司维拉姆（平均为 4800mg/d）或碳酸钙（平均为 2000mg/d），治疗 2 年。结果显示，司维拉姆比含钙磷结合剂易改善透析患者的生存率。

基于上述 RCT 研究显示，含钙磷结合剂治疗与死亡风险等相关，故提出接受降磷治疗的 CKD G3a～G5D 期成人患者，建议限制含钙磷结合剂使用量。但目前没有数据显示含钙磷结合剂的暴露剂量限值，也没给出含钙磷结合剂治疗的合适剂量。因此，最终没有给予明确推荐的含钙磷结合剂的最大治疗剂量，而建议临床医师自行判断。

最新 3 项 RCT 证据表明，CKD 各期合并高磷血症的患者应限制含钙磷结合剂的使用剂量。

（7）2017 年版：推荐 CKD G3a～G5D 期患者避免长期使用含铝的磷结合剂，CKD G5D 期患者避免使用混有铝剂的透析液，以免发生铝中毒（1C）（未更新）。

（8）2017 年版：当 CKD G3a～G5D 期患者伴高磷血症时，建议限制饮食中磷摄入量或与其他方法联合治疗（2D）。在制订饮食方案时应考虑磷的来源（如肉类来源食物、蔬菜、添加剂等）（证据未分级）。

2009 年版：当 CKD G3a～G5D 期患者伴高磷血症时，建议限制饮食中磷摄入量或与其他方法联合治疗（2D）。

更新依据：Russo 等研究发现，单独的限磷饮食既没有降低尿磷排泄，也没有阻止 CAC

的进展。但是严格的限磷饮食是困难的，因为这会导致其他营养摄入的不足，尤其是蛋白质。Zeller 等认为，严格限制饮食时的蛋白和磷，通过加强饮食指导建议可使患者达到好的营养状态。一些研究显示，强化对磷摄入的教育对控制血磷有效。一个简单的教育方法是阅读食物标签和"寻找无机磷"，能有效帮助透析患者降低磷摄入。

另一个考虑是改变饮食的形式，以控制磷的生物利用度。磷在不同食物中以不同的形式存在——有机磷、无机磷。动物和植物来源食物中含有机磷，食物添加剂含无机磷。动物来源的 40%～60%的磷被胃肠道吸收，依赖于胃肠道维生素 D 受体的活性；植物来源的20%～50%的磷在胃肠道吸收。Moe 等报道，蔬菜来源的饮食与肉类来源的饮食含有相同含量的磷，但蔬菜来源饮食的磷吸收明显低于肉类来源饮食的磷。无机磷更易被吸收，其存在于加工食品、腌制品、软饮料、快餐食品等添加剂中，基本上被胃肠道全部吸收。Sherman 等对非加工和加工的肉类进行比较，加工肉类的磷含量比非加工肉类多 60%以上，因此，相同重量的加工食品的磷的吸收是非加工食品的 2～3 倍。

另外，饮食补充物、药物等的辅料中可能含有隐匿的磷酸盐。口服药物中磷的剂量等是有限的，但是由于 CKD 患者服用的药物数量多，其可能具有增加磷负担的潜在风险。

综上所述，KDIGO 工作组决定不改变该条建议的基本内容，但应增加考虑磷的来源且需要加强教育，还应注意蛋白质摄入问题等内容。

（9）2017 年版：对于 CKD G5D 期患者，在治疗持续性高磷血症时，建议增加透析对磷的清除（2C）（未更新）。

（二）CKD-MBD 中 PTH 水平异常的治疗

该部分共有 5 条建议，其中 2017 年版有 3 条进行更新，具体如下：

1. 第 1 条建议

2017 年版：非透析 CKD G3a～G5 期患者的最佳 PTH 水平目前尚不清楚。iPTH 水平进行性升高或持续高于正常上限的患者，建议评估是否存在以下可干预因素：高磷血症、低钙血症、高磷摄入、维生素 D 缺乏（2C）。

2009 年版：非透析 CKD G3a～G5 期患者的最佳 PTH 水平目前尚不清楚。iPTH 水平超过正常上限的患者，建议首先评估是否存在高磷血症、低钙血症和维生素 D 缺乏（2C）。可采取以下任何一种或所有措施来纠正上述异常：减少饮食中磷的摄入、使用磷结合剂、补钙和（或）补充天然维生素 D（证据未分级）。

更新依据：目前仍缺乏 RCT 研究来明确 CKD G3a～G5 期患者的最佳 PTH。KDIGO 工作组认为 PTH 的适当升高是肾功能下降的适应性反应，因为它可以促进尿磷排泄及增加骨对 iPTH 的反应。因此，将 PTH "持续"高于正常上限或"进行性升高"的描述来替代2009 年版推荐的"高于正常上限"的说法。因此，治疗不应基于单次检测结果。

虽然，最佳的 PTH 值尚不清楚，但 KDIGO 工作组认为，对于 CKD G3a～G5 期持续升高的 PTH 水平，需纠正如下因素：维生素 D 的不足或缺乏，低钙血症，高磷血症。

Oksa 等报道的 1 项 RCT 研究，随机将 87 名 CKD G2～G4 期患者分为高剂量胆钙化醇补充组（20 000IU/w）和低剂量胆钙化醇补充组（5000IU/w），发现两组的 25(OH)D 水平均升高，但高剂量补充组更明显；两组 PTH 均明显降低，两组间差异不明显。

最近有 3 项关于非透析 CKD 患者的磷结合剂与安慰剂治疗的 RCT 研究。第一项 RCT 研究纳入 109 名非糖尿病的 CKD G3a～G3b 期患者，第二项研究纳入 117 名 CKD 患者［平均 eGFR 为（36±17）ml/（min·1.73m^2）］。观察时间分别为 36 周和 24 个月，两项研究均显示司维拉姆和安慰剂治疗组之间 PTH 水平无明显差异。第三项 RCT 研究纳入 148 名 CKD 患者［eGFR 为 20～45ml/（min·1.73m^2）］，比较安慰剂同 3 种不同的磷结合剂（含钙磷结合剂、碳酸镧和司维拉姆），9 个月后发现磷结合剂治疗组的 PTH 水平稳定，但是安慰剂治疗组的 PTH 增加了 21%。

KDIGO 工作组专家认为，PTH 适度增高可能是肾功能下降的适应性反应。因此修订原指南中的陈述，将 iPTH 水平"超过正常上限"修改为"持续高于正常上限"，以及"进行性升高"，即治疗不应仅依据 iPTH 单次升高。

另外，在建议的更新中，加入了可干预因素："高磷摄入"。因为额外的磷摄入并不一定会导致高磷血症，尤其是 CKD 早期，但是高磷摄入可能促进 SHPT。饮食中的磷来自食物或添加剂，是可以干预的，因此需要更好的方法来评估饮食中磷的摄入。

2. 第 2 条建议

2017 年版：非透析 CKD G3a～G5 期成人患者，不建议常规使用骨化三醇和维生素 D 类似物（2C）。合并严重、进行性甲状旁腺功能亢进的 CKD G4～G5 期患者，可使用骨化三醇和维生素 D 类似物（证据未分级）。

2009 年版：非透析 CKD G3a～G5 期患者在纠正了可干预因素后，血清 PTH 水平仍进行性升高并持续高于正常值上限时，建议使用骨化三醇或维生素 D 类似物（2C）。

2009 年版指南指出，使用骨化三醇或维生素 D 类似物（如帕立骨化醇、度骨化醇、阿法骨化醇）可以抑制 PTH 水平，但是缺乏改善患者临床结局的研究。

目前出现了新的关于骨化三醇或维生素 D 类似物治疗的 RCT 研究。其中有 2 个 RCT 研究是更新该建议的关键证据。第一项研究是 Thadhani 等进行的双盲 RCT 研究（PRIMO 研究），将 CKD G3a～G4 期患者［PTH 水平为 50～300pg/ml，轻到中度左心室肥厚（left ventricular hypertropth，LVH）］随机分为安慰剂治疗组（n=112）及帕立骨化醇治疗组（n=115，2μg/d，若血钙水平＞2.75mmol/L，则给予 1μg/d），48 周。结果显示，帕立骨化醇不能降低左心室体积指数（left ventricular mass index，LVMI），亦不能改变心脏舒张功能，但是血钙水平平均增加了 0.08mmol/L，而安慰剂组则降低了 0.06mmol/L。第二项研究是 Wang 等进行的双盲 RCT（OPERA 研究），将 CKD G3a～G5 期患者（LVH，PTH≥55pg/ml）随机分为帕立骨化醇治疗组（n=30）和安慰剂组（n=30），52 周。结果显示，两组间 LVMI 及心脏收缩、舒张功能没有明显差异，而帕立骨化醇治疗组血钙水平平均增加 0.08mmol/L，安慰剂组增加 0.01mmol/L。帕立骨化醇明显增加了高钙血症的风险，而对心血管终点事件并没有益处。结合目前认为，PTH 的中度升高是肾功能下降的适应性反应的理论，KDIGO 工作组得出结论，不再治疗适应性升高的 PTH，对 CKD G3a～G5 期患者常规使用骨化三醇及其类似物，需要注意的是，这两个研究的对象都有中等程度增高的 PTH，因此推荐对严重和进展的 SHPT 患者可以考虑使用骨化三醇和维生素 D 类似物。

3. 第 3 条建议

2017 年版：对于 CKD G5D 期患者，建议将 iPTH 水平维持在正常值上限的 2～9 倍

（2C）。当 PTH 水平向高或向低变化时都建议启动或调整治疗，以防止 PTH 水平超出或低于这一范围（2C）（未更新）。

2017 年版：对于需降 PTH 治疗的 CKD G5D 期患者，建议使用拟钙剂、骨化三醇或维生素 D 类似物，或拟钙剂和骨化三醇或维生素 D 类似物联合治疗（2B）。

2009 年版：对于 PTH 升高或正在上升的 CKD G5D 期患者，建议使用骨化三醇或维生素 D 类似物或拟钙剂，或拟钙剂联合骨化三醇或维生素 D 类似物，以降低 PTH（2B）。

PTH 升高的起始治疗药物选择取决于血钙、血磷水平，以及 CKD-MBD 的其他表现（证据未分级），调整含钙或不含钙的磷结合剂的剂量，以保证在控制 PTH 的同时不引起钙磷水平紊乱（证据未分级）。

对于高钙血症者，推荐减少或停用骨化三醇或其他维生素 D 类似物（1B）。

对于高磷血症者，建议减少或停用骨化三醇或其他维生素 D 类似物（2D）。

对于低钙血症者，建议根据严重程度、伴随用药、临床症状和体征，减少或停用拟钙剂（2D）。

对于 iPTH 水平降低至正常上限 2 倍以下者，建议减少或停用骨化三醇、维生素 D 类似物和（或）拟钙剂（2C）。

更新依据：目前有 2 项新的关于评估西那卡塞与安慰剂治疗的研究。其中一项为关于评估骨化三醇与维生素 D 类似物的研究；另一项为关于西那卡塞对骨组织形态学影响的临床研究。但目前仍然没有关于骨化三醇或维生素 D 类似物对患者结局明显有益的临床研究。

EVOLVE 研究纳入 3883 名血液透析患者，评估西那卡塞对复合终点（全因死亡率、非致死性心肌梗死、不稳定性心绞痛的住院率、充血性心力衰竭、外周血管事件）及继发终点（骨折、脑卒中、甲状旁腺功能亢进切除术、心血管事件和心血管死亡）的影响。虽然该研究未达到主要观察终点，但事后分析显示西那卡塞明显降低了严重的 SHPT[定义为持续 PTH 升高（连续 2 次 PTH>1000pg/ml）、合并高钙血症（血钙>2.63mmol/L）或者甲状旁腺切除术]的风险，还降低了终点事件风险，经年龄校正后明显降低骨折风险。因此，虽然 EVOLVE 研究没有达到主要终点，但继发分析显示，西那卡塞对 CKD G5D 期患者可能存在潜在获益。

目前并没有西那卡塞联合另一种药物改善临床结局方面的研究。但有关于评价西那卡塞联合小剂量维生素 D 与标准治疗比较的临床研究。Urena-Torres 等报道西那卡塞联合小剂量维生素 D 治疗能更有效地降低 PTH，且 Ragii 等发现西那卡塞联合小剂量维生素 D 治疗可减弱冠状动脉钙化的进展。PARADIGM 研究发现，以西那卡塞为基础的治疗和以活性维生素 D 为基础的治疗在降低 PTH 的效果方面相似。BONAFIDE 研究发现，西那卡塞的应用可以使高转化骨病的患者降低骨形成率，增加正常骨组织形态（从基线的 0 位，治疗 6～12 个月后增加到 20 位）。

因此，KDIGO 工作组中有两种观点：一种观点是 EVOLVE 研究的主要终点是阴性的。另一种观点是继发分析显示西那卡塞对患者终点事件是有益处的，因此工作组对 2009 年 CKD-MBD 指南做出调整，建议拟钙剂、骨化三醇或维生素 D 类似物均可作为 CKD G5D 期患者的一线用药，在降低 PTH 方面无前后顺序。

2017 年版：对于严重甲状旁腺功能亢进的 CKD G3a～G5D 期患者，如果临床或药物治疗失败，建议进行甲状旁腺切除术（2B）（未更新）。

（三）使用双膦酸盐、其他治疗骨质疏松药物及生长激素治疗骨病

该部分共有 4 条建议，其中有 1 条建议进行更新：

（1）对于 CKD G1-G2 期患者，如果出现骨质疏松和（或）骨折危险（依据 WHO 标准），推荐按照普通人群的治疗方案进行管理（1A）（未更新）。

（2）对于 CKD G3a～G3b 期患者，如果 PTH 水平在正常范围内出现骨质疏松和（或）骨折危险（依据 WHO 标准），建议按照普通人群的治疗方案进行管理（2B）（未更新）。

（3）2017 年版：对于 CKD G3a～G5D 期伴 CKD-MBD 生化指标异常和低骨密度和（或）脆性骨折的患者，建议根据生化指标异常的程度、可逆性及 CKD 进展情况来选择治疗方案，并应考虑行骨活检（2D）。

2009 年版：对于 CKD G3a～G3b 期伴 CKD-MBD 生化指标异常和低骨密度和（或）脆性骨折的患者，建议根据生化指标异常的程度、可逆性及 CKD 进展情况来选择治疗方案，并应考虑行骨活检（2D）。

对于 CKD G4～G5D 期伴 CKD-MBD 生化指标异常和低骨密度和（或）脆性骨折的患者，建议在抗骨吸收药物治疗前行骨活检（2C）。

2017 年的建议指出，骨活检应优先于抗骨吸收和其他骨质疏松治疗。因此，2009 年 KDIGO 指南推荐的建议被去除，建议从 CKD G3a～G3b 期扩展到 CKD G3a～G5D 期。

（4）2017 年版：对于 CKD G2～G5D 期伴身高发育缺陷的儿童及未成年患者，如需增加身高，推荐评估营养不良状况和 CKD-MBD 生化异常指标后使用重组人生长激素治疗（1A）（未更新）。

三、肾移植相关性骨病的评价和治疗

该部分共有 7 条建议，其中有 1 条建议进行更新：

（1）2017 年版：肾移植术后初期，推荐至少每周测定血清钙、磷水平，直至二者达到稳定（1B）（未更新）。

（2）2017 年版：肾移植术后初期过后，血清钙、磷及 PTH 水平的监测频率取决于其异常程度及 CKD 进展速度（证据未分级）（未更新）。

合理的检测间隔包括：

1）CKD G1T～G3bT 期：每隔 6～12 个月检查血清钙、磷水平；在第一次检测 PTH 之后根据 PTH 基线水平和 CKD 进展情况决定 PTH 的检查间隔。

2）CKD G4T 期：每隔 3～6 个月检查血钙、磷水平；每隔 6～12 个月检查 PTH 水平。

3）CKD G5T 期：每隔 1～3 个月检查血钙、磷水平；每隔 3～6 个月检查 PTH 水平。

4）CKD G3a～G5T 期：每隔 12 个月检查碱性磷酸酶活性，如存在 PTH 水平升高，则检测频率可增加。

对于接受针对 CKD-MBD 治疗或已经出现生化指标异常的患者，可以合理地增加检测频率，以监测疗效和副作用（证据未分级）。

对这些患者的异常生化指标的处理可以依据 CKD G3a～G5 期患者的处理方案进行（证据未分级）。

（3）2017 年版：对于 CKD G1T～G5T 期患者，建议测定 25(OH)D（骨化二醇）的水平，并根据基线值和治疗措施决定监测频率（2C）（未更新）。

（4）2017 年版：当 CKD G1T～G5T 期患者出现维生素 D 缺乏和不足时，建议采用普通人群中推荐的治疗方案加以纠正（2C）（未更新）。

（5）2017 年版：对于伴骨质疏松危险因素的 G1T～G5T 期患者，若骨密度检查结果影响治疗决定，建议行骨密度检测以评估骨折风险（2C）。

2009 年版：对于估计肾小球滤过率超过 30ml/（min·1.73m²）的患者，若肾移植术后使用糖皮质激素或存在普通人群标准的骨质疏松风险因素，建议在肾移植后前 3 个月进行骨密度检测（2D）。

对于 CKD G4T～G5T 期患者，不建议常规行骨密度检测，因为这类患者骨密度检测并不能像普通人群一样预测骨折风险，也不能预测肾移植骨病的类型（2B）。

更新依据：如 2017 年指南的推荐建议，越来越多的证据显示 DXA 骨密度检测能预测 CKD G3～G5D 期的骨折风险。但是，目前没有前瞻性队列研究说明 DXA 在肾移植患者的骨折风险中的预测能力。一项回顾性队列研究，纳入 238 名 CKD G1T～G5T 期的肾移植术后患者，进行 DXA 骨密度检测与骨折风险的评估。结果发现有 53 名患者共发生 46 次骨折，髋部 DXA 骨密度的骨质减少和骨质疏松都明显增加了骨折风险。

因此，基于现在有越来越多的证据显示，DXA 骨密度检测能预测 CKD 各期患者的骨折风险，利用这些有限的数据结果推广至肾移植患者。KDIGO 工作组建议伴骨质疏松危险因素的 G1T～G5T 期患者，若骨密度检测结果影响治疗决定，建议行骨密度检测以评估骨折风险。

（6）2017 年版：对于肾移植后 12 个月内估计肾小球滤过率超过 30ml/（min·1.73m²）且骨密度减低的患者，建议使用维生素 D、骨化三醇、阿法骨化醇和（或）抗骨吸收药物治疗（2D）。

1）建议治疗选择应考虑是否存在 CKD-MBD，可通过钙、磷、PTH、碱性磷酸酶和 25(OH)D 水平的异常来判断（2C）。

2）可考虑行骨活检以指导治疗（证据未分级）。

3）目前尚无足够的证据指导肾移植术后 12 个月后的治疗。

2009 年版：肾移植后 12 个月内估计肾小球滤过率超过 30ml/（min·1.73m²）且骨密度减低的患者，建议使用维生素 D、骨化三醇/阿法骨化醇或双膦酸盐治疗（2D）。

1）建议治疗选择应考虑是否存在 CKD-MBD，可通过钙、磷、PTH、碱性磷酸酶和 25(OH)D 水平的异常来判断（2C）。

2）可考虑行骨活检以指导治疗，尤其在使用双膦酸盐治疗之前，因为这一治疗中无动力骨病的发生率较高（证据未分级）。

3）没有足够的证据指导肾移植术后 12 个月后的治疗。

更新依据：为了与 2017 年版指南中骨活检推荐保持一致，修订了本条中的第二小点。

（7）对于已知骨密度减低的 CKD G4～G5T 期患者，建议治疗方案与 CKD G4～G5 期未透析的患者相同（2C）（未更新）。

第四节　日本透析医学会CKD-MBD临床实践指南（2013年）

日本透析医学会（Japanese Society for Dialysis Therapy，JSDT）于2006年出版了日文版《透析患者继发性甲状旁腺功能亢进治疗指南》，2008年该指南英文版发布；2012年，日本透析医学会和日本肾脏病学会（Japanese Society of Nephrology，JSN）参考KDIGO指南（2009年版）及日本透析登记系统患者数据，重新修订了该指南，推出了《日本透析医学会CKD-MBD临床实践指南（2013年）》，2013年发布了修订指南的英文版（简称2013年版指南）。2013年版指南备受全球肾脏领域工作者的关注，成为CKD-MBD防治的重要依据，尤其对中国等亚洲国家更有指导意义。

2013年版指南的最大特点：①指南延续了上一版的简洁与方便使用的特点，同时在每一章指南条文后面附了补充说明，为不同临床情景提供重要的参考；②使用日本透析登记系统中患者骨代谢数据，明确了适合日本患者的骨代谢指标合理范围及管理顺序：首先控制血磷水平，其次控制血钙水平，然后控制甲状旁腺功能，而且创造性使用了钙磷、PTH管理的九宫格图；③日本2013年版指南是在2009年KDIGO指南的基础上制定的，并参考了2009年KDIGO指南的循证证据分级系统；④与时俱进，2013年版指南增加了一些新进展及部分上一版指南未涉及的内容，具体包括血管钙化、淀粉样骨病，以及腹膜透析、儿童患者、未透析患者、肾移植患者相关CKD-MBD的问题；⑤对目前没有足够证据提出建议的领域，该指南提出了未来研究的前景和建议。

由于2013年版指南具有非常重要的参考价值，我们编译了指南摘要，并尽可能把指南的全貌呈现给读者，由于篇幅限制，仅挑选了CKD-MBD药物及手术治疗部分内容进行重点介绍，而不是选取全部。

一、常规测试项目和检测频率

1. 常规检测指标

（1）建议检测血磷、血钙、白蛋白、PTH和碱性磷酸酶（ALP）水平（2D）。

（2）建议患者评估和治疗计划的制订均应基于多次检测结果，而不是基于单一的实验室检测结果（1C）。

（3）建议当检测结果显示呈连续上升或下降趋势时（即使在正常范围内），也应改变治疗计划（2C）。

（4）使用每周第一次透析开始时检测值是合理的（未分级）。

2. 检测频率　每月至少检测1次或2次血磷和血钙水平是合理的（未分级）。

如果血磷或血钙检测值存在明显偏差或者有可能偏离目标范围，建议增加检测次数，直到数值稳定（2D）。

通常每3个月检测一次PTH；但是，如果PTH值偏离目标范围或治疗计划有变化，或开始更积极治疗时，如静脉注射维生素D受体激动剂（VDRA）或口服盐酸西那卡塞或继发性甲状旁腺功能亢进进行甲状旁腺介入治疗时，建议每月检测一次，直至数值稳定（2D）。

补充说明：

a 在评估实验室检查结果时，建议明确血液采样和给药时间、药物依从性和测量方法等相关信息（1C）。

b 如果有低蛋白血症（4.0g/dl），建议使用常规 Payne 公式计算的校正血钙浓度：校正钙浓度=测量的钙浓度（mg/dl）+[4-血清白蛋白浓度（g/dl）]。

c 最初使用 ALP 浓度作为骨代谢的指标，在常规透析中通常每月测量一次。

依据：骨代谢标志物的测量在日常临床实践中受到限制，因为血清 ALP 水平可以代替没有肝胆并发症的患者的骨源性 ALP 水平，并且每月检测血清 ALP，通过动态观察 ALP 变化可以除外肝病的影响，所以该指南认为使用血清 ALP 水平作为一线检测是合理的。

2003 年美国肾脏病基金会疾病预后质量倡议（NKFK/DOQI）指南和 2009 年 KDIGO CKD-MBD 指南均采用了另一种使用血清白蛋白水平的转换公式：校正钙血浓度=血清总钙浓度（mg/dl）+0.8×[4-血清白蛋白浓度（g/dL）]。在该指南中采用 Payne 公式有 3 个原因：首先，在日本 Payne 公式已经在许多领域（包括透析在内）被广泛接受了几十年。其次，这个等式很简单，它不需要乘以 0.8 转换。最后，使用两个等式中的任何一个计算的校正血钙浓度没有显著差异。

血钙水平随血液采样的时间不同而变化（如昼夜节律和血液透析的影响），并且治疗可以影响血钙水平，由于盐酸西那卡塞给药后 4～8h 血钙和 PTH 水平会降低，因此明确血液采样和患者用药时间及药物依从性是很重要的。

对于 PTH 测量，主要使用全段 PTH 测定。对患者病情的评估和治疗计划的确定应基于多次测量结果的变化趋势，而不是基于实验室的单次检测结果。在使用 PTH 水平评估甲状旁腺功能时，当 PTH 水平保持在高水平或持续升高时，即使在正常范围内，也应警惕继发性甲状旁腺功能亢进症的存在。此外，如果血磷和血钙水平持续在目标范围的上限附近，患者死亡率可能会增加，且会增加心血管钙化等并发症。在这种情况下，即使检测结果在正常范围内，也建议调整治疗方案。

关于每周 3 次规律透析患者的血液采样时间，日本的惯例是在 1 周初进行血液采样。血磷和血钙水平的测量频率在 2003 年 K/DOQI 指南中为每月 1 次，在 2009 年 KDIGO 指南中为每 1～3 个月 1 次。延长检测间隔则可能存在监测不足的风险，特别是血磷和血钙水平会随着用餐而变化，因此，根据每月仅测量一次的数值调整治疗方案是不可接受的。考虑到日本的临床实践，指南认为每月至少检测 1～2 次血磷和血钙水平是合理的。PTH 水平的推荐检测频率在该指南中每 3 个月 1 次，少于 2009 年 KDIGO 指南的每 3～6 个月 1 次。该指南建议通常每 3 个月测量 1 次 iPTH，但如果治疗方案有调整或患者正在接受积极（静脉注射 VDRA、使用西那卡塞或甲状旁腺手术时）的针对继发性甲状旁腺功能亢进的治疗时，应该每月测量 1 次，直到 iPTH 稳定于目标值范围内。

二、控制血磷和血钙水平

1. 血磷和校正钙浓度的目标范围

（1）血磷浓度的目标范围：3.5～6.0mg/dl。

（2）校正血钙浓度的目标范围：8.4～10.0mg/dl。

2. 基于血磷和血钙目标范围的治疗指南

（1）建议血磷浓度、校正血钙浓度和 PTH 水平（参见第三章）保持在目标范围内，应优先考虑控制血磷，其次是血钙，然后是 PTH（1C）。

（2）如果血磷或校正血钙水平持续偏高，建议迅速调整治疗方式（1b）[a, b, c]。

（3）原则上，在血磷和校正血钙水平得到控制后，建议可以通过调整 VDRA 或盐酸西那卡塞的剂量来尝试将 iPTH 水平维持在目标范围内（2D）。

（4）当 iPTH 水平过高时，西那卡塞是一种可以考虑的控制血磷和血钙的治疗药物（2D）[d]。

补充说明：

a 当血磷水平过高时，建议确保足够的透析剂量，并指导患者减少膳食磷的摄入量（2D）。如果导致低磷血症的原因是营养不良，建议尝试改善患者的营养状况（2C）。

b 如果患者可能发生高钙血症，或发现有明显的血管钙化，或怀疑有无动力骨病，或 PTH 水平持续低下时，建议碳酸钙（$CaCO_3$）减量或停用（2C）。

c 当长时间存在高钙血症或低钙血症，建议调整透析液的钙浓度（2D）。

d 当开始使用盐酸西那卡塞时，建议校正钙＞9.0mg/dl（2D）。

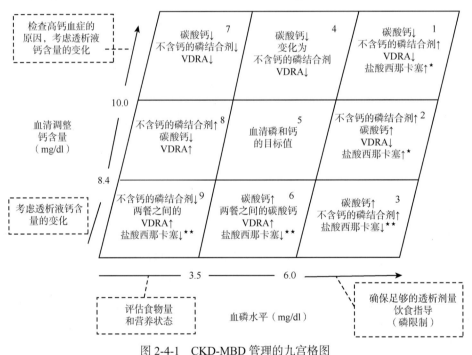

图 2-4-1 CKD-MBD 管理的九宫格图

★高 PTH 水平时；↑开始使用或增加治疗剂量；★★低 PTH 水平时；↓减少或停用

图 2-4-1 展示了治疗期间磷和钙的控制策略，9 个临床情况（1～9）展示了如何根据血磷和校正血钙水平来指导选择治疗方式。

使用说明：采用以下 9 种模式对血磷、血钙水平进行分类，选择合适的治疗方案：

（1）血磷≥目标范围时，首先可不考虑血钙水平，确保透析充分，并应给予饮食指导以限制磷的摄入量。然后根据血钙水平选择适当的降磷治疗方案。

高血钙水平 [1]†

确认碳酸钙是在餐中或餐后立即口服。

减少碳酸钙和（或）VDRA 的剂量（开始使用或增加不含钙的磷结合剂，如碳酸司维拉姆或碳酸镧）或停用。

当血 PTH 水平较高时，考虑开始使用或增加盐酸西那卡塞的剂量。

血钙在目标范围内 [2]

确认碳酸钙是在餐中或餐后立即口服。

开始使用或增加不含钙的磷结合剂和（或）加强碳酸钙的管理。

减少 VDRA 的剂量或停用。

当血 PTH 水平较高时，考虑开始使用或增加盐酸西那卡塞的剂量。

血钙低时 [3]†

确认是否口服碳酸钙。

开始使用或增加碳酸钙的剂量和（或）调整不含钙的磷结合剂。

当血 PTH 水平较低时，应减少或停用盐酸西那卡塞。

此外，应使用磷结合剂。

（2）血磷在目标范围内

高血钙时 [4]

减少或停用碳酸钙（改用不含钙的磷结合剂）。

减少或停用 VDRA。

当血 PTH 水平高时，开始使用或增加盐酸西那卡塞的剂量。

血钙在目标范围内 [5]

继续当前的治疗，优化 PTH 水平。

低血钙时 [6]

开始使用或增加碳酸钙的剂量（两餐之间给药）。

开始使用或增加 VDRA 的剂量。

当血 PTH 水平较低时，可考虑减少或停用盐酸西那卡塞。

（3）血磷≤目标范围时，无论血钙水平如何，都要确认食物摄入量是否充足，营养状况是否差。如果存在营养不良，积极纠正。

高血钙时 [7]

减少或停用碳酸钙或其他不含钙的磷结合剂。

减少或停用 VDRA。

血钙水平在目标范围内 [8]

减少或停用碳酸钙或其他不含钙的磷结合剂。

开始使用或增加 VDRA 的剂量。

低血钙时 [9]

减少或停用不含钙的磷结合剂。

开始或增加两餐之间碳酸钙的给予剂量，开始使用或增加 VDRA 的剂量。

当血 PTH 水平较低时，应减少剂量或停用盐酸西那卡塞。

†如果在上述治疗后仍然存在高钙血症或低钙血症，找出原因并考虑调整透析液的钙浓度。

依据：继 2008 年指南发布后，日本对 CKD-MBD 的认识有所提高，如盐酸西那卡塞和碳酸镧等新药已被列入了日本国民健康保险处方。因此，对 2006 年底至 2009 年底可监测的 12 125 例透析患者的数据进行了分析。除分析以前的基线模型（B）（预期寿命为 3 年）外，还使用时间依赖（TD）和时间平均（TA）模型来设定血磷/钙和 PTH 的目标水平，并以死亡率作为终点。在此基础上，确定了血磷的目标范围为 3.5～6.0mg/dl。K/DOQI 指南将透析血磷浓度范围设定为 3.5～5.5mg/dl，而 2017 年新的 CKD-MBD KDIGO 指南建议，如果血磷浓度高于参考浓度，则应降低血磷浓度。通过分层数据集中的血磷水平得出了日本的血磷目标水平，分析结果形成一个 J 形曲线，死亡率随着高磷血症和低磷血症的程度增加而增加。当 $P < 0.01$ 表示有统计学意义时，推荐的靶目标范围：B 模型为 3.6～5.0mg/dl，TD 模型为 4.1～6.0mg/dl，TA 模型为 4.1～5.5mg/dl。危险比（HR）>1.2 被认为具有统计学意义，推荐范围：B 模型为 3.1～6.0mg/dl，TD 模型为 3.6～6.5mg/dl，TA 模型为 4.1～6.0mg/dl。TD 模型的特点是反映相对短期的预后，而 TA 模型反映相对长期的预后。尽管模型之间存在差异，但结果基本相似，因此，继续建议血磷靶水平范围应在 3.5～6.0mg/dl，符合之前 2003 年的指南。

建议血钙的目标范围应该在 8.4～10.0mg/dl。K/DOQI 指南规定血钙水平应在 8.4～9.5mg/dl，而 KDIGO 则规定目标范围应在正常范围内。血钙水平目标范围推算方法同血磷的方法：当显著性水平为 $P < 0.01$ 时，推荐的靶目标范围 B 模型为 9.0mg/dl，TD 模型为 9.0mg/dl，TA 模型为 8.6～9.5mg/dl。HR>1.2 被认为具有统计学意义，推荐范围是 B 模型为 10.0mg/dl，TD 模型为 9.0mg/dl，TA 模型为 8.1～10.0mg/dl。与血磷浓度不同，B 模型和 TD 模型中血钙浓度与死亡风险增加均呈线性关系，因此血钙的目标范围下限仍有下调的空间，从 TA 模型得到的 J 形曲线结果，以及健康人的血钙水平，认为应该使用 8.4～10.0mg/dl 作为靶目标范围。

2013 年版指南明确建议应优先考虑控制血磷，其次是血钙，然后是 PTH。将患者按血磷、钙、PTH 进行 6 种不同组合，观察患者达到早期指南规定的目标水平后的临床结局，发现 6 组患者预后情况依次为（血磷、钙和 PTH 3 个变量均达标）＞（血磷、钙达标）＞（仅血磷达标）＞（仅血钙达标）＞（仅 PTH 达标）＞（3 个变量均未达标）。因此，基于这些观察，建议目标优先级应该是血磷，然后是血钙，再是 PTH。建议先控制血磷、纠正血钙的水平，然后调整 VDRA 或盐酸西那卡塞的剂量，使血 PTH 水平保持在目标范围内。

CKD-MBD 治疗药物不仅应被视为血磷/钙控制的工具，还应从血管钙化和死亡风险增加等有关预后角度考虑合理使用。

三、甲状旁腺功能的评估和管理

1. PTH 管理指南

（1）建议将 iPTH 的目标范围设定在 60～240pg/ml（2D）。

（2）建议先于 PTH 之前控制血磷和血钙水平（1D）。

（3）当 PTH 水平超过目标范围时的治疗策略：当 iPTH 水平不断超过管理目标范围的上限时，首先通过药物治疗降低 iPTH 水平是合理的，包括血磷/钙管理、使用 VDRA 和（或）西那卡塞（2 级；未分级）。

（4）考虑甲状旁腺切除术干预：当血磷、钙和 iPTH 水平不能通过药物治疗维持在目标范围内时，建议进行手术治疗（1B）。

补充说明：

a 建议将生物全段 PTH 水平维持在 35～150pg/ml。

b 对于进行了甲状旁腺切除术（PTx）的患者，允许 iPTH 水平低于目标范围的下限。

c 对于 iPTH 水平持续低于目标范围的患者暂无确切有效治疗方案。

d 对于服用盐酸西那卡塞的患者，甲状旁腺功能评估应在服药后至少 8h 抽血检测 PTH。

依据：骨组织形态学研究表明，iPTH 水平应该是正常上限（ULN）的 2～3 倍，以维持正常的骨代谢。基于此，2003 年 K/DOQI 指南将透析患者的 iPTH 目标范围设定为 150～300pg/ml，并且该范围在 2006 年之前也被普遍认为是日本的 iPTH 靶目标。2006 年 JSDT 制定了自己的临床实践指南并引入了一个新的概念——为了提高生存率需要更严格地抑制甲状旁腺功能。来自 JSDT 统计调查的数据分析表明，iPTH 水平与死亡风险呈非常平缓的 J 形曲线关系。有学者提出，iPTH＜180pg/ml 的患者 1 年和 3 年预后均良好。因此，之前的 JSDT 指南将 iPTH 的推荐范围设定在 60～180pg/ml，以便将甲状旁腺功能推向更加抑制的方向。2006 年 JSDT 指南已在全世界范围内被广泛接受，并在临床中得到迅速应用；然而，由于目标范围过窄，有人指出 iPTH 很难达标。自 21 世纪，一些研究表明 iPTH 与死亡率之间呈急剧升降的 J 形或 U 形曲线关系，表明过度抑制甲状旁腺功能与低生存率相关。基于这些发现，专家组对 JSDT 登记处的最新数据进行了仔细的重新分析，并证实 iPTH 水平和死亡率存在 U 形曲线关系，iPTH≤60pg/ml 的患者死亡风险显著增加。另外，重新分析结果显示，iPTH 水平高于传统（前版指南）认为的水平是可以接受的，这得到了许多临床研究的支持。基于这些发现，专家组建议 iPTH 目标范围的上限应该提高。另外，这一修改也是对 PTH 目标范围过于狭窄这一批评意见的一种采纳。据报道，高 iPTH 水平使血磷/钙的控制变得困难，这间接干扰了指南推荐的血磷/钙的治疗目标的实现。综合考虑以上因素，JSDT 决定原则上保留 2003 年版指南制定的决策，但是将目标范围略微扩大。因此，此修订的 JSDT 临床实践指南中，iPTH 水平的新目标范围为 60～240pg/ml。

目前存在全段 PTH（intact PTH，iPTH）和生物全段 PTH（whole PTH，wPTH）两种检测方法，后者检测的是 PTH（1-84）（不检测 C 端片段，而 iPTH 检测 1-84 片段和 C 端片段），wPTH 已经在现今的临床实践中较广泛使用。然而，出于方便临床测定考虑，大多数国际临床指南仍推荐 iPTH 作为评估甲状旁腺功能的标准工具。因此，为了能够使用生物全段 PTH 进行临床实践，JSDT 指南提出了如下的转换公式：iPTH（pg/ml）=wPTH（pg/ml）×1.7。

2. 甲状旁腺手术的适应证和策略

（1）推荐 PTx 用于治疗难治性严重的继发性甲状旁腺功能亢进（1B）。

（2）如果仅一个甲状旁腺增大，并且它位于可穿刺部位（无级别），考虑选择性经皮无水乙醇注射也是合理的。

补充说明：严重的继发性甲状旁腺功能亢进定义为 iPTH 水平≥500pg/ml 或 wPTH 水平≥300pg/ml。如果高磷血症或高钙血症难以用药物治疗，即使在较低的 PTH 水平下考虑 PTx 也是合理的。

依据：严重的继发性甲状旁腺功能亢进不仅会引起关节和骨骼疼痛、肌无力及瘙痒等症状，还会引起血管钙化，从而影响生存预后。因此，PTx 的适应证应考虑其对生存和继发性甲状旁腺功能亢进相关症状的影响。继发性甲状旁腺功能亢进患者的 PTx 会使 PTH 水平显著降低，血磷和钙水平容易控制，继发性甲状旁腺功能亢进相关症状减轻，高转运骨病改善及骨密度增加。此外，观察性研究表明 PTx 可降低骨折风险和死亡率。虽然需要进一步探讨，但是这些数据构成了 PTx 推荐用于治疗难治性严重继发性甲状旁腺功能亢进症患者的基础。

JSDT 指南建议：当使用 wPTH 测定时，PTH＞300pg/ml。如果高磷血症或高钙血症难以通过药物治疗，即使在较低的 PTH 水平下也应考虑 PTx。除上述适应证外，以下情况也应考虑 PTx：①有严重继发性甲状旁腺功能亢进的症状；②骨转换的血清标志物（如 ALP）明显增加；③影像学检查存在骨病的征象（如胡椒盐样颅骨、橄榄球套样脊柱、趾骨骨膜下骨吸收）；④进行性异位钙化加重（血管钙化、心脏瓣膜钙化和肿瘤性钙化）。一些研究表明，对于接受 PTx 治疗严重继发性甲状旁腺功能亢进症的患者，血管钙化可进行性减轻、异位钙化消失、贫血改善、高血压和心脏功能改善、临床症状明显改善。

PTx 和西那卡塞治疗的适应证有明显重叠，鉴于缺乏比较这两种治疗方法优劣的证据，建议根据患者的意愿和一般情况，个体化选择治疗决策，对于西那卡塞疗效差及因不良反应而停止治疗的患者应考虑进行 PTx 治疗。

在日本，PTx 会导致患者周围组织粘连，导致复发的继发性甲状旁腺功能亢进患者再次手术过程困难，因此，tPTx 通常作为首选。由于没有自体移植的 tPTx 可能导致 PTH 水平极低，其对患者的长期影响尚不清楚，因此 tPTx 加自体移植是日本目前的标准治疗方法。然而，值得注意的是，自体移植对患者的长期影响尚未有充分的研究，因此最佳手术方法仍存在争议。但无论如何，PTx 应该由熟练的医生操作。

四、骨代谢的评估和控制

（1）将 PTH 水平维持在目标范围内是合理的，如前所述（2 级；未分级）[a,b]。

（2）将骨代谢指标（包括 ALP）维持在各医疗机构的标准范围内是合理的（2 级；未分级）[c]。

（3）如果发生骨痛、复发性病理性骨折、骨折愈合延迟、任何其他需要治疗的骨病症状或病因不明的骨状况，考虑骨活检是合理的（2 级；未分级）。

补充说明：

a PTH 也可视为骨代谢标志物。

b 严重的甲状旁腺功能亢进可能会增加骨折风险。

c ALP 水平可被作为无明显肝胆疾病患者的骨代谢标志物。

五、透析相关性淀粉样变性骨并发症的诊断与治疗

（1）建议使用放射图像进行透析相关性淀粉样变性骨并发症的诊断（1B）[a]。

（2）适当的血液净化治疗可能有助于延缓与透析相关的淀粉样变性相关的骨并发症的发展（2C）[b]。

补充说明：

a MRI 可用于脊柱骨和（或）脊髓损伤的诊断。

b 采用 β2-微球蛋白吸附柱血液灌流治疗与普通血液净化治疗相结合，可改善主观和客观症状。

六、血管钙化的管理

（1）由于血管钙化常见于透析患者，并且是预后的重要因素，建议在有临床需要时进行评估（2A）。

（2）建议主动脉和股动脉的钙化应通过胸部、腹部、骨盆或腰椎侧视图的平片进行评定（2B）[a]。

（3）建议使用腹部 CT 和冠状动脉进一步评估主动脉钙化，必要时使用冠状动脉 CT 的钙化评分（2A）[b]。

（4）为了防止血管钙化的进展，控制钙磷代谢，特别是控制血磷水平是非常重要的。如果可能，建议使用不含钙的磷结合剂（1B）。

补充说明：

a 特别适用于动脉粥样硬化钙化的检测。

b CT 扫描可用于血管钙化的检测和定量，并提供预后信息。

七、腹膜透析患者的 CKD-MBD

（1）腹膜透析患者的目标血清磷、钙和 PTH 水平与血液透析患者相同。当腹膜透析患者观测值增加时，即使它们低于血液透析患者的上限（未分级），也可以在腹膜透析患者中开始纠正这些值[a]。

（2）为了维持适当的血磷水平，建议饮食限制磷的摄入，维持残余肾功能以确保磷排泄，及时使用磷结合剂（1B）[b]。

（3）使用低钙（2.5mEq/L）透析液可减少高钙血症的发生，并纠正骨骼的低转换率。另外，据报道，这种低钙透析液可能促进继发性甲状旁腺功能亢进的进展。建议在开具这些低钙透析液处方时牢记这种可能性（1C）[c, d]。

补充说明：

a 由于腹膜透析是一种连续净化技术，无论治疗时间如何，血钙、磷和 PTH 水平都相

对不变。在这方面，腹膜透析与血液透析明显不同，血液透析中血液中钙、磷和 PTH 的浓度在每次治疗时发生变化。

b 已证实盐酸司维拉姆、碳酸镧和西那卡塞在腹膜透析患者与血液透析患者中一样有效。

c 从腹膜钙平衡的角度将 CPD 透析液分为两种类型。一种是标准钙透析液（3.5mEq/L），通过腹腔向体内运送钙；另一种是低钙透析液（2.5mEq/L），将钙从体内排出。

d 在诱导期注意不要降低血钙水平。特别是在肾功能持续残留的患者中使用低钙透析液可能进一步降低血钙水平，加重继发性甲状旁腺功能亢进；因此，应考虑积极使用标准钙透析液。一般不推荐使用 4.0mEq/L 钙浓度的透析液。

八、未透析患者的 CKD-MBD

1. 测量参数和测量频率

（1）患者一旦进入 CKD G3 期，应测量血磷、钙、PTH 和 ALP 水平（1C）。

（2）CKD G3 期患者每 6～12 个月，G4 期患者每 3～6 个月，G5 患者（无级）每 1～3 个月测定血清磷、钙、ALP 水平是合理的。

（3）测量 CKD G3 期患者的 PTH 水平是合理的（建立基线值），此后 CKD G4 期每 6～12 个月测量一次 PTH 水平，G5 期每 3～6 个月测量一次 PTH 水平（未分级）[a]。

（4）建议在 CKD G1～G2 期和 CKD G3 期没有生化指标异常的患者中考虑测量骨密度（2B）[b]。

（5）建议在 CKD G1～G2 期和 CKD G3 期没有生化指标异常的患者中考虑测量骨标志物（2C）[b,c]。

（6）未透析的 CKD 患者骨活检的适应证与接受维持性透析的患者相同（未分级）。

2. 实现这些目标的生化参数和治疗方法的目标范围

（1）血磷和钙水平的管理

1）建议将血磷和钙水平维持在目标范围内（2C）。

2）控制血磷是合理的。

3）通过饮食限磷和（或）磷结合剂的使用控制磷水平（未分级）[d]。

4）通过给予含钙的磷结合剂和（或）口服 VDRA 并调整其剂量（未评分）来控制血清钙水平是合理的[e]。

（2）PTH 水平管理

1）如果 PTH 水平超过目标范围的上限，则考虑降低 PTH 的治疗是合理的（未分级）。

2）通过饮食限磷，使用含钙磷结合剂和（或）口服 VDRA（无级）来控制 PTH 水平是合理的。

3）建议在控制 PTH 水平时避免引起血磷或钙水平异常及肾功能恶化（1C）[f]。

（3）如果 CKD G1～G2 期患者有启动药物预防脆性骨折的指征[b]，建议治疗骨质疏松，方案与一般人群相似（1A）。对于没有 CKD-MBD 生化异常的 CKD G3 期患者，建议的治疗策略与一般人群相似（2B）[g]。

补充说明：

a 当实验室检查结果异常、治疗方案的调整及慢性肾脏病的快速进展，应考虑增加检测频率。

b 建议遵循日本骨质疏松预防和治疗指南（2011 年版）。

c 虽然骨特异性 ALP 和酒石酸抗酸性磷酸酶 5b（TRACP5b）不太受肾功能影响，但它们对透析前 CKD 患者骨病的预测价值较差，并且没有足够证据证明这些生物标志物能预测骨折风险。

d 在日本，碳酸钙是唯一可用于治疗透析前 CKD 患者的磷结合剂。

e 在日本，阿尔法骨化醇和骨化三醇是唯一可用于治疗透析前 CKD 患者的 VDRA。

f 应注意不要因过量服用碳酸钙或口服 VDRA 而导致高钙血症或肾功能恶化，据报道，0.5mg/d α 卡地昔醇和 0.25μg/d 骨化三醇对肾功能的影响少见。

g 对于 CKD-MBD 生化异常的 CKD G3 期患者和 CKD G4～G5 期患者，尚未确定针对低骨密度的治疗方法。

九、肾移植受者的 CKD-MBD

1. 移植前

（1）建议在肾移植前应充分控制骨和矿物质代谢，以便在移植后实现对矿物代谢的良好控制（1C）。

（2）建议在移植前评估期间至少测量一次血清磷、钙和 PTH 水平（2C）。

（3）如果需要，建议在移植前进行甲状旁腺介入治疗（2C）。

2. 移植后不久

（1）在移植后的急性期，特别是移植后的前 2 个月，建议每周至少测量一次血磷和钙水平，直至稳定（1C）[a]。

（2）在移植后出院前至少重新评估一次血清 PTH 水平是合理的（未分级）。

（3）建议通过使用 DXA 连续检测骨密度（间隔 6～12 个月）可能有助于评估移植后第 1 年内发生的快速骨丢失（2D）。

3. 慢性移植期

（1）在肾移植的慢性期（＞1 年），与透析前 CKD 患者一样，血清磷、钙、PTH 水平维持在 CKD 分期对应的靶目标范围内是合理的（未分级）。

（2）对于移植后 1 年高钙血症患者（纠正血钙＞10.5mg/dl）和（或）PTH 升高（大于参考范围上限），建议考虑甲状旁腺手术治疗（2C）。

（3）建议尽量减少糖皮质激素的剂量以避免药物引起的骨质疏松（2C）。

补充说明：

a 对于接受过 PTx 的肾脏移植受者，如果他们有明显的低钙血症，给予钙补充剂和（或）VDRA 是合理的。

十、儿童患者的 CKD-MBD

1. 检测项目及检测频率

（1）建议在 CKD G2 期开始监测血磷、钙、白蛋白、PTH、ALP 和碳酸氢根离子浓度（2D）[a]。

（2）建议对年龄>3 岁及以上的儿童至少每 3 个月测量一次身高，以评估是否存在生长障碍及其严重程度（1B）。

2. 血磷和钙水平的管理

（1）建议将血磷水平维持在与患者年龄相对应的正常范围内（2C）[b]。

（2）建议将校正血钙水平维持在与患者年龄相对应的正常范围内（2B）。

3. 管理甲状旁腺功能　建议将 iPTH 水平控制在正常范围内直至 CKD G2 期和 G3 期；在 G4 期不超过 1.5 倍正常上限（100pg/ml），在 G5 期和 G5D 期中不超过正常上限（100～300pg/ml）的 1.5～4.5 倍（2C）。

4. 甲状旁腺手术的指征　如果继续治疗难治的继发性甲状旁腺功能亢进，建议应考虑甲状旁腺手术治疗（2C）。

5. 生长激素疗法　对于 CKD 显示生长异常（身材矮小）的儿童，建议使用生长激素治疗（1A）。

补充说明：

a 血磷、钙、PTH、ALP 和碳酸氢根离子浓度应根据 CKD 的分期定期测量。然而，对于接受 CKD-MBD 药物或生长激素治疗的及怀疑指标不达标的婴儿和儿童患者，需要更频繁地测量。

b 必须注意的是，正常的血磷和钙水平随着年龄的增长而变化。

c 如果存在低蛋白血症（<4.0g/dl），则应使用 Payne 校正公式评估血钙浓度：校正血钙浓度（mg/dl）=血清总钙浓度（mg/dl）–血清白蛋白浓度（g/dl）+4.0。

第五节　慢性肾脏病继发甲状旁腺功能亢进外科临床实践中国专家共识（2021 版）

慢性肾脏病（CKD）已成为影响公共卫生健康的全球性问题。据统计，我国 CKD 的患病率估计为 10.8%（11.7%～15.1%）。继发性甲状旁腺功能亢进（SHPT）是 CKD 患者常见的并发症之一，临床表现为甲状旁腺激素（PTH）升高、持续性高磷、高钙或低钙血症，可导致皮肤、骨骼及心脑血管等多系统疾病，严重影响患者的生活质量和生存时间。对于内科治疗无效的顽固性或进展性 SHPT 患者，外科手术仍是最有效的治疗手段。但 SHPT 患者常伴有严重的心脑血管疾病、骨代谢异常、凝血功能障碍及严重的术后低钙血症等，手术风险大，围手术期处理难度大，临床开展 SHPT 外科治疗需要多学科协作。虽然美国肾病基金会、改善全球肾脏病预后组织（KDIGO）及中华医学会肾脏病学分会等颁布的国内外指南对 SHPT 的手术适应证和手术方式进行了推荐，但并未提供整个围手术期操作的指导意见。因此，为规范手术方式、提高疗效、降低手术并发症发生率和术后复发率，协助临床医师规范、安全有效地开展 SHPT 的外科治疗，中国医师协会外科医师分会甲状腺外科医师委员会、中国研究型医院学会甲状腺疾病专业委员会组织我国相关专家制定了《慢性肾脏病继发甲状旁腺功能亢进外科临床实践中国专家共识（2021 版）》，为临床实践提供参考和指导。

一、术前定性与定位诊断

SHPT 的诊断包括定性诊断和定位诊断。结合患者病史、临床表现及实验室检测的 PTH 水平可做出 SHPT 的定性诊断。甲状旁腺由内胚层发育而来，但上、下甲状旁腺起源不同，且在胚胎发育过程中迁移距离不同，因此存在甲状旁腺数目和位置的变异。一项纳入 7005 例患者的 meta 分析显示，81.4% 的患者有 4 枚甲状旁腺，15.9% 的患者存在解剖变异，术前甲状旁腺数目和定位不准确是术后甲状旁腺功能亢进持续状态的常见原因，因此术前精确定位对成功实施甲状旁腺手术具有至关重要的作用。常用的术前定位方法包括高频超声检查、^{99m}Tc-甲氧基异丁基异腈（^{99m}Tc-methoxy isobutyl isonitrile，^{99m}Tc-MIBI）双时相平面显像、单光子发射计算机断层成像联合同机 CT 扫描图像融合技术（SPECT/CT）、CT 及 MRI 等。

1. 临床表现　SHPT 患者长期甲状旁腺激素水平升高和血钙、血磷的异常可引起多系统损害。

（1）骨骼系统：高全段甲状旁腺激素（iPTH）促进骨吸收和骨转换，动员骨钙入血，造成严重骨痛、骨质疏松、骨骼畸形、关节周围病变及病理性骨折等。

（2）循环系统：异位钙化于心血管及心肌，引起动脉硬化、心脏传导系统及瓣环钙沉积，继而导致心功能下降、心律失常，严重时可引起心力衰竭、心源性猝死。

（3）神经及精神系统：周围神经炎、失眠、精力不集中、抑郁、脑电波异常、辨识力差、认知障碍、易激惹等。

（4）造血系统：因骨髓纤维化及促红细胞生成素抵抗引起中重度贫血等。

（5）其他：皮肤瘙痒、皮肤及软组织肿瘤样钙化、钙化防御、营养不良等。

2. 实验室检查

（1）钙磷代谢调节指标：PTH、降钙素及 25(OH)D$_3$。

（2）骨代谢指标：碱性磷酸酶（ALP）、骨特异性碱性磷酸酶（bone-specific alkaline phosphatase，BAP）、抗酒石酸酸性磷酸酶 5b（tartrate resistant acid phosphatase 5b，TRAP5b）、骨钙蛋白（osteocalcin，OC）、骨钙素（bone gla protein，BGP）等。通过检测血清中骨代谢生化指标水平可评价骨代谢状态，指导围手术期预防骨折等相关不良事件。

3. 影像学检查

（1）高频超声：具有操作简便无创、空间分辨率高、价格低廉及可重复性强等特点，兼具血流动力学和形态结构学检测功能，可通过超声确定病变甲状旁腺的位置、体积、形态、血供及与周围组织的解剖关系等，并同时评估甲状腺是否存在病变。高频超声检查定位甲状旁腺的灵敏度与特异度受患者颈部长度、粗细程度及骨骼畸形等解剖因素、甲状旁腺增生状态、设备，尤其是检查者的经验影响而相差较大，三维超声、弹性成像等技术是有益的补充。此外，超声引导下甲状腺结节或颈部可疑结节细针穿刺细胞学检查联合洗脱液甲状腺球蛋白（Tg）或 PTH 检查可用于定性颈部的异位甲状旁腺或复发移植物，以及甄别甲状腺结节和淋巴结性质，协助制订合理手术方式和范围。超声检查的局限性主要体现在难以发现体积较小（直径＜5mm）及异位至胸骨后或纵隔等部位的甲状旁腺，难以鉴别病理学改变，例如难以鉴别是甲状旁腺增生还是甲状旁腺腺瘤等，建议由相对固定且经验丰富的超声医师进行常规术前超声检查。

（2）^{99m}Tc-MIBI 双时相平面显像与 SPECT/CT：^{99m}Tc-MIBI 双时相平面显像作为一种功能显像方法，对甲状旁腺病变的诊断及发现异位甲状旁腺均有极高价值，但易受甲状旁腺体积、合并囊性变、纤维化、出血坏死等病理学及功能状态等影响，有一定的假阴性率和假阳性率。SPECT/CT 兼具功能和解剖学影像的优点，可获取精确解剖位置，提高诊断的敏感度及精确度，对 SHPT 再次手术定位甲状旁腺病变价值更高。近年报道的 ^{18}F-氟代胆碱显像作为一种更敏感的功能性显像的核医学检查，对于 SHPT 定位具有优势，成为 SHPT 的更理想的定位方法。

（3）MRI：具有良好的软组织分辨率，能显示清晰的解剖结构，且没有电离辐射。与正常甲状腺组织相比，甲状旁腺在 T_1 加权成像（T_1WI）上常表现为等或稍低信号，在 T_2 加权成像（T_2WI）上表现为高或高低混杂信号。局限性是检查时间长、花费高、使用率低。

（4）薄层或强化 CT、四维 CT：CT 成像速度快，分辨率高，采用薄层扫描结合重建技术可获取甲状旁腺病变的立体影像，显示甲状旁腺与周围组织的解剖关系，有助于术前获取精确定位，但易受周围淋巴结等密度相当组织的影响，从而造成假阴性。

推荐 1：建议将高频超声联合 MIBI、SPECT/CT 或 ^{18}F-氟代胆碱显像作为初次手术、SHPT 复发或持续状态再次手术术前定位诊断的首选方法（证据等级：B；推荐等级：B）；在无条件开展 SPECT/CT 时，建议由所属多学科综合治疗协助组（multi-disciplinary team，MDT）中的影像学医师进行高频超声联合薄层 CT 检查，作为术前定位方法（证据等级：D；推荐等级：C）。

二、手术指征与禁忌证

1. 手术指征　参考 K/DOQI 指南、KDIGO 指南及中华医学会肾脏病学分会制定的指南或专家共识，结合我国 SHPT 治疗现状，对内科治疗无效的难治性甲状旁腺功能亢进建议手术治疗的具体标准如下：①临床表现，包括严重的骨痛、骨质疏松、肌痛、皮肤瘙痒等严重影响生活质量的症状；②对钙敏感受体激动剂、维生素 D 及其类似物等药物抵抗，内科治疗无效的高钙血症或高磷血症；③持续性 iPTH＞800ng/L（参考值为 15～65ng/L）；④超声检查提示至少 1 枚甲状旁腺增大且直径＞1cm 或最大体积＞500mm^3 或 ^{99m}Tc-MIBI 显示高密度影；⑤甲状旁腺热消融（radiofrequency ablation，RFA）、无水酒精注射治疗（percutaneous ethanol injection therapy，PEIT）等无效。

2. 手术禁忌证　①严重骨骼畸形无法显露颈部术区者；②合并严重心、肺、脑功能障碍及肿瘤等全身性疾病，不能耐受麻醉者；③严重凝血功能障碍；④未能控制的严重高血压；⑤各类感染急性期。

推荐 2: 符合①、②、④伴持续性 iPTH＞600ng/L 或②、③、④，或④、⑤均建议手术（证据等级 B；推荐等级 B）。

3. 术前准备与评估　维持性透析患者多合并心血管疾病，围手术期并发症和死亡风险高。Kim 等研究发现，随着医务人员对 SHPT 认识和围手术期管理水平的提高，住院患者死亡率可低至 0.8%，但合并心力衰竭的患者死亡率增加 4.23 倍、合并外周血管疾病的死亡风险增加 4.59 倍，因此，术前充分的准备和评估对于安全实施手术至关重要。

（1）建议组建 MDT，主要包括肾病科、甲状腺外科、耳鼻咽喉科、麻醉科、心内科、超声科、核医学科、重症监护科、内分泌科、检验科及病理科等。由 MDT 确定患者手术前后管理职责，综合评估团队自身综合处理 SHPT 的能力，评估 SHPT 患者的手术适应证、手术风险、围手术期管理、术后管理及随访等。

（2）术前检查：①血液检验评估凝血状态、血常规、感染指标、肝肾功能、心肌酶谱、心肌肌钙蛋白、甲状腺和甲状旁腺功能、血生化（Ca^{2+}、K^+、磷）等电解质情况；②心脏和腹部超声、胸部 X 线检查、心电图、肺功能检查等常规术前检查；③骨代谢标志物及骨密度测定，有条件可行骨穿刺活检评价骨代谢状况；④胸廓畸形患者需要做肺功能检查。

（3）心肺功能评估：血液透析的患者多存在左心室肥大，可导致心力衰竭。术前评估还要综合考虑心血管功能障碍、贫血、供血不足、药物代谢改变等因素。

1）详细的病史采集与体格检查有助于评估 CKD 患者合并心脏疾病的病因线索与严重程度。

2）根据胸部 X 线检查、肺功能检查、血气分析积极控制肺部炎症，调整肺功能状态。

3）控制高血压，术前控制收缩压≤180mmHg（1mmHg=0.133kPa）和舒张压≤90mmHg。

4）根据心肌梗死血清标志物、心电图、心脏彩超检查全面评估心功能状态，积极改善充血性心力衰竭和（或）缺血性心脏病，使患者心功能活动状态代谢当量＞4MET，同时根据麻醉及手术要求调整或停用某些药物，如阿司匹林、氯吡格雷等。整个围手术期采用限制高钾饮食、优化液体的管理策略，避免透析间期体重增长过多，血容量过大导致心力衰竭。

（4）术前应尽可能确定手术范围，如合并甲状腺癌等需外科治疗的疾病，尽量同期进行手术治疗。

（5）术前彩超检查评估甲状腺，可通过细针吸取细胞学及基因检测等方法确定甲状腺结节性质。而对性质待定的颈部结节进行细针穿刺洗脱液甲状腺球蛋白、降钙素或 PTH 检查，有助于确诊转移淋巴结或异位甲状旁腺等。

（6）加强术前宣教。部分 SHPT 患者有焦虑、抑郁、易激惹等心理异常，对手术存在不同程度的焦虑或恐慌情绪，严重的负面情绪会造成不良的应激反应，影响手术顺利进行或术后康复。因此，医务人员应在患者入院后通过不同形式向患者及其家属介绍顺利度过围手术期的相关知识，并给予建议，如预防跌倒、控制饮食及处理术后低钙等。

（7）血液透析患者选择透析间歇期进行手术，术前 24h 行常规 4h 血液透析，透析抗凝改用普通肝素，手术当天不透析，或行无肝素透析或枸橼酸盐透析。术前存在高钾血症的患者建议适当增加透析剂量，透析前应该由透析医生评估达到干体重状态，避免水负荷过多导致心力衰竭，教育患者低钾饮食，以降低术中或术后高钾血症风险。腹膜透析患者术前常规透析，术后更换为正常钙浓度的腹透液，建议术前排空透析液。

（8）有条件的单位可术前 2h 静脉注射 ^{99m}Tc-MIBI，备术中 γ 探测仪探测异位甲状旁腺。

推荐 3：建议组建 MDT，有助于外科治疗 SHPT 的临床管理工作安全、顺利开展（证据等级 C；推荐等级 B）。

推荐 4：由 MDT 制定不同科室管理 SHPT 患者的职责和工作流程，评估 SHPT 患者的手术适应证、手术风险及围手术期管理等（证据等级 C；推荐等级 B）。

推荐 5：血液透析患者建议术前 24h 内透析，使用低分子量肝素者可改用普通肝素抗凝，手术当天如需要可行无抗凝剂或枸橼酸钠抗凝透析（证据等级 D；推荐等级 C）。

推荐 6：建议术前评估甲状腺结节，可通过细针吸取细胞学、基因检测及洗脱液延伸检查确定手术范围（证据等级 C；推荐等级 B）。

推荐 7：为预防心力衰竭或电解质紊乱，围手术期严格控制高钾饮食及液体量（证据等级 D；推荐等级 C）。

4. 手术方式　目前国内外尚无充足的循证医学证据证实何种手术方式更佳，手术方式的选择除要考虑降低手术并发症发生率及持续 SHPT 发生率外，还要考虑保留足够的甲状旁腺功能及潜在肾移植的可能，具体手术方式根据患者的个体情况和外科医师的经验选择。

（1）甲状旁腺全切除术（total parathyroidectomy，tPTx）：是指切除全部甲状旁腺，不做原位保留或移植甲状旁腺组织。tPTx 可降低 SHPT 持续复发的发生率，减少颈部再次手术的风险，缩短手术时间。但 tPTx 术后可能导致永久性甲状旁腺功能减退和无动力骨病，可能需要长期补充钙剂、骨化三醇。目前相关研究提示，tPTx 术后部分患者仍可检测到 PTH，甚至维持在正常水平，其来源可能是胸腺中静止的同源甲状旁腺细胞激活或术中残留的甲状旁腺。如患者有肾移植意愿，不宜选择 tPTx。

（2）甲状旁腺全切除+自体移植术（total parathyroidectomy with autotransplantation，tPTx+AT）：是指切除全部甲状旁腺，术中留取体积最小且非结节状增生的甲状旁腺组织 30～60mg，切成 1mm×1mm×1mm 颗粒种植于患者胸锁乳突肌或非造瘘的前臂肱桡肌。随着甲状旁腺组织低温保存技术的进步，移植时机可选择即时自体移植和延时自体移植，延时自体移植的弊端主要是随着冷冻时间的延长，甲状旁腺功能和活性下降，建议冷冻时间<2 年。此手术方式能有效缓解 SHPT 的症状，又能避免术后永久性甲状旁腺功能减退和顽固性低钙血症。移植腺体组织量和移植物的选择与术后复发率密切相关。移植部位宜遵循方便术后功能监测和复发后取出的原则。移植部位建议用不可吸收材料标记，便于复发后再次手术寻找移植物。

（3）甲状旁腺次全切除术（subtotal parathyroidectomy，sPTx）：是指行充分颈部探查后，切除 3.5 枚甲状旁腺。sPTx 术后顽固性低钙血症的发生率低，但容易复发。因初次手术探查后引起的术区粘连、解剖结构紊乱，复发后再次手术困难，故该手术方式已经较少使用。但有学者将该术式改良，留取最小、最接近正常且带有血供的甲状旁腺组织，大小约 1mm×2mm×3mm，发现术后严重低钙血症的发生率低于 tPTx，而复发率远低于传统的 sPTx。

推荐 8：建议根据患者的个体情况和外科医师的经验选择手术方式，对于有肾移植意愿的患者，建议首选 tPTx+AT（证据等级 B；推荐等级 B）。

5. 手术操作要点及术中辅助手段

（1）麻醉与体位：依据患者病情选择喉罩、气管插管全身麻醉或颈丛神经阻滞麻醉，取半卧位，头后仰，充分显露术区。①术中加强监护，包括有创动脉血压、中心静脉压、脉搏氧饱和度、体温、血气分析等；②术中输液量过多会加重心脏负荷，有诱发心力衰竭的风险，故应根据患者的心功能状态、围手术期出入量、出血量等进行目标导向性输液。

（2）手术入路选择：①开放性手术切口可选择低位顺皮纹领式弧形切口，结合患者体形及术前定位情况进行调整。②内镜手术，如机器人手术或腔镜手术，可选择胸前入路或双侧乳晕腋窝入路，内镜手术时间越长，手术风险及难度越大，此类手术的术后复发风险可能增加，建议由内镜手术经验丰富的专科医师实施。

（3）手术探查范围：建议由甲状旁腺外科手术经验丰富的医生操作，如术中探查少于4 枚甲状旁腺，或术中甲状旁腺激素检测结果提示有残留甲状旁腺，除探查甲状旁腺的正常解剖位置外，还需探查有无异位甲状旁腺。应注意气管后方、胸腺、食管周围、颈动脉鞘、甲状腺腺体内及前纵隔等异位好发部位（图 2-5-1、图 2-5-2）。据文献报道，胸腺是最常见的甲状旁腺异位位置，胸腺内异位甲状旁腺的发生率为 14.8%～45.3%，如术中未探查到或切除所有甲状旁腺时可以选择切除胸腺。如甲状腺腺体较大，上甲状旁腺探查困难，可游离甲状腺上极。切除甲状旁腺时要确保甲状旁腺被膜完整，必要时可同时切除部分周围纤维脂肪组织以防止术区种植。术中切除甲状旁腺后常规送快速冰冻切片病理学检查，确定切除组织是否为甲状旁腺及是否合并肿瘤。

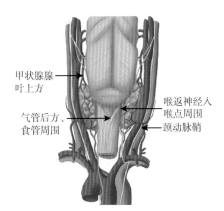
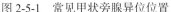
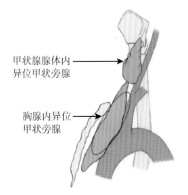

图 2-5-1　常见甲状旁腺异位位置　　　　图 2-5-2　最常见的异位甲状旁腺

（4）手术终点的判定：SHPT 患者常伴有多系统基础疾病，应尽可能缩短手术时间，评估手术获益与患者耐受手术能力。以下情况应适时终止手术：①术中切除 4 枚甲状旁腺并行快速冰冻切片病理学检查证实，术前影像学检查无异位或无额外甲状旁腺；②术中甲状旁腺激素测定（intraoperative parathyroid hormone assay，IOPTH 测定）标准，建议甲状旁腺切除后 20min 测 iPTH 较术前下降 80%，但目前 IOPTH 测定需时较长，使其在临床应用中受限。如患者耐受手术能力差，应由经验丰富的外科医生结合术前定位和术中甲状旁腺数目、体积等确定合理手术方式，尽快完成手术，不必等待快速冰冻切片病理学检查或IOPTH 测定结果等。

（5）异位甲状旁腺的处理：异位甲状旁腺初次手术遗漏或无法经颈部入路切除是造成 SHPT 术后持续状态的常见原因。异位甲状旁腺的处理建议根据 MDT 的建议分析 ^{99m}Tc-MIBI、SPECT/CT 及超声检查定位结果，结合患者的个体情况选择合理的手术方式。异位的上甲状旁腺如术前定位准确通常可经颈部手术切口切除。上纵隔是下甲状旁腺最常见的异位位置，部分位置靠下的胸腺内甲状旁腺无法经颈部手术切口完成者，可以选择联合胸外科经剑突下入路腔镜下全胸腺切除。

（6）合并甲状腺疾病的处理：在精准术前评估前提下兼顾甲状腺疾病和 SHPT 的治疗，如术中麻醉状况允许，甲状腺癌患侧腺叶加中央区淋巴结清扫是最小手术范围，对于颈侧区淋巴结，根据术前评估情况决定是否清扫。对于不能耐受长时间手术的患者，甲状旁腺全切除的同时仅切除患侧甲状腺腺叶甚至姑息切除也可选择。甲状腺手术后术区瘢痕粘连，解剖结构紊乱，再次手术风险较大，建议在 SHPT 合并甲状腺疾病手术中尽可能切除全部甲状旁腺。

（7）术中辅助手段

1）术中 γ 探测仪：γ 探测仪在术中探及甲状旁腺区时会显示计数显著增高，临床实际应用中对寻找异位及复发甲状旁腺的应用价值更高。因需要核医学科在术前给药，且 γ 射线探测的客观条件要求严格，故 γ 探测仪在临床的应用范围有限。

2）纳米碳负显像：活性纳米碳具有高度的淋巴系统趋向性，如果术中甲状旁腺与淋巴结或甲状腺结节不易区分时，可术前行超声引导下甲状腺腺体内注射 0.1ml，通过纳米碳负显像发现甲状旁腺。此外，纳米碳还可作为染料用于再次手术或可疑甲状旁腺术前定位标记。

3）术中甲状旁腺激素测定：IOPTH 是甲状旁腺手术中的一种功能性诊断方法，可协助判断有无残留甲状旁腺并预测手术是否成功。iPTH 在人体内主要经过肝脏和肾脏代谢，肾功能正常时半衰期约 2min，SHPT 患者肾功能不全影响血浆清除率，iPTH 清除率降低，半衰期约 5min。目前临床上普遍使用的是第二代免疫测定技术检测 iPTH，但该方法检测 iPTH 受 PTH（7-84）为主的片段影响，因此，IOPTH 判定 SHPT 手术成功及预后的标准尚存争议。

4）其他术中辅助手段或新技术的应用：超声刀、双极电凝等能量器械、术中神经监测系统、免疫荧光显像等新技术的应用为安全、精准、微创甲状旁腺手术提供了更多的技术支持。

（8）常见手术并发症的预防

1）喉返或喉上神经损伤：喉返神经（recurrent laryngeal nerve，RLN）可存在变异，此为意外损伤的最常见原因，有条件时术中可借助神经监测系统识别并显露喉返神经。增生的上甲状旁腺与喉返神经入喉点和喉上神经外侧支距离较近，或异位于入喉点内侧，体积较大的下甲状旁腺可能位于神经背侧，显露不清晰可造成永久性损伤，而暂时性损伤多由于术中分离牵拉等导致。手术操作应注意：①动作轻柔，避免过度牵拉；②若使用超声刀或双极电凝等能量器械，功能面远离神经或保持 2mm 以上的距离；③保持术野清晰，不盲目离断组织；④紧贴甲状腺被膜操作，贴近甲状腺上、下极处理血管。

2）术后出血：由于长期血液透析，血小板和凝血因子生成及功能异常，长期使用外源性抗凝药物等，SHPT 患者凝血功能障碍，钙盐异位沉积造成血管硬化，术后创面出血是其重要并发症，甚至可能会压迫气管造成致命性影响。术中需仔细止血，并于术区留置负压引流管，术后床旁需常规备用气管切开包。对于创面的活动性出血，必须由外科医生处理，及时彻底止血，还应注意术后迟发性出血的可能，必要时补充新鲜冰冻血浆。

3）其他并发症：感染、组织水肿等处理等同常规甲状腺手术。

推荐 9：建议腔镜甲状旁腺手术由腔镜手术经验丰富的专科医师实施（证据等级 D；推荐等级 C）。

推荐 10：建议由 MDT 综合评估异位甲状旁腺患者的情况选择合理的个体化处理方式。甲状旁腺异位至上纵隔时可选择联合胸外科经剑突下入路行腔镜下全胸腺切除术（证据等级 D；推荐等级 C）。

推荐 11：如合并需外科治疗的甲状腺疾病，建议术前充分评估，结合术中麻醉状态确定合理的手术范围（证据等级 C；推荐等级 B）。

推荐 12：术中血 PTH 水平测定可作为判断有无残留甲状旁腺并预测手术是否成功的功能性诊断方法（证据等级 B；推荐等级 B）。

推荐 13：在 SHPT 手术中合理应用能量器械、术中神经监测系统等可提高手术效果，减少手术并发症（证据等级 B；推荐等级 B）。

6. 术后管理　术后规范的综合管理有助于维持良好的手术效果。术后建议在 MDT 模式下联合管理，即术后 2～3 天病情稳定后转回内科病房处理相关情况及随访。

（1）生命体征监测：甲状旁腺切除术（PTx）后因为麻醉、手术等应激反应，血 PTH 水平迅速下降，骨骼快速摄钙导致低血钙等，部分患者易出现乏力、嗜睡、恶心、呕吐等症状，此外，由于长期透析导致心脑血管异位钙化、心室肥厚及泵血功能异常等，循环系统的自身调节能力降低，因此应预防低血压、心力衰竭、脑出血、脑梗死及动静脉瘘、血栓闭塞等不良事件，在加强生命体征监测的同时，控制液体输入量和超滤量。建议术后 24h 内即行血液透析，可采用钙浓度为 1.50～1.75mmol/L 的透析液，注意监测生化指标。术后 1 周内建议采用无肝素或枸橼酸钠抗凝透析，避免术后出血。腹膜透析患者如术前使用低钙腹膜透析液，术后通常需更换为正常钙浓度的腹膜透析液，宜根据实验室检验结果、摄入量及补钙情况等调整透析模式。

（2）术后生化指标监测：术后第 1 天监测血清 PTH、血清生化指标及 ALP 等。SHPT 患者容易并发电解质紊乱，部分患者围手术期有自发性高钾血症倾向，无肝素透析也可能因透析不充分导致高钾血症，有猝死风险，要注意加强监测并及时调整。术后因骨骼快速摄钙常引起"骨饥饿综合征"，尤其易出现低钙血症，部分患者无明显症状，也可表现为乏力、精神萎靡及食欲缺乏，口唇周围、手足麻木感并伴有 Chvostek 征和 Trousseau 征等，严重者可表现为手足抽搐、病理性骨折、喉肌痉挛、心力衰竭及呼吸、心搏骤停等，术后 24h 内也是最易出现低钙危象的时期，因此要加强钙磷等生化指标的监测，及时补充钙剂、活性维生素 D_3 及其类似物，防止低钙血症引发不良事件。

术前干体重、血 ALP 及 PTH 水平是 SHPT 患者术后出现严重低钙血症的独立危险因素，此外，还要结合患者的年龄、透析龄、血清钙、血红蛋白和白蛋白水平及甲状旁腺体积等，预测患者术后低钙血症的程度，制订个体化补钙方案。具体补钙可采用微量输液泵维持、静脉注射结合口服、鼓励患者高钙磷饮食等方法。手术后 1 周内每 4～6h 监测血清钙或离子钙（建议），血钙水平趋于稳定后可适当降低监测频率；监测血清磷、ALP，每周 1 次，以后监测频率根据患者血清检测结果和临床症状改善情况适当调整。如血清钙 <1.8mmol/L，给予 10%葡萄糖酸钙注射液，并以 10～20ml/h（90～180mg 元素钙，即 1～2 支）的速度稀释后用输液泵输注或静脉滴注，稀释比例建议为 1∶1，具体结合血管条件、给药通道及液体量调整，如出现麻木、抽搐等症状，可临时给予 10%葡萄糖酸钙注射液 10～20ml 静脉注射，并随时监测血钙变化情况，根据血钙水平调整补钙量，维持离子钙>1.0mmol/L。口服补钙方法，常规给予骨化三醇 1.0～2.5μg/d、碳酸钙 3～12g/d，分 2～3 次餐间服用，亦可根据患者情况选择其他葡萄糖酸钙片等口服药物。待患者血清钙持续>1.8mmol/L，且无明显临床症状，可酌情过渡至口服补钙。血清钙维持在正常范围时，根据患者的血钙水平逐步减少骨化三醇或碳酸钙、葡萄糖酸钙片的剂量。注意患者有无口周、手足麻木和抽搐，若出现低血钙临床表现可予以临时静脉输注钙剂治疗。术后伴随着低钙血症，会出现低磷血症，应鼓励患者高钙、高磷饮食，如术前曾接受磷结合剂等治疗，则应根据血磷水平调整药量或停药。在静脉使用葡萄糖酸钙注射液时建议深静脉输液，给药装置可选择中心静脉导管以避免钙剂外渗造成局部组织坏死，抽取静脉血时要避开给药同侧肢体，以免造成检验误差。

（3）术后甲状腺功能监测：PTx 会机械性刺激甲状腺或破坏甲状腺血供，部分合并甲状腺疾病的患者同期手术，有可能导致暂时性甲状腺炎、甲状腺功能减退、甲状腺功能亢进甚至短暂性甲状腺毒症的发生，从而引起多系统功能紊乱，甚至可诱发水和电解质紊乱、心律失常等，因此术后要监测甲状腺功能。

（4）留置引流管：术区留置负压引流管，术毕注意观察引流液颜色及引流量变化情况，如有出血或积液，可及时发现。引流量<10ml/24h 可拔除引流管，引流管管理等同甲状腺手术。

（5）术后观察：观察有无声音嘶哑、吞咽时是否呛咳等神经功能状态。其余镇痛、气道管理等同常规甲状腺手术。

（6）复发及持续性甲状旁腺功能亢进的处理：目前尚无 SHPT 术后复发的统一标准，也是其复发率差异较大的原因之一。持续性甲状旁腺功能亢进（persistent hyperparathyroidism，PHPT）定义为 PTx 后 PTH 持续高于参考范围的上限。复发性甲状旁腺功能亢进（recurrent hyperparathyroidism，RHPT）定义为 PTx 术后 PTH 降至正常，又逐渐升高并持续 6 个月以上。不同指南对于透析患者的 iPTH 靶目标范围不尽相同，2003 年 K/DOQI 指南推荐血 iPTH 为 150～300ng/L，2017 年 KDIGO 指南与 2019 年中国 CKD-MBD 指南推荐均为参考值上限的 2～9 倍。临床实践中，PTx 后并不能将所有患者的 iPTH 均有效控制在靶目标范围内，SHPT 患者 iPTH 水平的控制范围和理想的钙磷代谢指标仍需要进一步探索。造成 SHPT 术后持续或复发的原因主要包括术前定位不准确、移植物复发、超数目或异位甲状旁腺、手术部位残留或遗漏等。主要处理方法包括术后给予帕立骨化醇或骨化三醇冲击治疗，应用钙剂纠正低钙血症，进行拟钙剂（西那卡塞）、降磷药物等为主的内科治疗。如内科治疗无效，需进行影像学检查，确认是移植物复发还是遗留腺体功能亢进，权衡临床危害与再次手术风险的利弊后，再选择是采取再次手术，还是热消融等治疗方法。

（7）随访：目前 SHPT 患者术后随访工作尚未得到足够重视，对患者生活质量的评估尚不充分。建议术后由肾内科或透析室医师规范随访 SHPT 患者，注意有无严重临床症状、饮食控制、口服补钙药物的调整及降磷药物的应用，是否需要再次手术等，规律的随访和及时的内科干预可降低 SHPT 复发率，提高患者生活质量。

推荐 14：建议血液透析患者术后次日即行无肝素或枸橼酸抗凝血液透析，有条件者可应用高钙透析液；腹膜透析患者如术前使用低钙腹膜透析液，术后通常需更换为正常钙浓度的腹膜透析液，定期根据实验室血钙监测结果调整钙、磷摄入量及补钙情况等（证据等级 C；推荐等级 B）。

推荐 15：建议加强围手术期电解质监测，及时纠正高钾血症，术后补充钙剂、活性维生素 D_3 及其类似物纠正低钙血症（证据等级 C；推荐等级 B）。

推荐 16：对于具有术后严重低钙血症等危险因素需要大剂量静脉补钙的患者，建议通过深静脉输液以避免钙剂外渗造成局部皮肤坏死等并发症（证据等级 D；推荐等级 C）。

推荐 17：复发或持续性甲状旁腺功能亢进实施内科治疗无效，如甲状旁腺定位明确，可以采取再次甲状旁腺手术或热消融等方法（证据等级 B；推荐等级 B）。

推荐 18：建议在 MDT 框架内，由肾内科等专科主导进行 SHPT 术后综合管理及远期随访（证据等级 C；推荐等级 C）。

7. 三发性甲状旁腺功能亢进症的外科治疗　部分患者在长期 SHPT 基础上，因甲状旁腺受长期刺激，增生的腺体已有自主功能，并发展成为有自主分泌 PTH 的腺瘤或腺瘤样结节，即使肾移植成功也不能使甲状旁腺功能恢复正常，出现高钙血症、低磷血症和血清 PTH 升高，称为三发性甲状旁腺功能亢进症（tertiary hyperparathyroidism，THPT）。对于此类患者，临床上需要重点关注患者的移植肾功能、肾性骨病、心血管事件病死率等，目前治疗手段主要是外科手术和以西那卡塞为主的内科治疗。

推荐 19：建议 THPT 外科治疗的手术方式依据患者的病情选择 tPTx+AT 或 sPTx（证据等级 D；推荐等级 C）。

声明：PTx 作为治疗慢性肾衰竭 SHPT 的重要手段，可以改善患者的钙磷代谢紊乱、异位钙化、骨病、心血管疾病等，改善患者生活质量，提高长期生存率。但由于 SHPT 自身的复杂性，围手术期管理存在诸多不确定性，本共识并不能逐一详尽阐释处理策略，临床医师应该针对患者的不同特点，遵循个体化、多学科合作的原则，选择最佳手术方式，制订合理规范的围手术期处理方案，以获取最佳治疗效果。

2016 年由中国医师协会外科医师分会甲状腺外科医师委员会（Chinese Thyroid Association，CTA）发布《慢性肾功能衰竭继发甲状旁腺功能亢进外科临床实践专家共识》，经过 5 年多的推广及应用，得到了我国甲状（旁）腺外科和肾脏病科同行的广泛认可。然而，在应用过程中也反映出该共识的一些不足，如围手术期处理的内容不够全面，没有提供证据等级或给出推荐意见等，CTA、中国研究型医院学会甲状腺疾病专业委员会再次组织我国甲状腺疾病、肾脏疾病及影像学等领域部分专家，参考国内外现有的临床指南，增加近 5 年的文献，制订《慢性肾脏病继发甲状旁腺功能亢进外科临床实践中国专家共识（2021 版）》，为同行在临床实践中提供参考。

（李贵森　邹　杨　张　凌）

参 考 文 献

陈海珍，陈曦，2018. 肾性继发性甲状旁腺功能亢进症的多学科协作治疗. 外科理论与实践，23（2）：103-107.

陈雪娇，尹毅青，布特格勒其，等，2018. 继发性甲状旁腺功能亢进患者术前心功能评估. 中日友好医院学报，32（6）：339-341.

陈艺心，袁琳，2016. 慢性肾脏病 3～5 期患者骨代谢相关指标分析. 检验医学与临床，13（6）：749-751.

程若川，苏艳军，2019. 我国外科治疗肾性继发性甲状旁腺功能亢进的适应证与风险思考. 中国临床新医学，12（3）：241-246.

杜海磊，朱良纲，车嘉铭，等，2016. 纵隔异位甲状旁腺的外科治疗. 外科理论与实践，21（4）：318-320.

葛益飞，杨光，王宁宁，等，2015. 尿毒症继发甲状旁腺功能亢进患者合并甲状腺癌的临床分析. 中华肾脏病杂志，31（11）：860-861.

管珩，李沛，朱预，等，2014. 异位甲状旁腺功能亢进症的外科治疗——66 例报告. 中华普通外科杂志，29（6）：455-459.

国家肾脏疾病临床医学研究中心，2019. 中国慢性肾脏病矿物质和骨异常诊治指南概要. 肾脏病与透析肾移植杂志，28（1）：52-57.

胡亚，廖泉，牛哲禹，等，2014. 甲状旁腺功能亢进合并分化型甲状腺癌 384 例诊治分析. 中国实用外科杂志，34（4）：329-331.

花瞻，张凌，李程，等，2018. 继发性甲状旁腺功能亢进症的再手术临床分析. 中华外科杂志，56（6）：442-446.

姜鸿，徐志宏，张凌，等，2012. 慢性肾脏病3～5期透析前患者矿物质及骨代谢紊乱的调查分析. 中国血液净化，11（7）：360-364.

孔令泉，邹宝山，李浩，等，2019. 肾性继发性甲状旁腺功能亢进患者甲状旁腺切除术后并发甲状腺毒症的防治. 中华内分泌外科杂志，13（4）：265-268.

李小磊，庄大勇，周鹏，等，2018. 三发性甲状旁腺功能亢进的外科与西那卡塞内科治疗的对比分析. 国际外科学杂志，45（12）：845-849.

廖常志，张静，何强，等，2011. 慢性肾脏病患者血清 iPTH 及钙磷异常的发生率. 四川医学，32（9）：1338-1340.

刘志红，李贵森，2013. 重视慢性肾脏病-矿物质和骨异常的诊断和治疗. 肾脏病与透析肾移植杂志，22(6)：501-503.

吕凛生，李少敏，叶玉球，等，2019. 不同术式治疗继发性甲状旁腺功能亢进临床疗效的 Meta 分析. 中华肾脏病杂志，35（12）：914-921.

乔楠，付庆锋，李鸿博，等，2019. 继发性甲状旁腺功能亢进外科治疗中甲状旁腺自体移植现状. 中国实用外科杂志，39（4）：379-381.

石书梅，赵学智，陆烈，等，2009. 降钙素及双膦酸盐治疗血液透析患者肾性骨病的长期疗效. 中华肾脏病杂志，25（5）：341-344.

王海峰，张凌，姚力，等，2016. 三种不同甲状旁腺切除术治疗继发性甲状旁腺功能亢进 425 例疗效比较. 中国血液净化，15（9）：455-458.

王莉，李贵森，刘志红，2013. 中华医学会肾脏病学分会《慢性肾脏病矿物质和骨异常诊治指导》. 肾脏病与透析肾移植杂志，22（6）：554-559.

王世相，李寒，2008. 鲑鱼降钙素治疗维持性透析患者骨质疏松的临床研究. 中华医学杂志，88(6)：387-390.

许彬彬，徐群，段建春，等，2020. 自体移植方式选择在慢性肾脏病患者继发性甲状旁腺功能亢进后甲状旁腺全切术中应用 Meta 分析. 医学理论与实践，33（22）：3700-3703.

杨光，王宁宁，查小明，等，2019. 维持性血液透析患者甲状旁腺切除术后发生骨饥饿综合征的影响因素. 中华肾脏病杂志，35（8）：568-574.

叶颖，吴文浩，王国杰，等，2019. 血液透析继发甲状旁腺功能亢进患者甲状旁腺病变的 MRI 特征. 中国医学影像学杂志，27（2）：139-143.

于芳，贺青卿，2018. 治疗肾性甲状旁腺功能亢进首选西那卡塞还是外科手术？中华内分泌外科杂志，12（2）：92-95.

张妍妍，王培松，王雪薇，等，2020. 三发性甲状旁腺功能亢进症诊治进展. 中华内分泌外科杂志，14（1）：83-86.

中国医师协会外科医师分会甲状腺外科医师委员会，2016. 慢性肾功能衰竭继发甲状旁腺功能亢进外科临床实践专家共识. 中国实用外科杂志，36（5）：481-486.

中国医师协会外科医师分会甲状腺外科医师委员会，中国研究型医院学会甲状腺疾病专业委员会，2017. 甲状腺外科能量器械应用专家共识（2017 版）. 中国实用外科杂志，37（9）：992-997.

中华医学会骨质疏松和骨矿盐疾病分会，2017. 原发性骨质疏松症诊疗指南（2017）. 中华骨质疏松和骨矿盐疾病杂志，10（5）：413-444.

周鹏，贺青卿，庄大勇，等，2018. 甲状旁腺全切加微量甲状旁腺自体移植术在肾性甲状旁腺功能亢进中的临床应用. 中华内分泌外科杂志，12（1）：34-50.

周鹏，贺青卿，庄大勇，等，2019. 持续性和复发性肾性甲状旁腺功能亢进的外科治疗. 中华普通外科杂志，34（9）：766-770.

周鹏，庄大勇，贺青卿，等，2018. 达芬奇机器人甲状旁腺全切加部分腺体自体移植术治疗肾性甲状旁腺功能亢进. 中华普通外科杂志，33（1）：49-52.

周鹏，庄大勇，贺青卿，等，2020. 肾性甲状旁腺功能亢进合并甲状腺癌手术方式的探讨. 中国血液净化，19（7）：454-457.

Abruzzo A，Gioviale M，Damiano G，et al，2017. Reoperation for persistent or recurrent secondary hyperparathyroidism. Acta Biomed，88（3）：325-328.

Chen J，Zhou Q，Feng J，et al，2018. Combined use of a nanocarbon suspension and ^{99m}Tc-MIBI for the intra-operative localization of the parathyroid glands. Am J Otolaryngol，39（2）：138-141.

Chen YH，Chen HT，Lee MC，et al，2020. Preoperative F-18 fluorocholine PET/CT for the detection of hyperfunctioning parathyroid glands in patients with secondary or tertiary hyperparathyroidism：comparison with Tc-99m sestamibi scan and neck ultrasound. Ann Nucl Med，34（8）：527-537.

Coco M，Rush H，2000. Increased incidence of hip fractures in dialysis patients with low serum parathyroid hormone. Am J Kidney Dis，36（6）：1115-1121.

Coen G，Ballanti P，Bonucci E，et al，1998. Bone markers in the diagnosis of low turnover osteodystrophy in haemodialysis patients. Nephrol Dial Transplant，13（9）：2294-2302.

Coen G，Ballanti P，Bonucci E，et al，2002. Renal osteodystrophy in predialysis and hemodialysis patients：comparison of histologic patterns and diagnostic predictivity of intact PTH. Nephron，91（1）：103-111.

Cunningham J，Locatelli F，Rodriguez M，2011. Secondary hyperparathyroidism：pathogenesis，disease progression，and therapeutic options. Clin J Am Soc Nephrol，6（4）：913-921.

Fang Y，Ginsberg C，Sugatani T，et al，2014. Early chronic kidney disease-mineral bone disorder stimulates vascular calcification. Kidney Int，85（1）：142-150.

Filho WA, van der Plas WY, Brescia MDG, et al, 2018. Quality of life after surgery in secondary hyperparathyroidism, comparing subtotal parathyroidectomy with total parathyroidectomy with immediate parathyroid autograft: Prospective randomized trial. Surgery, 164 (5): 978-985.

Floege J, Kim J, Ireland E, et al, 2011. Serum iPTH, calcium and phosphate, and the risk of mortality in a European heamodialysis population. Nephrol Dial Transplant, 26 (6): 1948-1955.

Fukagawa M, Yokoyama K, Koiwa F, et al, 2013. Clinical practice guideline for the management of chronic kidney disease-mineral and bone disorder. Ther Apher Dial, 17 (3): 247-288.

Gutierrez O, Isakova T, Rhee E, et al, 2005. Fibroblast growth factor-23 mitigates hyperphosphatemia but accentuates calcitriol deficiency in chronic kidney disease. J Am Soc Nephrol, 16 (7): 2205-2215.

Gwiasda J, Kaltenborn A, Müller JA, et al, 2017. Ultrasound-based scores as predictors for nodular hyperplasia in patients with secondary hyperparathyroidism: a prospective validation study. Langenbecks Arch Surg, 402 (2): 295-301.

He Q, Zhu J, Zhuang D, et al, 2015. Robotic total parathyroidectomy by the axillo-bilateral-breast approach for secondary hyperparathyroidism: a feasibility study. J Laparoendosc Adv Surg Tech A, 25 (4): 311-313.

He Q, Zhuang D, Zheng L, et al, 2014. Harmonic focus compared with classic hemostasis during total parathyroidectomy in secondary hyperparathyroidism: a prospective randomized trial. Am Surg, 80 (12): E342-E345.

He Q, Zhuang D, Zheng L, et al, 2014. Total parathyroidectomy with trace amounts of parathyroid tissue autotransplantation as the treatment of choice for secondary hyperparathyroidism: a single-center experience. BMC Surg, 14: 26.

Hernandez D, Concepcion MT, Lorenzo V, et al, 1994. Adynamic bone disease with negative aluminium staining in predialysis patients: prevalence and evolution after maintenance dialysis. Nephrol Dial Transplant, 9 (5): 517-523.

Jia F, Xue Y, Liu K, et al, 2020. Effects of total parathyroidectomy treatment on parathyroid hormone levels, recurrent laryngeal nerve function, and the rate of infection complications of secondary hyperparathyroidism patients under image information health monitoring by magnetic resonance imaging. Neurosci Lett, 735: 135195.

Ketteler M, Block GA, Evenepoel P, et al, 2018. Diagnosis, evaluation, prevention, and treatment of chronic kidney disease-mineral and bone disorder: synopsis of the kidney disease: improving global outcomes 2017 clinical practice guideline update. Ann Intern Med, 168 (6): 422-430.

Kidney Disease: Improving Global Outcomes (KDIGO) CKD-MBD Update Work Group, 2017. KDIGO 2017 clinical practice guideline update for the diagnosis, evaluation, prevention, and treatment of chronic kidney disease-mineral and bone disorder (CKD-MBD). Kidney Int Suppl (2011), 7 (1): 1-59.

Kim SM, Long J, Montez-Rath ME, et al, 2016. Rates and outcomes of parathyroidectomy for secondary hyperparathyroidism in the United States. Clin J Am Soc Nephrol, 11 (7): 1260-1267.

Kokado Y, Takahara S, Ichimaru N, et al, 2000. Factors influencing vertebral bone density after renal transplantation. Transpl Int, 13 Suppl 1: S431-S435.

Komaba H, Goto S, Fujii H, et al, 2010. Depressed expression of Klotho and FGF receptor 1 in hyperplastic parathyroid glands from uremic patients. Kidney Int, 77 (3): 232-238.

Kong X, Tang L, Ma X, et al, 2015. Relationship between mild-to-moderate chronic kidney disease and decreased bone mineral density in Chinese adult population. Int Urol Nephrol, 47 (9): 1547-1553.

Kritmetapak K，Kongpetch S，Chotmongkol W，et al，2020. Incidence of and risk factors for post-parathyroidectomy hungry bone syndrome in patients with secondary hyperparathyroidism. Ren Fail，42（1）：1118-1126.

Levin A，Bakris GL，Molitch M，et al，2007. Prevalence of abnormal serum vitamin D，PTH，calcium，and phosphorus in patients with chronic kidney disease：results of the study to evaluate early kidney disease. Kidney Int，71（1）：31-38.

Li C，Lv L，Wang H，et al，2017. Total parathyroidectomy versus total parathyroidectomy with autotransplantation for secondary hyperparathyroidism：systematic review and meta-analysis. Ren Fail，39（1）：678-687.

Li X，Li J，Li Y，et al，2020. The role of preoperative ultrasound，contrast-enhanced ultrasound，and ^{99m}Tc-MIBI scanning with single-photon emission computed tomography/X-ray computed tomography localization in refractory secondary hyperparathyroidism. Clin Hemorheol Microcirc，75（1）：35-46.

Liu J，Huang Q，Yang M，et al，2020. Risk factors predicting severe hypocalcemia after total parathyroidectomy without autotransplantation in patients with secondary hyperparathyroidism. J Int Med Res，48（1）：300060519897505.

Llach F，1995. Secondary hyperparathyroidism in renal failure：the trade-off hypothesis revisited. Am J Kidney Dis，25（5）：663-679.

Lv JC，Zhang LX，2019. Prevalence and disease burden of chronic kidney disease. Adv Exp Med Biol，1165：3-15.

Martinez I，Saracho R，Montenegro J，et al，1997. The importance of dietary calcium and phosphorous in the secondary hyperparathyroidism of patients with early renal failure. Am J Kidney Dis，29（4）：496-502.

Mitterbauer C，Kramar R，Oberbauer R，2007. Age and sex are sufficient for predicting fractures occurring within 1 year of hemodialysis treatment. Bone，40（2）：516-521.

Moe S，Drüeke T，Cunningham J，et al，2006. Definition，evaluation，and classification of renal osteodystrophy：a position statement from kidney disease：Improving global outcomes（KDIGO）. Kidney Int，69（11）：1945-1953.

Nakashima A，Yorioka N，Doi S，et al，2006. Osteoprotegerin and bone mineral density in hemodialysis patients. Osteoporos Int，17（6）：841-846.

Ohe M，Santos R，Kunii I，et al，2013. Intraoperative PTH cutoff definition to predict successful parathyroidectomy in secondary and tertiary hyperparathyroidism. Braz J Otorhinolaryngol，79（4）：494-499.

Ohtake T，Kobayashi S，2017. Impact of vascular calcification on cardiovascular mortality in hemodialysis patients：clinical significance，mechanisms and possible strategies for treatment. Renal Replacement Therapy，3（1）：13.

Schlosser K，Bartsch DK，Diener MK，et al，2016. Total parathyroidectomy with routine thymectomy and autotransplantation versus total parathyroidectomy alone for secondary hyperparathyroidism：results of a nonconfirmatory multicenter prospective randomized controlled pilot trial. Ann Surg，264（5）：745-753.

Schneider R，Waldmann J，Ramaswamy A，et al，2011. Frequency of ectopic and supernumerary intrathymic parathyroid glands in patients with renal hyperparathyroidism：analysis of 461 patients undergoing initial parathyroidectomy with bilateral cervical thymectomy. World J Surg，35（6）：1260-1265.

Schwaiger JP，Neyer U，Sprenger-Mähr H，et al，2006. A simple score predicts future cardiovascular events in an inception cohort of dialysis patients. Kidney Int，70（3）：543-548.

Sun W，Liu J，Zhang H，et al，2017. A meta-analysis of intraoperative neuromonitoring of recurrent laryngeal nerve palsy during thyroid reoperations. Clin Endocrinol（Oxf），87（5）：572-580.

Taterra D，Wong LM，Vikse J，et al，2019. The prevalence and anatomy of parathyroid glands：a meta-analysis with implications for parathyroid surgery. Langenbeck Arch Surg，404（1）：63-70.

Ueda M，Inaba M，Okuno S，et al，2002. Clinical usefulness of the serum N-terminal propeptide of type I collagen as a marker of bone formation in hemodialysis patients. Am J Kidney Dis，40（4）：802-809.

Ureña P，Bernard-Poenaru O，Ostertag A，et al，2003. Bone mineral density，biochemical markers and skeletal fractures in haemodialysis patients. Nephrol Dial Transplant，18（11）：2325-2331.

Ureña P，Hruby M，Ferreira A，et al，1996. Plasma total versus bone alkaline phosphatase as markers of bone turnover in hemodialysis patients. J Am Soc Nephrol，7（3）：506-512.

Zeng M，Liu W，Zha X，et al，2019. 99mTc-MIBI SPECT/CT imaging had high sensitivity in accurate localization of parathyroids before parathyroidectomy for patients with secondary hyperparathyroidism. Ren Fail，41（1）：885-892.

Zhang L，Wang F，Wang L et al，2012. Prevalence of chronic kidney disease in China：a cross-sectional survey. Lancet，379（9818）：815-822.

Zhang L，Xing C，Shen C，et al，2016. Diagnostic accuracy study of intraoperative and perioperative serum intact PTH level for successful parathyroidectomy in 501 secondary hyperparathyroidism patients. Sci Rep，6：26841.

第三章 甲状旁腺疾病概述

第一节 甲状旁腺疾病的发展历史

一、甲状旁腺的发现

1850 年英国生物学家 Richard Owen 在伦敦动物园的印第安犀牛身上第一次发现了甲状旁腺这个很小的器官。

1877 年瑞典的年轻解剖学家伊瓦尔·桑德斯托姆（Ivar Sandstrom）第一次证明了甲状旁腺在人体内的存在，他被称为"甲状旁腺第一人"。

1905 年 Mecallum 和 Carl Voegtin 发现了甲状旁腺与血钙的调节相关。

1907 年 Jakob Erdheim 报道了甲状旁腺增生可以引起骨病。

1925 年 Felix Mandl 完成第 1 例原发性甲状旁腺功能亢进患者的甲状旁腺切除术（PTx）。

1926 年 Frank Lahey 将自体甲状旁腺移植入肌肉中。

1934 年美国内分泌学者 Fuller Albright 发现慢性肾脏病所致的继发性甲状旁腺功能亢进。

1960 年 Wlliam Nakatani 为一位 33 岁女性尿毒症患者完成世界首例甲状旁腺次全切除术（sPTx）。

1963 年 Solomon Berson 和 Rosalyn Yalow 应用免疫测量法发现了甲状旁腺激素，并因此于 1977 年获得了诺贝尔生理学或医学奖。

1965 年 Fells 报道了在尿毒症继发性甲状旁腺功能亢进病例中进行的甲状旁腺全切除术（tPTx）。

1969 年 Alveryd A 行甲状旁腺次全切除+自体移植术。

1975 年 Samuel J. Wells 开始了甲状旁腺全切除术+前臂自体移植术（tPTx+AT）治疗继发性甲状旁腺功能亢进。

1974 年我国协和医院曾宪九和朱预教授开展了 PTx 治疗原发性甲状旁腺功能亢进，后由朱预教授亲自完成的原发性甲旁亢手术近 300 例，为亚洲最大宗病例研究，并在异位病变的处理方面处于国际领先地位。

1994 年日本的富永芳博（Tominaga）教授来到南京医科大学第一医院，指导王笑云教授团队完成血液透析患者的 PTx+AT 手术 3 例，目前该院完成 SHPT 的 PTx+AT 手术达 2000 例以上。

1999 年中日友好医院肾内科张凌组织的 MDT 在我国率先开展超声介入下甲状旁腺无水酒精注射，成功治疗透析患者 26 例，长期随访因为复发率较高，改为以甲状旁腺切除术为主的治疗方式，至 2021 年 PTx 治疗病例达 2000 例以上。

在这里要谈谈甲状旁腺被发现的故事，瑞典解剖学家桑德斯托姆有着卓越的贡献：他于 1852 年出生在瑞典的斯德哥尔摩，是家里的第 5 个孩子，在他 6 岁的时候父亲去世。1872 年，他在乌普萨拉大学开始了医学生涯，他对解剖学产生了浓厚兴趣，于 1877 年成为瑞典乌普萨拉大学解剖教研室的助理。1877 年他在解剖教研室发现了甲状旁腺，被称为最后一个解剖学发现。1880 年他的发现被发表在乌普萨拉的医学期刊上，文章题目为"在人类和少数动物身上发现的新腺体"，此文章共 30 页，在引言部分写道：大约 3 年前他在犬的甲状腺上发现了一个如麻仁大小的器官，它是和甲状腺相近的结缔组织，颜色比甲状腺亮，显微镜下显示为与甲状腺不同的腺体组织。

他继续他的解剖工作，在猫和兔子身上也发现了相似的腺体，受这些发现的激励，他开始进行人类的尸体解剖，他在文章中写道：即使在人类身上，也有一个经过很多次解剖实验证明接近甲状腺的未知腺体的存在。虽然发现未知事物的可能性很小，但他还是执着地、细心地完成实验。当他第一次仔细检查发现在甲状腺下面两侧豌豆大小的器官时，十分惊讶，显微镜下它不是甲状腺的附属腺体，组织学上显示为一种特殊的结构。

他工作的杰出之处在于细心解剖和检查，共进行了 50 例尸体解剖，其中有 43 例发现了 4 个腺体，位于甲状腺的两侧，他详细地描述了腺体的位置、大小、颜色及各种不同的形状。他写道：腺体应该在甲状腺附近，有时腺体直径仅仅 3mm，有时可达 15mm。在组织学上他注意到在实质细胞和脂肪细胞间有不同的分布，并认为这些腺体是甲状腺的残余胚胎组织，建议将这些腺体命名为甲状旁腺，他不允许自己随意猜测该腺体可能的生理功能，但提出它可能具有病理重要性和临床意义。许多划时代的解剖学和组织学观察对现代病理学和外科学有很大的意义。

年轻的桑德斯托姆尝试在当时最著名的期刊上发表他的论文，不幸的是此期刊以论文长度（30 页）拒绝了其出版，桑德斯托姆非常失望，他的手稿只在瑞典出版，多年后才被人们发现。桑德斯托姆患有遗传性精神疾病，从小就饱受精神、酒精和毒品问题的困扰，后期精神状态变得很糟，更加抑郁。桑德斯托姆受邀参加了斯德哥尔摩的自然科学国际会议之后，他意识到自己的工作并不像他所期望的那样被接受，导致抑郁症恶化，在 1889 年，他 37 岁时死于抑郁自杀。在自杀的前一天，他和家人坐在一起，说："要是能成为一名教授并有个名字就好了。"桑德斯托姆未成为一名教授，但他的发现使他在医学史上留下了一个值得纪念的名字，他的科学工作因其准确性而经常受到赞扬，他的名字和发现永远和乌普萨拉的解剖学连在了一起。

二、原发性甲状旁腺功能亢进发展史

原发性甲状旁腺功能亢进（primary hyperparathyoidiam，PHPT）是继糖尿病和甲状腺疾病之后第三大常见的内分泌疾病。由于甲状旁腺组织本身病变，甲状旁腺激素（PTH）自主性分泌增多，导致以血钙升高、血磷降低为主要生化特征的钙、磷代谢紊乱并引发以骨骼和肾脏病变为主的多脏器受损。PHPT 的患病率随着年龄的增长而升高，而且具有明显的性别差异，男女患病比例为 1 :（2～4），绝经后女性多发。如果是儿童期确诊的 PHPT 患者，需考虑遗传性疾病的可能。

通常认为 PHPT 患病率为 1/（500～1000），随着血钙检测的普及和人们对 PHPT 认识的深入，更多的患者被早期发现，因此 PHPT 的患病率也逐年升高。根据美国南加利福尼亚州的网络数据库记录的 PHPT 数据，PHPT 发病率的女性自 1995 年的 34/100 万人·年升至 2010 年的 120/100 万人·年；男性自 1995 年的 13/100 万人·年升至 2010 年的 36/100 万人·年，且 50 岁以上人群男女发病的性别差异更加明显，黑种人 PHPT 的发病率高于其他人种。Press 等在 270 万人口的流行病学调查中报道 PHPT 的患病率高达 860/100 万，这个数字约是我们通常所知患病率的 8 倍。然而，目前的数字仍不能反映 PHPT 的真实患病情况，在美国的一项调查中仅有 32% 的高血钙患者做了进一步的 PTH 筛查。在另一项研究中，仅 1.3% 血钙升高的患者有 PTH 升高的记录。而同时有高血钙和高 PTH 的患者仅 17% 做了 PTx 治疗。我国目前还缺乏大规模的 PHPT 流行病学研究。

如果仅以典型的临床表现（骨骼病变、结石、腹部主诉和精神主诉）来诊断 PHPT，将漏诊大批患者。如果以高血钙为线索进行筛查约能识别 80% 的 PHPT 患者。因此，PHPT 患者临床谱的差异与国家经济发展水平密切相关。在美国，19 世纪 70 年代后，血钙筛查逐渐普及，确诊 PHPT 中无症状患者所占比例更多，达 80% 以上。Their 等分析了跨度为 18 年间的 404 例接受手术治疗的 PHPT 患者的术前指标和术后结局，按手术时间将患者分为 3 个时期：1989～1994 年、1995～2000 年和 2001～2006 年，发现 PHPT 患者术前的血钙水平逐年降低，甲状旁腺腺瘤重量逐年减低，但各时间段患者术前的骨密度和肾功能无差别，术后骨密度和肾功能的变化也无差别。目前我国 PHPT 患者仍以有症状者占多数，生化指标和靶器官损害较发达国家仍显得较重。自 1950 年以后，美国的 PHPT 患者中有典型骨病变和泌尿系统结石表现者越来越少，典型的纤维囊性骨炎（其是 PHPT 最严重的骨损害形式）几乎见不到了，而我国 PHPT 患者的临床表现仍较重。孟迅吾教授曾比较了 1984～1999 年的北京和纽约两地 PHPT 患者的临床谱，北京的患者血钙水平更高（北京 vs. 纽约为 12.4mg/dl±1.1mg/dl vs. 10.5mg/dl±0.1mg/dl），PTH 水平更高（北京 vs. 纽约为高于正常上限 21.4 倍 vs. 1.5～2 倍）。北京的患者约 60% 存在纤维囊性骨炎，几乎所有患者都有骨质疏松，35% 的患者已发生病理性骨折，42% 的患者存在肾结石。而纽约同期患者中有症状者不到 20%。10 年后刘建民等又比较了 2010～2013 年的上海和纽约两地 PHPT 患者的临床谱，发现上海的 PHPT 患者较纽约患者更年轻，约 60% 的患者有症状（有症状患者所占比例仍远高于纽约，但较 10 年前的北京已显著降低）。血钙和血 PTH 水平更高，但两城市血钙和 PTH 差距已经较 10 年前的北京和纽约的血钙和 PTH 差距缩小（上海 vs. 纽约，血钙：11.72mmol/L±1.4mmol/L vs. 10.6mmol/L±0.6mmol/L；PTH：402.1pg/ml vs. 67.5pg/ml），25-羟维素 D 水平更低［上海 vs. 纽约：13ng/ml（5.2～29.9ng/ml）vs. 36.7ng/ml±15.8ng/ml］。提示随着我国经济的发展和医疗水平的提高，有更多无症状的 PHPT 患者得到诊断，但现阶段我国 PHPT 患者的临床特点仍以经典的有症状的 PHPT 占多数。关于 PHPT 的认识，另一项进展是提出了血钙正常的原发性甲状旁腺功能亢进的概念。

三、我国继发性甲状旁腺功能亢进的现状与问题

1. 肾性骨营养不良概念提出（1942～2003 年）　1942 年北京协和医院刘士豪教授和

朱宪彝教授首次命名了"肾性骨营养不良"，并在美国医学期刊 *Medicine*（Baltimore）发表论文，对肾性骨营养不良的发病机制及二氢速固醇（AT10）和铁剂的治疗作用进行了深入探讨，提出肾脏疾病和维生素 D 之间可能存在着某种重要的内在联系，而这恰是肾性骨营养不良发病机制中的主要因素。这一假说在 20 余年后由美国的 Deluca 教授从理论上进一步证实，维生素 D 需在肝脏羟化后再经肾脏羟化为活性形式才能发挥生理作用。肾脏疾患时，维生素 D 不能羟化变成活性物质，造成维生素 D 缺乏的症状，形成肾性骨营养不良，而 AT10 不需在肾脏进行羟化便能发挥作用，因此能治疗肾性骨营养不良症。刘士豪教授和朱宪彝教授在论文中还指出，高磷血症的肾性骨营养不良患者服用枸橼酸铁铵可以观察到血清无机磷水平的降低，粪便中磷的排出增加，同时改善了钙的正平衡，这一现象很可能是由于铁离子在肠道中与磷结合，增加钙离子在肠道吸收的结果。因为首次命名"肾性骨营养不良"，他们二人在钙磷代谢领域的卓越研究得到了当时世界内分泌学术界的高度认可，他们共同撰写的关于"肾性骨营养不良症与钙磷代谢的特殊关系"的论文于 1943 年被美国《内科学》以 59 页的篇幅全文刊用。

肾性骨营养不良症是慢性肾功能不全时骨矿化和代谢异常的总称，其最常见的骨组织学类型包括甲状旁腺功能亢进性骨病（高转化骨病）、低转运性骨病和混合性骨病。1976年《国外医学参考资料（内科学分册）》期刊的一篇文摘介绍了发表在美国 *JAMA* 期刊的一篇论文，题目为"肾功能衰竭病人继发甲状旁腺功能亢进的非手术治疗"，提出使用氢氧化铝凝胶加碳酸钙来降低高血磷，并证实维持正常血钙和血磷可逆转继发性甲状旁腺功能亢进的部分临床和 X 线表现，但是同时也注意到过量的氢氧化铝凝胶可能会引起骨骼和其他系统的并发症，并提出过量的碳酸钙会导致高钙血症。

20 世纪 80 年代，董德长教授系统阐述了尿毒症骨病（肾性骨营养不良症）的治疗，指出随着肾功能减退，尿毒症骨病主要以继发性甲状旁腺功能亢进导致的纤维性骨炎为主。尿毒症时发生甲状旁腺功能亢进主要由于肾单位减少后 $1,25(OH)_2D_3$ 生成缺乏，肠道钙吸收减少，以及肾小球滤过率降低后血磷水平升高，导致低血钙；又因缺乏 $1,25(OH)_2D_3$ 时，对 PTH 呈抗性（不敏感），以及甲状旁腺细胞内钙离子不能向受体敏感部分移动，加上肾组织减少后 PTH 在肾脏的降解作用减弱，这些因素综合起来导致甲状旁腺增生，血 PTH 水平升高。治疗上建议限制饮食中蛋白质和乳类食品的摄入，并指出当肾小球滤过率降低至 30ml/min 以下时，降低饮食磷含量已不足以控制血磷水平，需加用磷结合剂减少肠道对磷的吸收。尽管已经认识到可能引起铝中毒，但当时仍然首推氢氧化铝作为磷结合剂；其次是碳酸钙，用量偏大，建议碳酸钙剂量为 3～7g/d；考虑到肾单位减少后维生素 D 在肾脏转变成活性代谢产物发生障碍，故放弃应用普通维生素 D，选用维生素 D 代谢产物，如 AT10、$25(OH)D_3$、$1\alpha(OH)D_3$ 等，建议将 $1,25(OH)_2D_3$ 作为最理想和最有效的维生素 D 代谢产物。对于内科治疗无效，血钙、血磷水平不能纠正，血 PTH 水平很高，软组织钙化继续进展，瘙痒严重，有指征做甲状旁腺切除术的患者，可行甲状旁腺次全切除术或甲状旁腺全切加前臂自体移植术。

1984 年，国外学者首次报道静脉注射大剂量 $1,25(OH)_2D_3$ 可以抑制 PTH 合成。随后，对于 SHPT 患者，口服大剂量 $1,25(OH)_2D_3$ 冲击治疗也获成功。1995 年我国学者也开始将大剂量 $1,25(OH)_2D_3$ 冲击治疗应用于 SHPT 的治疗，并提出使用低钙透析液可以预防大

剂量 $1,25(OH)_2D_3$ 冲击治疗时发生高钙血症。

20 世纪末期，我国还没有国人的 SHPT 发病率和患病率数据。1999 年我国首次透析登记年度报告仅报道了透析患者原发病的情况，并没有报道各种慢性并发症发病和控制情况。那时我国还没有关于"慢性肾脏病"的统一定义，尚缺乏针对慢性肾脏病的临床实践指南，大多数肾病科医生使用的是医院或科室自己制定的诊疗规范，导致医生在对慢性肾脏病患者的管理上参照方法不一、监测方法不一、治疗目标不一。部分医生对患者的监测偏晚、监测频率太低，甚至有的单位不能监测某些必要的项目，如 PTH 监测。

2. CKD-MBD 理念提出（2003～2013 年）　2003 年由北京大学第一医院肾内科出版了 NKF《K/DOQI 慢性肾脏病临床实践指南》（中文翻译版）。该指南统一了慢性肾脏病的定义，明确了慢性肾脏病的分期，对慢性肾脏病的各种并发症包括钙磷代谢和骨病防治的治疗目标、监测措施提出了具体的指导意见。尽管对于该指南是否适用于中国患者尚存在争议，但是鉴于当时我国还没有类似的临床实践指南，很多单位在临床工作中参照了该指南。2005 年，王海燕教授主持活性维生素 D 的合理应用专家协作组制定了《活性维生素 D 在慢性肾脏病继发性甲旁亢中合理应用的专家共识》，明确提出了慢性肾脏病不同分期时血 iPTH、血磷、血钙的目标值和检测频率；给出了 SHPT 的治疗原则，包括：①降低高血磷，提出每日饮食中磷摄入的限量（800～1000mg），以及含钙磷结合剂提供的总钙量不应超过 1500mg/d，并提出充分透析有助于磷的清除；②调整血钙；③合理使用维生素 D；④经过规范的药物治疗仍不能控制的严重 SHPT，建议实施甲状旁腺次全切除术或甲状旁腺全切除+自体移植术。本专家共识重点介绍了活性维生素 D 的合理使用，包括作用机制和详细的使用方法。

同时期，我国各地区也先后成立了血液透析质量控制和改进机构，我国最早进行透析登记和成立透析质量控制中心的城市是上海市，分别在 1996 年和 1999 年。2002 年 12 月，北京市成立了血液透析质量控制和改进中心，旨在规范血液透析中心的诊疗行为，统一质量标准，保证透析治疗安全，提高透析患者的生活质量。此时，北京市所有透析中心均使用碳酸盐透析液。绝大多数透析中心都能够规范地配制透析液，亦有不少透析中心能够注意到透析液离子浓度处方的个体化问题。有 16.7% 的透析中心使用 2 种以上钙离子浓度的透析液。透析质量控制中心成立后对慢性维持性血液透析患者的治疗质量进行了评估。按照 NKF K/DOQI 指南的建议，2007 年北京市维持性血液透析患者血磷（1.13～1.78mmol/L）达标率为 50.2%，高血磷（>1.78mmol/L）患者占 44.8%；血钙（2.11～2.37mmol/L）达标率为 53.6%；血钙磷乘积（≤55mg²/dl²）达标者占 71.3%；血 iPTH（150～300pg/ml）达标率为 28.5%。2007 年北京市维持性血液透析患者中高血钙者占 27.5%，iPTH 达标率较前两年有所下降，而 <150pg/ml 的比例明显增加。分析原因可能与应用含钙磷结合剂、活性维生素 D，以及不恰当应用高钙透析液及开始甲状旁腺切除手术等因素有关。2007 年北京市登记的 7795 例血液透析患者中，有完整数据资料的不足 20%，透析前血钙、磷的结果和血 iPTH 漏报数据较多，缺乏磷结合剂和维生素 D 使用情况的资料，影响了对总体数据的深入分析。

同一时期的一项多中心研究包括了北京、山东、上海、广东、四川、陕西、江苏、浙江、福建 9 个省（直辖市）28 家透析中心 2074 例透析患者（其中血液透析患者 1711 例，腹膜透析患者 363 例），结果显示血磷、校正血钙和 iPTH 的达标率分别为 38.5%、39.6%、26.6%，血液透析患者这 3 项指标的达标率明显低于 DOPPS3 和 DOPPS4 的结果；69.4% 的患者使用了磷结合剂，且所有患者均使用的是含钙磷结合剂，每日元素钙平均摄入量为 (1.07 ± 0.65) g，其中 28.4% 的患者每日元素钙摄入量超过了 1.5g；67.4% 的患者使用了活性维生素 D 制剂，其中 98% 为骨化三醇；68.7% 的血液透析患者使用的透析液钙浓度为 1.5mmol/L，19.9% 的患者为 1.25mmol/L，11.4% 的患者为 1.75mmol/L。通过有限的资料仍然可以看出，有相当比例的血液透析患者未能满意地控制钙磷代谢紊乱及 SHPT。

随着对钙磷代谢和骨代谢异常认识的深入，我国学者也开始关注到高磷血症和甲状旁腺功能亢进可以导致血管钙化及发生心血管事件的危险性增加，与血液透析患者患病率及病死率增加相关。为了减少含钙磷结合剂及活性维生素 D 治疗的副作用，人们一直在寻求不升高或升高血钙作用少的磷结合剂和维生素 D 类似物。2005 年《活性维生素 D 在慢性肾脏病继发性甲旁亢中合理应用的专家共识》中已经提到高钙血症的患者应停用含钙磷结合剂，有条件的可选择不含钙、铝的磷结合剂，如司维拉姆、碳酸镧。当时国外临床上已有使用帕立骨化醇 $[19\text{-nor-}1,25(OH)_2D_2]$、度骨化醇 $[1\text{-}(OH)D_2]$ 和 22-氧化骨化三醇（22-oxa-calcitrol）的报道，这些药物均能有效抑制 PTH 分泌，而升高血钙的作用比 $1,25(OH)_2D_3$ 明显减弱。此外，2004 年、2007 年拟钙剂（西那卡塞）分别在美国和日本上市，用于治疗继发性甲状腺功能亢进。但是截至 2012 年，上述药物在我国还没有上市。

2005 年 KDIGO 首次提出 CKD-MBD 的定义，将以往的肾性骨营养不良和肾性骨病的范围扩大，提出 CKD-MBD 是全身性（系统性）疾病，具有以下一项或一项以上表现，包括：①钙、磷、甲状旁腺激素或维生素 D 代谢异常；②骨转化、矿化、骨容量、骨骼线性生长或骨强度异常；③血管或其他软组织钙化。2009 年 KDIGO 颁布了适用于全球的 CKD-MBD 的诊断、评估、预防和治疗的临床实践指南。KDIGO 指南不建议以钙磷乘积来指导临床实践，建议分别对血钙、血磷测定结果进行独立分析；更加重视血磷水平的控制，建议 CKD G3～G5 期患者的血磷水平应控制于正常范围（0.81～1.45mmol/L）；建议将血钙水平控制于正常范围（2.10～2.5mmol/L）；建议 CKD G5 期患者的 PTH 水平应维持在正常值上限的 2～9 倍（130～600pg/ml）。KDIGO 指南和 K/DOQI 指南在 CKD 矿物质和骨代谢紊乱的诊断与评估上存在较大差异。2012 年一项研究对象为肾内科医生的调查问卷显示，当时我国 22.2% 的医院根据 K/DOQI 指南，20.4% 的医院根据 KDIGO 指南，57.4% 的医院同时结合两种指南指导透析患者的 CKD-MBD 管理。

3. 中国 CKD-MBD 指南推出（2013 年至今） 2013 年，刘志红院士组织我国相关学科专家制定了我国第一部系统性指导 CKD-MBD 诊断和治疗的《慢性肾脏病矿物质和骨异常诊治指导》。该指导中诊断和治疗的建议、意见大多来源于国外的一些大型流行病学研究、随机对照临床试验及 meta 分析研究结果。该指导包括五部分内容：①CKD-MBD 相关定义和基本概念的阐述；②对 CKD 患者进行矿物质异常、骨病及血管钙化评估的时机，监测指标的选择和意义，以及相关指标监测的频率；③CKD-MBD 患者降低高血磷，维持正常血钙，控制继发性甲状腺功能亢进和预防血管钙化的治疗目标及防治原则；④CKD 不同分期患者骨质疏松的评价标准、药物使用指征及需要注意的问题；⑤肾移植受者相关骨病的诊治及这一特殊人群 CKD-MBD 的评估和处理方法。该指导的推出对改变我国 CKD-MBD 知晓率低、检查和监测不合理、治疗不规范且治疗达标率低、相关临床和基础研究缺乏等问题起到了巨大的推动作用。

近年来，我国临床工作者对 CKD-MBD 认识的进一步深入、对 CKD-MBD 规范化管理的实施逐渐加强，并开展了大量的 CKD-MBD 临床和基础研究。另外，新型不含钙、铝的磷结合剂（司维拉姆、碳酸镧）和拟钙剂（西那卡塞）在我国相继上市，并于 2018 年进入医保目录。基于上述变化，刘志红院士牵头的专家组于 2019 年颁布了《中国慢性肾脏病矿物质和骨异常诊治指南》（以下简称《指南》）。《指南》的内容包括 CKD-MBD 概述，CKD-MBD 的诊断，CKD-MBD 的预防和治疗，CKD 患者骨质疏松的预防与治疗，肾移植受者相关骨病的诊断和治疗，附录。附录包括 CKD-MBD 相关诊断流程，糖皮质激素相关骨质疏松和肝素相关骨质疏松的预防与治疗，以及不同食物和食品添加剂磷的含量。专家组专门成立了文献收集评价小组，对相关文献进行了全面系统的评价，综合分析了循证医学证据和国际指南，共纳入 746 篇文献，其中来自我国的文献 111 篇，反映了我国肾脏病专家在 CKD-MBD 方面做出的贡献。《指南》为我国临床工作者对 CKD-MBD 患者的管理提供了指导性建议，有助于进一步提高我国 CKD-MBD 的管理水平，改善 CKD 患者的生活质量和预后。

针对严重的继发性甲状旁腺功能亢进，《指南》建议 iPTH 持续＞800pg/ml 作为甲状旁腺切除的指征，甲状旁腺的大小和结节也可以作为 PTx 的指征。既往我国开展 PTx 的力度和广度不够，导致我国接受 PTx 的 SHPT 患者多数病情严重，给 PTx 术后管理带来挑战，但经验丰富的外科医生手术总体成功率可达 97%，也证实 PTx 是一种安全、有效的手术。2013 年日本透析医学会（Japan Dialysis Medical Association）发布的透析患者 SHPT 管理指南主张较早手术，建议 PTH＞500pg/ml 应该行 PTx。日本的观察研究发现，iPTH＞500pg/ml 时血钙和血磷的管理难度增大，而 PTx 术后钙磷管理的难度明显改善。与拟钙剂等药物相比具有更经济、更快速起效的优势，因此仍然适宜在我国推广应用。另有研究表明，手术治疗的疗效/费用比优于 SHPT 的药物治疗，当应用西那卡塞 9 个月或者帕立骨化醇 12 个月后，药物治疗费用就超过了手术治疗费用。这些研究均显示了 SHPT 手术治疗所具有的社会经济效益。

4. 存在的问题 根据中国肾脏病网络（China Kidney Disease Network，CK-NET）2015 年年度报告中显示的数据，我国接受血液透析治疗和腹膜透析治疗患者的估算患病率分别为 402.18/100 万和 39.95/100 万，相当于 2015 年全国约有 553 000 血液透析患者和 55 000 腹膜透析患者。全国血液透析登记系统（CNRDS）公布的数字显示，2018 年全国有 58 万在透患者。该数字严重低估了我国实际的在透患者数量，反映出我国一些地区没有认真进行透析登记工作，直接导致患病和治疗数据的漏报与缺失，包括 CKD-MBD 的患病情况和治疗情况，目前尚没有准确的全国性报告数据。现有的资料显示，我国维持性血液透析患者人群中 CKD-MBD 的现状仍不理想，应给予更多关注。

2016 年，上海一项单中心横断面研究显示，该中心 126 例维持性血液透析患者中，符合 CKD-MBD 诊断标准的患者有 116 例，占 92%，其中血钙达标率为 35.71%，血磷达标率为 41.85%，iPTH 达标率为 58.73%；腹主动脉钙化的发生率为 74.6%；CKD-MBD 伴低骨密度发生率为 72.22%。该研究显示，维持性血液透析患者矿物质骨异常的发生率高，血钙、血磷的达标率低，CKD-MBD 伴低骨密度、血管钙化的问题严重。

DOPPS 的数据显示，2012～2015 年，中国患者（来自北京、上海、广州的 45 家透析中心 1186 例血液透析患者）的平均血磷水平和 iPTH 水平明显高于其他 DOPPS 国家的水平；血磷＞2.26mmol/L 的患者占 27%，iPTH＞600pg/ml 的患者占 21%，均显著高于其他 DOPPS 国家的占比（表 3-1-1）。另外，CKD-MBD 的治疗方面也与其他 DOPPS 国家存在差距。我国活性维生素 D 及其类似物的处方率为 57%，其中静脉用药的处方率仅 2%；西那卡塞的处方率为 2%（2018 年以后该处方率有大幅提高）；磷结合剂的处方率为 59%，其中 53% 的患者仅使用含钙磷结合剂，另 6% 的患者联合使用新型磷结合剂（2018 年以后该处方率大幅提高）；有 PTx 手术史的患者仅占 3%。上述比率均明显低于其他 DOPPS 国家的比率。特别是与日本比较，我国 CKD-MBD 的控制情况与之存在较大差距（表 3-1-1）。

表 3-1-1　血液透析患者 CKD-MBD 各项指标和治疗情况［DOPPS（2012～2015 年）］

项目	中国（n=1186）	日本（n=1721）	北美洲国家（n=13 080）	欧洲国家（n=3851）
年龄（岁）	58.6±14.8	65.5±12.3	63±14.9	67±14.8
女性（%）	46	36	45	39
透析龄（年）	3.5（1.6～6.4）	6.4（2.9～13.3）	2.8（1.2～5.5）	3.5（1.7～6.9）
原发病是糖尿病（%）	18	35	45	25
导管使用率（%）	10	1	25	23
透析液钙浓度（占比）				
＜1.25mmol/L（%）	1	1	14	2
1.25mmol/L（%）	26	21	79	35
1.375mmol/L（%）	0	11	0	2
1.5mmol/L（%）	67	67	5	58
1.75mmol/L（%）	6	0	2	4
CKD-MBD 各项指标				
血钙（mg/dl）	9.12±0.98	9.09±0.70	9.24±0.70	9.25±0.79
血钙＞2.5mmol/L（%）	13	4	6	9
血磷（mg/dl）	6.0±2.04	5.42±1.34	5.11±1.55	4.87±1.53
血磷＞2.26mmol/L（%）	27	10	11	8
PTH（pg/ml）	430±460	149±130	404±362	333±320
PTH＞600pg/ml（%）	21	1	18	14
CKD-MBD 用药和治疗				
活性维生素 D（%）	57	75	79	76
静脉用活性维生素 D（%）	2	37	58	21
西那卡塞（%）	2	24	16	21
磷结合剂（%）	59	84	66	79
仅用含钙磷结合剂（%）	53	36	26	23

项目	中国（*n*=1186）	日本（*n*=1721）	北美洲国家（*n*=13 080）	欧洲国家（*n*=3851）
含钙磷结合剂+司维拉姆（%）	0	11	8	12
单用司维拉姆（%）	1	5	22	21
其他磷结合剂或联合用药（%）	6	32	9	24
甲状旁腺切除术史（%）	3	8	5	5

　　DOPPS 的数据来自于北京、上海和广州，这三个城市经济发达，医疗水平和医保报销政策均优于我国其他地区，其 CKD-MBD 控制情况目前如此，基层医院和乡村地区的情况则不尽如人意。甚至二级医院和三级医院之间在 CKD-MBD 的控制方面也存在较大差别，来自安徽省的一项研究发现二级医院监测中血清磷、iPTH 的达标率明显低于三级医院，二级医院 CKD-MBD 的临床症状更重。研究者认为这可能与以下因素有关：①三级医院医疗条件明显优于二级医院；②三级医院对 CKD-MBD 的认识及防治意识可能较二级医院好，一般能定期监测血清生化指标，并及时调整用药和透析处方，这将更有利于 CKD-MBD 的控制；③三级医院 MHD 患者对疾病的认知水平可能较二级医院高，从而能够正确认识到 CKD-MBD 的危害，增加依从性。

　　尽管 KDIGO 制定并更新了 CKD-MBD 实践指南，中国也推出了《指南》，但是在临床实践中《指南》的实施存在很多障碍，医疗花费始终是《指南》实施的重要障碍，不仅在中国，在亚洲的其他国家和地区也存在此问题。另外，除血钙、血磷、PTH 以外，CKD-MBD 的其他检测指标如骨特异性碱性磷酸酶等在我国很多医院都没有开展，而且 PTH 的检测方法还欠缺统一的标准，这也是一个值得关注的问题。

第二节　甲状旁腺的胚胎发生及解剖

一、甲状旁腺的胚胎发生

　　甲状旁腺起源于胚胎的咽部区域，它的发育与甲状腺、胸腺关系密切。咽部主要由 5 对咽囊及相应的鳃弓构成，在胚胎发育的 5～12 周时甲状旁腺由咽部内胚层发育而来。上、下甲状旁腺起源不同，下甲状旁腺起源于第 3 咽囊背侧，称为 PⅢ，胸腺起源于第 3 咽囊的腹侧。上甲状旁腺起源于第 4 咽囊背侧，称为 PⅣ。第 4 咽囊还发育成后鳃体，退化的第 5 咽囊也可能参与其中（图 3-2-1）。后鳃体形成侧面的甲状腺原基，同时包含迁移神经分裂细胞，最终演变成甲状腺滤泡旁细胞（parafollicular cell，C 细胞），分泌降钙素（calcitonin）。

　　甲状旁腺原基最早出现在胚胎期第 5 周，此时胚胎长度为 4～8mm，到胚胎期第 6 周时其长度约 9mm，第 3 咽囊出现局部增厚组织，第 4 咽囊出现芽状结节，最终发育成甲状旁腺组织。起初咽囊通过咽鳃管与咽部相连，然后管道逐渐变窄直至分开，形成中线两侧各有一对分叶体，一对发育为胸腺及 PⅢ，一对发育成甲状腺侧部及 PⅣ。

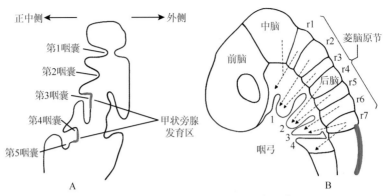

图 3-2-1　人类胚胎和鼠胚胎咽部发育示意图

A. 人类胚胎的咽部横断面、甲状旁腺发育区。甲状旁腺胚胎发生在人类的第 3 及第 4 咽囊中和鼠的第 3 咽囊中的区域。B. 鼠
胚胎咽部矢状面，胚胎发育 10.5 天。菱脑原节的神经嵴细胞向咽弓移动（箭头）

引自：沟测正英，池田美秒，2013. 甲状旁腺的发生与进化. 肾与骨代谢，26：257-261.

当胚胎生长到 13～14mm 时，胸腺经历了快速的腹侧生长，第 3 咽囊逐渐向中下部方向移位。起初胸腺与 PⅢ 结合紧密，然后 PⅢ 上段逐渐突出，最终变成球形，当完成颈部下降时，PⅢ 最后与胸腺分离，停留在甲状腺下极水平成为下甲状旁腺。

此时，PⅣ 仍位于后腮体上，逐层迁移至中央甲状腺侧叶第 4 复合体，第 4 复合体起初通过中部连接，当甲状腺中部与侧叶融为一体时，后腮体和第 4 复合体连接断开。胚胎长度为 20mm 时，甲状旁腺与第 3、第 4 腮复合体分离，形成上甲状旁腺组织，上下的甲状旁腺的胚胎发育有较大差异，也造成了甲状旁腺手术的复杂性。

二、甲状旁腺解剖

甲状旁腺常为 4 枚，但也有少于或多于 4 枚的情况，尸检报告中 2.5%～20%的超过 4 枚，最多可达 8～12 枚或更多的额外甲状旁腺。多于 4 枚的甲状旁腺常异位于胸腺内，这些额外的甲状旁腺通常腺体较小且靠近正常甲状旁腺的腺体附近。部分尸检报告 2%～3.6%的为 3 枚甲状旁腺，也可能第 4 个甲状旁腺很小而被遗漏。

上甲状旁腺可异位于甲状腺上极之上，以及咽后或食管后间隙。下甲状旁腺可位于颈总动脉鞘上、胸腺内、前上纵隔，甚至总动脉弓以下水平。而完全位于甲状腺内的甲状旁腺罕见。甲状旁腺的数目不恒定和异位易造成漏诊与误诊，从而引起医疗纠纷，值得临床医师高度重视。推荐原发性或继发性甲状旁腺功能亢进手术前进行多种影像模式的比对定位，同时推荐尽可能术中使用甲状旁腺激素快速监测以明显提高手术的彻底性。

正常甲状旁腺大小约 5mm×4mm×2mm，单枚甲状旁腺重量约 40mg。新生儿甲状旁腺呈灰色、透明色。成年人呈淡黄棕色或暗红棕色。有学者统计，83%的甲状旁腺呈椭圆形、豆形或球形，部分甲状旁腺呈细长形或扁平多叶样结构。

甲状旁腺有完整的腺体包膜，常与脂肪组织关系密切，全部或部分包裹于脂肪垫中。脂肪组织常呈淡黄色，甲状旁腺则颜色相对较深，呈黄棕色或暗红棕色（图 3-2-2、图 3-2-3），有独立的细小动静脉进出。而淋巴结质地比甲状旁腺硬，常呈圆形，颜色呈白色或灰色。

手术中对于甲状旁腺和脂肪组织、淋巴结需仔细加以鉴别，我国近年来借助甲状腺内注射纳米碳，淋巴结容易黑染，而甲状旁腺不染色来协助鉴别。

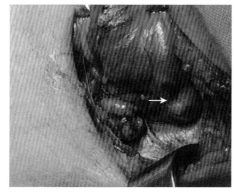
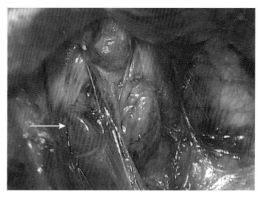

图 3-2-2　开放手术中甲状旁腺　　　　　图 3-2-3　腔镜手术中甲状旁腺

　　上甲状旁腺位于甲状腺腺叶上半部分的背侧，其解剖位置常较固定，容易辨认和保留。文献报道显示，约 77% 的上甲状旁腺位于环状软骨与甲状软骨连接处的甲状腺腺叶背侧，常与喉返神经关系密切，约 22% 的上甲状旁腺位于甲状腺上极后方的真假被膜之间。

　　下甲状旁腺分布区域较广，位置变异较大，约有 10% 的异位。尸检报告显示下甲状旁腺更多发生位置变异，其中 81% 的变异位于甲状腺下极与胸腺之间，39% 的变异位于更低的颈部区域、上纵隔甚至肺门。临床报道显示约 61% 的下甲状旁腺位于甲状腺下极周围。异位甲状旁腺瘤也有报道（图 3-2-4）。

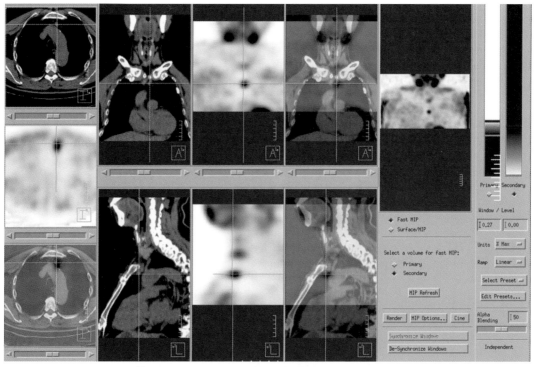

图 3-2-4　^{99m}Tc-MIBI 甲状旁腺显像（SPECT/CT），胸骨后异位甲状旁腺

（上海市第六人民医院樊友本供图）

甲状旁腺动脉系终末分支，其来源较为复杂，80%的上甲状旁腺血供来源于甲状腺下动脉，其余来源于甲状腺上动脉的后支或者甲状腺上下动脉的吻合支。下甲状旁腺血供来源于甲状腺下动脉，甚至甲状腺腺体。极少数解剖变异者甲状腺下动脉缺失，下甲状旁腺血供来源于甲状腺上动脉。甲状旁腺静脉回流通过甲状腺被膜静脉网或者甲状腺静脉回流。术中发现甲状旁腺青紫、淤血，可以通过细针多点针刺减压；如甲状旁腺变黑，迅速自体移植到附近颈部肌肉内，但有时宜取少许行快速冰冻切片病理学检查以排除转移的淋巴结。由于专科培训的快速发展，目前误切正常甲状旁腺已经少见，但甲状旁腺血供的保护是甲状腺切除手术或甲状旁腺癌手术，特别是同时行中央区淋巴结清扫的难点。

三、甲状旁腺血液循环

正常甲状旁腺的血管很细，其来源不易识别。甲状旁腺的血管数量与甲状旁腺的数目有密切的联系，对于单个甲状旁腺，其普遍为单支血供，其次为双重血供或多重血供。根据1907年Halsted等研究，甲状旁腺及其血管被经典地描述为"被茎悬吊的樱桃"，其血供为单支未分叉的血管。

1. 甲状旁腺的动脉　甲状旁腺主要从甲状腺下动脉分支，但也可从甲状腺上、下动脉之间的吻合支或甲状腺最下动脉获得血液供应。动脉支主要由腺体门区进入腺体内。

上甲状旁腺：68.85%的血供来自甲状腺下动脉上行支；22.95%的血供来自甲状腺上动脉分支；8.20%的血供来自甲状腺表面的血管分支。

下甲状旁腺：80.47%的血供来自甲状腺下动脉或最下动脉的分支；19.53%的血供来自甲状腺表面的血管分支。

位于甲状腺上极背面的腺体常接受甲状腺上动脉的血液供应。环状、甲状软骨联合部的腺体血液供应常来自甲状腺下动脉的蒂，位于甲状腺下极的甲状旁腺多数由甲状腺下动脉降支供应血液。

纵隔内甲状旁腺的血液供应来自胸廓内动脉胸腺支。偶尔甲状旁腺的血液供应可来自对侧颈部。腺体动脉供应的情况可用来帮助确定是上甲状旁腺还是下甲状旁腺。

总而言之，甲状旁腺动脉血管可来自甲状腺下动脉中的腺体支、肌肉支或气管食管支的其中一支，并且其中有1条或2条的小血管与甲状旁腺的血管伴行，供应甲状旁腺周围的脂肪组织。另外，甲状旁腺血管也可来自甲状腺上、下动脉的吻合支。甲状腺囊的后表面有甲状腺上、下动脉形成的吻合支（比例为50%），它沿甲状腺侧叶后表面走行并普遍靠近中央，其形成如下：甲状腺上动脉走行到甲状腺时分为内、外支，甲状腺下动脉走行到甲状腺时分为2条或3条主支，分别称为内支、中支和外支；甲状腺上动脉的内支或外支与甲状腺下动脉的内支或中支吻合，形成吻合支，但很少发现甲状腺下动脉的外支参与形成吻合支。

2. 甲状旁腺的静脉　静脉血管比较细小且多与动脉血管走行平行，流入同侧甲状腺下静脉。甲状旁腺的静脉汇入甲状腺静脉，纵隔甲状旁腺的静脉血汇入胸腺静脉或胸廓内静脉。

由甲状腺下动脉供应的血液一般汇入甲状腺下静脉，甲状腺下静脉和胸腺静脉间常有吻合支。甲状旁腺的静脉通过甲状腺静脉丛排出。上中静脉从同侧甲状腺叶的上部和中部收集血液，因此从附近的甲状旁腺收集血液；它们直接排入颈内静脉。甲状腺下部静脉变化较大：在 32 次尸检解剖中，专家发现它们分别（比例为 25%）或通过形成一个共同的下静脉干（比例为 47%）排空到无名静脉。

对于甲状旁腺静脉，其经甲状腺静脉网回流，甲状腺上、中静脉收集来自侧叶上部的血液，中央部及甲状旁腺周围的血流汇入颈内静脉。甲状腺下静脉有更多变异，Monchick 等在 32 例尸检解剖中发现，其汇入无名静脉（比例为 25%），或形成总的静脉干（比例为 47%），甲状腺下静脉干偶尔直接汇入颈内静脉（比例为 8%），且胸腺静脉常与甲状腺下静脉联系或汇入其中。应用囊内技术行甲状腺切除术时，打开甲状腺假被膜后，应在甲状腺上、下极血管的 2、3 级分支以下紧贴甲状腺真被膜，使用超声刀凝闭或细线结扎，翻起甲状腺背面，仔细辨认甲状旁腺及其血管蒂，将其腺体及血管从甲状腺表面轻轻推开。此时操作应轻柔，尽量避免损伤甲状旁腺和假被膜之间的黏附关系，从而进一步防止甲状旁腺血管的损伤。

3. 甲状旁腺血管与位置关系 甲状旁腺的血管起源与甲状旁腺的位置有密切联系，Halsted 等以甲状旁腺的位置将其血管分为以下类型。

Ⅰ型：上甲状旁腺位于甲状腺侧叶后缘略高于甲状腺上、下极的中点，下甲状旁腺位于甲状腺下缘或下极。

Ⅰa：下甲状旁腺动脉来自甲状腺下动脉主要的侧支，其供应甲状腺侧叶大部分区域的外表面；上甲状旁腺动脉来自走行于甲状腺侧叶后缘的甲状腺上、下动脉的吻合支。

Ⅰb：下甲状旁腺小动脉来自甲状腺下动脉的侧支，而上甲状旁腺动脉来自甲状腺上动脉的食管支的最上支。

Ⅱ型：此型与Ⅰ型类似，但一枚甲状旁腺位于甲状腺上极，其他甲状旁腺位于甲状腺上、下极的中点以下。甲状旁腺的血管均来自甲状腺下动脉的大分支，在此情况下再与甲状腺上动脉相联系。

Ⅲ型：下甲状旁腺明显低于甲状腺下缘，甲状旁腺动脉相对较长，并朝着甲状旁腺中央区发出向外围分叉的斜行支，最终分支为毛细血管。

也就是说，上、下甲状旁腺的血供来源并非完全一致，其中，下甲状旁腺血供来自甲状腺下动脉的比例为 90.3%，并且经常以未分支的形式进入甲状旁腺。

同时，Cocchiara 等比较了甲状腺下动脉不同处理方式对甲状旁腺的影响，结果显示，行甲状腺下动脉分支结扎者较甲状腺下动脉主干结扎者，术后血钙和甲状旁腺激素（PTH）的平均水平较高。此外，对病理性甲状旁腺的研究结果显示，结扎甲状腺下动脉减少了甲状旁腺腺瘤和增生腺体的血流，结扎单侧甲状腺下动脉（单一腺瘤）对 PTH 分泌的增加无影响，并且对 PTH 下降至正常范围也无影响。所有发现的结果提示，结扎单侧甲状腺下动脉将减少甲状旁腺的血流，这在上、下甲状旁腺间或腺瘤与增生腺体间是无差别的，并且病理性甲状旁腺血管似乎并不影响血供类型，即其血管走行与正常甲状旁腺相似。关于甲状腺下动脉，有文献报道显示，其存在缺如的情况，出现率为 1%～6%，且女性更高。Flament 等发现，甲状腺下动脉缺如的发现率为 4.5%。

值得注意的是，在囊内切除过程中，处理甲状腺下动脉时应保留其主干，结扎其第 3 级分支，同时注意保留其另外小的分支和供应甲状旁腺的小动脉，尤其是供应周围脂肪的血管也应保留。同时，也应注意甲状腺下动脉缺如的情况，避免辨识错误，引起甲状旁腺血管的不必要损伤。

另外，近年的研究结果表明，上甲状旁腺血供大部分（比例为 55%）来自甲状腺上动脉，尤其是高位甲状旁腺，另外 45% 的上甲状旁腺的血供则来自于甲状腺上、下动脉的吻合支。因此，囊内分离甲状腺上动脉及其分支时，应紧贴腺体切断甲状腺上动脉内侧支和外侧支，应避免对甲状腺上动脉主干血管的大束结扎及过度牵拉，以免引起血管痉挛或闭塞。

第三节 甲状旁腺生理功能

一、甲状旁腺激素

由于甲状旁腺独特的解剖特征，其成为最后一个被发现的内分泌腺体，甲状旁腺激素是甲状旁腺主细胞分泌的碱性单链多肽激素（化学结构式如图 3-3-1 所示），基因定位在 11 号染色体短臂，最早是由 Sliye 于 1923 年发现的，由 84 个氨基酸残基组成（见图 3-3-2）。19 世纪 70～80 年代，美国哈佛大学医学院附属麻省总医院的研究证明，甲状旁腺激素氨基端的 34 个氨基酸残基 PTH（1-34）与由 84 个氨基酸组成的天然 PTH 具有相同的受体结合和

H2N-S-V-S-E-I-Q-L-M-H-N-L-G-K-H-L-N-S-M-E-R-V-E-W-L-R-K-K-L-Q-D-V-H-N-F-V-A-L-G-A-P-L-A-P-R-D-A-G-S-Q-R-P-R-K-K-E-D-N-V-L-V-E-S-H-E-K-S-L-G-E-A-D-K-A-D-V-N-V-L-T-K-A-K-S-Q-COOH

图 3-3-1 甲状旁腺激素化学结构式

A. 丙氨酸，Ala；D. 天冬氨酸，Asp；E. 谷氨酸，Glu；F. 苯丙氨酸，Phe；G. 甘氨酸，Gly；H. 组氨酸，His；I. 异亮氨酸，Ile；K. 赖氨酸，Lys；L. 亮氨酸，Leu；M. 甲硫氨酸，Met；N. 天冬酰胺，Asn；P. 脯氨酸，Pro；Q. 谷氨酰胺，Gln；R. 精氨酸，Arg；S. 丝氨酸，Ser；T. 苏氨酸，Thr；V. 缬氨酸，Val；W. 色氨酸，Trp

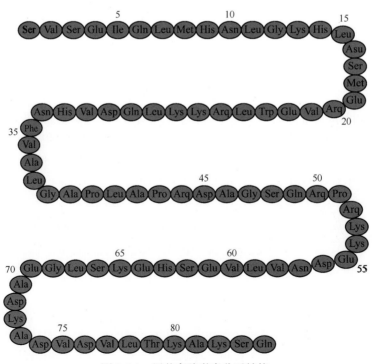

图 3-3-2 甲状旁腺激素分子结构

激活功能。甲状旁腺激素氨基端氨基酸序列高度保守，为 PTH 生物活性所必需，与靶组织受体结合后可产生生物学效应。

甲状旁腺主细胞内首先合成前甲状旁腺激素原，即 PTH 的第一前身物质，含 115 个氨基酸，前甲状旁腺激素原在细胞内裂解为含有 90 个氨基酸的第二前身物质甲状旁腺激素原，后者在细胞内裂解成为含 84 个氨基酸的多肽，即甲状旁腺激素。PTH 在循环血液中的半衰期较短，人完整 PTH（1-84）是由 84 个不同的氨基酸组成的直链多肽，分子质量约为 9425kDa，两端同时具有氨基端 PTH（N-PTH）和羧基端 PTH（C-PTH），氨基端是活性端（表 3-3-1），中段的 PTH-M 也没有生理活性。

表 3-3-1　甲状旁腺激素的分子类型及生物学特点

分子形式	生物活性	半衰期（min）	清除部位
PTH（1-84）	有	2～5	2/3 在肝，1/3 在肾
PTH（1-34）	有	2～4	肝
C-PTH	无	20～30	肾
N-PTH	少量	20～30	肾

PTH（1-34）的结构：甲状旁腺激素的氨基端 1～34 片段即具有完整的 PTH（1-84）的全部生物活性，并可以完全激活其受体。MRI 研究表明，PTH（1-34）拥有类似 U 形的三级结构，而 X 线晶体结构 PTH（1-34）则显示一个单一连续的螺旋（图 3-3-3），说明其结构具有一定的柔性和多样性。PTH（1-34）的三级结构在上述两种方法得到的结果中差异很大，分析其原因可能与 PTH 和甲状旁腺激素受体（PTHR）的结合机制有关。PTHR 属于跨膜受体，其构象会随细胞膜磷脂层的流动而发生变化。当 PTH 与

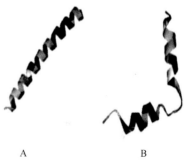

A　　　　　　　　　　B
图 3-3-3　PTH（1-34）的两种结构

PTHR 相结合发挥作用时，PTH 的构象会随 PTHR 构象的变化而变化，导致 PTH 的结构具有一定的柔性和多样性，所以 PTH 的三级结构有可能在 U 形和直形两种构象间相互变换。

二、甲状旁腺生物化学

甲状旁腺主细胞合成和分泌 PTH，PTH 分泌后迅速入血，半衰期很短，PTH 的清除主要由肝脏巨噬细胞摄取及肾小球滤过，虽然肾小管有重吸收功能，但尿中可出现少量 PTH。PTH 可调节钙、磷平衡，还可通过此作用精细调节骨的合成、分解代谢，对成骨细胞和破骨细胞的分化、成熟、凋亡发挥重要作用。PTH 对骨形成和骨吸收具有双重效应，持续大剂量 PTH 促进骨吸收，间歇性小剂量 PTH 促进骨形成。

甲状旁腺激素作用的靶器官是肾脏、骨骼和小肠。这些靶器官上含有丰富的 PTH 受体，PTH 受体分为 Ⅰ 型甲状旁腺激素受体（PTH1R）、Ⅱ 型甲状旁腺激素受体（PTH2R）、Ⅲ 型甲状旁腺激素受体（PTH3R）三类，其中 PTH1R 最为重要。PTH 通过刺激靶器官发挥

正常生理作用，其作用机制复杂，主要通过自分泌与旁分泌形式对靶细胞起调控作用。PTH主要对靶细胞膜上 PTH1R 发挥生物学作用，是通过三条信号通路激活的：①cAMP/PKA通路；②PLC/PKC 通路；③non-PLC/PKC 通路，其中主要的信号通路是 cAMP/PKA 通路。

PTH1R 的结构：PTH1R 属于 B 类 G 蛋白偶联受体，由 593 个氨基酸残基组成；包含有 3 个保守二硫键的 N 端胞外域（1～189）和 7 个跨膜螺旋的跨膜区域（190～460），以及胞内 C 端区域（461～593）。除了 PTH，PTH1R 还可识别甲状旁腺激素相关蛋白（PTHrP），PTHrP 被高度调节和表达，并且对胚胎发育过程中骨的形成起到至关重要的作用。

PTH 与 PTH1R 的作用机制：PTH 主要是由其同源受体（PTH1R）介导而发挥作用的，包括胞外 N 端区域、7 个跨膜区域及胞内 C 端区域。PTH-PTH1R 相互作用的机制包括两个部分：①PTH 的 C 端区域（17～31 位残基）与受体 N 端区域之间的相互作用有利于结合亲和力；②PTH 的 N 端区域（1～11 位残基）与受体近膜区域之间的相互作用有利于信号转导，主要是激活腺苷酸环化酶/蛋白激酶 A 信号转导途径产生 cAMP，引发生物学反应以调节体内钙磷代谢。另有文献报道，PTH1R 的胞外域可以形成二聚体复合物，当配体与受体结合时可以使二聚体分离，而且由于聚合时会在胞外域形成一段 α 螺旋，该 α 螺旋占据了配体的位置，致使二聚体分离后的单体 PTH1R 也可以激活 G 蛋白，该激活机制有待进一步确认。

PTH（1-34）以两亲性 α 螺旋与受体相结合，包含一个短的 α 螺旋片段从 3 位丝氨酸到 13 位的赖氨酸的 N 段部分，被认为对激活受体起作用；这个 N 端螺旋后面紧接着一个更稳定的 C 端 α 螺旋片段（从 20 位精氨酸到 31 位缬氨酸），是与受体结合的主要区域；这两个 α 螺旋被中间铰链区 PTH（15-20）相连接。N 端片段 PTH（1-14）与跨膜结构区域相结合以激活受体，其中 8 位 Met 残基已被证明是激活受体的重要氨基酸。

PTH 合成和分泌的主要调节因素有以下几个方面。①血钙浓度，甲状旁腺作为内分泌腺，通过腺体上的 CaSR 来感受体内细胞外钙离子浓度的变化，合成、分泌甲状旁腺激素，也就是说甲状旁腺依靠 CaSR 形成了细胞外钙离子和 PTH 的反馈与负反馈的调节，以维持机体钙稳态及骨的正常矿化。CaSR 是 G 蛋白耦联受体，主要表达于甲状旁腺细胞膜，除了能灵敏感受细胞外液钙离子浓度变化外，也受到维生素 D、拟钙剂等因素的调节，它介导了甲状旁腺生理功能。②活性维生素 D，其参与 PTH 的合成调节过程，并抑制 PTH 基因转录，并与 PTH 形成负反馈调节机制。③血磷浓度，无机磷参与细胞结构组成和许多重要的生物功能，在细胞中活跃地进行逆化学和电势梯度跨细胞膜运输。无机磷的转运由钠磷协同转运蛋白（Npt）完成，位于细胞膜的 Npt 利用 Na^+ 浓度梯度所提供的自由能作为驱动力增加磷的摄入。急性和慢性血磷升高均可触发 PTH 的合成，这是通过 *PTH* 基因转录完成的，但这种作用不是直接进行的，而是继发于低钙血症。低钙血症可延长 PTH mRNA 的半衰期，增加 PTH 合成。④降钙素，由甲状腺 C 细胞分泌，是参与骨代谢的一种多肽类激素，值得注意的是，降钙素也可由肿瘤，如肺癌、结肠癌、乳腺癌等异源分泌，其主要生理作用是抑制骨吸收，增加成骨细胞活性，使血钙、血磷沉积于骨，从而降低血钙浓度。

综上所述，PTH 与维生素 D 及降钙素共同调节钙磷代谢过程，并维持机体钙磷平衡。

三、甲状旁腺生理功能

甲状旁腺激素作用于靶器官（主要是骨、肾、肠），与体内降钙素的作用相对应，其主要生理作用是"保钙排磷"，两者共同维持细胞外液钙浓度稳定。PTH 对三个靶器官的作用速度差别较大，对肾脏的作用最为迅速，对骨的作用较慢，为 2~3h，对小肠的作用则是间接的，作用最慢，常需 24h 左右。除此之外，甲状旁腺激素还对心血管、RAAS、神经系统等产生一定生理作用。

1. 对骨的作用　人体的骨组织中主要含有成骨细胞和破骨细胞。骨骼是一种需要不断重塑的组织，骨重塑由骨吸收和骨形成两个过程共同协调完成，这是一个持续的生理过程，在任何的时间均有 5%~25% 的骨面在进行骨重塑。骨重塑是破骨与成骨的偶联形式，两者保持着动态平衡，任何不平衡因素都会导致骨质和骨量发生改变。

正常骨代谢需要 PTH 的参与，骨组织上有大量的 PTH 受体，主要是 PTH1R，PTH 的主要作用是促进骨质吸收、骨转化，动员骨钙入血，促进钙和磷酸盐释放入细胞外液，使血钙浓度升高。PTH 对各种骨细胞均有作用，在正常 PTH 生理浓度作用下，成骨细胞的活性大于破骨细胞，有利于成骨，高 PTH 水平则使骨吸收大于骨形成，导致骨质疏松、病理性骨折。PTH 促进骨转换的作用依赖于活性维生素 D，因此，即使有大量 PTH，在维生素 D 缺乏的情况下骨吸收和骨形成的能力也是不足的。

PTH 对于成骨和破骨的影响取决于 PTH 浓度的变化和变化持续的时间：①持续高浓度 PTH，PTH 通过 RANKL-OPG-RANK 受体信号通路，上调破骨细胞 RANKL 的表达，诱导成熟的破骨细胞形成，明显提高破骨细胞生物活性，抑制破骨细胞凋亡，加快骨吸收。长时间较大剂量 PTH 刺激破骨细胞溶酶体，释放各种水解酶，分解骨基质释放钙及磷酸盐，而且还可以促使巨噬细胞转化为破骨细胞，使骨破坏增加，同时超生理量 PTH 抑制成骨细胞合成胶原及骨基质，使形成的骨基质存在缺陷，不适合成骨细胞在骨面利用钙与无机磷合成羟磷灰石，导致无法正常进行矿物质沉积、矿化。②短时间、快速 PTH 浓度升高时，机体在数分钟内能迅速反应，促使骨盐迅速释放入细胞外液，钙离子浓度升高，这种快速的骨钙释放往往不合并无机磷释放，与溶骨引起的钙磷同时释放不同，具体机制有待进一步研究。

2. 对肾脏的作用　PTH 对肾脏的作用机制研究已比较成熟。①增加肾小管对钙的重吸收，这可能是重度甲状旁腺功能亢进患者出现高血钙的原因之一，是 PTH 迅速调节血钙水平的重要机制。不过要指出的是，虽然肾对 PTH 的反应迅速且敏感，但其对血钙水平的调节能力是有限的。骨对 PTH 的反应慢，但由于骨中的含钙量大，调节的潜力很大。②减少肾小管对磷的重吸收，加快肾脏排出磷酸盐，血磷下降。PTH 对肾脏排磷的调节作用比对钙的影响更为明显。给摘除甲状旁腺的大鼠静脉注射 PTH 后 8min，即能观察到尿中磷酸盐的增多。临床病例也证明，当血浆 PTH 升高时，肾小管对磷的重吸收减少，造成血磷降低。反之，当血浆 PTH 降低时，肾小管对磷的重吸收增加，血磷升高。PTH 抑制磷重吸收的作用部位在近球小管。与 PTH 的特异性受体结合，使细胞 AMP 增多而发挥作用。③增加肾小管上的 1α-羟化酶活性，加快 $1,25(OH)_2D_3$ 的合成，通过增加肠道对钙的吸收，间接升高血钙浓度。④PTH 对镁的重吸收作用与钙相似，即 PTH 有增强镁的重吸收作用，但高钙能抑制肾小管对镁的重吸收。因此，对于甲状旁腺功能亢进的患者，血镁水平仍可维持在正常范围。⑤PTH 能增加 $NaHCO_3$ 的排出，尿液 pH 升高，使血液酸化，可能这是 PTH 影响骨的酸碱度以控制骨吸收的一种途径。

3. 对小肠的作用　小肠是维生素 D 的典型靶器官，小肠同甲状旁腺一样含有丰富的维生素 D 受体，活性维生素 D 增加了小肠对钙的吸收。PTH 通过激活肾小管上的 1α-羟化酶，增加 $1,25(OH)_2D_3$ 的合成，从而促进肠道对血钙的吸收，PTH 通过对小肠的间接作用达到维持正常血钙浓度的作用。

4. 对平滑肌的作用　研究表明，PTH 对多种平滑肌，如血管、胃肠、子宫、输精管的平滑肌均有直接松弛作用。

5. 甲状旁腺激素的节律性　许多研究证实，生理情况下甲状旁腺激素的分泌有昼夜节律性，PTH 血浓度在白天平稳，在 20：00 及 4：00 有两个宽高峰，4：00 的高峰持续时间较长，要持续到次日的 8：00～10：00 才逐渐降低至正常生理水平，但目前该节律的机制及生理学意义并不清楚。Fraser 等发现，绝经后妇女的甲状旁腺激素则消失了这种昼夜节律，推测甲状旁腺激素昼夜节律应该对钙磷代谢、骨重建等有重要作用。

6. PTH 与高血压　高 PTH 水平和维生素 D 不足是高血压的独立危险因素，维生素 D 缺乏通过升高 PTH 水平和扰乱钙离子稳态来促进高血压的发病，其甚至还涉及胰岛素抵抗、系统性炎性反应、肾素-血管紧张素系统的调节。许多组织和细胞均表达维生素 D 受体，包括心肌组织、内皮组织、巨噬细胞等。研究已经证实，维生素 D 可以通过自分泌和旁分泌影响心血管健康。目前其具体机制还有待进一步研究。

7. PTH 与肿瘤　CaSR 可以感受细胞外液钙离子浓度的微小变化来调节甲状旁腺激素分泌，维持钙稳态。在非促钙作用中，CaSR 位于无数生理生化过程的交叉点，它作为癌基因或肿瘤抑制因子在不同器官中一直受到关注。在正常乳腺组织中，CaSR 促进泌乳，但在乳腺癌组织中，它作为一种癌蛋白发挥作用，并已证明其推动乳腺癌骨转移的发病机制。目前发现多种癌症的发生、发展都与甲状旁腺激素的分泌水平有密切关系。其中，甲状旁腺激素与肿瘤的关系已引起学术界的关注。

8. PTH 与神经系统疾病　越来越多研究发现，PTH 水平与认知功能、脑血管疾病有关，PTH 水平越高，认知功能障碍越显著，患脑血管疾病风险越高。这可能与 CaSR 有关，该受体在不直接参与钙稳态的细胞和组织中，如神经系统，在神经发育早期对神经元和胶质细胞的分化起着关键作用，并且在成人神经系统中对突触传递和可塑性也起着关键作用，CaSR 也参与了阿尔茨海默病和神经系统缺血病变的病理机制，而且也可作为神经退行性变和神经母细胞肿瘤的治疗靶点。

第四节　甲状旁腺疾病的发病机制

一、原发性甲状旁腺功能亢进

PHPT 分为散发性 PHPT 和遗传性 PHPT，多数为散发性 PHPT（＞90%）。

1. 基因或染色体缺陷　遗传性或某些遗传综合征的 PHPT 一般是明确的生殖细胞系基因突变。而散发性或孤立性原发性甲状旁腺腺瘤或癌可以是体细胞或生殖细胞的基因突变，同样的基因突变可以有不同的疾病外显度，决定着病变的恶性程度和临床表现的轻重。

甲状旁腺功能亢进-颌骨肿瘤（hyperparathyroidism-jaw tumor，HPT-JT）综合征是生殖细胞系 *CDC73*（*HRPT2*）突变。在散发性甲状旁腺癌患者中可能含有 *CDC73* 基因的体细胞和生殖系突变均存在。

作为遗传综合征的 MEN-1 存在生殖系 *MEN-1* 基因突变。部分散发性甲状旁腺肿瘤存在体细胞的 *MEN-1* 基因失活性突变。类似于 MEN-2A 或 MEN-2B 型中的 *RET* 基因突变也少见于散发性原发性甲状旁腺功能亢进。

散发性甲状旁腺肿瘤中存在细胞周期蛋白 D1（cyclin D1，CCND1）/甲状旁腺腺瘤 1（parathyroid adenoma 1，PRAD1）基因突变，20%～40%的散发性甲状旁腺腺瘤存在细胞周期蛋白 D1 的过表达。部分腺瘤细胞中存在染色体 1p-pter、6q、15q、11q 的缺失。此外，维生素 D 受体（vitamin D receptor，VDR）基因可能是甲状旁腺腺瘤中一个天然的失活候选基因。

2. 环境因素　辐射的暴露如核辐射、原子弹辐射、X 线辐射等可增加原发性甲状旁腺功能亢进的风险，但 1.0Gy 辐射下的超额相对危险度为 5～10。在这种辐射暴露水平下，发生 PHPT 的可能性仍很低，随访 35 年时低于 1%，随访 50 年后接近 5%。放射线相关的甲状旁腺功能亢进多为无症状的，呈良性和惰性的过程，其病理多为良性腺瘤，单个腺瘤的增生概率可能是多个腺体受累的 2 倍。

3. 锂剂与原发性甲状旁腺功能亢进　锂剂用于治疗双向性精神障碍，这类药物对内分泌系统的副作用包括引起甲状腺功能减低（抑制 T_4 合成和 T_4 向 T_3 的转换）、甲状腺功能亢进和甲状旁腺功能亢进。此外，锂剂还可以作用于髓袢升支粗段的 CaSR，引起多尿。长期应用可以损伤肾功能，造成慢性肾衰竭。锂剂能够降低甲状旁腺对钙的敏感性，使 Ca-PTH 曲线调定点右移。应用锂剂数周内就可能出现血总钙、离子钙和 PTH 的升高。横断面研究调查在长期应用锂的患者中出现高血钙者占 15%。一项研究纳入了 142 例接受了至少 15 年锂剂治疗的患者，其中高钙血症的总患病率为 3.6%，约为瑞典一般人群中预期患病率的 8 倍。在经手术证实为高 PTH 的患者中甲状旁腺功能亢进的患病率为 2.7%。长期应用锂剂导致的慢性肾功能损害会进一步加重甲状旁腺功能亢进，故对于合并慢性肾脏病的患者，应该纠正可能存在的维生素 D 缺乏和不足，控制容量，这可能有助于改善患者的状态，降低行 PTx 手术的必要性。在锂剂诱导性甲状旁腺功能亢进患者中，甲状旁腺腺瘤（45%～80%）和增生（20%～55%）的比例相当。单腺体病变治愈率更高。服用锂剂时间越长，多腺体病变的可能性越大。锂剂对甲状旁腺的影响在短期内又是可逆的，有观察发现对于应用锂剂数年内的患者，停用锂剂 1～4 周血钙可恢复正常。对于应用锂剂 10 年以上的患者，恢复的可能性相对小。建议对应用锂剂的患者定期监测血钙和 PTH，一旦发现血钙升高，停用锂剂。拟钙剂西那卡塞可以使血钙和 PTH 水平下降。对于无症状或轻症高血钙患者，更适合给予药物治疗。对于更严重的或停用锂剂加药物治疗无效的患者，多需要手术治疗。手术治疗的复发率为 20%～42%，很多术后复发的单个腺体病变经再次手术证明为多腺体病变。手术切除病灶后 5min 测 PTH，如下降不到 35%提示可能还存在功能亢进的甲状旁腺。

4. 噻嗪类药物治疗 噻嗪类利尿剂可作用于远端肾小管使钙的主动重吸收增加,从而减少尿钙排泄,因此可引起轻度高钙血症(最高可达 2.9mmol/L)。此外,噻嗪类药物治疗可暴露潜在的原发性甲状旁腺功能亢进,所以当停药后高钙血症仍持续存在或初始血清钙浓度高于 3mmol/L 时,原发性甲状旁腺功能亢进的可能性较大。但对于停用噻嗪类药物后数周有明确的甲状旁腺功能亢进生化证据的无症状患者,最好作为噻嗪类药物无关的无症状性原发性甲状旁腺功能亢进患者进行治疗。

横断面研究提示,原发性甲状旁腺功能亢进患者较血钙正常的对照人群和健康献血者的 25(OH)D 水平更低,维生素 D 缺乏比例高于健康对照。25(OH)D 水平越低的原发性甲状旁腺功能亢进患者血钙、PTH 和碱性磷酸酶越高,骨密度更低,骨折风险也更高;同时 25(OH)D 水平越低,肾脏尿钙排泄越低,股骨颈和前臂骨密度越低。流行病学研究提示,伴有维生素 D 缺乏的原发性甲状旁腺功能亢进患者血 PTH 和骨转换指标水平更高,甲状旁腺腺瘤的体积可能更大,可能较维生素 D 充足的患者更容易发生骨折。因此,推荐对所有原发性甲状旁腺功能亢进患者进行 25(OH)D 水平检测,对于 25(OH)D 水平≤20ng/ml(50nmol/L)的患者补充维生素 D。

二、继发性甲状旁腺功能亢进

慢性肾脏病(CKD)引起的 SHPT 是机体伴随肾功能恶化出现的一种适应性反应。其特点是 PTH 合成和分泌增加、甲状旁腺增生、骨骼和矿物质代谢异常。

SHPT 经典发病机制起源于 Bricker 的平衡假说。传统认为,CKD 进展过程中发生的磷潴留、低钙血症和 $1,25(OH)_2D_3$ 缺乏是导致 SHPT 的主要原因。但随着对 *PTH* 基因表达和分泌调节的分子机制认识的深入,发现 FGF23、Klotho 蛋白、维生素 D 受体、CaSR 及甲状旁腺细胞信号转导通路的改变等参与了 SHPT 的发生和发展。从 CKD 早期开始,肾脏排泄磷减少,血清 FGF23 升高。升高的 FGF23 通过作用于肾小管钠磷共转运体 NaPi2a 和 NaPi2c 抑制磷的重吸收,以维持血清磷的正常水平。但 FGF23 的增加同时降低了血清 $1,25(OH)_2D_3$ 的浓度,从而会刺激 PTH 的产生。随着肾衰竭的不断进展,肾单位减少,FGF23 的代偿性升高难以有效增加尿磷的排泄,进而出现高磷血症。血磷升高又可以促进 PTH 和 FGF23 的合成与分泌,进一步加重 SHPT。除上述原因外,Klotho 蛋白在肾脏和甲状旁腺中表达减少,PTH 抵抗、代谢性酸中毒等也参与了 CKD 患者的 SHPT 的发生和发展。上述诸因素共同及相互作用,最终导致甲状旁腺增生、肥大及 PTH 的过度合成、分泌。2021年,我国科学家首次完成了对 CaSR 晶体结构的解析,使我们对 CaSR 的功能调节有了更多的认识。同时在临床上,CaSR 激动剂(拟钙剂)在 SHPT 治疗中取得了显著疗效,证实 CaSR 在 PTH 分泌调节和 SHPT 发病中的关键作用。但拟钙剂治疗只是抑制了 PTH 分泌,停药后迅速复发,而且仍有许多患者,特别是晚期 SHPT 患者对拟钙剂治疗没有反应。因此,深入研究 SHPT 发病机制,阐明 SHPT 甲状旁腺增生的细胞和分子基础,以寻找具有针对性和有效性的治疗药物,仍然是针对 CKD 患者的 SHPT 领域急迫和充满挑战的任务。

1. 低钙血症和钙敏感受体 钙的平衡取决于肠道对钙吸收、肾脏对钙的排泄及骨骼中钙的释放和沉积。在正常年轻成人中,钙的吸收和排泄是持平的,即每天约摄取钙 1000mg,

其中有 800mg 通过粪便排出，200mg 通过肠道吸收。而每天通过肾脏滤过从尿中排出的钙也是 200mg。同时，每天有 500mg 的钙从骨骼中释放出来，又有等量的钙以新骨形成的方式沉积下来，因此，维持着体内钙的稳态。细胞外钙浓度是调节 PTH 分泌的主要因素。其通过位于甲状旁腺细胞表面的 CaSR 调控 PTH 的释放。CaSR 能感受血钙浓度的微小变化，调节 PTH、降钙素（CT）的合成与分泌。当血液中 Ca^{2+} 浓度升高时，CaSR 被激活，抑制 PTH 的合成与分泌，促进降钙素的合成与分泌；当血液中 Ca^{2+} 浓度降低时，受体失活，PTH 释放增加，降钙素的合成、分泌被抑制，使血钙尽快上升。在正常状态下，Ca^{2+} 抑制甲状旁腺细胞分泌 PTH 的能力可达 50%。发生 CKD 时，甲状旁腺 CaSR 表达减少，细胞外 Ca^{2+} 浓度下降，导致甲状旁腺 PTH 释放增加，血液循环中 PTH 升高。

CaSR 属于 C 类 GPCR，主要分布在人体的甲状旁腺、骨骼、肠道系统及肾脏等器官中，是一种存在于细胞表面的由 3 个主要结构域组成的以二硫键连接的同源二聚体。CaSR 单体由一个大的 N 端胞外结构域（612 个氨基酸）、一个 7 次跨膜结构域（250 个氨基酸）和一个细胞内 C 端结构域（ICD）组成。其中，细胞外结构域由 lobe 1 和 lobe 2 两个叶片结构域及一个富含半胱氨酸结构域（含有 9 个半胱氨酸）3 个部分构成。富含半胱氨酸结构域将 lobe 1 和 lobe 2 与跨膜区域连接起来。当细胞外结构域形成二聚体时，lobe 1 和 lobe 2 之间形成 4 个叶片的捕蝇夹结构。捕蝇夹结构之间的缝隙处是 C 类 GPCR 的典型激动剂结合位点，其中包含 CaSR 激动剂的结合位点。CaSR 从活化到失活的转变主要发生在此区域，CaSR 的自发突变也大部分发生在捕蝇夹结构区。CaSR 激动剂作为配体可结合在捕蝇夹结构的两个叶片之间，引发构象变化，促进叶片的二聚化，并允许细胞外结构域富含半胱氨酸的区域相互作用，转而诱导跨膜结构域和细胞内域的构象改变，传输和放大从捕蝇夹结构域到跨膜结构域的细胞内信号，激活受体，启动信号分子转导。9 个半胱氨酸中的任意一个突变成丝氨酸都会减弱 CaSR 的功能，而且半胱氨酸的缺失会导致 CaSR 的活性丧失。7 个跨膜结构域与 GPCR 超家族中的其他蛋白相似，由 3 个胞外环和 3 个胞内环连接。跨膜结构域通过结合的激动剂引起细胞内环和 C 端结构域的改变，从而触发下游的信号通路。此外，人 CaSR 的负变构调制剂，如抑钙剂也可结合 7 个跨膜区域的不同位点，从而抑制 CaSR 活性。CaSR 通过细胞内结构域与下游蛋白如 Gq、Gi、G12/13 和 Gs 蛋白相互作用，转导信号。细胞内结构域含有蛋白激酶 C 和 A 的磷酸化的位点。例如，细胞内结构域 T888、S895 和 S915 可以被蛋白激酶 C 磷酸化。蛋白激酶 C 磷酸化降低了 CaSR 的活性，特别是 T888 磷酸化对 CaSR 活性起到重要的负调控作用。蛋白激酶 A 可以磷酸化 S899 和 S900。对这两个位点的研究表明，蛋白激酶 A 磷酸化对 CaSR 活性的调节作用很小，但 S899 位点的磷酸化可能影响 CaSR 近端羧基端对富含精氨酸区域的识别，有助于受体在细胞内存留。

CaSR 主要以同源二聚体的形式存在于细胞膜表面。有两种作用力参与同源二聚体的形成——二硫键和疏水作用。例如，lobe 2 上保守的 C129 和 C131 形成分子间二硫键；CaSR 的跨膜结构域和细胞内结构域中存在一个或多个非共价作用力，有助于二聚体的形成，并且 CaSR 二聚体间的非共价键对 CaSR 的功能发挥非常重要。与大多数 GPCR 不同的是，尽管胞吞作用存在，CaSR 结合配体也不会导致 CaSR 的脱敏，因为 CaSR 介导的下游信号可以驱使 CaSR 的生物合成过程，这种现象称为激动剂驱动的插入信号。CaSR 遵循一种普遍的、类似于所有 C 类 GPCR 的激活机制（图 3-4-1）：第一，激动剂结合导致捕蝇夹结构关闭；第二，膜-近端结构域在 lobe 2 和半胱氨酸结构域之间形成同源二聚体界面；第三，激动剂结合伴随着两个前聚体细胞外结构域 C 端的结合，跨膜结构域重排。长期暴露于 CaSR 激动剂会增加 CaSR 的 mRNA 或蛋白表达水平，这一现象与有丝分裂原激活的细胞外调节蛋白激酶（extracellular regulated protein kinase，ERK），包括 ERK1、ERK2、JNK 和 P38 的活化有关。

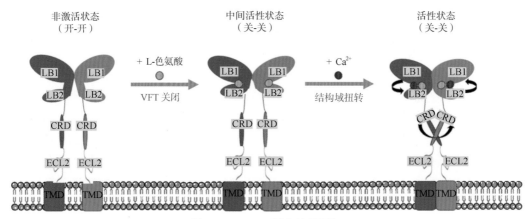

图 3-4-1　CaSR 活化过程图解

CaSR 单体由叶片 1（LB1）、叶片 2（LB2）、富含半胱氨酸结构域（CRD）及细胞内结构域组成。非激活状态下 CaSR 呈单体状，但可以通过 CRD 与跨膜 2 细胞外部分（ECL2）与 7 次跨膜片段结合。LB1 和 LB2 形成捕蝇夹（VFT）结构。L-色氨酸结合 LB1 和 LB2，导致捕蝇夹结构关闭，形成半激活状态。最后结合 Ca^{2+}，引起 VFT 和 CRD 扭转，CaSR 激活

引自：Ling S，Shi P，Liu S，et al，2021. Structural mechanism of cooperative activation of the human calcium-sensing receptor by Ca^{2+} ions and L-tryptophan. Cell Res，31（4）：383-394.

　　既往认为，CaSR 的主要激动剂是细胞外 Ca^{2+}，但也存在着其他激动剂包括各种二价和三价阳离子（如 Sr^{2+}、Ba^{2+}、Gd^{3+}、Al^{3+}、Mg^{2+}）、各种有机多聚阳离子（如精胺、精眯、多胺）、多肽类（如多聚精氨酸），以及天然的激动剂 L-氨基酸尤其是芳香族氨基酸和谷胱甘肽类似物，CaSR 也可被一些氨基糖苷类抗生素等，如新霉素和庆大霉素激活。细胞外低 pH 和高离子强度也会对受体活性产生负调控作用。另外，磷酸根等阴离子在激活 CaSR 的构象中发挥着重要作用。

　　2016 年，Geng 等首次报道了 CaSR 细胞外结构域的静息状态和激活状态的结构。根据结构提出其激活机制，提出并论证了氨基酸是主要的内源性激动剂，可激活受体；发现钙离子作为调节剂维持激活状态。推翻了过去认为钙离子是主要激动剂的观点；同时证实了体内的磷酸根离子作为抑制剂抑制 CaSR 的活性。2021 年田长麟和刘磊团队及杨雪和沈月团队通过冷冻电镜结构分析在国际上首次阐明了全长 CaSR 的完整激活机制：首先，L-色氨酸紧密结合在 CaSR 的捕蝇夹结构域配体结合口袋中，诱导捕蝇夹结构从开放状态变成关闭状态；其次，高浓度钙离子结合到受体上，使二聚体 CaSR 胞外的捕蝇夹结构围绕二聚体对称轴开始发生扭转；该扭转通过刚性的半胱氨酸结构域传递到跨膜结构域，使跨膜结构域单体互相靠近形成跨膜结构域二聚体；最后，形成 CaSR 激活态构象，为下游的 G 蛋白结合及信号传递提供基础。因此，CaSR 的激活需要 L-色氨酸（或者其他氨基酸及氨基酸衍生物）和钙离子的协同作用。

CaSR 通过 Gq/11、Gi/o、G12/13 和 G 蛋白激活多种信号通路。Gq/11 蛋白对于 CaSR 信号转导至关重要，Gq/11 突变已被证明可导致高钙血症和低钙血症。Gq/11 通路的激活导致其主要效应蛋白磷脂酶 C（PLC）受到刺激，使磷脂酰肌醇 4,5-二磷酸水解为第二信使二酰甘油（DAG）和肌醇三磷酸（IP3）。DAG 激活蛋白激酶 C 和有丝分裂原活化蛋白激酶信号通路。IP3 与内质网的 IP3 受体结合，后者将细胞内的钙离子从内质网释放到细胞质中。这些信号事件可导致 PTH 分泌减少和肾小管钙离子重吸收减少。而这种细胞内钙离子的增加也可以进一步激活有丝分裂原活化蛋白激酶信号。CaSR 还激活 Gi/o 信号通路，抑制腺苷酸环化酶，导致 cAMP 和蛋白激酶 A 活性降低。

目前还不清楚 CaSR 是否可以通过 β-arrestin 调控 MAPK 信号级联反应。GPCR 配体可以与 GPCR 的跨膜核心（TM core）作用并直接调控 β-arrestin 的构象改变，从而介导下游不同的功能。这种信号具有"偏向性转导"，即配体激活受体后能够选择性激活相应的信号通路，使信号沿着特定"偏好"的下游通路继续向下转导。拟钙剂西那卡塞是第一个进入临床的变构 GPCR 调节剂，2004 年该药被批准用于治疗甲状旁腺功能亢进。然而，这种药物会引起低钙血症，这可能是因为同时激活了甲状旁腺外组织的 CaSR。研究不同结构的拟钙剂发现：西那卡塞对钙离子动员和 IP 积累的偏向远超磷酸化的 ERK1 和 ERK2（pERK1/2）；而化合物 AC-265347 和 R, R-calcimimetic B 偏向 pERK1/2 和 IP 积累远超对钙离子的动员；化合物 S, R-calcimimetic B 则偏向 IP 积累；但 nor-calcimimetic B 的作用是均衡的。值得重视的是，CaSR 信号转导偏向 pERK1/2 的化合物可以实现组织选择性抑制 PTH 分泌。因此，深入了解不同配体在下游各种信号转导效应中的作用可能对 CaSR 的药理学研究具有指导意义。

在 CKD 病程中，甲状旁腺细胞的 CaSR 表达下降。有研究发现，在慢性肾功能不全伴 SHPT 患者的甲状旁腺组织中，CaSR 基因和蛋白质合成显著下调，以结节性增生较弥漫性增生下降更为明显，且与甲状旁腺细胞过度分泌 PTH 的现象直接相关。CaSR 数量的减少导致钙离子对 PTH 分泌的抑制能力降低，即使在钙离子水平正常或偏高的情况下，PTH 仍显著升高。而 CaSR 激动剂可以使 CaSR 对细胞外钙离子敏感性增加，降低 PTH 分泌。动物实验研究还发现，CaSR 激动剂能抑制甲状旁腺细胞增生。但对于甲状旁腺增生和 CaSR 表达减少的时空关系目前还不明确，有学者认为 CaSR 减少可能早于甲状旁腺的增生。

此外，γ-氨基丁酸（GABA）B1 受体（GABAB1R）参与甲状旁腺功能亢进的发生和发展。GABAB1R 是 G 蛋白耦联受体 C 家族中唯一与 CaSR 在甲状旁腺腺体中共同表达的受体。GABAB1R 敲除的小鼠体型较小、体重较轻（较正常降低约 10%），血 PTH 水平降低，血钙降低，表现为甲状旁腺功能减退。而 GABA 的合成限速酶 GAD1/2 双敲除的小鼠则表现为甲状旁腺显著增大。进一步研究显示，GABAB1R 与 CaSR 在体外及甲状旁腺细胞中存在强烈的相互作用，形成异二聚体。在原发性及继发性甲状旁腺功能亢进患者的组织中发现，GABAB1R/CASR 异二聚体存在。异二聚体抑制 CaSR 信号，促进 PTH 分泌。GABAB1R/CASR 异二聚体如何在高亲和性 CaSR/CaSR 同源二聚体存在的条件下形成，其形成的分子结构基础是什么，这些问题都有待于进一步的研究。

2. 1, 25(OH)$_2$D$_3$ 活性降低　维生素 D 代谢异常是导致 SHPT 的重要原因。慢性肾功能不全时，1, 25(OH)$_2$D$_3$ 生成减少与失活加速，反馈抑制作用消失使 PTH 过度产生，导致

SHPT 发生。具体机制如下：肾脏是合成维生素 D 活性代谢产物 $1,25(OH)_2D_3$ 的主要器官。维生素 D 经肝 25-羟化酶羟化后，再通过位于近端肾小管上皮细胞线粒体内的 1α-羟化酶生成 $1,25(OH)_2D_3$。慢性肾功能不全早期 GFR 下降至 60ml/min 时，出现 1α-羟化酶活性减少，$1,25(OH)_2D_3$ 生成减少。肾衰竭晚期随着肾单位的减少，$1,25(OH)_2D_3$ 的合成剧减。同时，CKD 时 FGF23 升高，而 FGF23 也会抑制 1α-羟化酶的活性，并且诱导负责降解 $1,25(OH)_2D_3$ 的 24-羟化酶的表达增加，引起 $1,25(OH)_2D_3$ 减少。其他导致 $1,25(OH)_2D_3$ 水平降低的原因还包括磷潴留、尿毒症毒素作用、代谢性酸中毒、C 端 PTH 片段等，这些因素可能通过抑制肾脏 1α-羟化酶而导致 $1,25(OH)_2D_3$ 生成减少。

　　CKD 引起的 $1,25(OH)_2D_3$ 活性降低通过多种机制导致 SHPT 发生（图 3-4-2）。首先，$1,25(OH)_2D_3$ 可以通过维生素 D 受体（VDR）直接作用于甲状旁腺，减少甲状旁腺细胞的增殖，抑制 PTH 的合成与分泌。$1,25(OH)_2D_3$ 的大部分生物学作用是通过与 VDR 结合介导的。VDR 主要表达于甲状旁腺和肠道，位于细胞核和中间丝/细胞质，对维生素 D 代谢物具有高度的亲和性。VDR 属于核受体，通过两个锌指样结构介导 VDR 与位于维生素 D 反应基因上游的调节启动因子（称 VDR 反应元件，VDRE）结合。$1,25(OH)_2D_3$ 与 VDR 的结合促进了 VDR 的构象改变，促进 VDR 与视黄素 X 受体（RXR）的异源二聚化，并使 VDR/RXR 复合物与维生素 D 反应基因启动子区域的维生素 D 反应序列结合，直接抑制 PTH 转录。VDR 决定靶细胞对 $1,25(OH)_2D_3$ 的反应，在决定钙调定点水平和抑制 PTH 合成中起重要作用。研究发现，对于慢性肾功能不全伴 SHPT 的患者，VDR 的数目明显减少，$1,25(OH)_2D_3$ 对甲状旁腺细胞中 VDR 基因表达的上调作用也明显受抑制。也就是说，低水平 $1,25(OH)_2D_3$ 可能导致其受体减少，而这个缺陷可以通过 $1,25(OH)_2D_3$ 的补充得以纠正。此外，结节性甲状旁腺增生与弥漫性增生相比，VDR 水平更低，对 $1,25(OH)_2D_3$ 的反应性可能更差。对维持性血液透析患者的一项研究发现，甲状旁腺结节性增生部位的 VDR 数目明显减少，较弥漫性增生更明显，而 VDR 数目的减少还可能促进结节形成，导致甲状旁腺细胞增殖，促进甲状旁腺功能亢进的发展。除 VDR 数目改变外，还发现肾衰竭患者 VDR 活化后与靶基因上 VDRE 的亲和性明显下降，细胞核内 RXR 蛋白的表达显著减少，致使 $1,25(OH)_2D_3$ 的基因调控作用减弱。生理浓度的 $1,25(OH)_2D_3$ 无法正常地抑制 PTH 分泌，可能是甲状旁腺的 VDR 数目减少所致。动物研究发现，这种变化可以出现在疾病早期（如血肌酐水平仅增加 1 倍时）。同时，体内的尿毒症毒素通过降低细胞核中激素-受体复合物与 VDRE 结合的能力降低 VDR 的作用。临床中发现，$1,25(OH)_2D_3$ 的使用可以在 CKD 早期和进展期部分逆转甲状旁腺功能亢进，而给予大剂量 $1,25(OH)_2D_3$（通过静脉注射或腹腔内注射）更能显著抑制维持性血液透析患者的 PTH。此外，$1,25(OH)_2D_3$/VDR 还诱导 *CaSR*、*Klotho*、*p21* 和 *p27* 的转录，它们本身调节甲状旁腺功能并抑制甲状旁腺细胞增殖。$1,25(OH)_2D_3$/VDR 还可以通过减少 TGF-α-EGFR 信号通路的激活抑制甲状旁腺增生。

　　CKD 时 $1,25(OH)_2D_3$ 降低会减少肠道吸收钙，导致低钙血症，并改变钙调定点水平，使正常的钙浓度不足以抑制 PTH 的分泌。在临床研究中该观点已得到证实，给予维持性血液透析的患者 $1,25(OH)_2D_3$ 治疗后，钙调定点向左移位，PTH 分泌受到抑制。$1,25(OH)_2D_3$ 和 PTH 间具有相互调节作用，$1,25(OH)_2D_3$ 反馈抑制 PTH 的合成和分泌，PTH 会促使 $1,25(OH)_2D_3$

的合成增加，但并非所有的 PTH 片段都刺激 1α-羟化酶和增加 1, 25(OH)$_2$D$_3$ 的合成。在大鼠的动物试验中发现，PTH（1-34）会增加 1, 25(OH)$_2$D$_3$ 的水平，而 PTH（1-84）则不会增加 1, 25(OH)$_2$D$_3$ 的水平。给予 C 端 PTH 片段则会通过转录后机制减少 1, 25(OH)$_2$D$_3$ 的合成。

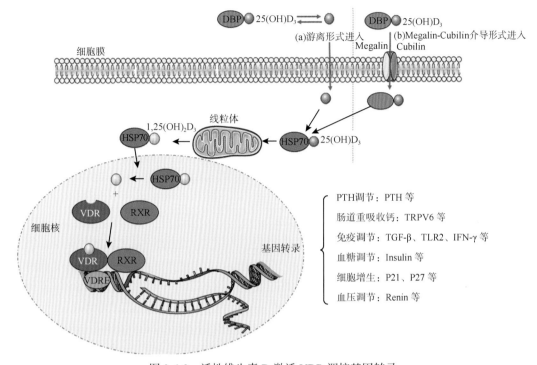

图 3-4-2　活性维生素 D 激活 VDR 调控基因转录

1, 25(OH)$_2$D$_3$ 以游离（a）或通过 Megalin-Cubilin 转运入细胞后，可与热激蛋白 70（HSP70）结合，首先进入线粒体，然后再到细胞质，进入细胞核与 VDR 结合，并通过 VDR/RXR 异源二聚体核受体复合物作用于靶基因的 VDR 反应元件（VDRE），调节包括 PTH 在内的基因转录

引自：Bikle D，Christakos S，2020. New aspects of vitamin D metabolism and action-addressing the skin as source and target. Nat Rev Endocrinol，16（4）：234-252.

3. 高磷血症　正常成年人平均每日磷摄入量为 800～1500mg，主要以磷离子的形式存在。其中约 60% 被肠道通过主动转运和细胞旁扩散吸收，血 1, 25(OH)$_2$D$_3$ 是肠道磷吸收的重要生理调节因子。肾脏是排泄磷的主要器官，FGF23 通过作用于肾小管钠磷共转运体 NaPi2a 和 NaPi2c 增加磷的排泄。在稳态条件下，磷在肾脏的净排泄量与胃肠道吸收保持平衡。

CKD 时肾小球滤过率下降，磷的排泄量减少，磷潴留促进 PTH 的分泌和释放。高磷抑制 1α-羟化酶的活性，使肾脏 1, 25(OH)$_2$D$_3$ 合成减少，刺激 PTH 合成和分泌增加；同时，高磷通过负反馈机制降低钙离子水平，低钙刺激 PTH 分泌增加。因此，高磷是甲状旁腺细胞增殖和 PTH 分泌的直接作用，以及高磷刺激 FGF23 可能是引起 SHPT 的重要发病机制。

1996 年，Slatopolsky 等在肾衰竭的动物模型和患者的研究中发现，高磷血症对 PTH 的合成及分泌有直接促进作用，而这种作用和钙及 1, 25(OH)$_2$D$_3$ 的水平无关。在不伴有钙和 1, 25(OH)$_2$D$_3$ 水平变化的情况下，通过规范尿毒症患者的饮食，限制磷的摄入，降低血磷浓度，能使 PTH 的水平从 130pg/ml 降至 35pg/ml，同时甲状旁腺质量减少，表明血磷升高可直接刺激 PTH 合成，并参与甲状旁腺组织的增生。在培养甲状旁腺细胞试验中可以观察到，高磷培养液能明显增加 PTH 的分泌。研究发现在低磷饮食大鼠中，PTH mRNA 与蛋白表达量明显低于正常饮食大鼠，PTH mRNA 的降解加快。而高磷饲料诱导尿毒症模型动物甲状旁腺细胞增殖，血清磷升高，但血清钙和骨化三醇水平没有改变，表明磷直接刺激甲状旁腺细胞增殖，导致甲状旁腺的质量及蛋白、DNA 含量明显升高。临床中也发现，按照 GFR 的水平限制磷的摄入量，将会减少磷潴留，从而抑制 PTH 的升高。中度肾功能不全合并 SHPT 的患者口服磷结合剂后能降低血清磷浓度，可以部分纠正低钙血症及 $1,25(OH)_2D_3$ 的缺乏，从而改善甲状旁腺功能亢进的情况。

尽管磷直接刺激甲状旁腺分泌和甲状旁腺细胞增殖的研究已有 20 年的历史，但对甲状旁腺的磷感受系统的作用机制仍不清楚。直到 2019 年 Centeno 等研究发现，高磷可以直接抑制 CaSR 的活性，刺激 PTH 的分泌。研究首先在 CaSR 转染的 HEK-293 细胞中运用 Fura2 观察磷浓度的急性增加对细胞钙流的影响。研究发现，与缓冲液（不含磷离子）相比，0.8mmol/L 磷离子（人体正常血浆浓度）时 CaSR 反应性没有显著降低，而 2mmol/L 磷离子（CKD 患者观察到的病理生理浓度）时 CaSR 反应性显著降低（40%）。在去除高磷后，这种抑制立即消失。研究还发现，高磷通过非竞争性拮抗作用显著抑制 CaSR 的活性，CaSR 阴离子结合位点前一位的残基 R62 突变后，高磷对 PTH 的刺激作用消失。CaSR 作为甲状旁腺中的磷酸盐传感器，解释了高磷对 PTH 分泌的刺激作用。此外，磷还参与甲状旁腺激素的转录后调控。由于 AUF1 是 *PTH* 基因 mRNA 的稳定因子，在低磷环境中 AUF1 减少，PTH mRNA 的稳定性下降，同时影响 PTH 蛋白的转录后修饰。

4. FGF23-Klotho 轴　FGF23 是成纤维细胞生长因子家族中的一类蛋白，主要由成熟骨细胞和成骨细胞表达分泌，对维持磷酸盐代谢至关重要。高磷可以引起 FGF23 的升高。FGF23 蛋白含有 251 个氨基酸，相对分子质量为 32 000，除含有 FGF 家族同源性结构域 N 端外，还包含一个由 71 个氨基酸组成的特异性 C 端。血清中可检测到两种形式的循环 FGF23：具有生物活性的完整 FGF23（iFGF23）和无活性 C 端 FGF23（cFGF23）。FGF23 的作用由 FGF 受体（FGF receptor，FGFR）介导，目前已知 FGFR 属于 I 型跨膜磷酸酪氨酸激酶受体，由膜外免疫球蛋白样 D1-D3 结构域、单次跨膜区域及膜内的酪氨酸激酶区域 3 个部分组成。有研究证实，在 FGF23 存在的情况下，活化或抑制 FGFR 并不导致明显的低磷血症或高磷血症，提示体内 FGF23 发挥作用可能存在其他介质，进一步的研究还发现 Klotho 蛋白的参与。

Klotho 是一种抗衰老的蛋白，参与包括钙磷代谢调节等多种生理过程。在正常生理状态下，肾脏是循环中 Klotho 蛋白的主要来源。肾脏近端和远端小管均能表达膜 Klotho 蛋白，通过选择性剪切产生分泌性 Klotho 蛋白。分泌性 Klotho 蛋白只包含 Kl1 结构域，直接分泌进入血液循环。膜 Klotho 蛋白的细胞外结构域含有 Kl1 和 Kl2，通过分泌酶剪切为全细胞外结构域或 Kl1 结构域，从而发挥生物学作用。FGF23 通过其受体成纤维细胞生长因子受体 1（FGFR1）与 Klotho 形成组成性二元复合物，降低肾小管中钠磷共转运体 NaPi2a 和 NaPi2c 的表达与活性，抑制肾脏磷酸盐的重吸收。在正常的肾脏中，Klotho 表达是足量的，而 FGF23 的表达很少，因此 FGF23 对肾脏可以有效地发挥促磷排泄的作用。在 CKD 早期，FGF23 水平升高，抑制肾小管磷酸盐的重吸收，这也是大多数患者血清磷酸盐水平正常的原因。随着 CKD 的进展，FGF23 水平越来越高，而功能正常的肾单位及肾小管表达的 Klotho 水平越来越低。为了维持血磷稳态，血浆 FGF23 水平进一步升高，这也抑制了 $1,25(OH)_2D_3$ 的合成。最终，尿磷外排的速率跟不上血磷增加的速率，导致了高磷血症。同时，Klotho 具有肾保护作用，Klotho 的表达下降加速了肾损伤的过程，形成了 Klotho 表达减少与肾功能下降的恶性循环。随着肾衰竭的发展，体内各种毒素蓄积也影响了 Klotho 蛋白的水平。Klotho 除了依赖于 FGF23 排泄磷外，分泌型 Klotho 通过降低 NaPi2a 的活性抑制肾小管上皮细胞重吸收磷，Klotho 还可使近端小管细胞刷状缘 NaPi2a 水解、内化、离开刷状缘回到胞质，引起肾小管磷排泄的增加。而 CKD 时 Klotho 蛋白减少，抑制肾小管重吸收磷的作用减弱，依赖于 FGF23/Klotho 磷排泄的作用也减弱，因此进一步加重了磷潴留。此外，FGF23 还可以通过降低维生素 D 水平减少钙在肠道的重吸收，通过降低维生素 D 受体的活化促进 PTH 的转录。

　　FGF23 除了通过影响钙磷代谢作用于甲状旁腺外，FGF23 对 PTH 有直接的影响。甲状旁腺高表达 Klotho。因此，FGF23 可以在甲状旁腺与 Klotho 形成二聚体，作用于 FGFR1，结果是减少 PTH 基因表达和抑制甲状旁腺细胞增殖。然而，随着甲状旁腺增生的发展，Klotho 蛋白的表达降低，FGF23 高水平不再能抑制 PTH 的产生和甲状旁腺细胞的增殖。临床和动物研究发现，与正常的甲状旁腺相比，在合并肾衰竭时，增生甲状旁腺的 FGFR1 及 Klotho 蛋白表达显著减少，FGFR1 和 Klotho 蛋白的表达减少阻碍了 FGF23 对甲状旁腺功能亢进的抑制作用，提示合并肾衰竭时甲状旁腺对 FGF23 产生抵抗。FGF23 促进甲状旁腺中 ERK1/2 的磷酸化，从而抑制 PTH 的分泌。在正常情况下，FGF23 通过激活 MAP 激酶抑制 PTH，维持正常的 PTH 水平，而在增生的甲状旁腺中，FGFR1 和 Klotho 蛋白的表达减少导致对 FGF23 的反应水平降低（FGF23 抵抗），从而对 PTH 的抑制作用减弱。

　　肾脏中 FGF23 激活 FGFR1-Klotho 复合体，通过影响近端小管中钠-磷协同转运体 NaPi2a 和 NaPi2c 的表达来调节磷酸盐的稳态。它还通过改变维生素 D 代谢酶 CYP27b1 和 CYP24a1 抑制 $1,25(OH)_2D_3$ 的合成，并增强 24-羟化酶的 *Cyp24a1* 基因表达，促进机体中活性维生素 D 大量分解。值得注意的是，FGF23-Klotho 信号通路在体外抑制 PTH mRNA 转录和激素分泌。Klotho 缺乏的甲状旁腺在低钙刺激条件下有更明显的甲状旁腺激素分泌。提示 Klotho 在抑制甲状旁腺激素分泌方面可能发挥着独立的作用。对甲状旁腺特异性 Klotho 或 CaSR 缺失及这两个基因双敲除的小鼠进行研究发现，CaSR 和 Klotho 共同调节 PTH 合成及甲状旁腺增生。甲状旁腺 CaSR 的特异性敲除导致血清 PTH 和甲状旁腺增生，且 CaSR 的特异性敲除可导致 Klotho mRNA 水平和蛋白水平显著降低；甲状旁腺 Klotho 特异性敲除可导致 CaSR 表达水平的显著降低；免疫荧光染色发现 CaSR 和 Klotho 蛋白存在共定位。因此，CaSR 和 Klotho 可能存在相互作用。当 CaSR 和 Klotho 在甲状旁腺被双敲除之后，血 PTH 升高和甲状旁腺增生更加明显。这表明，缺乏 CaSR 的情况下，Klotho 在抑制 PTH 合成和甲状旁腺生长方面发挥了关键作用。此外，研究发现，慢性低钙血症下 Klotho 在调节甲状旁腺产生 PTH 中发挥了独立作用，并作为甲状旁腺细胞增殖的抑制因子，表明 Klotho 可能参与 SHPT 的发病。PHPT、SHPT、肾移植术后患者和终末期肾脏疾病患者的甲状旁腺中 Klotho 和 CASR 表达水平均显著降低。

　　FGF23-Klotho 轴与维生素 D 间也存在互相作用。FGF23 参与调节维生素 D 代谢；FGF23

与 FGFR-Klotho 结合可影响编码 1α-羟化酶的 *Cyp27b1* 基因表达，降低活性维生素 D 的合成，使成骨细胞 FGF23 mRNA 表达增加。

5. 甲状旁腺增生、凋亡及自主性增生　低钙、高磷、$1, 25(OH)_2D_3$ 缺乏、FGF23-Klotho 轴等多种因素参与了甲状旁腺的增生。此外还包括 P21、P27 及 TGF-α-EGFR 等细胞周期调节蛋白和信号通路的作用。临床可以观察到 SHPT 的特点为甲状旁腺细胞增生，而且多表现为结节性增生。结节性增生与弥漫性增生相比，VDR 密度更低，对 $1, 25(OH)_2D_3$ 的反应性可能更差。而 VDR 数目减少还可能促进结节形成，促进 SHPT 的发展。研究肾功能正常的低钙饮食大鼠发现，增大的甲状旁腺中可以观察到甲状旁腺细胞肥大，但总体上甲状旁腺细胞的增生明显多于肥大。此外，对人 SHPT 样本的研究分析发现了细胞凋亡的证据。甲状旁腺特异性 CaSR 敲除小鼠在甲状旁腺增生的同时，细胞凋亡明显增加，但细胞增殖多于细胞凋亡，因此甲状旁腺体积增大。此结果与尿毒症患者增生的甲状旁腺组织的观察结果相似。

需要注意的是，对于部分肾移植患者，低钙、高磷、$1, 25(OH)_2D_3$ 活性降低等因素得到纠正后，甲状旁腺不会明显退化缩小，这也解释了有些 CKD 患者接受肾移植后继续表现为高 PTH 和高钙血症。因此，SHPT 发展到一定程度后可出现甲状旁腺自主性增生。原因可能是高磷酸盐、低 $1, 25(OH)_2D_3$ 和间歇性低钙长时间刺激甲状旁腺细胞生长，在 SHPT 的基础上甲状旁腺细胞增生、肥大，变成能自主性分泌 PTH 的结节，又称 THPT。其特点是常伴有不能用钙剂和 $1, 25(OH)_2D_3$ 补充解释的高钙血症，对拟钙剂及维生素 D 治疗不敏感。三发性甲状旁腺功能亢进患者的所有甲状旁腺均增生，其中可见增生明显的结节，但一般不能鉴定腺瘤。因此，有学者将在三发性甲状旁腺功能亢进基础上发生的甲状旁腺腺瘤称为四发性甲状旁腺功能亢进。

6. 其他因素

（1）代谢性酸中毒：代谢性酸中毒间接刺激甲状旁腺细胞的增生。代谢性酸中毒时，骨钙动员增加，骨组织中钙离子与磷离子含量减少，骨组织溶解吸收作用加速，骨生成和骨矿化减少。酸中毒时还可抑制近曲小管的 1α-羟化酶，使其活性明显降低，影响 $1, 25(OH)_2D_3$ 的合成，间接刺激甲状旁腺细胞增生。研究表明，代谢性酸中毒增加了 PTH 刺激的 cAMP 生成，这种影响伴随着 PTH 与其受体结合的增加及 PTH/PTHrP 受体 mRNA 水平的提高。对于维持性血液透析患者，给予碱剂治疗达到正常的血浆碳酸氢盐的浓度将减缓尿毒症骨病的进展速度。然而，用碱剂治疗酸中毒后，虽然负钙平衡有轻度改善，但通常不会出现正钙平衡，且低钙血症、骨痛和骨放射学异常也没有得到纠正，提示代谢性酸中毒在成人 CKD 骨病的发生中可能不是主要因素。

（2）转化生长因子 β（TGF-β）：是一种多功能的细胞因子。近年来，研究表明它在加速 CKD 进展、促进动脉粥样硬化、抑制免疫功能、调节骨质形成及红细胞生成等方面起着极其重要的作用。Sowa 等发现甲状旁腺内分泌细胞表达 TGF-β。在体外培养的继发性甲状旁腺功能亢进患者的甲状旁腺细胞中加入 TGF-β 可以抑制甲状旁腺细胞增殖和 PTH 分泌。TGF-β 可能是调节甲状旁腺细胞增殖和 PTH 分泌的重要自分泌与旁分泌负性调控因子。

（3）环氧化酶（COX）：为一种膜结合蛋白，是机体催化花生四烯酸转变为前列腺素的限速酶。目前研究表明，COX 至少存在两种异构体，即 COX-1 和 COX-2。COX-2 为诱导酶，静息状态下正常组织中无表达或弱表达，当受到细胞内外各种因素刺激时则迅速合成，表达增强。COX-2不仅在炎症过程中发挥重要作用，而且对控制细胞生长产生影响。研究发现，许多良性癌前病变和恶性肿瘤中均有 *COX-2* 基因的扩增及其蛋白的高表达，提示COX-2参与了肿瘤的发生与发展。严重SHPT的本质是甲状旁腺细胞的弥漫性或结节性增生，细胞呈多克隆或单克隆样生长，类似于肿瘤的发生。有研究表明，在接受了甲状旁腺切除术的尿毒症患者中，甲状旁腺内细胞群的COX-2表达增加。一些COX-2阳性细胞表现出两个细胞核，与增殖一致。与对照组相比，尿毒症大鼠的甲状旁腺表现出更多的增殖细胞核抗原（proliferating cell nuclear antigen，PCNA）阳性细胞和更高的COX-2表达。用COX-2抑制剂塞来昔布治疗可明显减少PCNA的表达，降低血清PTH水平，并减少腺体的体积。

（4）核因子-κB（NF-κB）：是细胞广泛表达的转录因子，参与免疫和炎症反应。NF-κB可以调控细胞增殖相关基因，包括 *cyclin D1*、*c-myc*、*p21*、*p27* 和 *p53*，从而调控细胞生长和肿瘤形成。有证据证明，NF-κB p65通过结合PTH启动子上调PTH转录。$1,25(OH)_2D_3$ 和VDR减少可能通过局部NF-κB通路激活诱发尿毒症患者发生SHPT。考虑到维生素D也抑制其他组织中的NF-κB，这可能是补充维生素D在SHPT治疗中的额外益处。

（5）miRNA：是一种调节mRNA表达的小的非编码RNA分子。miRNA通过调节mRNA的稳定性等方式积极参与了甲状旁腺增生的病理生理过程。Shilo等研究发现，人类和小鼠甲状旁腺高表达 let-7、miR-30 和 miR-141/200。实验性甲状旁腺功能亢进时出现miR-29、miR-21、miR-148、miR-30 和 miR-141 的上调和 miR-10、miR-125 和 miR-2526 的下调。尽管目前对这些miRNA在甲状旁腺正常功能及SHPT发病中的作用还不清楚，但由于 miRNA 在基因转录调控中的重要作用，深入研究甲状旁腺 miRNA 对了解甲状旁腺RNA表达调控和甲状旁腺细胞生物学特征包括SHPT的发病机制非常重要。

（6）其他：众所周知，增生性甲状旁腺的特征是甲状旁腺VDR、CaSR、FGFR1及其辅受体Klotho的表达减少。一项非常有趣的研究探讨了增生性甲状旁腺的转录组特征，并与甲状旁腺瘤和健康组织进行了比较分析。除反复报道的VDR和CaSR基因下调外，增生组织和正常组织比较发现，NFIL3 和 RET 显著降低。此外，哺乳动物雷帕霉素靶蛋白（mTOR）通路在实验性SHPT大鼠甲状旁腺中被激活。雷帕霉素抑制mTOR可预防和纠正SHPT的甲状旁腺细胞增殖。

总之，SHPT发病的核心是由于肾功能减退引起的钙磷代谢紊乱，导致CaSR和VDR调节异常，以及FGF23和Klotho信号的减弱。应用活性维生素D和拟钙剂治疗SHPT取得了良好的疗效。但更理想的治疗，特别是针对甲状旁腺异常增生和肥大的细胞及分子机制的药物还有待探索。

三、三发性甲状旁腺功能亢进症

三发性甲状旁腺功能亢进症（tertiary hyperparathyroidism，THPT）是在SHPT基础上，甲状旁腺增生组织由多克隆增生转变为单克隆增生或腺瘤伴功能亢进，不受钙磷反馈抑制，可自主分泌过多的甲状旁腺激素，通常指内科治疗无效的SHPT和肾移植后的THPT。目前THPT一般指成功的肾移植后持续性甲状旁腺功能亢进，血清iPTH未能与肾功能指标一起回落到正常范围。THPT 的特征是甲状旁腺呈 PTH 自主分泌状态，不再对钙磷等刺激物产生负反馈应答，类似于 PHPT 的临床表现，在肾移植后功能正常的状态下仍持续性高PTH、高血钙和低血磷。

肾移植前患者长透析龄、重度 SHPT、甲状旁腺腺瘤/单克隆增生是肾移植后持续性甲状旁腺功能亢进的重要危险因素。我国东部战区总医院对 115 例肾移植患者的研究显示，肾移植术后 1 年内 30%～40%的患者出现高钙血症，术前高 iPTH 是术后 6 个月和 12 个月时高钙血症的危险因素。

慢性肾脏病患者随着肾功能的恶化，低钙、高磷、维生素 D 不足及 FGF23 增加等持续地刺激甲状旁腺，导致甲状旁腺逐渐增大，病理显示增大的甲状旁腺主要是由于弥漫性细胞增生，也有的是由于单克隆细胞增生，导致结节的形成。弥漫性增生与结节性增生是甲状旁腺增生的不同阶段，随着透析龄延长，甲状旁腺增生程度逐渐增加，从弥漫性逐渐转变为有丰富血运供应的结节性。超声检查弥漫性增生甲状旁腺较小，直径为 0.3～0.5cm，最大径通常小于 1.0cm，与周围组织界限清晰，均匀低回声。结节性增生甲状旁腺或腺瘤样增生直径常大于 1cm，内部回声不均匀，腺体内血流信号丰富，部分可有液化，甚至可见钙化灶。

一般情况下，肾移植后随着肾功能的恢复，患者脱离了尿毒症环境，血钙、磷及 PTH会逐步恢复正常。以弥漫性增生为主的腺体在移植后逐渐发生甲状旁腺组织细胞凋亡改变，但以结节性增生为主的甲状旁腺腺体，其凋亡改变明显减少，并且免疫组化染色显示与弥漫性增生腺体相比，结节性增生腺体 VDR 和 CaSR 明显减少，加重了甲状旁腺对活性维生素 D 和钙的抵抗，形成 PTH 自主分泌状态。因此，部分患者在肾移植后数月甚至数年后仍保持持续性甲状旁腺功能亢进，高 PTH 造成了一系列机体改变。

第五节　甲状旁腺疾病病理表现

一、原发性甲状旁腺功能亢进的病理表现

1. PHPT 的病理生理机制　PHPT 的核心病理生理机制是 PTH 不受调控地自主分泌。骨和肾脏是 PTH 作用的两个重要的靶器官，长期、大量的 PTH 可以造成骨吸收增加，骨钙释放入血，血钙升高。PTH 还可以使 1α-羟化酶的活性增强，促进肠道对钙、磷的吸收，PTH 还可以促进肾小管重吸收钙，协同作用升高血钙水平。PTH 可以抑制近端肾小管和远端肾小管的钠磷协同共转运蛋白的活性，使磷重吸收减少，尿中磷排泄增多，导致血磷水平降低。当骨钙释放过多、血钙水平过高超过了肾小管的重吸收能力时，PHPT 也可以出现尿钙水平升高，导致肾脏钙化或形成泌尿系统结石，也会增加泌尿系统感染的风险，逐渐损伤肾功能，长期可进展为尿毒症。PHPT 患者可因高钙血症，尿钙、尿磷排除增加，尿量增多，机体处于脱水状态造成肾前性肾功能不全，此时经补液、利尿等措施后，肾功能可以部分或全部恢复。

2. PHPT 的病理表现

（1）甲状旁腺腺瘤：文献报道原发性甲状旁腺功能亢进表现为甲状旁腺单个腺瘤占

80%~85%，双腺瘤占2%~5%。多位于上甲状旁腺。腺瘤为良性病变，界限清晰，通常有包膜，单克隆的新生物伴少量间质脂肪。大多数腺瘤由甲状旁腺主细胞构成，其中50%被正常甲状旁腺组织包裹。一些腺瘤由嗜酸性粒细胞构成，腺瘤偶尔位于胸腺。此类肿瘤表达甲状旁腺特异性基因 *GCMB*，可能起源于在胚胎发生期间迁移而来的甲状旁腺细胞。

（2）甲状旁腺增生：与继发性甲状旁腺功能亢进不同的是较少累及所有甲状旁腺，占散发性 PHPT 的2%~20%，在家族性 PHPT 中占80%左右，手术中发现的多腺体病变26%以上是 MEN-1。新生儿和婴幼儿 PHPT 也多为甲状旁腺增生。

在散发性 PHPT 中多腺体病变约占9%，病理改变包括多发腺瘤和多腺体增生。

（3）甲状旁腺囊肿：罕见，通常无功能。在甲状旁腺切除术中此类囊肿占3%。

（4）甲状旁腺腺癌：发病率极低，小于1%。临床表现为甲状旁腺质硬，有囊变，呈灰白色，有浸润。甲状旁腺癌的特征性组织病理学改变包括纤维小梁、核分裂象和包膜侵犯，以及有脉管瘤栓。如果发现邻近结构局部浸润或淋巴结转移或远处转移，则对诊断的特异性升高。有一些免疫组化检测，如副纤维蛋白（parafibromin）、半乳糖凝集素-3、PGP9.5和 Ki-67 等可以帮助诊断甲状旁腺癌。

（5）PHPT 的骨损害：主要表现为纤维囊性骨炎。大量 PTH 使破骨细胞活性增加，骨吸收增加，大量骨被破坏，表现为随着骨膜下和骨膜内骨吸收增加而出现大量的骨丢失。长期作用可在长骨和颌骨形成纤维囊性病变（棕色瘤）。棕色瘤是破骨细胞过度活跃所致，由破骨细胞混合纤维组织和矿化不良编织骨组成，含铁血黄素沉积导致瘤体呈棕色，引起骨痛、病理性骨折。随着 PHPT 的早期诊断逐渐增多，这种严重的甲状旁腺功能亢进性骨病已不多见，更常见的骨损害表现为广泛的骨质疏松、骨质破坏、骨质软化、软组织钙化及病理性骨折等。PHPT 患者（尽管大多数没有症状）的典型骨组织形态学测定结果是骨皮质较薄，而骨松质受累较少，该特征在合并维生素 D 缺乏症的患者中更加显著。

二、继发性甲状旁腺功能亢进的病理表现

继发性甲状旁腺功能亢进的甲状旁腺较多表现为多腺体受累的多发病变，HE 染色后，在光镜下观察发现，甲状旁腺增生的病理学形态特征分为弥漫性增生、弥漫性增生/结节状增生、结节状增生，根据细胞学形态将甲状旁腺细胞分为主细胞、水样透明细胞、嗜酸性粒细胞，增生的甲状旁腺组织内出现陈旧性出血及钙化等继发改变。

甲状旁腺组织弥漫性增生的诊断标准：甲状旁腺细胞数量增多、体积普遍增大且呈弥散性增生，间质内仅见少量脂肪细胞，未见明显的纤维间隔或包膜形成。

结节状增生的诊断标准：甲状旁腺腺体内可见单中心或多中心的膨胀生长、边界清楚的增生结节，间质内脂肪细胞消失，结节周围可见纤维间隔或包膜形成。

弥漫性增生/结节状增生诊断标准：弥漫性增生和结节性增生分别出现在同一例病例中，至少同时出现在1枚甲状旁腺腺体内。

以下为正常的甲状旁腺组织（图 3-5-1）、甲状旁腺组织弥漫性增生（图 3-5-2）、甲状旁腺组织结节状增生（图 3-5-3），继发性甲状旁腺功能亢进术后切除的甲状旁腺组织病理中还可以观察到甲状旁腺组织内陈旧性出血（图 3-5-4）、甲状旁腺间质内钙化灶（图 3-5-5）、

甲状旁腺间质内囊性变（图 3-5-6）、甲状旁腺组织内含铁血黄素沉积（图 3-5-7）、甲状旁腺组织的出血坏死（图 3-5-8）。注：图 3-5-1～图 3-5-8 引自张兵林等发表的论文［张兵林，张凌，王继伟，等，2014. 48 例规律透析患者甲状旁腺病理形态分析及 8 例电镜下超微结构观察，中国血液净化，13（3）：164-168.］。

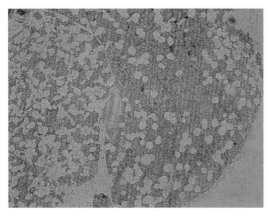

图 3-5-1　正常的甲状旁腺组织（HE×40）

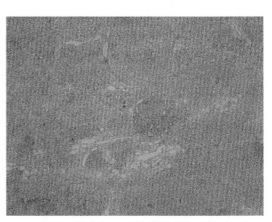

图 3-5-2　甲状旁腺组织弥漫性增生（HE×40）

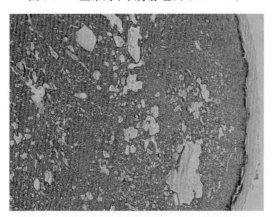

图 3-5-3　甲状旁腺组织结节状增生（HE×40）

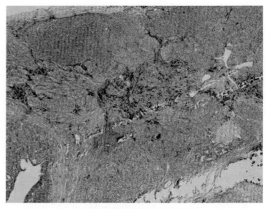

图 3-5-4　甲状旁腺组织内出现陈旧性出血灶（HE×40）

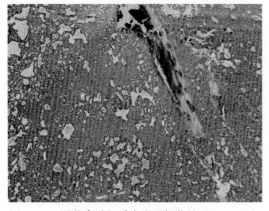

图 3-5-5　甲状旁腺间质内出现钙化灶（HE×40）

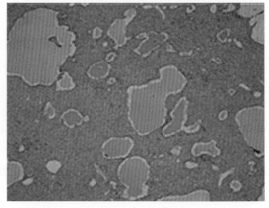

图 3-5-6　甲状旁腺间质内囊性变（HE×40）

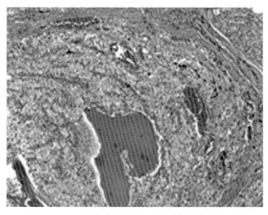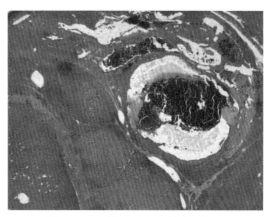

图 3-5-7 甲状旁腺组织内含铁血黄素沉积
（HE×100）

图 3-5-8 甲状旁腺组织的出血坏死
（苏木素染色×200）

甲状旁腺由 3 种细胞构成，包含少量线粒体的透明主细胞（chief cell）、丰富线粒体的前嗜酸性粒细胞和丰富线粒体的嗜酸性粒细胞。丰富线粒体的细胞比例随着年龄的增长而增多，和其他器官一样，这种细胞被称为癌细胞。嗜酸细胞可形成嗜酸细胞瘤，也称为嗜酸细胞癌。嗜酸细胞癌中前嗜酸细胞和嗜酸细胞的特点是细胞内有许多线粒体，呈嗜酸性细颗粒状细胞质。

电镜下增生的甲状旁腺超微结构显示，甲状旁腺细胞线粒体显著增多、增大，部分胞质内线粒体间富含糖原颗粒，游离核蛋白体亦增多，可见散在溶酶体颗粒，粗面及滑面内质网未见显著变化，偶见高尔基体，细胞间可见紧密连接。

甲状旁腺结节状增生的病例在 SHPT 病例中高达 70%～93%。提示进行甲状旁腺切除术的患者甲状旁腺功能亢进已经达到晚期、药物难以控制的状态，这个结果与早期继发性甲状旁腺增生多呈弥漫性增生、部分呈结节状增生不同，弥漫性增生与结节状增生仅仅是 SHPT 的甲状旁腺增生不同阶段的表现形式，弥漫性增生主要出现在肾衰竭或进入透析的早期，随着病情发展，弥漫性增生最终大部分都会转变为结节状增生。其病理形态有以下特点：①增生的甲状旁腺以主细胞及嗜酸细胞混合性增生为主，与甲状旁腺肿瘤通常由单一细胞构成有所不同。②增生的甲状旁腺以多中心的结节状增生为主，伴有一定程度的增生不均衡性，表现为增生结节大小不一或同一病例中不同腺体增生形式不同（有的腺体呈弥漫性增生，有的腺体呈结节状增生），而且 SHPT 所有病例均累及全部 4 枚或者更多的全部甲状旁腺腺体（目前已有的报道表明，腺体数目 3～8 枚不等），并且随着透析龄的延长，甲状旁腺增生显示出从弥漫性增生—弥漫性增生/结节状增生—结节状增生的趋势，因此弥漫性增生与结节状增生仅仅是甲状旁腺增生的不同阶段，而非两个相互独立的增生形式。随着透析龄的延长，甲状旁腺增生的程度逐渐加重，绝大多数可转换为结节状增生。有研究表明，结节状增生的甲状旁腺细胞比弥漫性增生的甲状旁腺细胞的 VDR 和 CaSR 表达下调显著，自主分泌 PTH 能力加强，甚至最终形成不受血钙调节的三发性甲状旁腺功能亢进（图 3-5-9）。

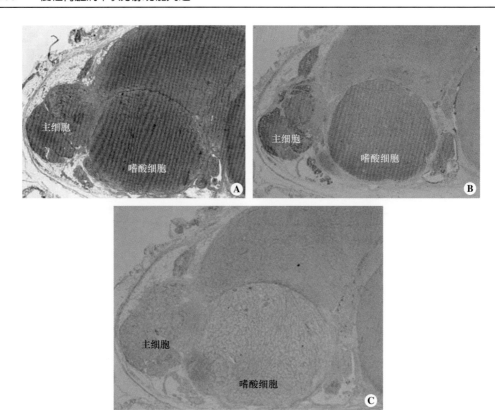

图 3-5-9　甲状旁腺腺体组织（多发性结节状增生）

A. 苏木素染色；B. Ki-67 染色；C. TUNEL 染色，甲状旁腺中可见多发的结节状增生腺，主细胞占主要组成部分，如图中左侧的结节，嗜酸细胞结节已标识（×200）

　　有文献报道在 SHPT 手术病例里，结节状增生所占比例较多，透析龄、iPTH 水平、甲状旁腺的体积是结节状增生的风险因素。其中，透析龄和 iPTH 水平最为重要。日本的大量研究结论表明，结节状增生的腺体通常使甲状旁腺腺体总体积＞300mm^3 或单个腺体最大直径＞8mm。

　　较少的个案报道表明，在甲状旁腺切除术后甲状旁腺组织病理报告为甲状旁腺癌。但同时合并甲状腺癌的比较多，在 55 例 SHPT 病例中，出现 7 例甲状腺癌的报道，发病率为12.7%。甲状腺癌与 SHPT 是否存在某种关系尚不清楚。

　　目前西那卡塞是治疗难治性 SHPT 的唯一有确切疗效的药物，但是也有部分患者在服用西那卡塞治疗后再行甲状旁腺切除手术。中日友好医院将服用西那卡塞后再手术的患者的甲状旁腺组织病理分析可见结节状增生的腺体体积萎缩；甲状旁腺腺体的纤维化、钙化加重（图 3-5-10）。西那卡塞可以使甲状旁腺分泌 PTH 的能力下降，达到非手术治疗降低甲状旁腺功能的作用，这些表现是西那卡塞治疗的有效标志。西那卡塞治疗虽然有效，但是还是选择了再手术治疗，这可能与西那卡塞开始治疗的时机、剂量有关。

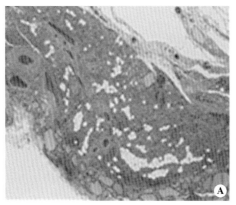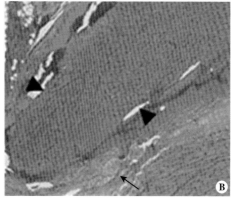

图 3-5-10 A. 正常甲状旁腺显示成簇的实质细胞与大量脂肪组织混合；B. 结节性甲状旁腺增生表现为间质萎缩伴主细胞区周围水肿（箭头）和由嗜酸细胞组成的肿大结节性增生（三角）（HE，×40）

引自 Keiichi S，Michio N，Yoshifumi U，et al，2011. Histopathological alterations of the parathyroid glands in haemodialysis patients with secondary hyperparathyroidism refractory to cinacalcet hydrochloride. J Clin Pathol，64（9）：756-760.

（富永芳博 张 凌 左 力 李璐瑶 卜 石 樊友本 史振伟 王文博
郑 丰 刘晓燕 王宁宁 王继伟）

参 考 文 献

陈虎，王德光，钱光荣，等，2015. 安徽省维持性血液透析患者矿物质和骨异常现状调查. 中华肾脏病杂志，31（7）：509-515.

陈晓农，陈孜瑾，郝传明，等，2012. 改善全球肾脏病预后组织慢性肾脏病矿物质和骨异常指南上海市调查问卷分析. 上海医学，35（9）：734-739.

董德长，1982. 尿毒症性骨病的治疗. 江苏医药，12：24-25.

沟测正英，池田美秒，2013. 甲状旁腺的发生与进化. 肾与骨代谢，26：257-261.

活性维生素 D 的合理应用专家协作组，2005. 活性维生素 D 在慢性肾脏病继发性甲旁亢中合理应用的专家共识. 中华肾脏病杂志，21（11）：698-699.

李舒，2012. 从临床中来，到临床中去，记中国内分泌学奠基人、转化医学先驱刘士豪. 中国卫生人才，6：72-73.

李文杰，徐海倩，翟立斌，2013. 甲状旁腺微血管解剖与甲状腺囊内切除技术. 中国普外基础与临床杂志，20（1）：104-107.

李月，冯正平，2015. 重组人甲状旁腺素防治骨质疏松的机制. 中华骨质疏松和骨矿盐疾病杂志，8（4）：358-362.

李月红，王梅，2010. 北京市 2007 年慢性维持性血液透析患者钙磷代谢分析. 中国血液净化，9（2）：112-115.

刘志红，李贵森，2019. 中国慢性肾脏病矿物质和骨代谢异常诊治指南. 北京：人民卫生出版社.

美国 NKF-K/DOQI 工作组，2003. 慢性肾脏病临床实践指南 II. 王海燕，王梅，译. 北京：人民卫生出版社.

漆映辉，曲晓璐，王小玉，等，2016. 维持性血液透析患者慢性肾脏病——矿物质与骨异常的单中心横断面研究. 中国血液净化，15（10）：536-539.

苏哲坦，1976. 肾功能衰竭病人继发甲状旁腺功能亢进的非手术治疗. 国外医学参考资料（内科学分册），1：35.

陶立坚，池田，孙明，1995. 1，25（OH）$_2$D$_3$ 口服冲击治疗透析患者继发性甲状旁腺功能亢进. 中华肾脏病杂志，4：216.

汪永辉，汪贤聪，林玲，2015. 难治性继发性甲状旁腺功能亢进的治疗进展. 临床肾脏病杂志，15（2）：
125-127.

王继伟，张兵林，张凌，2005. 甲状旁腺激素与尿毒症继发甲状旁腺功能亢进术后病理的相关性研究. 中
国血液净化，14（12）：732-735.

王海燕，王梅译. 2003. 美国 NKF-K/DOQI 工作组慢性肾脏病临床实践指南Ⅱ. 北京：人民卫生出版社.

王梅，2007. 维持性血液透析患者钙磷代谢紊乱的机制与处理对策. 中国实用内科杂志，27（22）：1747-1749.

王英，2017. 世界钙磷代谢之父：朱宪彝. 中国医学人文，3（2）：22-25.

张兵林，张凌，王继伟，等，2014. 48 例规律透析患者甲状旁腺病理形态分析及 8 例电镜下超微结构观察.
中国血液净化，13（3）：164-168.

张建荣，张凌，2010. 慢性肾脏病继发性甲旁亢. 北京：人民军医出版社.

张凌，熊敏，2018. 肾移植与三发性甲状旁腺功能亢进. 内科理论与实践，13（4）：197-200.

张萌萌，2017. 甲状旁腺素的生物学研究及成骨作用. 中国骨质疏松杂志，23（12）：1648-1653.

张萌萌，中国老年学学会骨质疏松委员会，2014. 骨代谢生化指标临床应用专家共识. 中国骨质疏松杂志，
20（11）：1263-1272.

张伟明，钱家麒，2007. 国内外透析登记现状. 中国血液净化，6（9）：468-470.

张喆，陈劲松，文吉秋，等，2017. 肾移植术后高钙血症的发生率及危险因素. 肾脏病与透析肾移植杂志，
26（2）：137-141.

中华医学会肾脏病分会透析移植登记工作组，2001. 1999 年度全国透析移植登记报告. 中华肾脏病杂志，2：
77-78.

周福德，王梅，2006. 北京市血液透析的发展和质量改进. 中国血液净化，5（3）：117-118.

朱伟平，李忠和，史伟，2013. 钠磷协同转运蛋白与慢性肾脏病矿物质和骨异常. 肾脏病与透析肾移植杂
志，22（6）：560-565.

祝晓东，张凌，舒瑞，等，2014. 36 例难治性继发性甲状旁腺功能亢进症的甲状旁腺彩色多普勒超声分析.
中国血液净化，13（5）：387-389.

左力，王梅，王海燕，2005. 部分肾科医生在慢性肾脏病诊断和治疗领域中的工作概况. 中华肾脏病杂志，
21（3）：127-132.

Akerström G，Malmaeus J，Bergström R，1984. Surgical anatomy of human parathyroid glands. Surgery，95
（1）：14-21.

Alveryd A，1968. Parathyroid glands in thyroid surgery. Ⅰ. Anatomy of parathyroid glands. Ⅱ. postoperative
hypoparathyroidism—identification and autotransplantation of parathyroid glands. Acta Chir Scand，389：
1-120.

Benawadh AN，Delgado-Calle J，Tu X，et al，2014. Parathyroid hormone receptor signaling induces bone
resorption in the adult skeleton by directly regulating the RANKL gene in osteocytes. Endocrinology，155（8）：
2797-2809.

Ben-Dov IZ，Galitzer H，Lavi-Moshayoff V，et al，2007. The parathyroid is a target organ for FGF23 in rats. J
Clin Invest，117（12）：4003-4008.

Bienaimé F，Prié D，Friedlander G，et al，2011. Vitamin D metabolism and activity in the parathyroid gland. Mol
Cell Endocrinol，347（1-2）：30-41.

Bilezikian JP，Meng X，Shi Y，et al. 2000. Primary hyperparathyroidism in women：a tale of two cities-New
York and Beijing. Int J Fertil Womens Med，45（2）：158-165.

Bikle D, Christakos S, 2020. New aspects of vitamin D metabolism and action - addressing the skin as source and target. Nat Rev Endocrinol, 16（4）: 234-252.

Bräuner-Osborne H, Jensen AA, Sheppard PO, et al, 1999. The agonist-binding domain of the calcium-sensing receptor is located at the amino-terminal domain. J Biol Chem, 274（26）: 18382-18386.

Bricker NS, 1972. On the pathogenesis of the uremic state. An exposition of the "trade-off hypothesis". N Engl J Med, 286（20）: 1093-1099.

Brown EM, 1991. Extracellular Ca^{2+} sensing, regulation of parathyroid cell function, and role of Ca^{2+} and other ions as extracellular（first）messengers. Physiol Rev, 71（2）: 371-411.

Brown EM, Butters R, Katz C, et al, 1991. Neomycin mimics the effects of high extracellular calcium concentrations on parathyroid function in dispersed bovine parathyroid cells. Endocrinology, 128（6）: 3047-3054.

Brown EM, Katz C, Butters R, et al, 1991. Polyarginine, polylysine, and protamine mimic the effects of high extracellular calcium concentrations on dispersed bovine parathyroid cells. J Bone Miner Res, 6（11）: 1217-1225.

Cantley LK, Russell J, Lettieri D, et al, 1985. 1, 25-Dihydroxyvitamin D_3 suppresses parathyroid hormone secretion from bovine parathyroid cells in tissue culture. Endocrinology, 117（5）: 2114-2119.

Centeno PP, Herberger A, Mun HC, et al, 2019. Phosphate acts directly on the calcium-sensing receptor to stimulate parathyroid hormone secretion. Nat Commun, 10（1）: 4693.

Chang W, Pratt S, Chen TH, et al, 1999. Protein kinase C activation blocks calcium receptor signaling in xenopus laevis oocytes. Mol Cell Endocrinol, 158（1-2）: 13-23.

Chang W, Tu CL, Jean-Alphonse FG, et al, 2020. PTH hypersecretion triggered by a GABAB1 and Ca^{2+}-sensing receptor heterocomplex in hyperparathyroidism. Nature Metabolism, 2（3）: 243-255.

Chavez-Abiega S, Mos I, Centeno PP, et al, 2020. Sensing extracellular calcium—An Insight into the structure and function of the calcium-sensing receptor（CaSR）. Adv Exp Med Biol, 1131: 1031-1063.

Chen X, Wang L, Cui Q, et al, 2021. Structural insights into the activation of human calcium-sensing receptor. Elife, 10: e68578.

Cunningham J, Locatelli F, Rodriguez M, 2011. Secondary hyperparathyroidism: pathogenesis, disease progression, and therapeutic options. Clin J Am Soc Nephrol, 6（4）: 913-921.

Disthabanchong S, Martin KJ, McConkey CL, et al, 2002. Metabolic acidosis up-regulates PTH/PTHrP receptors in UMR 106-01 osteoblast-like cells. Kidney Int, 62（4）: 1171-1177.

Drüeke TB, 2000. Cell biology of parathyroid gland hyperplasia in chronic renal failure. J Am Soc Nephrol, 11（6）: 1141-1152.

Dusso AS, 2003. Vitamin D receptor: mechanisms for vitamin D resistance in renal failure. Kidney Int Suppl, 85: S6-S9.

Fan Y, Liu W, Bi R, et al, 2018. Interrelated role of klotho and calcium-sensing receptor in parathyroid hormone synthesis and parathyroid hyperplasia. Proc Natl Acad Sci USA, 115（16）: E3749-E3758.

Ferrari CC, Lorenz K, Dionigi G, et al, 2014. Surgical strategy for primary hyperparathyreoidism with thyroid hemiagenesis. Langenbecks Arch Surg, 399（8）: 1077-1181.

Fraser MD, Logue FC, Christie JP, et al, 1998. Alteration of the circadian rhythm of intact parathyroid hormone and serum phosphate in women with established postmenopausal osteoporosis. Osteoporosis international, 8（2）: 121-126.

Fukuda N, Tanaka H, Tominaga Y, et al, 1993. Decreased 1, 25-dihydroxyvitamin D_3 receptor density is associated with a more severe form of parathyroid hyperplasia in chronic uremic patients. J Clin Invest, 92 (3): 1436-1443.

Geng Y, Mosyak L, Kurinov I, et al, 2016. Structural mechanism of ligand activation in human calcium-sensing receptor. Elife, 5: e13662.

Gorvin CM, 2018. Insights into calcium-sensing receptor trafficking and biased signalling by studies of calcium homeostasis. J Mol Endocrinol, 61 (1): R1-R12.

Gschwandtner E, Seemann R, Bures C, et al, 2018. How many parathyroid glands can be identified during thyroidectomy? Evidence-based data for medical experts. Eur Surg, 50 (1): 14-21.

Hassan A, Khalaily N, Kilav-Levin R, et al, 2022. Molecular mechanisms of parathyroid disorders in chronic kidney disease. Metabolites, 12 (2): 111.

Haussler MR, Jurutka PW, Mizwicki M, et al, 2011. Vitamin D receptor (VDR) -mediated actions of 1α, $25(OH)_2$ vitamin D_3: genomic and non-genomic mechanisms. Best Pract Res Clin Endocrinol Metab, 25(4): 543-559.

Haussler MR, Whitfield GK, Kaneko I, et al, 2013. Molecular mechanisms of vitamin D action. Calcif Tissue Int, 92 (2): 77-98.

Herrera MF, Gamboa-Dominguez A, 2005. Parathyroid embryology, anatomy, and pathology. Textbook of Endocrine Surgery (Second Edition), Philadelphia: Saunders.

Hong YA, Choi DE, Lim SW, et al, 2013. Decreased parathyroid Klotho expression is associated with persistent hyperparathyroidism after kidney transplantation. Transplant Proc, 45 (8): 2957-2962.

Hsu CH, Patel S, 1992. Uremic plasma contains factors inhibiting 1 alpha-hydroxylase activity. J Am Soc Nephrol, 3 (4): 947-952.

Hsu CH, Patel SR, 1995. Altered vitamin D metabolism and receptor interaction with the target genes in renal failure: calcitriol receptor interaction with its target gene in renal failure. Curr Opin Nephrol Hypertens, 4(4): 302-306.

Ibrahim Y, Mohamed SE, Deniwar A, et al. 2015. Lithium-associated hyperparathyroidism: a pooled analysis. ORL J Otorhinolaryngol Relat Spec, 77 (5): 273-280.

JaÈger MD, Serttas M, Beneke J, et al, 2017. Risk- factors for nodular hyperplasia of parathyroid glands in sHPT patients. PLoS ONE, 12 (10): e0186093.

Jarhult J, Ander S, Asking B, et al. 2010. Long-term results of surgery for lithium-associated hyperparathyroidism. Br J Surg, 97 (11): 1680-1685.

Jean G, Souberbielle JC, Chazot C, 2017. Vitamin D in chronic kidney disease and dialysis patients. Nutrients, 9 (4): 328.

Josephs TM, Keller AN, Khajehali E, et al, 2020. Negative allosteric modulators of the human calcium-sensing receptor bind to overlapping and distinct sites within the 7-transmembrane domain. Br J Pharmacol, 177 (8): 1917-1930.

Jüppner H, 2011. Phosphate and FGF-23. Kidney Int Supplement, 79 (121): S24-S27.

Jüppner H, Wolf M, Salusky IB, 2010. FGF-23: More than a regulator of renal phosphate handling? J Bone Miner Res, 25 (10): 2091-2097.

Kan S, Zhang W, Mao J, et al, 2018. NF-κB activation contributes to parathyroid cell proliferation in chronic kidney disease. J Nephrol, 31 (6): 941-951.

Keiichi S，Michio N，Yoshifumi U，et al，2011. Histopathological alterations of the parathyroid glands in haemodialysis patients with secondary hyperparathyroidism refractory to cinacalcet hydrochloride. J Clin Pathol，64（9）：756-760.

Kidney Disease：Improving Global Outcomes（KDIGO）CKD-MBD Work Group，2009. KDIGO clinical practice guideline for the diagnosis，evaluation，prevention，and treatment of Chronic Kidney Disease-Mineral and bone disorder（CKD-MBD）. Kidney Int Suppl，113：S1-S130.

Kocełak P，Olszanecka-Glinianowicz M，Chudek J，2012. Fibroblast growth factor 23—structure，function and role in kidney diseases. Adv Clin Exp Med，21：391-401.

Koch Nogueira PC，David L，Cochat P，2000. Evolution of secondary hyperparathyroidism after renal transplantation. Pediatr Nephron，14（4）：342-346.

Kong X，Zhang L，Zhang L，et al，2012. Mineral and bone disorder in Chinese dialysis patients：a multicenter study. BMC Nephrol，13：116.

Krajisnik T，Björklund P，Marsell R，et al，2007. Fibroblast growth factor-23 regulates parathyroid hormone and 1alpha-hydroxylase expression in cultured bovine parathyroid cells. J Endocrinol，195（1）：125-131.

Kumar A，Takada Y，Boriek AM，et al，2004. Nuclear factor-kappaB：its role in health and disease. J Mol Med（Berl），82（7）：434-448.

Larsson T，Marsell R，Schipani E，et al，2004. Transgenic mice expressing fibroblast growth factor 23 under the control of the alpha1（I）collagen promoter exhibit growth retardation，osteomalacia，and disturbed phosphate homeostasis. Endocrinology，145（7）：3087-3094.

Latus J，Lehmann R，Roesel M，et al，2013. Analysis of α-klotho，fibroblast growth factor-，vitamin-D and calcium-sensing receptor in 70 patients with secondary hyperparathyroidism. Kidney Blood Press Res，37（1）：84-94.

Latus J，Lehmann R，Roesel M，et al，2013. Involvement of α-Klotho，fibroblast growth factor-，vitamin-D- and calcium-sensing receptor in 53 patients with primary hyperparathyroidism. Endocrine，44（1）：255-263.

Liang T，Yan W，Mccorvy JD，et al，2018. Biased ligands of G protein-coupled receptors（GPCRs）：structure-functional selectivity relationships（SFSRs）and therapeutic potential. Journal of Medicinal Chemistry，61（22）：9841-9878.

Ling S，Shi P，Liu S，et al，2021. Structural mechanism of cooperative activation of the human calcium-sensing receptor by Ca^{2+} ions and L-tryptophan. Cell Res，31（4）：383-394.

Liu JM，Cusano NE，Silva BC，et al. 2013. Primary hyperparathyroidism：a tale of two cities revisited-New York and Shanghai. Bone Res，1（2）：162-169.

Liu SH，Chu HI，1942. Treatment of renal osteodystrophy with dihydrotachysterol（A.T.10）and iron. Science，95（2467）：388-389.

Malyszko J，Koc-Zorawska E，Matuszkiewicz-Rowinska J，et al，2014. FGF23 and klotho in relation to markers of endothelial dysfunction in kidney transplant recipients. Transplant Proc，46（8）：2647-2650.

Matsuoka S，Tominaga Y，Sato T，et al，2008. Relationship between the dimension of parathyroid glands estimated by ultrasonography and the hyperplastic pattern in patients with renal hyperparathyroidism. Ther Apher Dial，12（5）：391-395.

McCormick WD，Atkinson-Dell R，Campion KL，et al，2010. Increased receptor stimulation elicits differential calcium-sensing receptor（T888）dephosphorylation. J Biol Chem，285（19）：14170-14177.

McIntyre RC Jr，Eisenach JH，Pearlman NW，et al，1997. Intrathyroidal parathyroid glands can be a cause of failed cervical exploration for hyperparathyroidism. Am J Surg，174（6）：750-753.

Mercedes SS，Marc P，Marie-Claude BM，et al，2018. Identification of differential transcriptional patterns in primary and secondary hyperparathyroidism. J Clin Endocrinol Metab，103（6）：2189-2198.

Mirilas P，2011. Latrral congenital anomalies of the pharyngeal apparatus：part I. normal developmental anatomy（embryogenesis）for the surgeon. Am Surg，77（9）：1230-1242.

Miyamoto K，Segawa H，Ito M，et al，2004. Physiological regulation of renal sodium-dependent phosphate cotransporters. Jpn J Physiol，54（2）：93-102.

Mizobuchi M，Ogata H，Koiwa F，2019. Secondary hyperparathyroidism：pathogenesis and latest treatment. Ther Apher Dial，23（4）：309-318.

Moallem E，Kilav R，Silver J，et al，1998. RNA-Protein binding and Post-transcriptional regulation of parathyroid hormone gene expression by calcium and phosphate. Journal of Biological Chemistry，273（9）：5253-5259.

Müller-Höcker J，Schäfer S，Krebs S，et al，2014. Oxyphil cell metaplasia in the parathyroids is characterized by somatic mitochondrial DNA mutations in NADH dehydrogenase genes and cytochrome c oxidase activity-impairing genes. Am J Pathol，184（11）：2922-2935.

Muñoz-Castañeda JR，Herencia C，Pendón-Ruiz de Mier MV，et al，2017. Differential regulation of renal klotho and FGFR1 in normal and uremic rats. FASEB J，31（9）：3858-3867.

Nakatani T，Sarraj B，Ohnishi M，et al，2009. In vivo genetic evidence for klotho-dependent，fibroblast growth factor 23（Fgf23）-mediated regulation of systemic phosphate homeostasis. FASEB J，23（2）：433-441.

Naveh-Many T，Rahamimov R，Livni N，et al，1995. Parathyroid cell proliferation innormal and chronic renal failure rats. The effects of calcium，phosphate，and vitamin D. J Clin Invest，96（4）：1786-1793.

Nesbit MA，Hannan FM，Howles SA，et al，2013. Mutations affecting G-protein subunit α11 in hypercalcemia and hypocalcemia. N Engl J Med，368（26）：2476-2486.

Nielsen PK，Feldt-Rasmussen U，Olgaard K，1996. A direct effect in vitro of phosphate on PTH release from bovine parathyroid tissue slices but not from dispersed parathyroid cells. Nephrol Dial Transplant，11（9）：1762-1768.

Nørskov-Lauritsen L，Bräuner-Osborne H，2015. Role of post-translational modifications on structure，function and pharmacology of class C G protein-coupled receptors. Eur J Pharmacol，763（Pt B）：233-240.

Pahl M，Jara A，Bover J，et al，1996. The set point of calcium and the reduction of parathyroid hormone in hemodialysis patients. Kidney Int，49（1）：226-231.

Parfitt AM，1994. 0steonal and hemi-osteonal remodeling the spatial and temporal framework for signal traffic in adult human bone. J Cell Biochem，55（3）：273-286.

Press DM，Siperstein AE，Berber E，et al. 2013. The prevalence of undiagnosed and unrecognized primary hyperparathyroidism：a population-based analysis from the electronic medical record. Surgery，154（6）：1232-1237，discussion 1237-1238.

Quinn S，Bai M，Brown EM，2004. Ph sensing by the calcium-sensing receptor. J Biol Chem，279（36）：37241-37249.

Reddy GS，Jones G，Kooh SW，et al，1982. Inhibition of 25-hydroxyvitamin D3-1-hydroxylase by chronic metabolic acidosis. Am J Physiol，243（4）：E265-E271.

Ritter CS，Finch JL，Slatopolsky EA，et al，2001. Parathyroid hyperplasia in uremic rats precedes down-regulation of the calcium receptor. Kidney Int，60（5）：1737-1744.

Sakamoto K，Maeda S，Hikiba Y，et al，2009. Constitutive NF-kappaB activation in colorectal carcinoma plays a key role in angiogenesis，promoting tumor growth. Clin Cancer Res，15（7）：2248-2258.

Schneider AB，Gierlowski TC，Shore-Freedman E，et al. 1995. Dose-response relationships for radiation-induced hyperparathyroidism. J Clin Endocrinol Metab，80（1）：254-257.

Schneider R，Kolios G，Koch BM，et al，2010. An economic comparison of surgical and medical therapy in patients with secondary hyperparathyroidism—the German perspective. Surgery，148（6）：1091-1099.

Shilo V，Silver J，Naveh-Many T，2016. Micro-RNAs in the parathyroid：a new portal in understanding secondary hyperparathyroidism. Curr Opin Nephrol Hypertens，25（4）：271-277.

Shimada T，Kakitani M，Yamazaki Y，et al，2004. Targeted ablation of Fgf23 demonstrates an essential physiological role of FGF23 in phosphate and vitamin D metabolism. J Clin Invest，113（4）：561-568.

Shimada T，Mizutani S，Muto T，et al，2001. Cloning and characterization of FGF23 as a causative factor of tumor-induced osteomalacia. Proc Natl Acad Sci USA，98（11）：6500-6505.

Silver J，Moallem E，Kilav R，et al，1996. New insights into the regulation of parathyroid hormone synthesis and secretion in chronic renal failure. Nephrol Dial Transplant，（supp3）：2-5.

Slatopolsky E，Finch J，Brown A，2003. New vitamin D analogs. Kidney Int Suppl，63（S85）：1-5.

Slatopolsky E，Finch J，Denda M，et al，1996. Phosphorus restriction prevents parathyroid gland growth. High phosphorus directly stimulates PTH secretion in vitro. J Clin Invest，97（11）：2534-2540.

Sowa H，Kaji H，Kitazawa R，et al，2004. Menin inactivation leads to loss of transforming growth factor beta inhibition of parathyroid cell proliferation and parathyroid hormone secretion. Cancer Res，64（6）：2222-2228.

Stepanchick A，McKenna J，McGovern O，et al，2010. Calcium sensing receptor mutations implicated in pancreatitis and idiopathic epilepsy syndrome disrupt an arginine-rich retention motif. Cell Physiol Biochem，26（3）：363-374.

Szabo A，Merke J，Beier E，et al，1989. 1, 25(OH)$_2$ vitamin D$_3$ inhibits parathyroid cell proliferation in experimental uremia. Kidney Int，35（4）：1049-1056.

Tanaka Y，Deluca HF，1973. The control of 25-hydroxyvitamin D metabolism by inorganic phosphorus. Arch Biochem Biophys，154（2）：566-574.

Taniguchi M，Tokumoto M，Matsuo D，et al，2006. Persistent hyperparathyroidism in renal allograft recipients：vitamin D receptor，calcium-sensing receptor，and apoptosis. Kidney Int，70（2）：363-370.

Tatsumi R，Komaba H，Kanai G，et al，2013. Cinacalcet induces apoptosis in parathyroid cells in patients with secondary hyperparathyroidism：histological and cytological analyses. Nephron Clin Pract，124（3-4）：224-231.

Thier M，Nordenstrom E，Bergenfelz A，et al. 2016. Presentation and outcomes after surgery for primary hyperparathyroidism during an 18-year period. World J Surg，40（2）：356-364.

Tokumoto M，Tsuruya K，Fukuda K，et al，2002. Reduced p21，p27 and vitamin D receptor in the nodular hyperplasia in patients with advanced secondary hyperparathyroidism. Kidney Int，62（4）：1196-1207.

Tominaga Y，Matsuoka S，Sato T，et al，2007. Clinical features and hyperplastic patterns of parathyroid glands in hemodialysis patients with advanced secondary hyperparathyroidism refractory to maxacalcitol treatment and required parathyroidectomy. Ther Apher Dial，11（4）：266-273.

Tominaga Y，Tanaka Y，Sato K，et al，1997. Histopathology，pathophysiology，and indications for surgical treatment of renal hyperparathyroidism. Semin Surg Oncol，13（2）：78-86.

Twigt BA，Houweling BM，Vriens MR，et al. 2013. Hypercalcemia in patients with bipolar disorder treated with lithium：a cross-sectional study. Int J Bipolar Disord，1：18.

Usatii M，Rousseau L，Demers C，et al，2007. Parathyroid hormone fragments inhibit active hormone and hypocalcemia-induced 1, 25 (OH)$_2$D synthesis. Kidney Int，72（11）：1330-1335.

Vulpio C，Bossola M，Di Stasio E，et al，2013. Histology and immunohistochemistry of the parathyroid glands in renal secondary hyperparathyroidism refractory to vitamin D or cinacalcet therapy. Eur J Endocrinol，168（6）：811-819.

Wada Y，Kunimura T，Sato S，et al，2008. Proliferating potential and apoptosis in the development of secondary hyperparathyroidism：a study based on Ki-67 immunohistochemical staining and the terminal dUTP nick-end labeling assay. Ther Apher Dial，12（4）：319-328.

Wang AY，Akizawa T，Bavanandan S，et al. 2019. 2017 Kidney Disease：improving global outcomes（KDIGO）chronic kidney disease-mineral and bone disorder（CKD-MBD）guideline update implementation：Asia summit conference report. Kidney Int Rep，4（11）：1523-1537.

Wang C，1976. The anatomic basis of parathyroid surgery. Ann Surg，183（3）：271-275.

Wang J，Bieber BA，Hou FF，et al，2019. Mineral and bone disorder and management in the China dialysis outcomes and practice patterns study. Chin Med J（Engl），132（23）：2775-2782.

Wang M，Yao Y，Kuang D，et al，2006. Activation of family C G-protein-coupled receptors by the tripeptide glutathione. J Biol Chem，281（13）：8864-8870.

Whitfield JF，Isaacs RJ，Chakravarthy B，et al，2001. Stimulation of protein kinase C activity in cells expressing human parathyroid hormone receptors by C- and N-terminally truncated fragments of parathyroid hormone 1-34. J Bone Miner Res，16（3）：441-447.

Wolf M，2012. Update on fibroblast growth factor 23 in chronic kidney disease. Kidney Int，82（7）：737-747.

Yao XA，Wei BJ，Jiang T，et al. 2019. The characteristics of clinical changes in primary hyperparathyroidism in Chinese patients. J Bone Miner Metab，37（2）：336-341.

Yeh MW，Ituarte PH，Zhou HC，et al. 2013. Incidence and prevalence of primary hyperparathyroidism in a racially mixed population. J Clin Endocrinol Metab，98（3）：1122-1129.

Zhang L，Zhao MH，Zuo L，et al，2019. China kidney disease network（CK-NET）2015 annual data report. Kidney International Supplements，9（1）：e1-e81.

Zhang P，Duchambon P，Gogusev J，et al，2000 . Apoptosis in parathyroid hyperplasia of patients with primary or secondary uremic hyperparathyroidism. Kidney Int，57（2）：437-445.

Zhang Q，Qiu J，Li H，et al，2011. Cyclooxygenase 2 promotes parathyroid hyperplasia in ESRD. J Am Soc Nephrol，22（4）：664-672.

第四章 甲状旁腺疾病的诊断

第一节 甲状旁腺激素

一、甲状旁腺激素的生理功能

甲状旁腺激素（parathyroid hormone，PTH）是甲状旁腺主细胞分泌的碱性单链多肽类激素，其受多种因素控制，目前已知 Ca^{2+}、$1, 25(OH)_2D_3$ 及 FGF23 等是其中最重要的关键因素，它们作用于甲状旁腺的主细胞控制 PTH 的分泌。PTH 在维持足够的血清钙稳态中起着非常关键的作用，其作用的靶器官是肾脏和骨骼，并通过刺激骨吸收、促进磷酸盐排泄将维生素 D 转化为活性形式和限制钙排泄来增加血钙水平，尤其是在 CKD-MBD 中发挥了重要的作用。

二、甲状旁腺激素的测定

PTH 是调节骨代谢、维持机体钙磷平衡的重要激素，对于 CKD-MBD 的诊断，相对于骨活检这种有创检查，PTH 检验凭借无创性、敏感性优势在 CKD-MBD 诊断和治疗中处于重要地位，而且 KDIGO 指南中也明确指出，将 PTH 作为 SHPT 治疗效果评估的参考标准。PTH 的半衰期短，分析技术速度快，临床应用优于甲状旁腺组织学形式（如冰冻切片）的评估。

1. 甲状旁腺激素的测定方法

（1）第 1 代 PTH 检测方法——放射免疫测定法（radioimmunoassay，RIA）：此方法最早由 Berson 和 Yalow 于 1963 年报道。这种方法使用单一抗体，识别位于 PTH 中段或 C 段的抗原位点，故此方法不仅检测有活性的 PTH（1-84），还检测没有活性的 C-/N-PTH，而后者不能激活 PTH/PTHrP 受体。这一方法测得的 PTH 浓度明显增高，特异性、敏感性均不高，已被淘汰。

（2）第 2 代 PTH 检测方法——免疫放射测定法（immunoradiometric assay，IRMA）：此方法始于 1987 年，Nichols Diagnostics 开发了称为 "Allegro" 的 IRMA 试剂盒，其采用双抗体夹心法，一个抗体为捕获抗体（capture antibody），识别 PTH 的 C 端（39～84 位氨基酸）（甲状旁腺激素分子模式详见图 3-3-2），捕获血液循环中 PTH（1-84）和有 39～84 位氨基酸的 PTH 片段；另一抗体经放射标记，识别 N 端靶抗原（13～34 位氨基酸），为检测抗体，结合到被捕获的 PTH（1-84）及某些 PTH 片段上，最后可以间接检测到含 13～34 位和 39～84 位氨基酸的有较长肽链的 PTH。最早使用的放射标记检测抗体目前已被无放射标记的抗体替代。这种检测方法较 RIA 更敏感和特异，称为全段 PTH（iPTH）方法，也是临床上最广泛采用的方法。目前 K/DOQI 和 KDIGO 指南推荐的 PTH 目标值均是基于 iPTH 的检测方法。但是，这种方法除了检测 PTH（1-84），还可检测长 C-PTH。体外研究发现，原发性或继发性甲状旁腺功能亢进患者的甲状旁腺组织可以分泌 C 端片段，主要指 non-PTH（1-84），是长 C-PTH 片段的一个亚型，仅缺乏 N 端片段的一小部分。在正常人群中，此片段占所有 C-PTH 的 10%，占 iPTH 方法所检测到的 PTH 的 20%。在血液透析患者中，non-PTH（1-84）占全段 PTH 的 45%。non-PTH（1-84）的主要形式是 PTH（7-84），其不能与 PTH1R 有效结合，主要作用于 C-PTHR。

（3）第 3 代 PTH 检测方法——生物活性 PTH 检测：由 Scantibodies Laboratories 在 1999 年首次开发成功。检测原理与第 2 代 PTH 检测方法相同，但更加特异。检测使用的捕获抗体与 iPTH 方法一样，也是检测 39～84 位氨基酸，检测抗体的结合部位是 1～4 位氨基酸，避免了检测结果中包括 PTH（7-84）的问题，被称为完整 PTH（whole PTH）或生物活性 PTH（Bi-PTH）方法。在 CKD 和维持性血液透析患者全段 PTH 和生物活性 PTH 方法间有很好的相关性，由于 CKD 患者有大量的 C-PTH 片段，生物活性方法检测的 PTH 水平常低于全段 PTH 方法的 50%。由于这些天然存在的 PTH 片段有不同于 PTH（1-84）的生物学活性，分别测定 PTH（1-84）和 non-PTH（1-84）片段可能增加了 CKD 患者骨病的诊断敏感性，但目前此方法除了在日本有较多应用外，尚未被全球其他国家广泛应用。

非氧化型 PTH 检测法：终末期肾病患者容易发生氧化应激。PTH 第 8 位和第 18 位的蛋氨酸易发生氧化，形成氧化型 PTH 后不能作用于 PTH 受体，失去了生物学活性。既往的几代方法均不能区别氧化型与非氧化型 PTH。这种方法首先使用针对氧化位点的单克隆抗体清除血浆中的氧化型 PTH，再采用双抗体法，分别使用针对 PTH（26-32）和 PTH（55-64）的捕获抗体及检测抗体进行检测。有研究证明，CKD 患者的 PTH 有 70%～90%是以氧化型形式存在。另一项研究表明，CKD 患者中非氧化型 PTH 显著低于 iPTH 水平（仅占 10%），是血液透析患者死亡率的更好的预测因子。

2. 甲状旁腺激素的采样测定方法

（1）静脉血采样测定：血液中除 PTH（1-84）外，还含有多种 PTH 片段，如 PTH（7-84），PTH（1-84）和 PTH（7-84）具有生物活性。临床上 PTH 检测分为第 1 代、第 2 代和第 3 代检测方法。第 1 代检测方法由于其敏感度、准确度等所限，现已淘汰。目前临床上 PTH 检测主要用第 2 代检测方法和第 3 代检测方法，第 2 代检测方法是利用免疫放射法测定 PTH，其中包括 PTH（1-84）和 PTH（7-84）片段，也就是临床上指的 iPTH 检测，第 3 代检测方法是化学免疫法，测定的是具有生物活性的整段 PTH（1-84），它避免了与 PTH（7-84）的交叉反应，故检测值不包括同样具有生物活性的 PTH（7-84）片段，特指的 PTH（1-84）检测。

Marie 等进行的一项纳入 92 例透析患者的研究发现，第 2 代和第 3 代检测方法所得检测结果与血液透析患者肾性骨病的严重程度均有明确相关性，而第 3 代检测方法得到的 PTH（1-84）平均水平较第 2 代检测方法 iPTH 水平低约 28.4%，但当 PTH 水平异常升高时，两种检测方法则出现差异，并认为这可能与患者骨胶原素和碱性磷酸酶升高有关。Hiroyuk 等纳入 28 例 SHPT 并接受甲状旁腺切除术的患者，发现完整 PTH 较 iPTH 下降更迅速、更敏感，所以第 3 代检测方法检测 PTH（1-84）对于术中检测及术后药物治疗可能具有更强的指导意义。多项研究显示，在临床上，若只为指导活性维生素 D 合理使用，避免无动力骨病发生，单用完整 PTH（1-84）的检测不如采用 PTH（1-84）/PTH（7-84）值更有意义。但是，到底哪种检测方法可以作为检测 PTH 的金标准，尤其在 PTH 显著升高的情况下，还有待更多大样本研究来进一步验证。

（2）组织液采样测定：既往一项纳入 170 例病例的前瞻性试验表明，术中对甲状腺、正常甲状旁腺、增生甲状旁腺组织采用细针吸取细胞学测定 PTH 并进行对比，通过分析证明组织液采样测定的可行性。我国陈超等利用以胶体金为标志物的胶体金免疫层析（GICA）技术，通过毛吸作用使样品溶液在层析条上泳动，并同时使样品中的待测物与层析材料上针对待测物的受体（抗原或抗体）发生高特异性、高亲和性的免疫反应，层析过程中免疫复合物被富集或截留在层析材料的一定区域（检测带），运用可目测的标志物（胶体金）而得到直观的实验现象（显色）。该实验证明通过胶体金免疫层析的方法来检测组织液中的甲状旁腺激素是可行性的，但这仅是定性方法。

（3）末梢血采样测定：林斯等发明了一种用于检测末梢血的甲状旁腺激素试剂盒，于 2019 年申请了国家专利，该试剂盒的检测线上包被有鼠抗人甲状旁腺激素单克隆抗体，质控线上包被有羊抗兔多克隆抗体，据研究表明，该甲状旁腺激素试剂盒灵敏度高、稳定性强、线性范围宽，具有优异的准确度和精密度，但这种患者痛苦小、快速的检测方法目前并未投入临床，其敏感度及准确度有待验证。

3. 其他影响 PTH 检测的因素　虽然 2007 年美国临床生物化学学会针对床旁检验发表了临床实验室实践指南，推荐须在甲状旁腺切除术后 5min 和 10min 获取血 PTH 水平，与最高基线相比术后 PTH 浓度下降应＞50%，这可作为手术成功的标准。但老年、肾损伤、高维生素 D 水平及高血钙水平等因素均会影响甲状旁腺切除术中 PTH 下降的时间和程度，合并上述一种或多种因素的患者在同等时间点 PTH 水平下降程度较小，对于这类人群，甲状旁腺切除后等待 15min 测定 PTH，得到的结果有助于下一步手术方案的确定。

对于 PTH 的影响，除维生素 D 水平外，既往多项研究发现，iPTH 与颈动脉内膜厚度、舒张压、动脉粥样硬化、妇女绝经、2 型糖尿病甚至 HIV 感染等密切相关。近期有研究发现，肥胖亦可导致继发性甲状旁腺功能亢进，而且肥胖是导致继发性甲状旁腺功能亢进的独立决定性因素，推测可能与胰岛素抵抗、动脉粥样硬化有关，这提示我们可能不能单纯用维生素 D 缺乏来解释 PTH 升高甚至甲状旁腺功能亢进，但是，肥胖青少年多伴有维生素 D 缺乏，尽管缺乏维生素 D，但很少有人存在高 PTH 水平，推测超重或肥胖青少年的维生素 D-PTH 轴可能有改变。

体外研究显示，在正常和腺瘤性甲状旁腺组织中存在 Ang Ⅲ 和盐皮质激素受体 mRNA 及蛋白表达，在正常个体中观察到 RAAS 组分与 PTH 调节之间的新多效性关系：RAAS 对 PTH 的急性调节似乎由 Ang Ⅱ 介导，而 RAAS 对 PTH 的长期影响可能涉及醛固酮，推测未来评估 RAAS 抑制剂治疗 PTH 介导的疾病的研究是有意义的。

综上所述，临床上不能单纯依靠 PTH 检测来作为唯一诊疗标准，而应与骨碱性磷酸酶等其他骨转运指标相结合来评估肾性骨病，这有助于我们更加全面地针对疾病进行诊断和治疗。

4. 甲状旁腺激素的药物研究进展 PTH 是由甲状旁腺主细胞分泌的含 84 个氨基酸残基的单链多肽激素，是人体内重要的钙、磷调节因子。小剂量 PTH 具有明显的成骨作用，而其 N 端 1-34 活性片段保留了全部的成骨活性，其主要功能是调节钙、磷代谢，使血钙升高、血磷降低，主要作用于骨骼、肾脏等靶组织。在骨骼中，PTH 可促使破骨细胞成长并使破骨细胞胞质内 Ca^{2+} 浓度增加，还能直接作用于成骨细胞和破骨细胞使体内 Ca^{2+} 代谢处于稳定状态。动物实验已证实，间歇性小剂量应用 PTH 可以促进骨形成，使骨量增加；而持续性大剂量应用 PTH 可促进骨吸收，引起骨量丢失，因此研究者考虑使用化学合成和基因工程重组的 PTH 及其类似物作为治疗骨质疏松的药物。

（1）重组人甲状旁腺激素（1-34）[rhPTH（1-34）]：又称为特立帕肽（teriparatide），由美国礼来公司研发，于 2002 年该药被美国 FDA 批准上市，目前该药在我国也已上市。它是第 1 个被批准用于治疗严重骨质疏松的骨形成促进剂，为含 PTH N 端 34 个氨基酸残基的重组人甲状旁腺激素，是 PTH 的活性部位。

（2）重组人甲状旁腺激素（1-84）[rhPTH（1-84）]：由美国 NPS-Allelix 公司研发，是一种含 PTH 全长序列的重组人甲状旁腺激素，目前在我国尚未上市。

目前这些药物在肾脏疾病的治疗中尚无较多临床应用资料，而对于 PTH 的研究多集中于甲状旁腺功能亢进的机制方面，如一些新型生物学因子与 PTH 的关系，以及 PTH 在继发性甲状旁腺功能亢进发病过程中的作用。

三、氧化与非氧化型甲状旁腺激素

PTH 分子可在蛋氨酸残基 8 和 18（即 Met8 和 Met18）处氧化，从而改变其结构并阻止受体细胞第二信使的释放，导致无法激活 PTH1R，使激素在生物学上失去活性。大量研究结果表明，超过靶范围上限的 PTH 浓度与死亡率的增加是独立相关的。因此，KDIGO 等指南建议 CKD 患者的 PTH 浓度应为 PTH 正常上限参考值的 2~9 倍。基于 PTH 的浓度与慢性肾衰竭患者的死亡率及心血管事件密切相关，而且可以通过影响作用于甲状旁腺的关键因子或者药物浓度改变 PTH 的浓度，因此对于 PTH 的研究一直是国内外研究的重点。

目前检测 PTH 系统不准确的原因多在于 PTH 转录后修饰，尤其是 PTH 分子中 Met8 和 Met18 的氧化。在氧化应激效应显著的 CKD 患者中，这种修饰作用更加明显。目前基于这种研究，各大实验室已经进一步在研究中改进了 PTH 的检测方法，以进一步区分氧化型 PTH 与非氧化型 PTH，从而更好地为临床工作服务。

有团队研究发现，氧化型 PTH（oxPTH）和非氧化型 PTH（n-oxPTH）有着完全不同的生物活性，只有 n-oxPTH 是 PTH 受体的配体，oxPTH 并不能激活 PTH 受体。然而，在开放 PTH 检测系统时，并没有考虑到 PTH 氧化导致的不准确。德国 Berthold Hocher 教授团队经研究发现，PTH（1-34）发挥了重要作用。然而，氧化后分别结合 Met8 与 Met18，相较于 Met18，结合在 Met8 的分子片段其生物活性最强，起到关键作用。而 Met8 的氧化不仅会表现出活性的显著变化，而且也会对 PTH 的二级结构产生显著变化。起作用的关键受体为 PTH1R，但其组成结构仅包含了非氧化型 PTH，缺乏重要的 Met8，经研究表明，蛋氨酸本身不直接参与相互作用，并且远离相互作用区。蛋氨酸的氧化既不会与相邻的残基发生冲突，也不会通过范德瓦耳斯力或者氢键使 PTH 受体复合物稳定。同时研究发现，非氧化型 PTH 的不同生物活性是由于氧化后 PTH 的重新折叠，而不是由于氧化后靠近蛋氨酸的空间或静电变化而引起的。对 CKD-MBD 患者中钙磷代谢失衡、具有生物活性的非氧化型 PTH 水平与血管钙化之间的关系进行了研究，结果提示我们可以发展更精准的检测 PTH 方法，从而预防及治疗 CKD-MBD。

因此，氧化型 PTH 可以被认为是不具有生物活性的，至少在 PTH1R 水平上是这样的。氧化型 PTH 不能再与 PTH 受体结合，从而丧失了生物活性，同时还有实验进一步研究 PTH 受体的第二信使 cAMP，这些研究进一步表明氧化型 PTH 相对于非氧化型 PTH，氧化型 PTH 不再刺激 PTH 受体产生 cAMP，同时氧化型 PTH 失去了对气管、主动脉、子宫等平滑肌细胞的生物学效应。另有一部分学者在动物实验中证实碱性磷酸酶活性仅在非氧化型 PTH 中体现，而不存在于氧化型 PTH 中。而在另一部分研究中也证实了只有非氧化型 PTH 才能调节钙和磷酸盐的代谢。测量非氧化型 PTH 可能更适合评估患者的激素状态，因为 CKD 患者中完整 PTH 水平可更能反映氧化应激，因此，非氧化型 PTH 也可被认为是第 4 代 PTH 检测方法。为此，建立了一种测定非氧化型 PTH 的特异性方法，从而将其与氧化型 PTH 区分开来。该方法使用带有固定抗体的亲和柱，选择性地捕获氧化型 PTH，因此可以应用洗脱物来使常规的 PTH 测定法测量非氧化型 PTH。因此，检测完整 PTH 主要反映氧化应激引起的蛋白氧化，对患者 PTH 状态影响较小，然而这种论断仍需临床证据进一步证实，因为大量研究数据表明氧化型 PTH 在生物学上是不活跃的，那么氧化型 PTH 是否具有独立的作用而存在，这仍需要进一步实验去证实。同时我们仍需进一步思考 PTH 氧化的细节及具体步骤，在体内是如何发生的，在体外是否存在，如果仅在体内发生而不存在体外，那么只需进行血液检测即可测出其状态值。

有了非氧化型 PTH 这一新的 CKD-MBD 指标，其能为日后 CKD-MBD 患者的个体化治疗提供新的参考，改善 CKD-MBD 患者的预后。

PTH 翻译后氧化改变其生物活性。测量非氧化型 PTH 可能是评估 PTH 状态的一种改进，因为完整 PTH 可能反映氧化应激，然而，关于 PTH 氧化是在体内发生还是主要在体外产生，仍然存在争议。

毋庸置疑，PTH 在 CKD 患者中发挥了巨大的作用，影响着患者死亡率及心血管事件发生及肾性骨病的始末，大量研究表明，PTH 在 CKD 患者中的作用是以 U 形曲线关系存在的，即 PTH 含量过高及过低均增加患者心血管事件、肾性骨病的发生率及死亡率，过往对 iPTH 的检测过程仍然存在弊端，现在越来越多的研究在于分析非氧化型 PTH 含量与 CKD 患者心血管事件、肾性骨病的发生率及死亡率的关系，大多情况下先应用 iPTH 检测出总量，再用 ELISA 方法检测出氧化型 PTH 的含量，然后用总 PTH 含量剔除出氧化型 PTH 的含量，即得出非氧化型 PTH 的含量。目前大部分研究侧重于：①基于如何提高非氧化型 PTH 的检测方法；②终末期患者与直接的非氧化型 PTH 浓度相关性分析，从而通过大量循证医学证据来证明非氧化型 PTH 与 CKD 患者死亡率及心血管事件发生的关系。

以目前的技术水平衡量，循环中的 PTH 大部分被氧化，因此没有生物活性。氧化型 PTH 在不同人群中的差异显著，甚至在健康人群中也差异显著，因此 iPTH 的测定反映的可能是肾衰竭患者的氧化应激的状态，而不是真正 PTH 的状态。然而，这种论断尽管得到了大量临床前研究的支持，但并没有在临床普遍应用，仍需在未来的临床研究中得到充分的验证。

第二节　继发性甲状旁腺功能亢进的临床表现和诊断

一、临　床　表　现

SHPT 的临床表现与 PTH 水平密切相关。在疾病早期，由于 PTH 水平仅轻度升高，临床症状往往不典型，仅有血 iPTH 及生化指标改变，如血钙偏低或正常，血磷升高或正常。临床可以有皮肤瘙痒、疲乏、肌无力、睡眠障碍、肌肉痉挛等症状，部分患者可能会有注意力不集中、抑郁等精神症状。但由于终末期肾病患者本身也会存在类似症状，因此，在临床中这些症状容易被忽视。在我国，SHPT 患者的早期治疗常常延误，确诊时已属于中、晚期，患者临床症状较重，可表现为明显骨痛、肌无力，甚至骨折、骨骼畸形、退缩人综合征（shrinking man syndrome，SMS）等，严重影响患者的生活质量及预后。因此强调早期预防，由于 SHPT 早期症状不典型，更应特别关注 CKD 患者血 iPTH 改变，从明确 CKD G3 期诊断即开始监测 iPTH，预防严重 SHPT 发生。

1. 骨病症状　PTH 作用的靶器官较多，骨骼是首先受累器官。SHPT 最常见骨病表现有骨痛、骨折、骨骼畸形。

（1）骨痛：是 SHPT 最主要的临床症状，常发生在承重骨部位，如足跟、膝、腰、背、髋等部位，可伴明显压痛。初期仅表现为骨骼疼痛，活动时疼痛明显，休息时骨痛减轻或消失，随着疾病的进展，疼痛会逐渐加重，甚至休息时也会有骨痛，严重的 SHPT 患者往往会有胸骨痛或全身骨痛。此外，关节周围钙沉积可能会引起急性关节炎症，导致疼痛和僵硬。

（2）骨折：多见于严重的 SHPT 患者，骨折主要指脆性骨折，多见于肋骨、脊柱、髋骨等。研究显示，透析患者 iPTH 水平在 300～800pg/ml 时，iPTH 水平每升高 100pg/ml，髋骨骨折、椎骨骨折的发生率分别增加 15%、33%；一项对 DOPPS（2002～2004 年）患者的研究也提示，当 PTH＞900pg/ml 时，新发骨折风险明显增加。SHPT 患者高转运骨病会加重骨容量的丢失、骨微结构的破坏、骨强度的降低；同时，SHPT 患者可能存在骨骼对甲状旁腺激素的抵抗和骨矿化障碍，最终导致骨质疏松、骨脆性增加及脆性骨折的发生。SHPT 过度治疗、PTH 过度抑制也可以引起低动力骨病，导致骨折的发生。骨折的发生会增加患者的住院时间、降低生活质量、增加死亡风险。

（3）骨骼畸形：椎体压缩骨折可导致脊柱侧凸、胸廓变形缩小、鸡胸驼背、肩胛畸形、身高缩短，也称退缩人综合征（图 4-2-1）。晚期 SHPT 特征为同时出现头颅畸形，上颌骨增大，头部狮面样畸形改变（图 4-2-2），称为狮面征，也称 Sagliker 综合征（Sagliker syndrome，SS），常伴口腔内软组织增生，牙间隙增宽、不整齐，鼻梁变小，鼻孔上翻，颅骨改变，导致轻微到极其严重的丑陋外观。儿童可出现骨生长延迟、身材矮小。

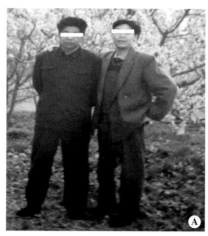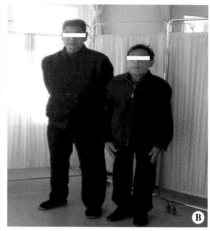

图 4-2-1　SHPT 表现为退缩人综合征

A. 1998 年初透析时兄弟合影，患者（右侧）身高 1.75m；B. 2007 年透析 9 年时行 PTx，兄弟合影，患者（右侧）身高 1.52m

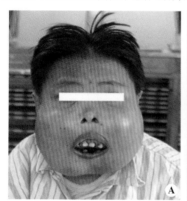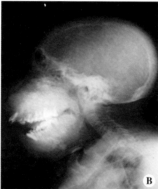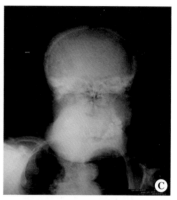

图 4-2-2　晚期 SHPT 表现为狮面样畸形（A）；头颅骨正侧位片见上下颌骨膨大，呈狮面样改变（B）

严重 SHPT 还可以见到短甲征和短指征，表现为一个或数个指甲甲床缩短超过一半以上，指甲变宽、短、平，同时伴手指末节缩短，主要为指骨溶解导致（图 4-2-3）。其他还有自发性肌腱断裂、关节周围炎、关节畸形等表现。

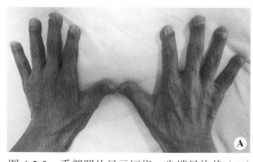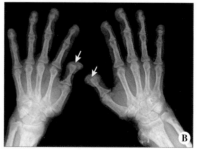

图 4-2-3　手部照片显示短指，尖端呈杵状（A）；X 线片显示手的骨溶解性病变，拇指远端指骨完全溶骨（箭头）（B）

2. 骨外脏器损害表现　过高的 PTH 也是肾衰竭导致的全身毒素之一，除了骨骼以外也会损害机体全身，最常见的症状包括皮肤瘙痒、燥热、小斑疹或丘疹，以及皮肤内钙质样物质沉着；PTH 具有神经毒性作用，患者会出现神经系统症状，表现为失眠、不宁腿综合征、性格改变，也可引起精神失常、脑电图紊乱和周围神经病变。

SHPT 患者也会出现肌萎缩、肌含量减少、肌力下降等肌少症的表现。例如，四肢近端肌力进行性下降，会影响上肢抬举和走路；晚期四肢活动及肌力明显受限，表现为起立、下蹲困难，上下楼困难和"鸭步"样行走困难。其他还有不明原因的乏力、衰弱、消瘦、营养不良、促红细胞生成素抵抗的贫血等。

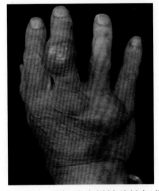

图 4-2-4　手部肿瘤样转移性钙化

3. 转移性钙化和心血管钙化　关节、肌肉等软组织处可发生无痛性、可活动的包块，进行性增大（图 4-2-4），X 线片表现为团块样高密度影。包块体积逐渐增大，可以影响关节并导致活动受限，也可破溃流出白垩状或膏样物质，也称肿瘤样钙化或瘤样钙沉着症（图 4-2-5）；眼钙化也很常见，通常与活性维生素 D 过度应用有关，是钙类物质沉积在眼结膜所致，可导致局部血管扩张，表现为"红眼征"（图 4-2-6）。内脏钙化，如心、肺、肾等脏器的钙化，可导致心力衰竭、心律失常、肺功能受损等。肺内钙化，临床可以表现为呼吸困难，活动时明显，CT 检查可见肺内高密度钙化灶，以双侧肺尖部明显。

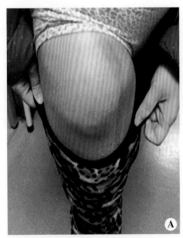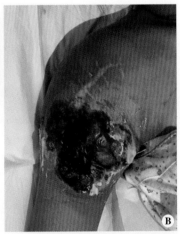

图 4-2-5　腿部肿瘤样钙化（A）；肩部肿瘤样钙化破溃流出白垩状物质（B）

心血管钙化是异位钙化中最严重的并发症，可致患者全因死亡和心血管死亡明显增加，钙化原因复杂，包括传统的心血管钙化危险因素如高龄、高血压、动脉粥样硬化、糖尿病、微炎症、吸烟等，还包括钙、磷、PTH 代谢紊乱等因素。心血管钙化主要指主动脉钙化、中小动脉钙化、心瓣膜钙化和冠状动脉钙化。CKD 患者心血管疾病（CVD）显著高发，其原因主要是血管和心瓣膜的钙化。凡是有血管/瓣膜钙化的 CKD G3～G5 期患者都具有较

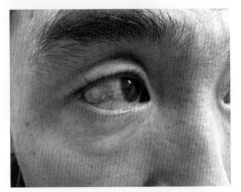

图 4-2-6　活性维生素 D 过度应用导致的眼结膜钙化，表现为"红眼征"

高的心血管疾病发生风险。心血管系统钙化可以出现瓣膜狭窄或关闭不全、肺动脉高压、反复心力衰竭、顽固性低血压等临床表现。

4. 钙化防御　又称钙性尿毒症性小动脉病，是一组临床上并不常见，但致死率较高的以外周组织缺血性坏死、皮肤溃疡形成和血管钙化为特征的临床综合征，多见于长期透析或肾移植患者。该病表现为腹部、肢体远端疼痛性斑点状皮损，酷似网状青斑，在指（趾）尖、踝部、膝部或臀部表面可见紫罗兰样结节，进一步可发展为皮肤坏疽，疼痛剧烈，可累及肌肉和皮下脂肪，可并发感染。皮肤结节活检可见小到中等动脉壁钙沉积和（或）血管内血栓形成，伴小叶状脂肪坏死、钙化和中性粒细胞、淋巴细胞及巨噬细胞浸润。

钙化防御的发病机制尚不清楚，多数患者有重度 SHPT 病史，也有肥胖、糖尿病、腹膜透析、过多使用钙剂和活性维生素 D 的患者较多发的报道，发病机制可能与各种原因导致的高钙血症，刺激血管痉挛、血管内膜钙化或血管栓塞有关，最终患者预后很差，多死于败血症或缺血性疾病。

5. 特殊临床类型　晚期 SHPT 患者可以表现为伴随着鸡胸驼背的退缩人综合征、双手类杵状指样畸形、狮面样改变的 Sagliker 综合征，甚至进食困难等，这些患者表现为严重营养不良，体重下降，胸廓呈钟样畸形，肺容量缩小，出现严重心肺功能障碍，肺部感染高发，死亡率增加。

二、诊　断

SHPT 的诊断线索：①慢性肾脏病史，尤其是慢性肾衰竭血液透析或腹膜透析患者；②可有进行性的骨痛、骨折、骨骼畸形或者皮肤瘙痒、皮肤抓痕、皮肤增厚、皮肤暗红等临床症状，临床症状不是必需的；③生化指标的异常，如血 PTH 升高、低血钙、高血磷，晚期患者可有高血钙、高血磷和碱性磷酸酶升高；④骨代谢标志物水平升高，可见骨吸收、骨形成标志物水平升高，这些标志物包括骨吸收标志物，如抗酒石酸酸性磷酸酶（TRAP）、骨Ⅰ型胶原交联 C 端肽（CTX）、尿脱氧吡啶啉（D-PYR），以及骨形成标志物，如特异性骨碱性磷酸酶（B-ALP）、骨钙素（OC 或 BGP）、骨保护素（OPG）；⑤超声、CT、核素等影像学检查发现增生的甲状旁腺。对于确诊或疑诊的患者，应该根据 KDIGO 指南及 2019 年中国 CKD-MBD 指南进行规律检测。

第三节　甲状旁腺功能亢进的定位诊断

一、超声检查

高频彩色超声以高分辨率、实时动态、小巧便捷、价格低廉等优势在甲状旁腺领域具有重要的诊断价值，为甲状旁腺功能亢进定位诊断的首选检查方案。由于甲状旁腺的位置、数目、大小、形态等差异较大，对超声医生的要求也比较高，不同的超声医生因为经验不同会有不同的检查结果，文献报道的高分辨率超声检查甲状旁腺疾病的准确度为 74%～94%。因此，为了更好地评估甲状旁腺，提高甲状旁腺超声检查的敏感度和准确度，建议日常工作中由相对固定的、有一定甲状旁腺超声检查经验的医生来完成超声检查。当然，对于异位于胸骨后的甲状旁腺，由于前方胸骨的阻挡，超声检查的显示率低，需要行甲状旁腺 ECT 或颈胸部薄层 CT 等检查。

1. 仪器和探头 甲状旁腺超声检查所选用的仪器和探头与甲状腺检查基本一致，配备高频线阵探头的彩色多普勒超声仪器即可满足一般需求，但如果准备行超声引导下甲状旁腺消融等介入治疗，需同时配备超声造影功能。甲状旁腺一般位于甲状腺后方，位置相对深远，探头的频率亦不宜过高，一般以 5～12MHz 为宜，频率过高，尽管可以提高图像分辨率，但同时也降低了穿透深度，不利于对甲状旁腺的观察。对于胸骨后甲状旁腺或者前方有明显肿大甲状腺的患者，甚至可以尝试使用更低频率的凸阵探头或相控阵探头以提高甲状旁腺检查的显示率。

2. 检查方法 甲状旁腺超声检查前患者无须做任何特殊准备。检查时嘱被检查者仰卧于检查床上，去枕垫或将枕垫置于肩部，使头部略后仰，颈部充分暴露。甲状旁腺一般位于甲状腺与颈长肌之间，气管外侧与颈总动脉内侧之间。由于甲状旁腺的位置变异较大，建议行甲状旁腺检查时按照一定的顺序进行，一般先进行一侧检查，从甲状腺上极开始检查，逐渐向下方移动，直到胸骨和锁骨上方，并转动探头以尽可能显示胸骨后方的结构，待一侧检查完后再行对侧的检查。

检查时需观察并记录甲状旁腺的大小、数目、位置、包膜完整性、内部回声类型、有无钙化、有无囊性变及腺体血供等情况。对于大小，一般至少测量 2 个径线，建议最好能测量 3 个径线，以便于估算腺体的体积。有条件的情况下，可以行超声造影检查以进一步评估腺体微循环血供情况，对于可疑病变，可在超声引导下穿刺以获取组织行病理学检查。

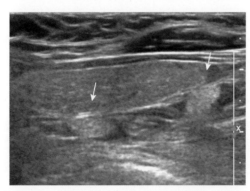

图 4-3-1　正常上甲状旁腺和下甲状旁腺，表现为甲状腺中部和下部后方椭圆形高回声结节（箭头）

3. 超声表现

（1）甲状旁腺的正常超声表现：甲状旁腺的组织学主要包括主细胞、嗜酸性细胞和脂肪细胞等成分，其中脂肪细胞占甲状旁腺组织的 20%～40%，由于脂肪细胞对超声波的反射信号较强，因此，在超声上，正常甲状旁腺常表现为边界清晰，呈椭圆形、扁平形或分叶状的高回声结节（图 4-3-1）。甲状旁腺多数位于甲状腺背部或背外侧，上甲状旁腺常位于甲状腺峡部水平，相当于甲状腺下动脉上方 1cm 左右的水平，下甲状旁腺位于甲状腺下极水平，相当于甲状腺下动脉下方 1cm 左右的水平，但甲状旁腺的位置常变异较大，尤其是下甲状旁腺，可达甲状腺下方与胸骨或锁骨之间，甚至深达胸骨后方。正常甲状旁腺长径（L）为 3～6mm，宽径（W）为 2～4mm，厚径（T）为 1～2mm。根据超声测量的长、宽、厚三径大小，按照椭球体公式（$V=L \times W \times T \times \pi/6$），可进一步测算出甲状旁腺的体积。当然，由于部分甲状旁腺体积过小，或回声与甲状腺或周围组织回声相近，此时在超声上不易显示。

（2）甲状旁腺功能亢进的超声表现：原发性甲状旁腺功能亢进的主要原因为甲状旁腺腺瘤，继发性甲状旁腺功能亢进的主要原因是甲状旁腺增生。两者在超声表现形式上基本类似，区别主要是病变腺体的数目，一般原发性甲状旁腺功能亢进以单发多见，少数为多发；继发性甲状旁腺功能亢进以多发为主，常表现为双侧 3～4 枚甚至 4 枚以上的甲状旁腺同时增生，单发少见（图 4-3-2）。

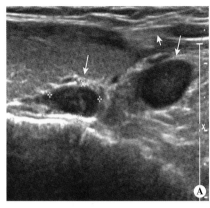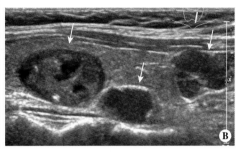

图 4-3-2　甲状旁腺功能亢进的超声表现

A. 单侧显示 2 枚增生的甲状旁腺（分别位于甲状腺的中部和下部后方）；B. 单侧显示 3 枚增生的甲状旁腺
（分别位于甲状腺上部、中部和下部后方）

　　下面以继发性甲状旁腺增生为例说明甲状旁腺功能亢进的超声所见。甲状旁腺增生时，随着病情的进展，由开始的代偿性增加 PTH 分泌，如主细胞、脂肪细胞等多种细胞成分同步增生（多克隆增生），再到单一主细胞成分为主的增生（单克隆增生）阶段的转变。依据其不同进展阶段的病理变化，大体组织可分为代偿性弥漫性增生、早期结节性增生、结节性增生和腺瘤样增生 4 种类型。在弥漫性增生阶段，由于多种细胞成分增生，组织间声阻抗差较大，反射回探头的声波较强，超声检查主要表现为甲状旁腺体积增大，回声类型仍为均匀高回声（图 4-3-3A）。当甲状旁腺最大径>7mm，第二径>5mm，即可考虑甲状旁腺增大。在早期结节性增生阶段，部分区域以单一的主细胞成分增生为主，由于单一细胞成分区域的组织间声阻抗差小，反射回探头的声波较弱，因此，超声表现为原来增大的高回声甲状旁腺区域里出现一些小的低回声区（图 4-3-3B）。在结节性增生阶段，单一细胞增生区域扩大，超声表现为甲状旁腺内以低回声区为主，而高回声区域明显变小（图 4-3-3C）。在腺瘤样增生阶段，整个甲状旁腺基本被单一的主细胞成分所替代，脂肪细胞等其他细胞成分几乎消失，此时，甲状旁腺表现为边界清晰的整体低回声结构（图 4-3-3D）。

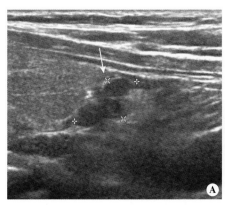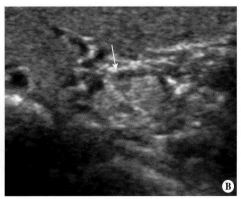

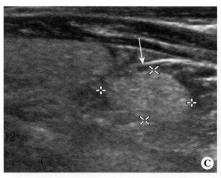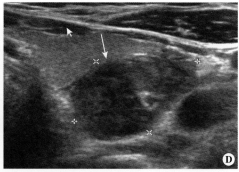

图 4-3-3　继发性甲状旁腺增生

A. 弥漫性增生，超声表现为高回声的甲状旁腺体积增大；B. 早期结节性增生，超声表现为高回声的甲状旁腺内出现小的低回声区；C. 结节性增生，甲状旁腺高回声区域变小，被多个结节状低回声区所替代；D. 腺瘤样增生，甲状旁腺高回声区域消失，而代之以实性低回声结节

　　甲状旁腺增生的另一个重要特点是容易出现腺体内钙化，表现为在增生甲状旁腺腺体层的低回声区域内出现点状、斑片状或环形的强回声，后方伴声影（图 4-3-4A）。而较大的增生甲状旁腺在腺体内还可出现出血或囊性变，表现为实性甲状旁腺组织内出现的不规则无回声区（图 4-3-4B）。

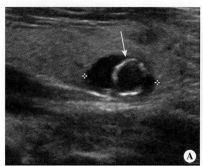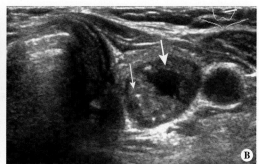

图 4-3-4　甲状旁腺增生出现腺体内钙化

A. 增生的甲状旁腺内出现环形钙化（细箭头）；B. 在增生的甲状旁腺内出现点状钙化（细箭头）和片状囊性变区（粗箭头）

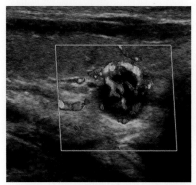

图 4-3-5　彩色多普勒超声显示增生的甲状旁腺内血供丰富，增粗曲折的血管呈网状通向腺体内部

　　彩色多普勒超声是评估甲状旁腺血供的重要方式，根据腺体内显示的彩色血流信号多少可以判断甲状旁腺的血供丰富程度，也代表甲状旁腺的功能状态。增生的甲状旁腺内血流可表现为星点状、条状、网状等形式（图 4-3-5）。有研究表明，彩色多普勒超声显示的血流丰富程度与血清 iPTH 呈正相关。当然，彩色多普勒超声受影响的因素也比较多，如不同超声仪器的血流敏感度不同、不同仪器参数的设置不同、血流的方向不同及无法显示细微血管等，都会影响彩色多普勒超声信号的显示，从而干扰对血供丰富程度的判断。

彩色多普勒超声具有诸多局限性，因此无法准确判断腺体血供情况，而评估腺体微循环血供情况的最准确手段是超声造影。超声造影是通过静脉注射超声专用微泡造影剂，造影剂随血流到达全身各器官，由于造影剂发出的强烈散射信号被超声仪器捕捉到，从而可精确判断组织器官的微循环血供情况。超声造影剂的代表药物为六氟化硫微泡（商品名声诺维），微泡的平均直径为 2.5μm 左右，90%的微泡直径低于 6μm，类似于红细胞的直径，因此，当微泡造影剂经过静脉注射入血管后，和血液中红细胞一起进入人体全身各器官，同时，由于微泡造影剂只在血管内循环，不进入组织间隙，最终通过肺的呼吸作用清除出体内，属于血池造影剂，因此无肝肾毒性，过敏的发生率也极低。甲状旁腺的血供来源主要为甲状腺下动脉，正常时和甲状腺的血供一致，超声造影表现为与甲状腺同步的等增强。当甲状旁腺增生时，由于腺体的血供增多，根据不同的增生程度，超声造影可表现为等增强或高增强（图 4-3-6）。除常规的微循环观察外，甲状旁腺超声造影在治疗前后的评估中更具有重要价值，为甲状旁腺消融等介入治疗的效果评估提供了最重要、最可靠的影像学手段。

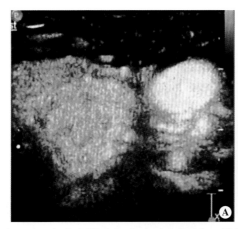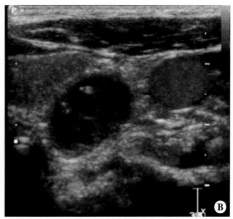

图 4-3-6　超声造影图（A）和对应的常规二维超声图（B），超声造影显示甲状旁腺为高增强，其增强强度高于甲状腺的增强强度

二、核 素 检 查

甲状旁腺功能亢进目前最有效的治疗方法是外科手术切除亢进的组织或腺瘤，其术前定位诊断极为重要。目前的影像学检查方法主要有放射性核素显像、超声、CT、MRI 等，本部分主要针对甲状旁腺放射性核素显像进行介绍。

1. 常用显像剂及显像原理　^{201}Tl 是一种无机阳离子，与钾类似，开始被用于心肌灌注显像，摄取机制主要通过细胞膜的钠钾泵主动转运进入细胞内。甲状旁腺和甲状腺组织都能摄取 ^{201}Tl，而 ^{99m}TcO$_4^-$仅被甲状腺摄取而不被甲状旁腺摄取，因此在患者位置相同的情况下，用 ^{201}Tl 影像减去 ^{99m}TcO$_4^-$甲状腺影像即可得到甲状旁腺的影像。^{201}Tl 由回旋加速器生产，不易获得，主要光子的能谱为 68～80keV，能量偏低，图像质量不佳，半衰期为 73h，半衰期过长，使人体有相对高的辐射吸收剂量。

^{99m}Tc-MIBI 是一种亲脂性正一价阳离子六异氰类络合物，通过被动转运方式进入细胞内，具有更大的跨膜负电位，主要结合在细胞线粒体内。甲状旁腺和甲状腺组织都能摄取 MIBI，但甲状腺对 MIBI 清除明显快于功能亢进的甲状旁腺。由于甲状旁腺病变富含具有丰富线粒体的嗜酸性细胞，而线粒体是 MIBI 在细胞内主要结合的部位，因此 MIBI 在病变的甲状旁腺内滞留时间相对较长，因此可以通过双时相法将早期影像和延迟影像进行比较，获得功能亢进的甲状旁腺病灶影像。

2. 常用显像方法

（1）^{201}Tl/^{99m}TcO$_4^-$ 减影法：静脉注射 ^{201}Tl 约 74MBq（2mCi），10min 后患者取仰卧位，颈部伸展，视野包括颈部及上胸部。采用 γ 相机或 SPECT 进行前后位显像。随后静脉注射 ^{99m}TcO$_4^-$ 约 185MBq（5mCi），15min 后患者保持相同体位，再次进行显像，应用计算机图像处理软件，将 ^{201}Tl 影像减去 ^{99m}TcO$_4^-$ 影像，即得到甲状旁腺影像。

（2）^{99m}Tc-MIBI/^{99m}TcO$_4^-$ 减影法：静脉注射 ^{99m}Tc-MIBI 约 370MBq（10mCi），10～15min 后患者取仰卧位，颈部伸展，视野包括颈部及上胸部。采用 γ 相机或 SPECT 进行前后位显像。随后静脉注射 ^{99m}TcO$_4^-$ 约 185MBq（5mCi），10～15min 后患者保持相同体位，再次进行显像，应用计算机图像处理软件，将 ^{99m}Tc-MIBI 影像减去 ^{99m}TcO$_4^-$ 影像，即得到甲状旁腺影像。

（3）^{99m}Tc-MIBI 双时相法：静脉注射 ^{99m}Tc-MIBI 约 370MBq（10mCi），于 15min 和 2h 分别进行早期和延迟显像，通过比较早期和延迟相中甲状腺和甲状旁腺对显像剂摄取的不同来确定甲状旁腺病变（图 4-3-7）。

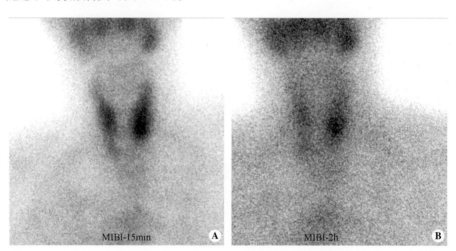

图 4-3-7 ^{99m}Tc-MIBI 早期影像（A）和 ^{99m}Tc-MIBI 延迟影像（B）可见甲状腺左叶中下位置类圆形放射性浓聚灶（中日友好医院郑玉民供图）

此方法相对简单，临床上较为常用。然而，一些甲状旁腺病灶并不滞留 MIBI，而一些甲状腺病灶、颈部淋巴结却摄取并滞留 MIBI，因而造成一些假阴性和假阳性结果。利用针孔准直器显像可以提高显像的敏感性，此外，与其他影像学检查（超声、CT、MRI 等）相结合也有助于减少假阴性结果，提高敏感性，其中超声检查的价格低且简便易行，所以其在临床中的应用最为广泛。SPECT 是对于甲状旁腺定位平面显像的有力补充，SPECT 对于检测异位甲状旁腺病灶非常有用。尽管异位病灶在多数情况下能在平面显像上有所揭示，但 SPECT 提供了更加精细的解剖信息，如与胸骨、心脏、椎体等的关系。随着仪器设备的更新，SPECT/CT 应用日益增多，SPECT/CT 比 SPECT 能够提供更多的解剖信息、更精确的定位，从而有利于手术切除病灶（图 4-3-8）。该检查对定位异位甲状旁腺病灶和提供解剖信息方面更有优势，而且其提供的信息更加丰富。这些信息不仅能够定位诊断甲状旁腺病灶，还能很好地与甲状腺病灶进行区分。甲状旁腺病灶通常位于甲状腺的后方，甚至一些病灶就定位于甲状腺病灶的后方，平面显像很难发现，SPECT 也很难区别。

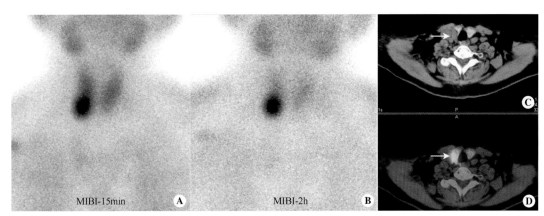

图 4-3-8　^{99m}Tc-MIBI 早期影像（A）和 ^{99m}Tc-MIBI 延迟影像（B）可见甲状腺左叶中下部类圆形放射性浓聚灶。CT 图像（C）示甲状腺右叶后方低密度结节，SPECT/CT 融合图像（D）可见相应部位高度放射性浓聚（中日友好医院郑玉民供图）

3. 适应证与禁忌证　放射性核素显像的适应证为甲状旁腺功能亢进的诊断与定位，异位甲状旁腺的诊断与定位，以及甲状旁腺移植功能亢进的定位诊断。该检查是一项安全的检查方法，无明确禁忌证。

4. 图像分析

（1）正常影像：甲状旁腺功能正常时甲状旁腺不显影，双时相法仅见甲状腺显影，颈部无异常放射性浓聚灶。

（2）异常影像：甲状旁腺功能亢进时可显示局部放射性浓聚。甲状旁腺增生、腺瘤、癌等可在其病变位置出现圆形、类圆形或不规则形放射性浓聚灶表现，其位置可在甲状腺轮廓之内或之外。出现多个放射性浓聚灶一般提示甲状旁腺增生，单个浓聚灶多提示为甲状旁腺腺瘤；对于甲状旁腺正常位置之外的放射性浓聚灶，结合临床可以考虑功能亢进的异位甲状旁腺。

5. 临床应用

（1）甲状旁腺显像主要应用于诊断和定位功能亢进的甲状旁腺，为手术提供病灶位置、大小、功能等信息。原发性甲状旁腺功能亢进的病因包括甲状旁腺腺瘤（单发约占 80%，多发占 1%~5%）、甲状旁腺增生（约 12%）、甲状旁腺癌（1%~2%）。甲状旁腺腺瘤、甲状旁腺癌一般表现为单个放射性浓聚灶，增生可以表现为 1 个以上放射性浓聚灶。继发性甲状旁腺功能亢进则多表现为多个放射性浓聚灶（图 4-3-9）。

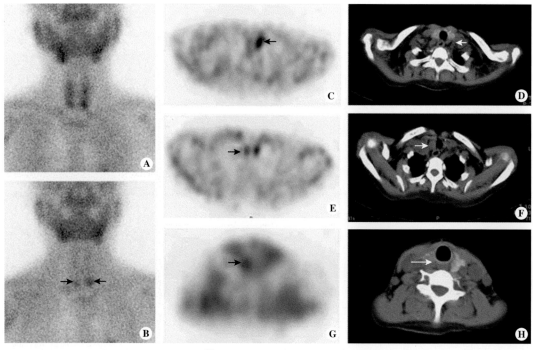

图 4-3-9　^{99m}Tc-MIBI 平面及 SPECT/CT 图像

A. 平面早期图像，示左叶中上部及下极局部放射性增浓；B. 平面延迟图像，示双叶下极局部放射性滞留。C、E、G. SPECT 图像，示左叶中上部及双叶下极局部放射性浓聚；D、F、H. 同机 CT 图像，示左叶中上部及双叶下极局部低密度结节。患者女性，61 岁，有慢性肾脏病及血液透析病史，血钙：11.2mg/dl，iPTH：691pg/ml，手术切除 3 个结节，病理证实为继发性甲状旁腺增生（中日友好医院提供的病例，引自：Zhen L, Li H, Liu X, et al, 2013. The application of SPECT/CT for preoperative planning in patients with secondary hyperparathyroidism. Nucl Med Commun, 34：439-444.）

（2）异位甲状旁腺位置可见于颌下、气管与食管间、纵隔内等部位，影像学表现为相应部位的放射性浓聚灶（图 4-3-10）。诊断异位甲状旁腺时，纵隔区等部位出现的局限性放射性浓聚灶应与肺部恶性肿瘤及其转移灶相鉴别。SPECT/CT 可以提供详细的解剖信息，有助于定位及鉴别诊断。

6. 影响因素

（1）假阳性及原因：除不同显像方法本身固有的技术因素外，多种生物因素可以影响甲状旁腺显像，导致假阳性发生。假阳性最常见的原因是甲状腺的良性结节（孤立或多发结节），其他原因包括甲状腺癌、淋巴瘤、肿瘤淋巴结转移、淋巴结炎症、结节病、骨棕色瘤等。

（2）假阴性及原因：主要与甲状旁腺病灶大小、细胞类型及功能有关。虽然放射性核素显像在诊断和定位异位甲状旁腺方面具有其他影像学检查无法比拟的优势，但也无法避免假阴性发生，尤其在一些极少见的异位于甲状腺内的病灶（图 4-3-11）。

病灶的重量和体积一直被认为是最主要的原因。Piga 等报道，甲状旁腺瘤显像阳性者瘤体平均为（3.04±1.81）cm^3，而显像阴性者瘤体平均为（1.4±0.5）cm^3。然而，也有研究发现有些病灶很小，MIBI 显像阳性，而较大的病灶，MIBI 显像假阴性，表明体积并非唯一影响因素。

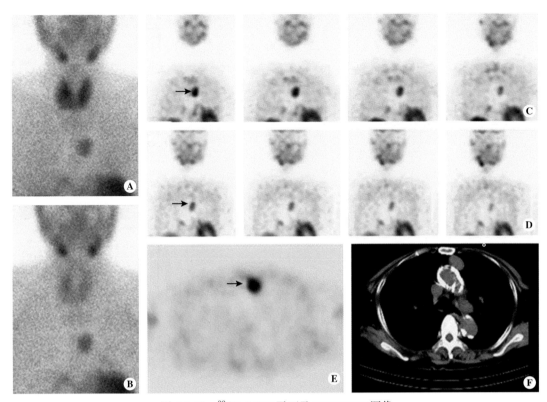

图 4-3-10　^{99m}Tc-MIBI 平面及 SPECT/CT 图像

A. 平面早期图像，示甲状腺双叶放射性分布且大致均匀，纵隔区可见类圆形放射性浓聚灶；B. 平面延迟图像，示甲状腺双叶放射性明显减淡，纵隔区放射性浓聚灶未见明显减淡。C、D. 分别为早期和延迟相 SPECT 冠状位图像，均可见纵隔区类圆形放射性浓聚灶。E. SPECT 横断位图像，示前纵隔类圆形放射性浓聚灶；F. 同机 CT 图像，示升主动脉前方类圆形软组织密度结节。患者男性，68 岁，有慢性肾脏病及血液透析病史，血钙：10.4mg/dl，iPTH：668pg/ml，超声检查未发现颈部异常结构，手术病理证实为异位继发性甲状旁腺增生（中日友好医院提供的病例，引自：Zhen L，Li H，Liu X，et al，2013. The application of SPECT/CT for preoperative planning in patients with secondary hyperparathyroidism. Nucl Med Commun，34：439-444.）

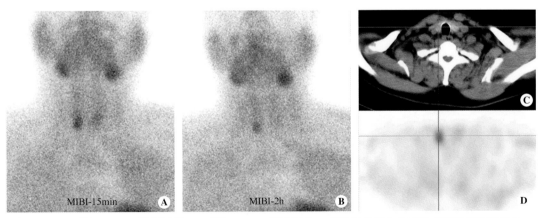

图 4-3-11　A. ^{99m}Tc-MIBI 早期影像；B. ^{99m}Tc-MIBI 延迟影像，可见甲状腺右叶下极局部放射性浓聚灶；C. CT 图像，示甲状腺右叶下极内低密度结节；D. SPECT 图像，可见相应部位放射性浓聚灶。患者男性，47 岁，有慢性肾脏病及血液透析病史，iPTH：669.9pg/ml，手术病理提示甲状腺组织内多灶甲状旁腺腺瘤样增生结节，术后第 2 天 iPTH：65.8pg/ml（中日友好医院郑玉民供图）

　　血清全段 PTH（iPTH）：很多学者发现甲状旁腺对显像剂的摄取与患者血液中 iPTH 水平具有相关性。Fuster 等发现了 MIBI 摄取与 iPTH 水平的显著相关性，而与其他指标如血钙、磷、25（OH）D、1,25（OH）$_2$D 没有相关性，这证实甲状旁腺显像准确地反映了腺体的活性。此外，在显像阳性患者中病灶大小与 iPTH 显著相关，而在显像阴性患者中未发现相关性。

　　甲状旁腺组织中不同类型细胞组成比例可能影响显像剂的摄取。甲状旁腺主要有两种实质细胞，即主细胞和嗜酸性细胞，前者线粒体含量很少，后者线粒体含量丰富。功能亢进的甲状旁腺往往含有更多的嗜酸性细胞，因此能够摄取更多显像剂且其清除率低于正常组织。反之，如果嗜酸性细胞含量偏少，则可能导致假阴性出现。Mihai 等对 122 个甲状旁腺组织的分析结果显示，当组织中嗜酸性细胞数占 2/3 以上或为嗜酸性细胞、主细胞混杂时，显像阳性率较高，分别为 91%（21/23）和 74%（23/31）；而当主细胞数占 2/3 以上时，显像阳性率降低，仅为 62%（42/68）。

　　各种显像方法对甲状旁腺增生定位的敏感性都低于腺瘤，最可能的解释是增生病灶体积小于腺瘤，通常病灶体积大于 0.5cm^3 的结节性增生才能显影。研究表明，至少在继发性甲状旁腺功能亢进患者中 MIBI 摄取与甲状旁腺细胞分裂周期比体积更加相关；MIBI 高摄取总是与活跃的生长期相关，MIBI 显像准确地反映了甲状旁腺病灶的功能状态。

　　很多甲状旁腺功能亢进的患者，病变腺体数目不止一个。数据表明，^{99m}Tc-MIBI 显像在多腺性疾病的检测中敏感性较低，Pattou 等报道，MIBI 显像单发腺瘤敏感度为 87%，然而对多腺性疾病敏感度仅为 55%。Nichols 等发现，MIBI 显像显示单发病灶的敏感度为 90%，特异度为 98%；多腺性疾病的敏感度为 66%，特异度为 73%。

　　（3）多药耐药（MDR）现象：肿瘤化疗失败常由于肿瘤细胞的内在性耐药和在化疗过程中产生的获得性耐药。MDR 现象是由多因子介导的，主要包括药泵 P-糖蛋白（P-gp）和多药耐药相关蛋白（MRP）。P-gp 是一种由人 MDR 基因编码的细胞膜脂蛋白，它能利用 ATP 水解产生的能量将多种化疗药物作为底物泵出肿瘤细胞，从而导致耐药。MIBI 能被多种肿瘤细胞摄取而用于肿瘤显像，也像许多化疗药物一样是 P-gp 的转运底物，能被过表达的 P-gp 或 MRP 泵出细胞。其摄取与 P-gp 表达的相关性研究已经在多种肿瘤如肺癌、乳腺癌中开展。Kao 等报道，8 个表达 P-gp 或 MRP 的腺瘤，其 MIBI 显像均为阴性，而另外 39 个两种蛋白均未表达的腺瘤则显像均为阳性。在对一组由 8 个 PHPT 和 6 个 SHPT 患者组成的 40 个甲状旁腺病灶的研究中发现，P-gp 高度表达导致 ^{99m}Tc-MIBI 显像的假阴性，而 P-gp 低表达或不表达则显像为阳性。Takeuchi 等对 13 个大于 0.5g 的甲状旁腺病灶进行研究，其中 11 个病灶 MIBI 摄取与 MDR1 基因超甲基化水平呈负相关，而与 MRP1 蛋白未见明显相关性。

　　总体来说，甲状旁腺放射性核素显像对甲状旁腺腺瘤的检出率明显高于甲状旁腺增生和多腺性疾病。在众多显像方法中 ^{99m}Tc-MIBI 双时相法是当前最简便、最常用的方法。平面显像已能获得很好的临床应用价值，如果注意结合减影技术并合理使用准直器及 SPECT，还会进一步提高检查的准确度。近些年，随着 SPECT/CT 不断普及，SPECT 与同机螺旋 CT 图像的融合可以提供更多、更细微的解剖信息，使甲状旁腺功能亢进的术前定位诊断更加准确。如上所述，很多因素可以影响显像，从而导致假阳性和假阴性，在图像解读时应充分注意，必要时可与其他影像学方法相结合，以提高显像准确率。

7. 新型正电子示踪剂的应用　^{11}C-蛋氨酸是目前应用最多的正电子氨基酸类肿瘤显像剂之一，它能反映体内氨基酸的转运、肿瘤氨基酸的代谢及蛋白质的合成。1996 年，Sundin等首先报道了 ^{11}C-蛋氨酸正电子发射体层成像（PET）对 32 例甲状旁腺功能亢进患者的研究，结果提示其对腺瘤定位的阳性率为 85%，且无假阳性。Schalin-Jäntti 等研究显示，^{11}C-蛋氨酸 PET 的灵敏度可以与减影显像媲美。另一项研究调查了曾行甲状旁腺手术，拟再次手术且术前 ^{99m}Tc-MIBI 显像为阴性的患者，^{11}C-蛋氨酸 PET/CT 显像仍有 40%（6/15）的患者为阳性。Weber 等研究发现，^{11}C-蛋氨酸 PET/CT 对单发甲状旁腺腺瘤的灵敏度为 83%，而对多发腺体病变的灵敏度仅为 67%，即对单发腺瘤的定位诊断比较准确，而对多发腺瘤或甲状旁腺增生的定位诊断相对较困难，且显像阳性率与腺瘤的质量和大小具有显著相关性。然而，由于 ^{11}C 标记的正电子显像剂普及性低且价格较高，因此对于 PHPT 患者，第 1 次手术前常规采用 ^{11}C-蛋氨酸 PET/CT 的价值不大。

^{11}C-胆碱也是一种正电子肿瘤阳性显像剂，也可用于甲状旁腺病灶的探测。Orevi 等对比了 40 例甲状旁腺功能亢进患者（27 例患者接受手术）的 ^{11}C-胆碱和 ^{99m}Tc-MIBI/高锝酸盐显像，两种显像技术都精确地鉴别了其中 23 例患者的甲状旁腺病灶，其中 4 例患者诊断结果不一致，两种方法的灵敏度分别为 92.3% 和 88.5%。

由于 ^{11}C 的物理半衰期较短，仅有 20min，因此未配备回旋加速器的 PET 中心使用受限。^{18}F 的物理半衰期相对较长（约 110min），其标志物不仅适用于较远距离的运输，还适用于注射后较长时间的显像，因此，其更加便于临床广泛应用，近期关于 ^{18}F-氟代胆碱甲状旁腺显像的报道逐渐增多。Lezaic 等比较了 ^{18}F-氟代胆碱 PET/CT 显像和 ^{99m}Tc-MIBI 显像（双时相显像加早期 SPECT/CT、高锝酸盐显像），在 24 例接受手术的 PHPT 患者中，手术确定了 39 个病灶（17 例患者是单发腺瘤，7 例为多发病灶）。^{18}F-氟代胆碱显像 60min 图像较显像 5min 图像能更好地界定病灶（病灶/本底或病灶/甲状腺的对比度更好），^{18}F-氟代胆碱显像的灵敏度明显高于 ^{99m}Tc-MIBI 显像。另一项研究对超声和减影显像不能明确诊断或存在争议的患者进行了 ^{18}F-氟代胆碱 PET/CT 显像，其对 12 例接受手术患者显像的灵敏度为 92%（11/12）；^{18}F-氟代胆碱 PET/CT 共发现了 18 个可疑病灶，17 个病灶得到了术后病理证实（7 个腺瘤和 10 个增生病灶），有 1 个假阳性和 2 个假阴性病灶，因此其病灶水平的显像灵敏度为 89%。

^{18}F-氟代胆碱 PET/CT 显像的灵敏度高，可能是甲状旁腺功能亢进，尤其是 SHPT 的更理想的功能显像定位方法。其显像的优势主要是基于 PET 技术相关的因素（探测效率高、采集时间短、图像分辨率高），其缺点是成本较高，显像特异性较差，如分辨甲状腺结节或炎性淋巴结时存在假阳性的风险。其对于常规显像方法的优越性仍需要进行较大规模的前瞻性研究来验证，以明确其在特殊情况下的应用价值，如常规显像无法明确诊断或需再次手术的患者。

三、CT 和 MRI 检查

相对于超声与核素，磁共振成像（magnetic resonance imaging，MRI）和计算机体层成像（computed tomography，CT）对甲状旁腺功能亢进的定位诊断在临床上并未广泛应用，其对 SHPT 的研究也较少。

1. MRI 和 CT 在术前定位诊断中的优势与价值

（1）MRI 序列多样化

1）MRI 常规扫描序列：目前多数研究采用颈前表面线圈采集信号，行横轴位、冠状位及矢状位成像。为了提高成像的质量，扫描过程中患者的配合尤其重要，嘱患者平静呼吸，克制吞咽、咳嗽等动作以避免运动伪影，颈部大血管丰富，扫描时还应调整合适的相位编码方向，避免血管搏动产生的伪影。MRI 常规平扫序列包括横轴位 T_1WI 序列、横轴位 T_2WI 序列、横轴位 T_2WI-Dixon，以及冠状位或矢状位 T_2-TIRM 序列；其中横轴位扫描范围包括从甲状软骨水平到上纵隔。

2）MRI Dixon 技术：Dixon 技术是一种水脂分离成像技术，它是利用人体内水分子和脂肪分子中氢质子进动频率不一致，采用脉冲位移技术，将不同扫描时相内得到的同反相位图像按公式 $W_水=(I_同+I_反)/2$，$F_脂=(I_同-I_反)/2$（$I_同$，同相位；$I_反$，反相位）计算后得到完全分离的水脂图像。其优点在于其对 B_0 磁场不均匀性不敏感，因最后所得的水脂图像基于系统内部算法，由此可较大限度地减少由磁场不均匀及线圈匀场不均引起的伪影，从而能获得更为稳定的脂肪抑制效果。Dixon 抑脂较常规 FS 抑脂更彻底、均匀。Dixon 技术的重点在于水脂分离，主要原因在于 FS 抑脂方式在很大程度上依赖于 B_0 磁场的均匀性，尤其是在解剖结构形状急剧变化的情况下，如口腔底部和锁骨上区，容易出现由磁场不均匀性引起的抑脂不全。

增生的甲状旁腺是乏脂肪的组织结构，与邻近的脂肪组织对比明显。因此，均匀抑脂的序列能更好地显示病灶。T_2WI-Dixon 水相图像上增生的甲状旁腺与邻近正常甲状腺相比呈明显高信号影，与周围被抑脂的脂肪组织对比明显，易于发现病灶。较大病灶内部存在出血、囊变、黏液变、胆固醇裂隙或纤维化时，常表现为 T_2 信号混杂而出现"大理石纹征"。在 T_2WI-Dixon 反相位图像上，病灶周围可见低信号的勾边，边界更为清晰，即"界面征"。周围富有脂肪组织的器官边缘出现一条黑线，将器官的轮廓勾画出来，出现"勾边效应"，可以清晰地显示继发性甲状旁腺功能亢进的增生结节，便于区分病灶与甲状腺。

血管在 MRI 具有流空效应，在检测过程中无须使用对比剂也可清晰分辨增生的甲状旁腺与邻近血管的关系，对于颈根部和纵隔内异位甲状旁腺病灶的诊断具有明显的优势，操作简单，而且可以避免术中对血管及邻近组织的损伤。

3）MRI DWI（diffusion weighted imaging）：DWI 是评价组织微观水扩散的一种技术，表观扩散系数（ADC）是弥散加权成像的定量参数，描述组织中水分子运动的快慢，进而获得组织微观结构的病理生理变化和特点。血液透析患者甲状旁腺增生是腺体细胞数量增多和体积增大，细胞间隙减少，导致水分子的扩散运动受限，ADC 值降低，DWI 图像 B 值的选择对于病变的显示尤为关键。叶颖等研究表明，选取 B 值为 0、400s/mm^2、800s/mm^2 的 DWI 图像，增生的甲状旁腺信号高于正常甲状腺组织信号。

（2）CT 检查：患者取仰卧位，做薄层扫描，扫描层厚为 1.0～5.0mm，螺距为 1.0～1.5mm，矩阵为 256×256，从甲状软骨处扫描至气管隆嵴处；增强 CT 检查时，静脉注射造影剂 100ml，药物注射后 50～60s 行增强扫描，观察动脉早期、动脉期、静脉期、延迟期甲状腺及甲状旁腺的强化表现和密度变化。

2. SHPT 的 MRI 及 CT 表现

（1）MRI 图像：病理性甲状旁腺在 T_1WI 上通常表现为等信号或稍低信号，T_2WI 上则表现为高信号，T_2 横轴位脂肪抑制序列上增生的甲状旁腺的高信号与周围低信号的脂肪组织呈明显对比，中、下极增生的甲状旁腺边界尤为清晰。当病灶内发生囊变、坏死时信号不均，T_2WI 呈现"大理石纹征"。T_2WI-Dixon 反相位图像上病灶周边可出现"界面征"，即病灶周围可见线样低信号的勾边现象；形态：一般以圆形、椭圆形、蚕豆形较多见，也可以呈沿组织间隙生长的片状、长条形及不规则形。数量：SHPT 一般是 4 枚甲状旁腺，对于只找到 3 处或 2 处病灶的患者，在术中清扫甲状腺后方中、上部可能会有意外收获。边界：当病灶突出于甲状腺体表面时，多数与甲状腺分界清晰，如病灶包埋在甲状腺内部，则很难分清界限（图 4-3-12 和图 4-3-13）。

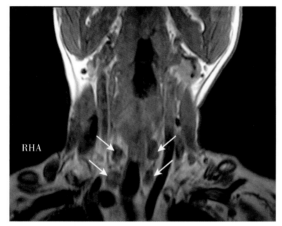

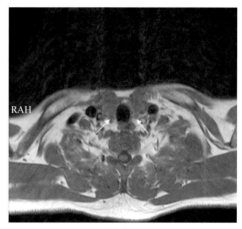

图 4-3-12　T_1WI 冠状位可见 4 枚增生的甲状旁腺（箭头），与周围血管和脂肪分界清晰

RHA：R，右；H，头；A，前

图 4-3-13　T_1WI 横轴位可见甲状腺背侧 2 枚增生的甲状旁腺组织（箭头）

RHA：R，右；H，头；A，前

（2）CT 图像：正常的甲状腺组织由于含碘量高，表现为边缘清晰的高密度阴影，平扫时 CT 值为 79～126HU，腺体密度均匀，边界显示清晰，而增生的甲状旁腺 CT 值为 40～50HU，呈稍低密度。一般增生的甲状旁腺最长径线约为 10mm 时，CT 多能很好显示。但是，CT 扫描受层厚的影响和限制，对于径线小于 10mm 的较小的增生甲状旁腺，以及异位的甲状旁腺，比较难以发现，并且由于锁骨伪影的干扰，常常无法分辨，尤其是对甲状腺腹侧面的评价，更加无法分辨。常规的 CT 检查技术无法对 SHPT 进行定位诊断，这时，为了发现较小的增生甲状旁腺，需要采用 1～5mm 的薄层 CT 扫描及 CT 增强扫描。甲状腺的血供异常丰富，在进行 CT 增强扫描时，静脉注入造影剂后，甲状腺呈快速明显的均匀强化，并且强化持续时间比较长，可以比较清晰地显示稍低密度或呈轻度强化的甲状旁腺，在经过后处理的冠状 CT 增强图像上，一般情况下，各时相都能够清晰地显示出较小的、强化程度低于甲状腺的甲状旁腺组织，增生的甲状旁腺在周围脂肪间隙和增强血管的衬托下显示较为清楚，如增强 CT 动脉期的图像在冠状位上更容易显示出 4 枚增生的甲状旁腺（图 4-3-14），增生的甲状旁腺内如出现囊变、坏死等病理变化则呈现不均匀强化。

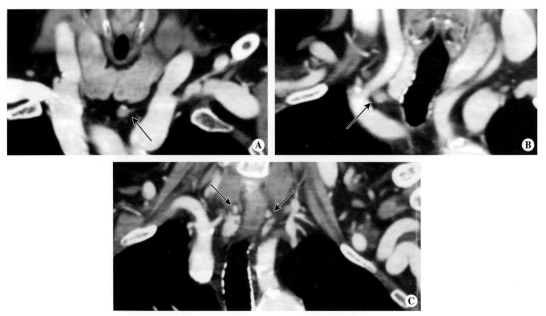

图 4-3-14　增强 CT 影像（冠状位）

动脉期冠状位能够确认 4 枚甲状旁腺（箭头），在横断位没有看到腺体（由冨永芳博提供）

3. MRI 和 CT 检查在术前对甲状旁腺定位诊断中的优势及劣势

（1）MRI 检查：对软组织的分辨率较高，其具有多方位、多参数、多序列成像等优点，能明确显示病变在三维空间与周围结构的关系。同时血管在 MRI 检查中具有流空效应，不需要使用对比剂也能清楚分辨病变与血管，不仅对纵隔内异位甲状旁腺病变的显示具有很大优势，还可以避免术中对血管及邻近组织的损伤。但以下情况均易造成漏诊或误诊本病：①当病灶较小时，MRI 及 DWI 图像无法识别，T_1WI 病灶与甲状腺的信号差别不大，均为等信号或稍低信号，当病灶与甲状腺分界不清晰时，无法准确识别病灶；当病灶较大且有明显分叶改变时，易误以为多个病灶融合；②与淋巴结区分困难，淋巴结 MRI 信号与 SHPT 病变信号相似，当甲状旁腺病灶异位或在血管周围区域时，与淋巴结难以区分，甚至无法识别；③当甲状腺肿大明显或甲状腺结节性肿大伴有凸出结节时，其信号与甲状旁腺病变相似，难以鉴别。病灶如深藏于甲状腺上极侧叶的背面内，MRI 显示与甲状腺分界不清，与正常甲状腺信号无差异，并且病灶较小，直径均小于 5mm。而且，上极病灶与周围脂肪组织间隙细小，也是 MRI 诊断的难点，相信不久的未来，随着 MRI 序列的优化和设备的更新，MRI 检查可以呈现更加清晰的图像。

（2）CT 检查：具有成像速度快、分辨率高、定位准确等优点。不用担心由于检查时间较长，患者不耐受而产生呼吸伪影和运动伪影的干扰，但是，CT 对比剂的主要成分是碘，可以导致肾损伤。因此，在进行 CT 增强检查之前，为防止对比剂对患者残余肾功能的损伤，将 CT 的增强检查时间选择在透析日，在检查结束后进行透析治疗。但是对于一些身体素质特殊的患者，该检查仍然存在重度危险，对碘对比剂过敏的患者禁用，因此，其限制了 CT 增强扫描技术的使用。

MRI 和 CT 影像检查方法在临床上通常为超声和核素显像不能确定的二线定位检查手

段，对于定位疑难病例和怀疑甲状腺癌或甲状旁腺癌淋巴结转移时，应该联合应用，扬长避短，发挥各自的优势，为继发性甲状旁腺功能亢进的术前诊断提供有效的帮助。

（邢广群　董向楠　刘璠娜　尹良红　周加军　彭成忠　郑玉民　夏清艳　刘凤新）

参 考 文 献

白建梅，张凌，金承刚，等，2015. 规律血液透析患者甲状旁腺激素水平对腹主动脉钙化的效应分析. 中国动脉硬化杂志，23（5）：448-452.

陈正国，刘启榆，吴春燕，等，2019. SPECT/CT 融合显像在继发性甲状旁腺功能亢进症中的临床价值. 中国临床医学影像杂志，30（3）：169-173.

李环，李红磊，张凌，等，2012. SPECT-CT ^{99m}Tc-MIBI 显像在纵隔内异位甲状旁腺诊治中的应用价值. 中国血液净化，11（7）：357-359.

刘轶敏，刘宇，霍力，等，2018. 继发性甲状旁腺功能亢进患者甲状旁腺 ^{99m}Tc-MIBI 显像与钙磷代谢相关性研究. 中国医学装备，15（4）：1-5.

马丹丹，董静，张凌，等，2012. Sagliker 综合征颅颌面畸形初步研究. 中国血液净化，11（7）：352-356.

尹立杰，续蕊，张凌，等，2014. ^{99m}Tc-MIBI SPECT-CT 在持续性甲状旁腺功能亢进患者手术治疗中的作用. 中国血液净化，13（12）：828-831.

张凌，2014. 尿毒症状态下的钙化防御及预后. //孟建中，周春华. 血液净化技术并发症诊断与治疗学. 天津：天津科学技术出版社，306-308.

张凌，董葆，刘莉，2002. 钙性尿毒症性小动脉病（附3例报告）. 肾脏病与透析肾移植杂志，11（5）：427-430+441.

张凌，姚力，花瞻，等，2011. 甲状旁腺全切除术治疗 10 例 Sagliker 综合症疗效评估. 中华内科杂志，7（50）：562-567.

甄力莳，刘晓健，张凌，等，2011. ^{99m}Tc-MIBI 双时相显像对继发性甲状旁腺功能亢进症定位诊断的价值. 中国血液净化，10（5）：242-245.

郑玉民，颜珏，2011. 放射性核素显像在甲状旁腺功能亢进症中的应用. 国际放射医学核医学杂志，35（3）：170-175.

Bahar G，Feinmesser R，Joshua BZ，et al，2006. Hyperfunctioning intrathyroid parathyroid gland：A potential cause of failure in parathyroidectomy. Surgery，139（6）：821-826.

Coakley AJ，Kettle AG，Wells CP，et al，1989. ^{99m}Tc-sestamibi—a new agent for parathyroid imaging. Nucl Med Commun，10（11）：791-794.

De Feo ML，Colagrande S，Biagini C，et al，2000. Parathyroid glands combination of ^{99m}Tc-MIBI scintigraphy and US for demonstration of parathyroid glands and nodules. Radiology，214（2）：393-402.

Fuster D，Ybarra J，Torregrosa JV，et al，2003. Double-phase parathyroid ^{99m}Tc-sestamibi scintigraphy in chronic hemodialysis patients：correlation with biochemical markers of parathyroid function. Nucl Med commun，24（1）：85-90.

Gayed IM，Kim EE，Broussard WF，et al，2005. The value of ^{99m}Tc-sestamibi SPECT/CT over conventional SPECT in the evaluation of parathyroid adenomas or hyperplasia. J Nucl Med，46（2）：248-252.

Goldstein RE，Billheimer D，Martin WH，et al，2003. Sestamibi scanning and minimally invasive radioguided parathyroidectomy without intraoperative parathyroid hormone measurement. Ann Surg，237（5）：722-730.

Goodman WG，Goldin J，Kuizon BD，et al，2000. Coronary-artery calcification in young adults with end-stage renal disease who are undergoing dialysis. N Eng J Med，342（20）：1478-1483.

Kao A，Shiau YC，Tsai SC，et al，2002. Technetium-99m methoxyisobutilisonitrile imaging for parathyroid adenoma：relationship to P-glycoprotein or multidrug resisitance-related protein expression. Eur J Nucl Med Mol Imaging，29（8）：1012-1015.

Lezaic L，Rep S，Sever MJ，et al，2014. ^{18}F-fluorocholine PET/CT for localization of hyperfunctioning parathyroid tissue in primary hyperparathyroidism：a pilot study. Eur J Nucl Med Mol Imaging，41（11）：2083-2089.

London GM，Marchais SJ，Guérin AP，et al，2005. Arteriosclerosis，vascular calcifications and cardiovascular disease in uremia. Curr Opin Nephrol Hypertens. 14（6）：525-531.

Melloul M，Paz A，Koren R，et al，2001. ^{99m}Tc-MIBI scintigraphy of parathyroid adenomas and its relation to tumour size and oxyphil cell abundance. Eur J Nucl Med，28（2）：209-213.

Michaud L，Burgess A，Huchet V，et al，2014. Is ^{18}F-fluorocholine-positron emission tomography/computerized tomography a new imaging tool for detecting hyperfunctioning parathyroid glands in primary or secondary hyperparathyroidism？ J Clin Endocrinol Metab，99（12）：4531-4536.

Mihai R，Gleeson F，Buley ID，et al，2006. Negative imaging studies for primary hyperparathyroidism are unavoidable：correlation of sestamibi and high-resolution ultrasound scanning with histological analysis in 150 patients. World J Surg，30（5）：697-704.

Moe，Sharon M，Sprague SM，2008. Mineral bone disorders in chronic kidney disease//Barry M. Brenner. The kidney. 8th ed. Philadelphia：Saunders Elsevier.

Nichols KJ，Tomas MB，Tronco GG，et al，2008. Preoperative parathyroid scintigraphic lesion localization：accuracy of various types of readings. Radiology，248（1）：221-232.

Orevi M，Freedman N，Mishani E，et al，2014. Localization of parathyroid adenoma by ^{11}C-choline PET/CT：preliminary results. Clin Nucl Med，39（12）：1033-1038.

Palestro CJ，Tomas MB，Tranco GG，2005. Radionuclide imaging of the parathyroid glands. Semin Nucl Med，35（4）：266-276.

Pattou F，Huglo D，Proye C，1998. Radionuclide scanning in parathyroid diseases. Br J Surg，85（12）：1605-1616.

Piga M，Bolasco P，Satta L，et al，1996. Double phase parathyroid technetium-99m-MIBI scintigraphy to identify functional autonomy in secondary hyperparathyroidism. J Nucl Med，37（4）：565-569.

Rosales Figueroa JD，Chang P，2018. Brachyonychia associated with acroosteolysis in chronic kidney disease：how phalange shape influences nail morphology. Skin Appendage Disord，4（4）：264-267.

Sagliker Y，Acharya V，Ling Z，et al，2008. International study on sagliker syndrome and uglifying human face appearance in severe and late secondary hyperparathyroidism in chronic kidney disease patients. J Ren Nutr，18（1）：114-117.

Schalin-Jäntti C，Ryhanen E，Heiskanen I，et al，2013. Planar scintigraphy with ^{123}I/^{99m}Tc-sestamibi，[99m]Tc-sestamibi SPECT/CT，11C-methionine PET/CT，or selective venous sampling before reoperation of primary hyperparathyroidism？ J Nucl Med，54（5）：739-747.

Sundin A，Johansson C，Hellman P，et al，1996. PET and parathyroid L-[carbon-11] methionine accumulation in hyperparathyroidism. J Nucl Med，37（11）：1766-1770.

Takeuchi H，Greep NC，Hoon DSB，et al，2007. Hypermethylation of adenosine triphosphate-binding cassette transporter genes in primary hyperparathyroidism and Its effect on sestamibi imaging. J Clin Endocrinol

Metab，92（5）：1785-1790.

Tomas MB，Pugliese PV，Tronco GG，et al，2008. Pinhole versus parallel-hole collimators for parathyroid imaging：an intraindividual comparison. J Nucl Med Technol，36（4）：189-194.

Traub-Weidinger T，Mayerhoefer ME，Koperek O，et al，2014. ^{11}C-methionine PET/CT imaging of ^{99m}Tc-MIBI-SPECT/CT-negative patients with primary hyperparathyroidism and previous neck surgery. J Clin Endocrinol Metab，99（11）：4199-4205.

van der Plas WY，Noltes ME，van Ginhoven TM，et al，2020. Secondary and tertiary hyperparathyroidism：a narrative review. Scand J Surg，109（4）：271-278.

Wang T，Zhan ZP，Yang L，et al，2018. Extreme manifestations of hyperparathyroidism in a hemodialysis patient. Kidney Int，94（5）：1028.

Weber T，Cammerer G，Schick C，et al，2010. C-11 Methionine positron emission tomography/computed tomography localizes parathyroid adenomas in primary hyperparathyroidism. Horm Metab Res，42（3）：209-214.

Yamaguchi S，Yachiku S，Hashimoto S，et al，2002. Relation between technetium-99m methoxyisobutilisonitrile accumulation and multidrug resisitance protein in the parathyroid glands. World J Surg，26（1）：29-34.

Yang J，Hao R，Yuan L，et al，2014. Value of Dual-Phase ^{99m}Tc-sestamibi scintigraphy with Neck and thoracic SPECT/CT in secondary hyperparathyroidism. Am J Roentgenol，202（1）：180-184.

Zhen L，Li H，Liu X，et al，2013. The application of SPECT/CT for preoperative planning in patients with secondary hyperparathyroidism. Nucl Med Commun，34（5）：439-444.

第五章　代谢性骨病的诊断

第一节　血及尿的钙、磷检测

1. 血钙和尿钙测定　血清总钙临床上常称为血钙，由三部分组成：①游离钙或离子钙，约占血钙总量的 50%；②蛋白结合钙，大部分与血浆白蛋白结合，只有少部分与血浆球蛋白结合，约占血钙总量的 45%；③复合结合钙，这部分钙与阴离子，尤其是磷酸盐、柠檬酸盐和重碳酸盐结合，约占血钙总量的 5%。检测血钙水平对于了解骨代谢及骨代谢紊乱性疾病有重要意义，是确定甲状旁腺功能的最基本方法。临床常需同时测定血钙总量、血清 pH、血清蛋白、离子钙等多项指标。作为常规血生化检查，血钙筛查是早期诊断原发性甲状旁腺功能亢进（PHPT）的一项有效方法。

（1）检测方法

1）血清总钙测定：分光光度法测定血清总钙是临床上最常用的方法，邻-甲酚酞络合酮和偶氮砷Ⅲ作为染色剂被广泛应用。此法是利用碱性溶液将样本中与蛋白质结合的复合钙释放出钙离子，与染色剂结合反应后测定。

2）血清离子钙测定：采用离子选择电极法测定离子钙的电极电位，由于 pH 对结果有影响，有的离子钙分析仪在测定血清离子钙浓度的同时测定血清 pH，再计算出 pH 7.4 时的标准化离子钙浓度。

（2）正常参考值

1）血清总钙：中国成年人群（20～79 岁）2.11～2.52mmol/L（8.44～10.08mg/dl），儿童 2.20～2.70mmol/L（8.80～10.80mg/dl）。

2）血清离子钙：成人 1.16～1.32mmol/L（4.65～5.28mg/dl），儿童 1.20～1.38mmol/L（4.80～5.52mg/dl）。

3）尿总钙：成人 2.5～7.5mmol/24h。

（3）临床意义

1）骨骼是体内最大的钙储备库。三种形式血钙的比例是可变的，当血浆中的钙离子的分布不受体内 pH 变化影响时，钙离子测定才具有诊断意义。血样本被收集后，血液的 pH 降低或酸中毒会因血细胞的代谢而导致钙离子浓度升高；血液的 pH 升高或碱中毒会因样本中的 CO_2 排出而导致钙离子浓度降低。

2）原发性甲状旁腺功能亢进早期血钙大多升高，对诊断最有意义。由于甲状旁腺激素分泌过多，钙自骨骼动员至血液循环，引起血钙过高。血钙如反复多次超过 2.7mmol/L（10.8mg/dl），应视为疑似病例，超过 2.8mmol/L（11.0mg/dl），则意义更大。早期病例的血钙增高程度较轻，且可呈波动性，故应多次反复测定。血钙经常维持于正常水平，在本病中是极罕见的。但肾功能不全时血磷上升后血钙常降低，血钙浓度、血清 PTH 浓度和甲状旁腺肿瘤重量之间存在平行关系。

3）甲状旁腺功能亢进时血钙升高，甲状旁腺功能减退时血钙减低。手足搐搦发作时检查血钙可明确是否由低血钙、癔症或其他原因所致。一般多次测定血钙浓度异常有诊断价值。

4）临床实验室血钙测定多在生化分析仪上采用分光光度法，也就是说生化检验报告中的血钙为血清总钙，包括与蛋白质结合钙、复合钙及离子钙，其中任何一部分的升降都会直接影响血清总钙值。PTH 只影响离子钙，故对可疑原发性甲状旁腺功能亢进的患者测定血清钙时，应同时测定血浆蛋白，只有血浆蛋白在正常情况下，血清钙升高才有诊断价值。

5）由于血钙的存在形式，临床应用时如果患者有低蛋白血症时则需要进行校正，但目前检验科给出的报告一般不考虑校正情况，而是由临床医生根据临床情况进行计算。常用的公式是

$$校正血钙（mg/dl）=血清总钙（mg/dl）-血清白蛋白浓度（g/dl）+4.0$$

首先，计算时应注意血钙的测定方法和结果单位，不同公式中使用的单位有所不同。其次，分清血清钙校正公式与离子钙计算公式。最后，血钙校正公式评估血钙水平的可靠性不强，不如临床常用的总钙测定准确，如临床需要评估离子钙浓度，不如用直接检测法检测离子钙更为合适。2016 年上海中山医院的吴炯和潘柏申教授就总结了多个钙校正计算公式（包括校正血清钙和计算离子钙公式），见表 5-1-1。

表 5-1-1　钙校正计算公式

首次报道研究者	首次报道时间（年）	计算公式
Mondified Orell	不详	cCa=tCa+0.8×（4-Alb）
Dent	1962	cCa=tCa-0.675×（TP-7.2）
Parfitt	1969	cCa=tCa/（0.6+0.0541×TP）
Moore	1970	cCa=tCa-4×[0.0019×Alb-0.42×Alb/473×（7.42-pH）]+0.0004×（TP-Alb）-0.42×（TP-Alb）/250×（7.42-pH）
Orrell	1971	cCa=tCa-0.707×（Alb-3.4）
Husdan	1973	cCa=tCa/（0.6+0.0515×TP）
Berry	1973	cCa=tCa-0.91×（Alb-4.6）
Payne	1973	cCa=tCa-（0.989×Alb）+4
Ryan	1973	cCa=tCa+0.72×（4-Alb）
Pain	1975	cCa=tCa+（4-Alb）
Christiansen	1975	cCa=tCa/（0.6+0.05×TP）
Kelly	1976	cCa=（tCa-6）/0.05+TP
Walker	1979	cCa=tCa+0.92×（4-Alb）
Thode	1989	cCa=tCa×2.7/（1.7+Alb/4.2）
Ferrari*	2009	cCa=tCa+0.015×（40-Alb）+0.07×（1.5-P）
Zeisler	1954	iCa=[6×tCa-TP/3/（TP+6）]/40.08
Hanna	1964	iCa=11.8×tCa/（11.8+TP）/4
Pottgen	1976	iCa=[6×tCa-（0.19×TP+Alb）/3]/（0.19×TP+Alb+6）

续表

首次报道研究者	首次报道时间（年）	计算公式
Fenton	1983	$iCa=（0.58×tCa-0.28×Alb+2.5）×10/40.08$
Forster	1985	$iCa=[0.9+（0.55×tCa）-（0.3×Alb）]/4$
Nordin	1989	$iCa=tCa/4-0.0613×tCa×Alb-0.0244×tCa×（TP-Alb）-0.0043×tCa×AG-0.00375$ $×tCa×tCO_2$

注：tCa 为总钙（mg/dl），iCa 为血清中钙离子浓度（mmol/L），cCa 为校正血钙（mg/dl），TP 为总蛋白（g/dl），Alb 为白蛋白（mg/dl），P 为磷（mmol/L），tCO_2 为总二氧化碳（mmol/L），AG 为阴离子间隙（mmol/L）。

*Ferrari 公式中 tCa、cCa 单位为 mmol/L，Alb 单位为 g/L。

6）尿钙是一个常用的骨吸收指标，但其不敏感，也无特异性，只有当骨溶蚀很严重时，其才能反映骨吸收。由于尿钙受肠道钙摄入量及进餐的影响较大，故建议进行 24h 尿钙测定。各种原因所致的甲状旁腺功能亢进、生长发育期、生长激素过多、维生素 D 中毒时尿钙均升高；而代谢性碱中毒、甲状腺功能减退、甲状旁腺功能减退、维生素 D 缺乏时尿钙均降低。

（4）样本采集：①当钙离子浓度稳定时，患者休息至少 10min 并且平躺或静坐至少 5min；②与最后一次进食的时间间隔至少为 4h；③采血时静脉压迫要轻，因为压迫一段时间可能导致钙总量上升 10%；④酸中毒可致血清中钙离子浓度升高；⑤钙总量测定时推荐使用肝素抗凝血浆，离子钙测定应用肝素化全血或无氧状态下获得的血清，不能使用 EDTA 和草酸盐抗凝的血浆；⑥尿钙测定需要收集 24h 尿液。

（5）样本保存：总钙测定的标本可以在 9℃保存 1 周；离子钙测定时全血于 4～8℃保存 4h，血浆在室温下可保存 4h，在无氧条件下，4℃可保存 24h。

2. 血磷和尿磷测定 磷在体内的含量仅次于钙，约占成人体重的 1%。磷的 70%～90% 沉积于骨骼中，10%～30%存在于细胞内，细胞外只占 1%。磷在空肠中与钙一起被吸收，在骨骼中沉积。在骨组织中主要以无机盐的形式存在，即与钙共同构成骨盐成分。软组织中磷主要以有机磷、磷脂和核酸的形式存在。人体是按一定的钙磷比例动用骨骼中的磷。血中磷主要分为有机磷和无机磷两类，有机磷主要为磷脂，无机磷主要包括蛋白结合磷和非蛋白结合磷两部分。非蛋白结合磷又称为滤过磷，占血浆无机磷的绝大部分（平均占 90%）。生化测定的血清磷是指血清无机磷（Pi），临床上常称为血磷，因此血清磷测定对了解骨矿物代谢特别是磷代谢有重要临床价值。血磷测定必须和血钙测定结果结合才能判断甲状旁腺的功能状态。

（1）检测方法：磷钼酸法和酶法。

（2）正常参考值

血磷：中国成年人群（20～79 岁）0.85～1.51mmol/L（2.64～4.68mg/dl），儿童 1.15～1.78mmol/L（8.18～5.52mg/dl）。

尿磷：正常 24h 尿磷＜1g。

（3）临床意义：①PHPT 时血清磷浓度降低；甲状旁腺功能降低时血清磷浓度升高；慢性肾功能不全 SHPT 时，血磷可正常或升高。②血磷浓度改变在诊断 HPT 时的价值较血钙浓度改变的价值小。③肾排磷占磷总排出量的 70% 左右。肾脏排磷有一阈值，即每单位肾小球滤液的肾小管最大重吸收量。若血磷浓度低于此阈值，大部分磷被肾小管重吸收；但若高于此阈值，大部分磷则被滞留在肾小管液中，随尿液排出体外。因此，尿磷是甲状旁腺功能亢进的非特异性诊断指标。

（4）样本采集：①样本采集时血清优于血浆，应在禁食后清晨采集；②溶血可引起假性升高，样本采集后应在 2h 内离心，避免溶血；③胆红素血症和高脂血症可干扰无机磷测定；④对于高单克隆免疫球蛋白血症的患者，在采用磷钼酸法进行检测时，由于结合磷酸盐，可引起高磷酸血症。

（5）样本保存：血清和肝素化血浆标本在 4℃稳定 4 天，15～25℃稳定 1 天。

（6）血磷和血钙之间的关系：健康人血钙和血磷浓度的乘积是一个常数，为 35～40。但应该注意的是，钙磷乘积直接计算时单位为 mg/dl，但目前大多数医院报告单位为 mmol/L，这时可按以下公式计算：

$$钙磷乘积=\frac{[血钙(mmol/L)]\times40(mg)}{10(dl)}\times\frac{[血磷(mmol/L)]\times31(mg)}{10(dl)}$$

第二节　骨代谢血清学指标

1. 骨形成标志物测定　多为成骨细胞代谢产物。其中，临床上较常用的指标有碱性磷酸酶（alkaline phosphatase，ALP）、骨特异性碱性磷酸酶[bone-specific alkaline phosphatase，BAP，也称骨碱性磷酸酶（B-ALP）]、骨钙素（bone gla protein，BGP）、Ⅰ型前胶原 C 端前肽（PⅠCP）和Ⅰ型前胶原 N 端前肽（PⅠNP）。

（1）碱性磷酸酶测定：血中的 ALP 主要来源于肝脏，但在生长发育期及存在骨病变时，升高的血 ALP 主要来自骨组织，许多代谢性骨病都可因成骨细胞活跃合成 ALP 增加，导致血中 ALP 升高。通常情况下，ALP 在骨、肝脏、肾脏、肠、脾脏、胎盘、肿瘤和早期胚胎组织中均有表达。血清中 ALP 有 6 种同工酶，主要来自骨和肝脏。正常生理条件下，成人的 B-ALP 和肝源性 ALP 之比约为 1∶1；在儿童期，ALP 的活性范围分布很广，并与身高和体重呈正相关；直到青春期，B-ALP 占总 ALP 的 77%～87%。B-ALP 还与性别和激素水平有关，与 30～40 岁的成年女性比较，老年女性的血清 B-ALP 升高。

检测方法：速率法。

正常参考值：中国成年男性（20～79 岁）45～125U/L；女性（20～49 岁）35～100U/L，女性（50～79 岁）50～135U/L。

临床意义：ALP 的变化在甲状旁腺功能亢进中可以反映骨骼的病理变化，因此 ALP 可以间接反映甲状旁腺的功能情况。对于有骨骼变化的甲状旁腺功能亢进患者，ALP 升高，当 X 线检查尚无明确改变时可已有 ALP 的升高。甲状旁腺功能减低的患者，其 ALP 是正常的。佝偻病可伴有低钙血症，但其 ALP 是升高的。假性甲状旁腺功能减退且有纤维囊性骨炎的患者，其 ALP 也升高。

（2）BAP 测定：BAP 主要反映骨形成，由成骨细胞分泌，起促进骨矿化作用，它是反映成骨细胞活性和骨形成的敏感指标之一，是骨形成常用的生化指标，可以作为透析前肾性骨病的参考诊断指标。其机制是水解骨组织微环境中的无机磷酸盐，降低焦磷酸盐浓度，维持局部碱性环境，促进骨矿化。

检测方法：分为电泳法和非电泳法。非电泳法有化学抑制法、亲和沉淀法、免疫化学法和高效液相色谱法等。

正常参考值：免疫化学法，成年男性 15.0～41.5U/L；成年女性 11.6～30.6U/L。不同检测系统有所不同。

临床意义：BAP 主要用于原发性骨质疏松、继发性骨质疏松、佝偻病/骨软化症、肿瘤相关性骨病、肾性骨病、Paget 骨病等的诊断、鉴别诊断、预后评价和药物疗效判定等。一般情况下，血清 BAP 活性升高代表成骨细胞活性增加。联合 BAP≤25U/L 和总碱性磷酸酶（TAP）≤84U/L 检测无动力骨病（adynamic bone disease，ABD）和正常骨，敏感度分别为 72%和 88%，特异度分别为 76%和 60%，相应的阳性预测值分别为 89%和 85%。而血 TAP 可能受一些因素如透析、机体内环境改变的影响，不能真正反映骨形成情况。如果联合 TAP ＞300U/L，降钙素（CT）＞150μg/L，BAP＞40μg/L 和 iPTH＞200μg/L，在诊断高转化骨病时特异度为 100%，阳性预测值为 100%。

（3）血清骨钙素（BGP）：是在矿化组织中大量存在的骨代谢标志物，是由成熟成骨细胞、成牙质细胞和肥大软骨细胞产生及分泌的一种含 49 个氨基酸的非胶原蛋白，也是骨钙蛋白基因转录和表达的产物。在血清中其含量约占成骨细胞合成量的 20%，两者呈正相关。作为成骨细胞活性指标，肾衰竭时其排出减少，特别是肾性骨病时，其在血液中的变化可用来监测骨代谢瞬间改变，是骨形成的最直接反映。通过对该指标的检测，可较早地诊断肾性骨病，并可指导临床用药。骨钙素是估计骨形成的一个较好指标。

检测方法：主要是免疫学方法，放射免疫测定法（RIA）、酶联免疫法（ELISA）和化学发光免疫法（CLIA）。ELISA 和 CLIA 的操作简单、快速、用血量少、无放射性核素污染，但特异性差、定量不够准确；RIA 的灵敏度高、特异度强。

正常参考值：根据不同方法和不同检测系统确定。

临床意义：在肾性骨病的研究中发现低转运性骨病患者血 BGP 水平明显低于高转运性骨病患者。骨转换增加时，血 BGP 升高，常见于甲状旁腺功能亢进、甲状腺功能亢进、Paget 骨病。佝偻病/骨软化症时 1,25(OH)$_2$D$_3$ 缺乏，使 BGP 合成减少。

样本采集：①BGP 有生物节律性，早晨 BGP 浓度高，下午和傍晚达到最低点，其后逐渐上升，午夜和凌晨 4：00 间达到最高浓度；②BGP 血浆浓度低于血清浓度；③溶血和高脂血标本影响测定。

样本保存：如采样当天无法测量，血样需深度冰冻。

（4）血清Ⅰ型胶原前肽：Ⅰ型胶原是存在于骨与软骨中唯一的胶原类型，占骨基质的 90%以上，反映Ⅰ型胶原转化的指标是诊断骨代谢性疾病极为有用的生化指标。PⅠNP 和 PⅠCP 均是由成骨细胞合成并排出的前胶原纤维的细胞外分解产物，其在血液循环中的含量主要反映Ⅰ型胶原的合成速率及骨转换情况，升高提示Ⅰ型胶原合成速率加快，骨转换活跃。Ⅰ型胶原羧基端吡啶并啉（交联）肽（ⅠCTP）是Ⅰ型胶原降解的产物，在Ⅰ型胶原降解过程中，该肽段被完整地释放入血清，在骨破坏加快的情况下，血清ⅠCTP 浓度会升高。PⅠCP、PⅠNP 作为骨形成指标主要反映骨形成，ⅠCTP 作为骨重吸收指标主要反映骨破坏。但是长期血液透析治疗会伴有高水平的ⅠCTP，而且PⅠNP 骨指标也受透析的影响，因此需要综合评价。

检测方法：RIA 和 ELISA。

正常参考值：根据不同方法和不同检测系统确定。

临床意义：①PⅠCP 增高常见于儿童发育期、妊娠后 3 个月、骨肿瘤、畸形性骨炎、酒精性肝炎、肺纤维化等。②血清中Ⅰ型胶原前肽水平在一定范围内反映成骨细胞活动和骨形成，是反映Ⅰ型胶原合成速率的特异性指标。但Ⅰ型胶原前肽也是其他组织的主要基质，其评估骨形成的敏感度不如 B-ALP 和 BGP。但在评价体内 1, 25(OH)$_2$D$_3$ 代谢紊乱及替代治疗的疗效方面优于 B-ALP 和 BGP。

样本采集：①有生物节律性，峰值在凌晨 0：00～3：00；②Ⅰ型胶原前肽血浆和血清浓度无差异。

样本保存：血清标本在 4℃和室温可稳定 15 天。

2. 骨吸收指标 主要反映的是破骨细胞活性，在骨吸收指标中，尿钙（U-Ca）和尿羟脯氨酸（hydroxyproline，HOP）是临床上最早用于评价骨代谢状况的指标。尿吡啶酚（pyridinoline，Pyr）和脱氧吡啶酚（deoxypyridinoline，D-Pyr），半乳糖羟赖氨酸（galactosyl hydroxylysine，Gal-Hyl）和葡糖基-半乳糖基-羟赖氨酸（glucosyl galactosyl hydroxylysine，Glc-Gal-Hyl），以及抗酒石酸酸性磷酸酶（tartrate-resistant acid phosphatase，TRAP）也很常用。新的骨吸收生化指标有游离 Pyr（F-Pyr）、游离 D-Pyr（F-D-Pyr）、骨Ⅰ型胶原交联 N 端肽（collagen type Ⅰ cross-linked N-telopeptide，NTX）、骨Ⅰ型胶原交联 C 端肽（collagen type Ⅰ cross-linked C-telopeptide，CTX）和骨涎蛋白（bone sialoprotein，BSP）。

（1）血清抗酒石酸酸性磷酸酶（TRACP）测定：TRACP 主要由破骨细胞分泌，具有抵抗酒石酸抑制的作用，是酸性磷酸酶（ACP）的 6 种同工酶之一。当破骨细胞活性增强时，释放 TRACP 量增加，检测血 TRACP 水平可反映破骨细胞活性和骨吸收状态。

检测方法：ELISA。

正常参考值：根据不同检测系统确定，目前尚无完全特异性识别骨性 TRACP 的抗体，也无公认的参考范围。

临床意义：大量的 TRACP 由骨吸收的破骨细胞和有活力的巨噬细胞释放。在血液循环中的 TRACP 有 TRACP5b 和 TRACP5a 两种形式，TRACP5b 来源于破骨细胞，而 TRACP5a 来源于巨噬细胞。高转化骨病的 TRACP5b 活性比其他类型肾性骨病的明显要高。血清 TRACP5b 与破骨细胞组织学指标的联系比 iPTH、ⅠCTP 要强，可作为肾性骨病破骨细胞活性的特异性指标。

样本采集：采用血清或肝素抗凝血浆，分离血浆后立即加入酸性稳定剂。

（2）骨Ⅰ型胶原降解产物测定：当破骨细胞吸收骨基质时，胶原纤维降解，产生大小不等的游离吡啶交联物（Pyr 和 D-Pyr）或与端肽结合的吡啶交联物（NTX 和 CTX），它们被释放到血液循环中，不经肝进一步降解而经肾以原型直接排泄到尿中，故可作为反映骨吸收的指标。当骨吸收增加时，这些指标均增加。

Pyr 和 D-Pyr，以及 NTX 和 CTX 不受饮食等因素的干扰，都是敏感度和特异度均较好的骨吸收指标。

（3）尿羟脯氨酸（urinary hydroxyproline，Hypro）：胶原纤维降解时释放羟脯氨酸到血液循环，从尿中排出。血浆与尿液中游离羟脯氨酸的水平在一定程度上反映骨胶原的降解率，从而反映骨吸收的程度，但并不十分敏感，也不特异。因为羟脯氨酸同时也可来源于骨外组织的胶原、补体片段和饮食。采用尿羟脯氨酸/肌酐＞16.4μmol/mmol 预测高转化骨病时敏感度、特异度、阳性预测值分别为 93%、72%、72%，联合 PTH＞80ng/L 的敏感度、特异度、阳性预测值分别为 32%、100%、100%。在预测无动力骨病时尿羟脯氨酸/肌酐＜15.1μmol/mmol 的敏感度、特异度、阳性预测值分别为 53%、93%、91%；联合降钙素＜6.8μg/L 的敏感度、特异度、阳性预测值分别为 64.3%、84.2%、75%。

（4）Pyr 和 D-Pyr：是 I 型胶原分子间构成胶原纤维的交联物，起稳定胶原链的作用。当赖氨酰氧化酶作用于成熟的胶原时，Pyr 和 D-Pyr 即为降解产物释放到血液循环中，不经肝脏进一步降解而直接排到尿中。因此，测定血、尿 Pyr 和 D-Pyr 也能反映骨吸收情况。

在以上骨代谢标志物中，国际骨质疏松基金会（IOF）推荐患者血清 P I NP 和 CTX 是敏感度相对较好的两个骨转换生化标志物。

本节内容中的参考值主要来源于人民卫生出版社的《实验诊断学》（第 3 版）和中华人民共和国国家卫生健康委员会发布的中华人民共和国卫生行业标准，但每个实验室使用的检测系统不尽相同，因此参考值应该结合自己实验室的检测方法和参考人群重新制定。

第三节　骨病的放射学诊断

轻症 SHPT 患者骨骼 X 线检查通常没有异常发现，CT 或定量 CT（quantitative computed tomography，QCT）可以发现早期骨破坏影像学表现。出现骨骼的 X 线异常提示 SHPT 已经进展到晚期。重度 SHPT 时会出现全身广泛的骨关节改变，可累及任何骨骼，多出现在骨形成及骨吸收较多的部位。骨吸收可表现为普遍性及局限性骨破坏后纤维组织增生，囊肿形成，即出现纤维骨炎和（或）纤维囊性骨炎。骨内囊肿含褐色液体（棕红色）者称为褐色瘤，也称为棕色瘤。骨破坏及囊肿逐渐膨隆化使疏松变薄的骨皮质进一步扭曲、变形，甚至合并病理性骨折，骨皮质内部吸收，出现皮质海绵样变。X 线检查可有多项发现，其基本的病变为骨膜下骨质吸收、骨质软化、纤维囊性骨炎、病理性骨折等。原发性和三发性甲状旁腺功能亢进可有泌尿系统结石或软组织钙化。

1. 骨膜下骨质吸收　常发生于双手短管状骨，双手末节指骨短粗，类似杵状指，X 线表现为骨皮质外缘呈花边状或毛刺状，失去骨皮质缘的光滑锐利外观（有的形容为骨皮质边缘毛糙不规则，呈虫蚀状微小缺损，或呈毛刺状或花边状模糊影），或长管状骨的骨皮质内侧呈弧形或波浪状。头颅表现为颅骨外板边缘毛糙，其间可见广泛点状密度增高影，呈羽毛样，严重者呈局限性骨缺损，也称为"盐加胡椒"现象。骨皮质内缘亦可有类似改变，为骨内膜下骨质吸收的表现。骨膜下骨质吸收是甲状旁腺功能亢进的可靠征象，但值得注意的是，轻型或早期患者可无此表现。

骨质吸收亦可见于关节软骨下骨、锁骨近端或远端的软骨下骨、后肋上下缘骨膜下及指（趾）末节丛状部等处。软骨下骨吸收表现为关节面模糊不清、关节部位骨皮质白线消失，关节间隙增宽可发生于胸肩锁关节、骶髂关节、耻骨联合。掌指骨骨膜下骨质吸收用摄放大像（小焦点 0.3mm）或普通照片用放大镜观察可显示得更清楚。

2. 骨质软化　呈广泛性骨密度减低，程度不等，重者如软组织密度。骨皮质变薄，骨髓腔增大。骨小梁模糊不清，同时可合并长骨弯曲变形、双凹脊椎（也称"三明治"腰椎）（图 5-3-1）、"心形"骨盆（图 5-3-2），胸部肋骨变形致胸廓呈钟状，可有假骨折线形成。

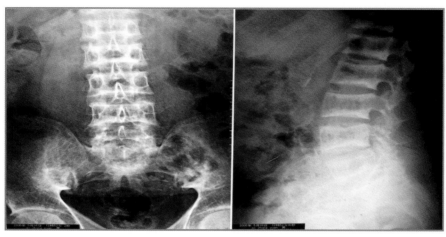

图 5-3-1　胸椎、腰椎椎体压缩，呈双凹脊椎

3. 纤维囊性骨炎　多发生于短骨、骨盆，表现为单发或多发的囊状透光区，边界清晰，有时可见硬化的边缘；在头颅常表现为多发粒状骨缺损。

纤维囊性骨炎包括破骨细胞瘤（棕色瘤）和骨皮质囊肿。棕色瘤为较大的骨质密度减低区，呈圆形或不规则形，与正常骨的分界清楚，可发生于骨盆、长骨、下颌骨和肋骨等处，直径为 2～8cm，常多发。甲状旁腺切除手术后，此种病变可以消退，仅在原囊壁处残留条状高密度影。皮质囊肿为骨皮质膨起的多发小囊性病变。

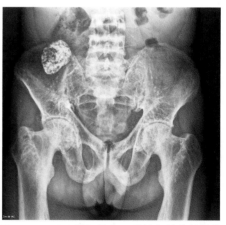

图 5-3-2　"心形"骨盆，移植肾转移性钙化

棕色瘤为甲状旁腺功能亢进的特异性表现，具有较高的诊断价值，但常被误诊为骨巨细胞瘤、骨囊肿或骨纤维异常增殖症。棕色瘤发生在骨质软化的背景上，常呈分叶状；发生在长骨骨干呈多发性；有时棕色瘤巨大，伴骨折。当祛除甲状旁腺功能亢进的病因后，棕色瘤可消失。这些特点可与骨肿瘤相区别。

4. 颅骨颗粒状改变　在骨密度减低的背景上，颅骨出现大小不等、边界不清的颗粒状高密度影，使颅骨呈现密度不均的斑点状，也称为"盐加胡椒"现象（图 5-3-3），可夹杂小圆形低密度区，颅骨外板增厚并模糊不清。严重 SHPT 患者的上下颌骨体积明显增大、密度增高，并呈骨硬化表现，牙槽骨硬板吸收，边缘模糊，严重病例骨质膨胀，密度不均，

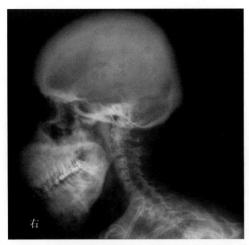

图 5-3-3　头颅骨外板增厚，出现"盐加胡椒"或"虫蛀样"现象

致骨骼畸形，呈类"狮面征"样改变。因土耳其 Saglker 医生首先报道其特征性改变，也称为 Saglker 征。

5. 病理性骨折　轻微外伤（如穿衣、提水、弯腰等）即可造成骨折，咳嗽也可致肋骨骨折。常为反复发生的多发性骨折。骨折往往发生在骨棕色瘤部位，常见于四肢长骨、肋骨、脊椎骨、锁骨和骨盆处；有时表现为明显弯曲变形，如同小儿的青枝骨折。骨折处有骨痂生成。

腰椎压缩骨折是导致人变矮的主要原因，但因为隐匿发生，患者症状不明显，通常不易被诊断。

6. 泌尿系统结石及软组织钙化　PHPT 可有泌尿系统反复多发结石、肾实质钙化、支气管结石、动脉壁钙化、静脉石、半月板及腰椎间盘钙化等。除泌尿系统结石外，还有其他结石或钙化，当 PHPT 得到有效治疗后钙化可逐渐消失。通常认为 PHPT 的 X 线检查可分为骨型和肾型两种，骨型可有前述骨病的各种表现；肾型主要表现为泌尿系统结石，可伴有骨棕色瘤或肾实质钙化，而其他骨骼改变不明显，此类患者常误诊为泌尿系统结石，反复行手术治疗，取石后症状不能改善。SHPT 主要表现为关节部位软组织、血管壁及其他骨外的软组织钙化，关于肿瘤样转移性钙化、钙化防御和心脏和血管钙化等内容将在第十一章详细介绍。

第四节　骨　密　度

骨密度（bone mineral density，BMD）全称为骨骼矿物质密度，是骨骼强度的一个重要指标，对骨折风险预测有重要的临床价值。BMD 测定是目前检测骨质疏松可靠、理想的诊断方法，也用于肾性骨病的诊断和治疗监测。研究表明，低 BMD 在 CKD 患者中的比例比肾功能正常者显著升高，且骨量丢失与 eGFR 相关，因此，BMD 检测可于 CKD 早期了解患者的各种骨矿化紊乱疾病的受损情况。目前临床和科研常用于测定 BMD 的无创性检查方法包括双能 X 线吸收法（duel energy X-ray absorptiometry，DXA 或 DEXA）、外周 DXA（peripheral DXA，pDXA）、QCT、外周 QCT（peripheral QCT，pQCT）及定量超声（quantitative ultrasound，QUS）等。但无论使用何种测量方法均显示低骨密度与骨折风险增加相关，目前国际学术界公认的骨质疏松诊断的金标准是 DXA 测量的骨密度结果。

1. 双能 X 线吸收法（DXA）　DXA 是 80 年代末发展起来的新技术，是目前使用最广泛的骨密度测量方法，在临床实践中，也是唯一的一种可用于诊断性分级、监测连续骨密度变化的最佳技术，是诊断骨质疏松的金标准。其具有测量相应部位（如脊柱、全髋或股骨颈、前臂）骨密度的精确度高、实用性强、操作简单及费用相对低等优势。DXA 的主要缺点是设备较大（非便携式）及需要使用电离辐射（虽然辐射量非常低，近似于日常背景辐射的水平）。禁忌证：妊娠或可能妊娠者；无法平躺到扫描床上的患者；重度骨关节炎、手术植入物或脊柱侧凸患者等。

DXA 装置主要包括一个供患者躺卧的床板和一个可移动的 C 形臂，C 形臂连接着一个位于患者下方的 X 线管及一个位于患者上方的探测器。此 X 线管能产生两种不同能量级的光子束，故称为"双能"。床板下方的准直仪限制了光子束的散射，并将其定位至检测区域。这两种光子束穿过不同构成的人体组织时，所产生能量衰减的差异可用于区分骨骼与软组织，并量化为骨密度。组织越厚、越致密，其内含有的电子越多，从而穿透组织进入探测器的光子越少。结合一台计算机，安装生产商专门设计的专利软件，即形成完整的"DXA 系统"。

DXA 测定骨矿含量（bone mineral content，BMC；以"g"为单位）和骨面积（bone area，BA；以"cm^2"为单位）。面积骨密度（area BMD，aBMD；单位为"g/cm^2"）是由 BMC 除以 BA 而得。1994 年，WHO 根据骨质疏松患者与年轻成人参考人群骨密度的标准差（standard deviation，SD），基于差值确立了骨密度分级。该值目前常用"T 评分"来表示，由患者的骨密度减去年轻成年参考人群的平均骨密度，然后除以该年轻成人群体的标准差而得到。T 评分≤–2.5 分可诊断为骨质疏松；T 评分–1.0～–2.5 诊断为低骨量（骨质减少）；T 评分≥–1.0 诊断为正常。

关于 DXA 测量部位的选择。WHO 推荐的国际标准是根据 DXA 在股骨颈处测得的 T 评分来诊断骨质疏松。然而，美国骨质疏松基金会（National Osteoporosis Foundation，NOF）和国际临床骨密度学会（International Society for Clinical Densitometry，ISCD）建议，在临床实践中利用腰椎（L$_1$～L$_4$）、全髋或股骨颈处经 DXA 测得的 T 评分最低值来诊断骨质疏松。若对前臂进行测量，桡骨 33%（桡骨 1/3）处的 T 评分是所测部位最低值，其可用于骨质疏松的诊断。之所以选用 DXA 检测脊柱、全髋或股骨颈及前臂的骨密度作为无脆性骨折情况下诊断骨质疏松的方法，具体原因如下：①经物理力学研究表明，DXA 测得的骨密度与骨骼力学强度具有强烈相关性；②相关研究显示，DXA 测得的骨密度与骨折风险呈显著负相关，其可预测高达 70%的骨折风险。多项研究显示，DXA 测定腰椎、髋部或前臂显示低骨密度能预测骨质疏松性（脆性）骨折，且骨密度值每降低一个标准差，骨折风险会增加 2 倍；③药物治疗带来的骨折风险降低与 DXA 测得的骨密度增加有关，骨密度稳定或增加是治疗效果好的表现，而骨密度显著降低时需要评估造成疗效不理想的因素，并考虑改变治疗策略；④DXA 测定骨密度的准确度和精确度极高，且放射暴露量很低。

2017 年 KDIGO 的 CKD-MBD 指南指出，对于 CKD G1～G3 期患者，应用成年人骨质疏松的定义是适用的，对于 CKD G3 期以后的患者，骨密度低者应该被称为"CKD-MBD 伴低骨密度"。2017 年 KDIGO 指南建议，有 CKD-MBD 证据或骨质疏松危险因素的 CKD G3a～G5D 期患者，若骨密度检查结果影响治疗决定，建议行骨密度检查以评估骨折风险。基于新近多项前瞻性队列研究显示，髋部、股骨颈、腰椎、桡骨末端及桡骨 1/3 处骨密度（DXA）值可以预测 CKD G3a～G5D 期患者的骨折风险。

尽管 DXA 是评估 CKD 或非 CKD 患者骨密度的最常用技术，但仍有其局限性。DXA

测量的是面积骨密度，而不是体积骨密度（volumetric BMD，vBMD）。此外，其不能区分骨皮质和骨松质，也不能评估骨微结构和骨转换。因此，研究者已开发出新的技术以对骨微结构进行无创三维评估，这些技术包括 QCT 等。

2. 定量 CT（QCT） 约在 1980 年被用于临床，是在 CT 设备上应用已知密度的体模和相应的测量分析软件测量骨密度的方法。该方法可分别测量骨松质和骨皮质的体积密度，能较早地反映骨质疏松早期骨松质的丢失情况。通常 QCT 测量的是腰椎和（或）股骨近端的骨松质密度。腰椎 QCT 测量结果预测绝经后妇女椎体骨折风险的能力类似于腰椎 DXA 测量。QCT 测量也可用于对骨质疏松药物疗效的观察。

QCT 是一种真正三维的体积骨密度测量技术，测定脊柱和髋部的体积骨密度，并能分别分析骨皮质和骨小梁，用"mg/cm^3"表示。与 DXA 不同，DXA 不能区分骨皮质和骨松质，而 QCT 的优势则是可以分别测定这两种骨质的密度。对于 CKD 骨病患者，区分二者很重要，因为在这类人群中骨皮质与骨松质的骨重建是不同的。一些研究通过对正常人群与骨质疏松人群进行 DXA 及 QCT 检测骨密度，比较发现脊柱 QCT 预测脊柱骨折风险的效果可能略好于脊柱前后 DXA，这可能是由于骨松质对椎体强度的贡献较大。另有研究显示，QCT 测定的脊柱骨密度值比 DXA 测定的脊柱骨密度值能更好地预测骨转化类型；其与骨小梁体积占总骨组织体积的百分比（BV/TV）呈正相关。然而，一项纳入 1446 名成人、随访 6.4 年的前瞻性队列研究显示，脊柱 QCT 测得的骨密度值在预测非脊柱骨折方面并不优于全髋 DXA。另外，由于 QCT 的放射暴露水平和费用较 DXA 高，可重复性差，QCT 所测 T 值用于预测骨折风险的效果还没得到验证，故并未广泛推荐用于临床实践，除非遇到无法进行 DXA 检测的情况，如脊柱结构异常等。因此，目前 QCT 主要是一种临床研究工具，对深入了解骨质疏松的发病机制及骨质疏松治疗药物对骨骼的影响非常有用，遗憾的是其在我国临床还没有被广泛应用。

3. 外周 DXA（pDXA） pDXA 设备是一种专用便携式仪器，采用与 DXA 相同的技术测定外周部位，如前臂、跟骨或手指的骨密度。相关研究显示，pDXA 测定的外周部位骨密度显示，低 T 评分仍与骨折风险升高相关。利用 pDXA 测定，除了桡骨 1/3 处测定的 T 评分外，其余部位不能用 T 评分进行诊断性分类，因为 WHO 的骨密度分类标准不适用于除腰椎、髋部和前臂以外的骨骼部位。因此 pDXA 的临床应用由于技术差异、测量骨骼区域界定的差异，以及缺少计算 T 评分的标准参考数据库而受到影响。而且，由于治疗引起的外周骨骼部位的骨密度变化非常缓慢，因此 pDXA 也不能用于临床治疗效果的监测。

4. 外周 QCT（pQCT） 是特殊设计用于衡量末梢骨状况的设备，具有高分辨率的图像三维重建功能，测量部位多为桡骨远端和胫骨，该部位测量结果主要反映的是骨皮质密度，可用于评估绝经后妇女髋部骨折的风险。但目前因无诊断标准，尚不能用于骨质疏松的诊断及临床药物疗效判断。

5. 定量超声（QUS） 其不能测定骨密度，而是测量可及四肢骨的超声传导或骨表面的超声反射信号，以及声波的反射和吸收所造成超声信号的衰减结果。其潜在优点是费用低、便携且没有放射暴露，多用于社区人群骨质疏松筛查。最常用的测量部位是足跟骨，该部位与脊柱类似，主要由骨松质组成。QUS 有一定的预测骨质疏松性骨折风险的作用，但不能用于诊断分类，并且不能用于监测治疗反应，目前国内外尚无统一的 QUS 筛查判定标准，可参考 QUS 设备厂家提供的信息，如根据筛查结果怀疑骨质疏松，应进一步行 DXA 测量。

第五节　骨活检的价值

1. 骨活检技术　骨组织形态学（bone histomorphometry）是评价和诊断慢性肾脏病矿物质与骨异常的金标准。由于目前的生物化学标志物不能很好地预测骨周转率、骨体积和矿化，因此骨活检能够精确诊断慢性肾脏病患者骨代谢状态，能够确定骨病变的严重程度，以及评估骨骼对不同治疗措施的反应。因此，有指南推荐使用骨活检和骨组织形态学技术确诊慢性肾脏病相关的骨病。骨活检（bone biopsy）技术已被证实是安全的，但由于操作技术复杂，临床操作率较低，在我国并没有得到广泛推广。

（1）骨活检的先决条件：进行骨活检是为了提供有关骨结构、骨形成和骨吸收的静态及动态参数的定性信息和定量组织形态学结果。采用任何技术的主要先决条件是操作者能够获得没有人工痕迹的骨样本，如骨小梁或骨皮质，应避免操作中出血、海绵状骨受压、骨小梁或细胞重叠和（或）钻孔过程中产生的热量而造成的细胞损伤。如果仪器使用不熟练，即使使用适当的仪器也不一定能提供好的骨样本。医生的骨活检经验越丰富，获得的骨样本质量越好。活检部位定量骨组织形态学需要高质量的骨样本。获得好样本将取决于使用的仪器、活检技术及熟练和经验丰富的操作人员。无论使用何种仪器和技术，操作者的专业知识在获得完整的骨样本中扮演着重要的角色。在操作过程中要小心，这样骨样本才不会断裂或压碎。

（2）骨活检仪器：现有的骨活检仪器可分为手动仪器和电动仪器两种。

手动仪器的使用需要特别注意，以避免物理力可能产生的人工痕迹。使用电钻的一个潜在问题是，如果在钻孔过程中施加压力，就会在海绵状骨的周围积聚"骨粉末"；如果电钻的速度过高，就会对骨细胞产生热影响。骨活检的损伤程度主要取决于骨样本的大小。最佳的骨活检技术应提供适当大小的骨标本，并使其具有最低程度的手术侵袭性。从髂前嵴垂直取骨，对于直径为 0.5cm、长度为 3.5cm 的骨样本足以进行定性和定量的骨组织检查。硼铁环钻手动骨活检工具的钻芯直径为 5～7mm。这种骨活检工具主要由 4 个部分组成：尖头针芯（pointed trochar）、有锋利锯齿边缘的外导套（outer guide）、环钻活检针（trephine biopsy needle）和钝性提取器（blunt extractor）。另一种是 Rochester 骨活检包，是常用的电动钻骨活检工具之一，它包括尖头封闭器（pointed obturator）、导向套（guide sleeve）、驱动适配器（drive adaptor）、环钻针（trephine needle）和钝性提取器（blunt extractor）。

（3）骨活检的骨骼位置：代谢性骨病是全身性疾病。因此，从骨骼的任何部位获得的适当大小的骨样本都能为诊断提供有用的信息。骨样本中建议包括骨皮质和骨松质。在过去，肋骨活检是常规的，现在很少使用这种方法，因为骨松质在肋骨样本中相对少见，而髂嵴提供了一个更容易到达的位置，活检后并发症更少，因此髂嵴成为骨活检的首选部位。由于大多数标准的数据来自髂嵴，因此该部位现在被认为是骨活检的最佳部位。影响骨周转率的局部因素如直接承重或张力和肌肉拉力在髂前嵴处被减到最小。将髂骨样本与其他骨样本进行比较，发现其骨体积绝对值或矿物质贴壁率存在差异，但髂骨与椎骨、胫骨或股骨具有良好的相关性。右髂嵴或左髂嵴均可活检。髂嵴活检可在水平和垂直方向进行，各有其优缺点。垂直入路标本以骨小梁为主。在水平入路中，骨样本包含由骨小梁分隔的两个皮质。在儿童中，由于髂嵴顶部生长板的存在，这可能是一个混淆因素，垂直入路尚未得到广泛应用。生长板下的骨样本通常具有高骨周转率和极低的皮质厚度。

（4）骨活检的适应证：对于基于 KDIGO 指南和 K/DOQI 指南的慢性肾脏病患者，骨活检的临床指征如下：①轻微或无创伤的骨折（病理性骨折）；②在临床症状或铝暴露史的基础上疑似铝骨病或怀疑铁中毒；③CKD G5 期患者的血浆 iPTH 水平为 100～500pg/ml（11.0～55.0pmol/L），如不明原因的高钙血症和（或）低磷血症，严重或持续的骨痛或无法解释的骨碱性磷酸酶活性增加；④严重进展性血管钙化；⑤在甲状旁腺切除术前，如果在过去有明显的铝接触史，或者生化测定的结果与甲状旁腺功能亢进不一致；⑥在使用抗骨质疏松药物，如双膦酸盐之前；⑦血清骨代谢生物学标志物与临床表现的差异较大。

骨活检方法的应用不局限于临床评价和诊断，还可应用于基础和临床研究。尚需要进一步研究来评估如何在临床实践中较好地应用骨活检，以及如何培训更多的临床医生来完成骨活检操作。

（5）骨活检的操作过程

1）四环素标记（tetracycline labeling）：骨活检在诊断慢性肾脏病骨异常的动态骨转换特点时的价值更高。为了确定骨周转率、骨形成率和矿化缺陷的水平，在骨活检前要用四环素化合物对骨进行双重标记。四环素化合物螯合骨表面的钙，并沉积在骨内的活跃矿化位点。然后，在组织形态学评估过程中，可以在荧光灯下看到这些"标记"。在标记间隔期间，四环素荧光的双条带环绕着的是形成的新骨。

四环素（tetracycline）和盐酸地美环素（demeclocycline HCl）是最常用的化合物。荧光标记的强度取决于药物的浓度和剂量。对于儿童口服四环素的剂量为 10～15mg/（kg·d），盐酸地美环素的剂量为15～20mg/（kg·d），每日 3 次。对于成人，四环素口服剂量为 500mg，每日 2 次。盐酸地美环素与四环素的给药方案相似，但剂量较低，为 300mg。四环素双标记可以有不同的给药方案，但最基本和最理想的设置是在两个抗生素疗程之间有一定的时间间隔。例如，患者被给予抗生素 2 个 2 天的疗程，每 1 个疗程间隔 10～12 天不服用四环素。四环素双标记后 2～5 天行骨活检。

抗生素尽量饭后服用，避免发生胃肠不适。患者应避免食用含钙高食物，以及含钙磷结合剂，因为它们能与四环素结合，阻止药物的充分吸收。患者必须严格遵守四环素的剂量和治疗计划，以免在解释和计算动态组织形态学参数时遇到任何问题。

2）骨活检的操作过程：骨活检应在一个专业性区域进行，该区域需配备监测镇静患者各项指标和提供相关的设备。

对于血液透析患者，应避免在透析当天进行手术，以避免血肿和肝素暴露而出血。对于腹膜透析患者，在活检当天避免腹透液整天保留于腹腔中。

手术前应指导患者禁食。术前及术中给予患者中度至深度镇静是必需的，并应由受过培训和有资质的人员管理。

低血压可能是有风险的，特别是相对脱水的透析后患者，应建议腹膜透析患者在活检前一天晚上降低腹透液中葡萄糖浓度。

3）手动仪器的操作过程：患者取仰卧位，显露髂骨和脐，用氯己定或聚维酮碘溶液清洗前髂骨并覆盖无菌手术单。

用注射器抽取1%的利多卡因用于皮肤、皮下组织和髂嵴骨膜麻醉。在1~2cm范围内，沿外侧髂骨表面多点麻醉。然后，在先前确定的位置用手术刀进行0.5~1.0cm的垂直皮肤切口。钝性剥离肌肉和筋膜，直到显露出髂外侧骨膜。

套针的尖头针芯插入外导套，然后通过皮肤切口一起插入骨膜。随后，将外导套牢牢地固定在裸露的骨上，指向脐部。然后旋转外导套，直到它被牢固地植入并固定在外侧髂骨上。确保外导套牢固地固定在骨表面，以防止环钻活检针在活检过程中穿过套管时沿骨表面滑动。

此时，抽出尖头针芯，将环钻活检针通过外导套插入。一名助手站在患者的另一边，压下臀部。将环钻活检针顺时针旋转，施加稳定的中等压力，并逐渐增加，直到感觉到对骨的切割作用，将环钻活检针穿过髂嵴。为了获得完整的骨样本，使用温和、稳定的压力来推进环钻活检针是非常必要的，特别是对于骨质疏松的患者，应避免过大的压力。

内骨皮质穿透后，环钻活检针旋转360°，先顺时针旋转，再逆时针旋转。这一步将有助于将活检标本从骨膜内表面的结缔组织中分离出来。然后缓慢、旋转、逆时针方向将环钻活检针取出，同时将外导套取出，同时在切口位置上放置纱布。

将钝性提取器插入环钻活检针顶部，轻轻地推出环钻里面的骨样本。

缝合切口，用弹性压力敷料覆盖切口。

整个过程需要15~20min，失血少于1ml。活检后的骨样本被放置在一个装有100%乙醇或者10%磷酸盐缓冲福尔马林溶液的容器中。

4）电动仪器的操作过程：骨活检也可以使用电动钻完成，只需一步钻取。这种钻头现在被广泛使用，它的优点是提供了更容易的操作步骤和更短的手术时间进行骨活检。这种新仪器使用一次性钻头，减少了感染等并发症的发生，避免了钻头变钝的问题，并消除了频繁重新磨锋利钻头的需要。

Rochester骨活检包是常用的电动钻骨活检工具之一，具体操作步骤如下：

A. 消毒、铺单、局部麻醉、切开皮肤及皮下组织直到显露出髂外侧骨膜等步骤同手动钻方法。

B. 将尖头封闭器通过皮肤切口插入直至触及髂骨表面，进一步定位活检部位。

C. 取下尖头封闭器并连接到导向套上，将导向套重新从切口插入到预先确定的活检部位的骨膜。取回尖头封闭器，应保证导向套被牢牢地插入骨膜。

D. 将环钻针连接到驱动适配器上，并将其牢固地固定在钻头上。

E. 将连接好电钻的环钻针尖端插入导向套中，导向套起锁止、固定作用。环钻针尖端不得超过导向套3cm，以保证不会过度穿过髂骨。

F. 钻头应按顺时针方向向前转动。环钻针应通过外骨皮质、骨小梁获得足够的骨样本。然后，将钻头旋转方向设置为逆时针方向，将钻头向后转动。

G. 使用钝性提取器从环钻针中取出骨样本。

H. 对切口创面压迫止血 5min。清洗并缝合切口，用弹性压力敷料覆盖切口。

5）术后注意事项

A. 当镇静作用完全消除后，患者可以在 3h 内起床并在当天回家。手术当天需要休息，不能工作。

B. 24h 后取下加压敷料，用创可贴代替。患者可在 48h 后淋浴，用肥皂和水清洗切口部位，然后用创可贴覆盖。

C. 在接下来的 3 天内，患者应避免体力劳动及剧烈活动。

D. 缓解疼痛可以使用镇痛药。

E. 在骨活检后的血液透析过程中应避免使用肝素。

F. 骨活检后 7～10 天拆线。

（6）骨活检的并发症：骨活检的并发症包括疼痛、血肿、伤口感染，以及罕见的神经病变。研究显示，水平入路和垂直入路的髂嵴骨活检的并发症非常低，无死亡发生。操作人员的经验可降低并发症和确保正确采集样本。过敏反应、胃肠紊乱及四环素摄入后继发的光敏反应也可发生。饭后服用四环素可减轻胃肠不适，服用四环素时避免阳光照射可防止皮肤光敏反应。骨活检操作通常耐受良好，疼痛和不适感非常小。疼痛是最令患者恐惧的并发症，在皮肤和骨膜上使用大量的局部麻醉剂可以很容易预防疼痛。严格的无菌操作可以避免骨髓炎和皮肤切口感染。

（7）样本的处理：骨活检样本可以固定在 10%磷酸盐缓冲福尔马林溶液中，并在室温下保存 24h。然后将样本转移到 70%乙醇中，在室温下送往实验室。然而，也有学者将骨样本在骨活检后立即放置在 70%乙醇中。无论最初使用何种固定剂，应立即将样本放入溶液中保存。持续时间不应超过 48h，因为四环素标记可随着固定时间的延长而被清除。不应使用浓缩福尔马林，因为它有从骨中滤出钙、铝和四环素的倾向。在最初放置到固定溶液后，样本在酒精中脱水，然后嵌入甲基丙烯酸甲酯。用一种特殊的切片机对样本进行切割。切片后用甲苯胺蓝染色或 Masson-Goldner 三色染色。两种基于计算机的软件应用程序可用于骨组织形态测量，即 OsteoMeasure（Osteometrics，Decatur，GA）和 Bioquant Osteo Ⅱ（Bioquant Image Analysis Corp，Nashville，TN）。

2. 矿化骨组织学技术

（1）固定和脱水：固定的目的是尽可能完好地保存骨组织成分和骨细胞。重要的是，所使用的固定剂可以抑制骨样本取出后的变化，而不需要从骨中去除矿物质。因此，有必要保证骨组织尽可能新鲜，并需要一种有效的固定剂来穿透和灭活酸性溶酶体酶而不影响矿物质。选择的固定剂是乙醇，这是一种相对较弱的固定剂，它不会在接触后几周内从骨骼中去除钙。由于乙醇的组织穿透力相对较弱，因此在固定前需要将较大的骨片分开。放置于固定液中的组织应足够小，使固定液能够迅速扩散到骨样的最内层。固定液的总体积至少为组织体积的 10～20 倍。通常，24h 的乙醇固定对于常规大小的骨活检样本来说是足够的。在将骨样本包埋入介质之前，必须非常彻底地将其脱水，因为所有用于骨包埋的塑料单体都不能与水混溶。

（2）包埋：包埋介质的最终硬度应该近似骨的硬度，其应该能迅速穿透骨样本而不会产生气泡。包埋介质应是安全的，即不易燃、无毒，最终切割时硬度可调，切割后应有溶解的溶剂。Arnold 和 Jee 等发现，甲基丙烯酸甲酯（methyl methacrylate）是最适宜的包埋介质之一。其他塑料单体如生物塑料（bioplastic）和甲基丙烯酸乙酯（glycolmethacrylate）也可用于包埋。

（3）切片：对于矿化骨的切割，需要特殊的切片机，配有硬质刃刀或碳化钨钢刀。切刀前进速度要慢，上下或前后运动速度要一致。应用水、乙醇来保持包埋块表面和切片的湿润。切下来的切片可漂浮或直接转移到玻片上，玻片应预先涂明胶，以便在随后的染色过程中固定较重的骨样本。需要注意的是，即使是装备最好的切片机也需要熟练的技术人员；技术人员的训练水平决定了矿化骨是否被切割得完整、满意。

（4）骨切片的染色及判读

1）骨结构和细胞成分的染色：为了获得最佳的骨染色效果，应首先去除塑料包埋介质，以使染色剂达到最佳的渗透效果。钙化骨与未钙化骨基质的鉴别方法有多种。最有价值和最经常使用的技术包括由 Goldner 及之后其他实验室改良的 Masson-Goldner 三色染色，Solochrome cyanine 染色和 Von Kossa 染色。钙化的骨用原始的 Masson 染色法染成绿色，用改良的 Masson-Goldner 三色染色法染成蓝色，用 Von Kossa 染色法染成黑色，用 Solochrome cyanine 染色法染成紫蓝色。通过这些方法，类骨质呈红色、从橙红色到亮红色或蓝色。原纤维蛋白呈红色，结缔组织和黏液呈绿色或蓝色，肌肉组织和红细胞呈淡红色。骨髓细胞也能被很好地染色。破骨细胞的细胞质呈粉红色，成骨细胞的细胞质呈红蓝色，这取决于核糖核酸的含量。破骨细胞和成骨细胞的细胞核有棕蓝色的细胞膜与染色质。它们的核质透明或呈淡红色，核仁突出。骨细胞有相似的染色特征，但核仁不明显。

2）骨骼中铝和铁沉积的染色：用原子吸收分光光度法测定骨中铝的含量，用能量色散X 线分析鉴别矿化前沿或骨中其他部位的铝，以及对铝进行组织化学染色，都可以证明铝在骨中的积累。后一种方法可用于鉴别矿化前沿、整块类骨质和钙化骨。

Aurintricarboxylic acid 法测定可染性骨铝在临床上可能是一种更实用的方法。在接受全肠外营养治疗或接受高剂量含铝磷酸盐结合剂治疗的肾功能低下患者中可发现可染性骨铝。Aurintricarboxylic acid 法是目前应用最广泛的骨铝染色方法。

在骨骼中也可能发现异常量的铁。有 4 种方法可用于显示显微镜载玻片样本中的铁：①Berlin blue 法；②硫化铁反应法；③Turnbull blue 法；④Gomori 法。Gomori 法使用 20% 盐酸和 10%亚铁氰化钾溶液的等量混合物。众所周知，Berlin blue 法偶尔会产生假阳性反应。Berlin blue 法和 Turnbull blue 法的准备样品很快会失去颜色，在数月甚至数周后，切片可能变得完全不适合进行比较。因此，建议采用 Gomori 法。这项技术的主要优点是对铁具有特异性。

3）矿化前沿的组织学鉴别：可以用四环素或钙黄绿素螯合矿化过程中沉积在体内的钙。利用四环素或钙黄绿素的自发荧光来识别重构灶的数目及骨小梁和哈弗斯管表面上显示吸收荧光化合物的部分，以表明活性的矿化区。考虑到四环素对成骨细胞和其他机体细胞的毒性相对较弱，因此在适当储存的载体和切片中，四环素荧光的褪色程度较轻，且具有重现性，因此四环素在矿化前沿的标记技术被认为是目前在患者或实验动物中最实用的矿化前沿活性的标记技术。

4）骨双重标记：体内用于识别矿化前沿的物质可以按时间间隔的顺序提供，以便在荧光灯下可在骨皮质或骨松质中识别出这些物质，它们是由暗区分隔开的环或带。暗区域表示没有使用该物质的时间间隔。可以通过不同的给药时间和（或）使用两种不同的物质（不同的颜色）来区别第一个荧光条带与第二个荧光条带。Frost 在一系列的论文和专著中发表了使用四环素标志物在体内标记骨的原理。这个方法将骨转换的动态分析加入到静态的组织形态评估中。四环素双标记的给药剂量和日期有不同的方案，如盐酸四环素（tetracycline hydrochloride），给药剂量 7mg/kg 体重，每天 3 次，口服 2 天，随后的 10 天不服药，从第 13 天开始服用地美环素（demeclocycline），4mg/kg 体重，每日 3 次，口服 4 天。在第 2 次给药后 4～5 天进行骨活检。第 2 次标记后需要一段不给药的间隔来使骨沉积在第 2 次的标记上，从而避免用于固定或在处理载玻片期间的有机溶剂使四环素浸出。在以极低骨周转率为特征的骨异常患者中，第 1 个和第 2 个标记之间的无标记间隔可能需要延长以确保两次标记能够分离开。相反，高骨周转率和矿化快速的患者可以使用较短的不给药间隔进行标记。一般来说，整个标记方案的持续时间不应超过重建周期的持续时间，因为第 1 个标记可能在骨活检时被清除。地美环素呈典型的金黄色荧光，盐酸四环素呈绿黄色荧光。另一种骨骼标志物钙黄绿素有明亮的绿色荧光。这些差异被用来区分单标记与低骨形成导致的两个标记合并到一起的情况。剂量要根据肾功能来调整。对于肾小球滤过率小于 25ml/min 的患者，笔者建议将口服盐酸四环素和地美环素从每日 3 次降至每日 2 次。值得注意的是，磷酸盐结合剂或其他抗酸剂也能与四环素结合。因此，这些药物不应该在四环素标记期间使用。一般来说，肾衰竭患者对这种短疗程的四环素的耐受性相对较好，患有骨病的儿童也可以使用四环素标记骨骼，剂量根据儿童的体重调整，没有立即出现或长期的副作用。慢性维持性血液透析患者服药后血尿素氮（blood urea nitrogen，BUN）浓度可能出现短暂升高，这可能引起恶心或呕吐。这些症状在血液透析后消失。在少数情况下，可观察到光敏反应和过敏反应，可能是对某种特殊的四环素或所有的四环素抗生素过敏。由于四环素标记的边缘不明显，对宽的单标记内外边界的识别并不容易。因此，对于骨动力学的诊断和组织形态学评估，四环素双标记技术是较好的选择。

给予常规的四环素双标记方案后，在荧光灯下可在骨骼中识别出 6 种四环素标记：①在骨-类骨质界面的常规的、明显的"双标记"；②在骨-类骨质界面的明显的单标记；③在骨-类骨质界面的薄的单标记；④在板层骨的骨-类骨质界面的宽的单标记；⑤在编织骨中弥漫广泛的高强度的单标记；⑥在骨小梁或骨内表面的薄而低强度的单标记。

不同的单标记可能反映了在标记间隔期间已完成或开始矿化的位置对四环素的吸收，从而避免了第 2 次或第 1 次的标记。此外，这些单标记也可能反映了由于低矿化率，两个标记合并。在类骨质-骨界面可以看到薄的单标记。这通常表明矿化受到干扰。板层骨中广泛的单标记和编织骨中弥漫广泛的高强度的单标记反映了异常的不规则矿化和（或）由于未矿化或未完全矿化的类骨质或编织骨的低扩散阻抗造成的弥漫性被动摄取。骨小梁表面或骨内表面的薄而低强度单标记反映了"表面荧光"现象，这与正常的骨矿化和形成无关，可能较少出现在吸收区。这一现象可以用四环素在钙离子交换或释放位点的非特异性离子结合来解释。

如果只对双标签进行骨动力学评估，骨形成率将被低估，因为会产生不同单标签的"逃逸现象"。如果所有的双标签和单标签都被用来计算骨形成率，那么将会得到过高的评估结果，因为并不是所有的单标记在整个标记期间都在积极地形成骨。Frost 解决了这个问题，他使用"阶梯图"来计算用于标记逃逸的校正因子。出于实用目的，在计算骨形成率时包含 50%的单一标签代表一个可接受的近似值。

骨单位不是连续形成骨的，它们会经历"开"和"关"状态的循环。因此，"关闭状态"的骨单位可能会被动形成一个标记，在静息期结束后，它们可能会进入一个"启动状态"，这意味着它们开始积极矿化，因此，它们会以正常的方式产生第 2 个标记，导致两个四环素标记之间的距离异常近。在这种情况下，两个标记的强度应该不同。目前使用的四环素标记测量技术是否需要进一步改进，还需要更多研究来证实。

骨切片的厚度和给药的总剂量可能影响骨小梁表面显示的荧光标记。因此，四环素的剂量和骨切片的厚度应保持恒定，用于参考或比较的切片厚度应与用作评估的切片厚度相同。

5）骨髓染色：常规使用的骨结构和细胞成分染色剂，如 Masson-Goldner 染色剂，也能相当满意地使骨髓细胞染色。如果在骨髓中观察到异常，可以另外增加 PAS 染色或甲苯胺蓝染色等。

6）组织形态分析法：骨活检结果是根据骨转化、矿化、容量（turnover，mineralization，volume，TMV）分级来报告的。简单地说，它指示骨周转率（T）和体积（V）是低、正常还是增加，矿化（M）是正常还是异常。高周转性骨病包括与 SHPT 相关的骨病或混合性骨病。两者的特征都是骨细胞（成骨细胞和破骨细胞）数量和活性增加，从而导致更高的骨形成和骨吸收。在高周转率状态下，骨髓纤维化是一种常见的现象。这两种高周转性骨病的主要区别在于混合性骨病中异常矿化的存在。在任何类型的肾性骨营养不良症（骨软化症除外）中，骨体积都可能减小，这表明骨吸收优于骨形成，骨组织脆性更大。低转换骨病的特征是细胞数量少（成骨细胞和破骨细胞数量减少）。无动力骨病的主要表现为低骨形成和矿化，而骨矿化损伤较大，导致骨样基质堆积，此也是骨软化的主要表现。最后，需要指出的是，组织形态学分析不仅常被用来评估骨小梁，还可以被用来评估骨皮质。皮质厚度和孔隙度可用这种方法测定。骨皮质如果有较低的厚度和较大的孔隙度，则意味着脆性更大，因此具有更大的骨折风险。

虽然骨组织形态学是诊断慢性肾脏病患者骨代谢状态的金标准，但是有几个因素限制了骨活检的应用，如有创的操作过程，缺乏技术培训，缺乏能够专业处理和准备标本的专业机构。同时技术上的细节、精准的结果判读、结果的临床应用也非常重要。骨活检的结果还需要结合临床病史、检验结果、饮食习惯、饮食含磷量及之前治疗的干预等内容进行综合分析，从而指导临床治疗方案的制订。目前尚缺乏国际统一标准的操作流程，我国也仅在研究层面有极少数几家单位开展此项工作，希望我国有关单位能够建立资料库来分析和指导国人的代谢性骨病的诊断与治疗。

第六节　骨质疏松的诊断

骨质疏松（osteoporosis，OP）是一种以骨量低、骨组织微结构损坏导致骨脆性增加，易发生骨折为特征的全身性骨病。骨质疏松从病因学上可简单地分为原发性骨质疏松、继发性骨质疏松、特发性骨质疏松三大类。原发性骨质疏松（primary-osteoporosis，POP）是随着年龄增长必然发生的一种生理退行性病变，可分为绝经后骨质疏松（Ⅰ型）和老年性骨质疏松（Ⅱ型）。绝经后骨质疏松（postmenopausal-osteoporosis，PMOP）是指妇女绝经后雌激素迅速减少，骨吸收大于骨形成，骨量丢失加快，形成高转换型的骨质疏松。老年性骨质疏松（senile-osteoporosis，SOP）是指随着年龄的增长，人体单位体积骨量低于正常，骨小梁间隙增大，骨基质减少，骨强度降低。骨质疏松的发生与内分泌因素、营养状况因素、遗传因素、物理因素、免疫因素及生活方式因素等有关。

骨质疏松最严重的后果是发生骨质疏松性骨折。目前对于骨质疏松的诊断采用 WHO 推荐的基于 DXA 骨密度和（或）脆性骨折的诊断标准。脆性骨折是指受到轻微创伤或日常活动中即发生的骨折。符合以下 3 项中任意 1 项者即可诊断骨质疏松：①存在椎体或髋部脆性骨折，不论骨密度测定低于正常、正常或高于正常；②DXA 测量的中轴骨骨密度或桡骨远端骨密度的 T 值≤–2.5；③T 值介于–2.5～–1 且有肱骨近端、骨盆或前臂远端脆性骨折。

2020 年美国临床内分泌协会/美国内分泌学会（AACE/ACE）发布的绝经后骨质疏松的诊断标准中又加入了第 4 条基于 FRAX 评分（WHO 推荐的骨折风险预测简易工具，可用于计算 10 年发生髋部骨折及任何重要的骨质疏松性骨折的发生概率）的诊断标准，即 T 值介于–2.5～–1 且 FRAX 评分骨折高风险（阈值基于国家而不同，中国一般推荐未来 10 年主要部位骨质疏松性骨折的风险＞20%，髋部骨质疏松性骨折的风险＞3%为骨折高风险）。这一条诊断标准的加入完善了骨质疏松的诊断体系，主要避免了虽未发生脆性骨折，但存在其他骨质疏松性骨折的危险因素，避免了骨质疏松性骨折高风险的低骨量患者按 WHO 标准无法被诊断为骨质疏松症的尴尬。但因 FRAX 评分模型本身对不同地区人群骨折风险评估的敏感度有差异，FRAX 评分用于骨质疏松诊断时也存在同样的问题。

另一个必须牢记的问题是骨密度测定的结果仅仅提示了骨矿盐含量的多少，并不能提示骨矿盐减少的原因。而脆性骨折史的存在仅仅提示了骨强度的下降，也并未提示骨强度下降的病因和机制。因此，在对照上述标准诊断骨质疏松之后，鉴别诊断是不能缺失的步骤，需要明确患者是否为继发性骨质疏松或其他代谢性骨病而导致其骨密度下降或骨强度下降。其中本书所阐述的 PHPT 和 SHPT 都是很常见的继发性骨质疏松的病因。

（张　凌　李　江　李贵森　周　阳　焦军东　孟可欣　卜　石　刘　芳）

参 考 文 献

刘志红，李贵森，2019. 中国慢性肾脏病矿物质和骨异常诊治指南. 北京：人民卫生出版社.

尚红，王兰兰，2015. 实验诊断学（第 3 版）. 北京：人民卫生出版社.

吴炯，潘柏申，2016. 钙校正计算公式与离子钙检测的临床应用现状. 检验医学，31（7）：623-626.

邢小燕，卜石，2019. 骨质疏松症. 北京：科学技术文献出版社.

中华人民共和国国家卫生和计划生育委员会，2013. 临床常用生化检验项目参考区间第 1 部分：血清丙氨酸氨基转移酶、天门冬氨酸氨基转移酶、碱性磷酸酶和γ-谷氨酰转移酶（WS/T 404.1-2012）. [2012-12-25].

http：//www.nhc.gov.cn/zwgkzt/s9492/201301/9b2e494990ce4825a48b4b476f6f928b.shtml.

中华人民共和国国家卫生和计划生育委员会，2015. 临床常用生化检验项目参考区间第6部分：血清总钙、无机磷、镁、铁（WS/T 404. 6-2015）. [2015-04-21]. http://www. nhc. gov. cn/fzs/s7852d/201505/b342e8e009bd4a91b9d2fcd136a3829a. shtml.

中华医学会骨质疏松和骨矿盐疾病分会，2017. 原发性骨质疏松症诊疗指南（2017）. 中华骨质疏松和骨矿盐疾病杂志，10（5）：413-444.

Arnold JS，Jee WS，1954. Embedding and sectioning undecalcified bone，and its application to radioautography. Stain Technol，29（5）：225-239.

Black DM，Cummings SR，Karpf DB，et al，1996. Randomised trial of effect of alendronate on risk of fracture in women with existing vertebral fractures. Fracture Intervention trial research group. Lancet，348（9041）：1535-1541.

Camacho PM，Petak SM，Binkley N，et al，2020. American association of clinical endocrinologists/american college of endocrinology clinical practice guidelines for the diagnosis and treatment of postmenopausal osteoporosis-2020 update. Endocr Pract，26（Suppl 1）：1-46.

Cosman F，de Beur SJ，LeBoff MS，et al，2014. Clinician's guide to prevention and treatment of osteoporosis. Osteoporos Int，25（10）：2359-2381.

Cosman F，Hattersley G，Hu MY，et al，2017. Effects of Abaloparatide-SC on fractures and bone mineral density in subgroups of postmenopausal women with osteoporosis and varying baseline risk factors. J Bone Miner Res，32（1）：17-23.

Frost HM，1969. Tetracycline-based histological analysis of bone remodeling. Calcif Tissue Res，3（3）：211-237.

Frost HM，1983. Bone histomorphometry：correction of the labelling "escape error" // Parfitt AM，Recker R，Bone histomorphometry：technique and interpretation. FL：CRC Press.

Frost HM，Villanueva AR，1961. Human osteoblastic activity. I. A comparative method of measurement with some results. Henry Ford Hosp Med Bull，9：76-86.

Goldner J，1938. A modification of the masson trichrome technique for routine laboratory purposes. Am J Pathol，14（2）：237-243.

Gōmōri G，1936. Microtechnical Demonstration of Iron：a criticism of its methods. Am J Pathol，12（5）：655-664.

Group RoaWS，1994. Assessment of fracture risk and its application to screening for postmenopausal osteoporosis. World Health Organ Tech Rep Ser，843：1-129.

Jassal SK，von Muhlen D，Barrett-Connor E，2007. Measures of renal function，BMD，bone loss，and osteoporotic fracture in older adults：the rancho bernardo study. J Bone Miner Res，22（2）：203-210.

Johnell O，Kanis JA，Oden A，et al，2005. Predictive value of BMD for hip and other fractures. J Bone Miner Res，20（7）：1185-1194.

Kanis JA，McCloskey EV，Johansson H，et al，2008. A reference standard for the description of osteoporosis. Bone，42（3）：467-475.

Klawansky S，Komaroff E，Cavanaugh PF Jr，et al，2003. Relationship between age，renal function and bone mineral density in the US population. Osteoporos Int，14（7）：570-576.

Malluche HH，Abre K，Faugere MC，1984. Aluminium decreases turnover and mineralization of bone-an effect dependent on its localization in bone. Calcif Tissue Int，36：494.

Malluche HH，Meyer W，Sherman D，et al，1982. Quantitative bone histology in 84 normal American subjects. Micromorphometric analysis and evaluation of variance in iliac bone. Calcif Tissue Int，34（5）：449-455.

Maloney NA，Ott SM，Alfrey AC，et al，1982. Histological quantitation of aluminum in iliac bone from patients with renal failure. J Lab Clin Med，99（2）：206-216.

Matrajt H，Hioco D，1966. Solochrome cyanine R as an indicator dye of bone morphology. Stain Technol，41（2）：97-100.

Miller PD，Hattersley G，Riis BJ，et al，2016. ACTIVE study investigators. Effect of abaloparatide vs placebo on new vertebral fractures in postmenopausal women with osteoporosis：a randomized clinical trial. JAMA，316（7）：722-733.

Neer RM，Arnaud CD，Zanchetta JR，et al，2001. Effect of parathyroid hormone（1-34）on fractures and bone mineral density in postmenopausal women with osteoporosis. N Engl J Med，344（19）：1434-1441.

Sagliker Y，Balal M，Sagliker Ozkaynak P，et al，2004. Sagliker syndrome：uglifying human face appearance in late and severe secondary hyperparathyroidism in chronic renal failure. Semin Nephrol，24（5）：449-455.

Watts NB，2002. Bone quality：getting closer to a definition. J Bone Miner Res，17（7）：1148-1150.

第六章　继发性甲状旁腺功能亢进的内科治疗

第一节　继发性甲状旁腺功能亢进的预防

继发性甲状旁腺功能亢进（SHPT）是 CKD 的常见并发症之一。当 CKD 患者肾功能逐渐恶化，随之出现的高磷血症、低钙血症及活性维生素 D 缺乏等会引发 SHPT，表现为 PTH 持续过量的合成分泌，以及甲状旁腺增生，严重者可形成甲状旁腺腺瘤。SHPT 对机体有很大危害，可引起多系统损害，不仅可导致高转化骨病，加重钙磷代谢紊乱，出现骨痛、骨骼畸形甚至骨折，还会引起皮肤瘙痒、贫血、心血管病变、转移性钙化（如心脏瓣膜和血管钙化、钙化防御）及神经系统异常等一系列不良后果，严重影响 CKD 患者的生活质量，促进疾病进展及预后不良。因此，明确 SHPT 的危险因素，早期采取干预措施，积极预防 SHPT 具有重要临床意义。本节主要从 5 个方面介绍预防 SHPT 的措施。

1. 纠正低钙血症　低钙血症是慢性肾衰竭的特征之一，随着 CKD 患者肾功能不断下降，患者食欲减退或饮食限制，造成钙摄入不足；同时体内磷潴留及肾脏 1α-羟化酶活性降低致 $1,25(OH)_2D_3$ 不足，使肠道对钙的吸收减少，这些因素共同导致低钙血症。低钙血症是 SHPT 的危险因素，低钙血症会减少 PTH 的胞内降解，刺激 PTH 合成分泌及甲状旁腺增生，促进 SHPT 的发生、发展。因此，纠正低钙血症、维持血钙正常水平对预防 SHPT 至关重要。

钙剂和维生素 D 制剂可用于治疗低钙血症。单独使用钙剂时，其生物利用度为 20%～30%，若与维生素 D 合用，其生物利用度可提高至 40%～50%。当 CKD 患者发生低钙血症时，可先单独给予钙剂治疗，若不能有效纠正低钙血症，可以加用活性维生素 D（如骨化三醇）以增加肠道对钙的吸收。但需注意的是，活性维生素 D 还能促进肠道对磷的吸收。因此，过量补充钙剂和活性维生素 D 有发生高钙血症、高磷血症、转移性钙化及 PTH 分泌被过度抑制的风险。因此，在治疗低钙血症期间应注意监测血清钙、磷、PTH 水平，根据指标的变化合理指导治疗。对于 MHD 患者，若透析前存在轻度低钙血症，可以考虑使用钙离子浓度为 1.5mmol/L 的透析液；对于合并明显低钙血症的 MHD 患者，也可以酌情调整透析液钙离子浓度为 1.75mmol/L，但这些措施效果有限，且容易发生高钙血症，加重血管钙化。因此，应根据患者的具体情况个体化合理选择不同钙离子浓度的透析液。

2. 控制高磷血症　肾脏是机体排泄磷的主要器官，经饮食摄入的磷中 70%～80% 从肾脏排泄。随着 CKD 病情的进展，肾小球滤过率逐渐降低，血磷水平会有升高的趋势。在 CKD 早期，血磷升高的趋势会刺激甲状旁腺，使 PTH 代偿性分泌增加，PTH 通过抑制肾小管对磷的重吸收，增加尿磷排泄，使血磷仍维持在正常水平。因此在 CKD 早期，虽然血磷水平仍在正常范围内，但也应控制磷的摄入，以预防血磷升高引发的 SHPT。

加强磷的摄入管理是维持血磷水平稳定、早期预防 SHPT 的核心措施。磷主要来源于食物，它广泛存在于各类动植物食物中。由于磷是蛋白质的组成元素，有机磷主要与蛋白质结合，因此富含蛋白质的食物往往含磷也高，尤以肉、鱼、奶和大豆中含磷丰富，要严格控制这些食物的摄入量。推荐 CKD 患者选择磷含量较低的食物，如鸡蛋清、冬瓜、番茄、粉丝、猪皮、海参等；应限制摄入磷含量较丰富的食物，如动物内脏、坚果类、豆类、奶酪、燕麦、虾米、鸡蛋黄等。动物肌肉蛋白虽为优质蛋白，但含磷丰富，也应适度限制其摄入量。当然，也不能一味追求控制血磷而过度限制蛋白质的摄入，这会导致 CKD 患者营养不良。因此，应在蛋白质和磷摄入之间寻找平衡，即在保证蛋白质摄入量足够的同时尽量减少磷的摄入。建议 CKD 患者选择磷/蛋白值较低（磷/蛋白值<12mg/g）的食物。除了注意食物本身的选择，还可以选择某些烹饪方式，如焯水，其可以有效去除食物中的磷，将肉类水煮 10～20 分钟可减少其中 30%～50% 的磷，而蛋白质仅减少 9%～17%。该方法还可以降低食物磷/蛋白值，既有助于控制磷的摄入，不增加体内磷负荷，又能够兼顾患者的营养需求。一些软饮料（如可口可乐）中含有丰富的磷，应避免饮用；方便面、蜜饯、熟食等加工食品所加入的含磷酸盐的食品添加剂中有大量无机磷，其吸收率远远高于食物中的有机磷，90%～100% 被人体吸收，这会大大增加体内的磷负荷，因此 CKD 患者应尽量避免食用这些食品。

升高的血磷可以直接作用于甲状旁腺，刺激其增生及分泌大量 PTH；同时，持续的高血磷还会抑制肾脏 1α-羟化酶的活性，降低体内 1,25(OH)$_2$D$_3$ 水平，促进 PTH 的分泌；此外，高磷血症还会诱发低血钙，这些因素共同促进 SHPT 的发生、发展。若发生了 SHPT，过量分泌的 PTH 还会促使骨骼释放磷，进一步加重高磷血症，形成恶性循环。因此，控制高磷血症是预防 SHPT 的重要环节。

2017 年 KDIGO 指南推荐，将 CKD G3～G5D 期患者升高的血磷降至接近正常范围。控制高磷血症的措施主要有以下几种：

（1）限制磷的摄入：这是控制高磷血症的基础措施。对于合并高磷血症的 CKD G3～G5D 期患者，建议每日磷摄入量不超过 800～1000mg。具体的限磷方法参见前文。

（2）口服磷结合剂：当单纯通过限制磷的摄入量不能有效降低血磷时，应该联合使用磷结合剂控制高磷血症。磷结合剂通过结合食物中的磷酸盐形成不溶性复合物，减少胃肠道对磷的吸收，从而降低血磷水平。因此，磷结合剂应在餐中服用，以便更好地发挥结合磷的作用。最早使用的磷结合剂为含铝磷结合剂（如氢氧化铝），虽然其结合磷的能力较强，降磷效果较好，但长期使用可导致铝在体内蓄积，出现铝中毒相关脑病、骨软化、贫血等副作用，因此该药的应用受到了限制。含钙磷结合剂在 CKD G3～G5D 期患者中较常使用，常用的含钙磷结合剂为碳酸钙和醋酸钙。与碳酸钙相比，醋酸钙的磷结合能力更强，钙吸收较少，但价格更高，胃肠道副作用稍多。含钙磷结合剂的降磷效果肯定，价格相对低廉，适合应用于高磷伴低钙血症（或血钙正常）的 CKD 患者。然而，使用含钙磷结合剂（尤其同时使用活性维生素 D 时）容易发生高钙血症，加重血管及其他软组织钙化；高血钙还可以过度抑制 PTH 的分泌，导致低转运型骨病。因此，服用含钙磷结合剂时，建议每天摄入元素钙的总量（包括食物中的钙）不超过 2000mg，并且应注意监测血钙及 PTH 水平。对于合并高钙血症的患者，应避免使用含钙磷结合剂。近年来出现了一些不含钙、铝的新型磷结合剂，如司维拉姆和碳酸镧的使用相对较多。它们既能有效降低血磷，又不会增加体内钙负荷，对控制高磷血症、预防 SHPT 的发生发挥了重要作用。有 meta 分析显示，非含钙磷结合剂还能延缓血管钙化的进展，降低全因死亡率。但其缺点为价格高、胃肠道副作用大，这也相应降低了患者的依从性。

（3）肠道磷吸收的阻滞剂：烟酸和烟酰胺是肠道磷吸收的阻滞剂。烟酰胺是烟酸的代谢产物，它通过抑制肠道钠-磷共转运体减少磷的吸收，从而降低血磷。价格低廉是烟酸和烟酰胺的突出优势，但长期服用烟酸可造成其代谢产物蓄积，增强肝毒性及胃肠道反应；烟酰胺可能引起轻微血小板计数降低，停药后可逆转。

（4）血液净化治疗：对于已进入透析的患者，充分透析是清除血磷的有效途径，不仅要保证小分子毒素清除，也要重视中大分子毒素清除。

（5）保护残肾功能：CKD 患者应特别重视保护残肾功能。保护残肾功能对延缓高磷血症的进展、预防 SHPT，以及提高患者生存率都是至关重要、不可被替代的。尤其在清除血磷方面，是任何一种透析方式都无法超越的。CKD 患者应避免使用肾毒性药物，合理控制血压，避免透析过程中过度脱水等，这些均有利于保护残肾功能。

3. 纠正代谢性酸中毒 酸碱平衡是生物体内环境稳定的基本需求。肾脏是调节酸碱平衡的重要器官。肾小管通过分泌 H^+ 及重吸收 HCO_3^- 维持体内酸碱平衡。当发生肾衰竭时，肾小管分泌 H^+ 和重吸收 HCO_3^- 的能力减弱，酸性物质在体内蓄积，导致患者出现代谢性酸中毒。代谢性酸中毒是慢性肾衰竭（尤其是终末期肾脏病）的常见并发症。H^+ 是一种很重要的尿毒症毒素，代谢性酸中毒可对机体造成多方面损害，其中之一是引起矿物质与骨代谢紊乱，促进 SHPT 的发生、发展。

代谢性酸中毒引发 SHPT 的机制：①代谢性酸中毒会抑制成骨作用，促进破骨作用，导致骨吸收，骨钙释放增多，同时会抑制肾小管对钙的重吸收，尿钙排泄也增多，最终的趋势是形成负钙平衡，诱发低钙血症，使 PTH 分泌增多，促进 SHPT 的发生。②由于代谢性酸中毒促进骨吸收，骨磷含量锐减，骨组织中的磷释放入血，加重高磷血症，刺激甲状旁腺大量分泌 PTH，引发 SHPT。③代谢性酸中毒还会抑制肾脏 1α-羟化酶的活性和 1, 25(OH)$_2$D$_3$ 的合成，加重体内 1, 25(OH)$_2$D$_3$ 的缺乏，使其对 PTH 分泌的抑制作用减弱，导致 PTH 分泌增多。④代谢性酸中毒还能直接刺激甲状旁腺分泌 PTH。由此可见，代谢性酸中毒在矿物质与骨代谢紊乱及 SHPT 的发生、发展中扮演了重要角色，积极纠正代谢性酸中毒对预防 SHPT 是至关重要的。有研究发现，MHD 患者的酸中毒得到纠正后，其血清 PTH 水平下降，SHPT 的症状得到改善。纠正代谢性酸中毒还能增加甲状旁腺钙敏感受体对钙的敏感性，减少 PTH 的过度分泌，对防治 SHPT 有积极作用。对于并发代谢性酸中毒的 CKD 患者，可以口服碳酸氢钠改善酸中毒；若为 MHD 患者，充分透析、合理调整透析液碳酸氢盐浓度也是纠正代谢性酸中毒的有效措施。

4. 保证透析充分性 对于 MHD 患者，应充分透析，以增加毒素和血磷的清除。目前我国较多 MHD 患者采用普通透析（即低通量透析），透析充分性不足也是 SHPT 发生、发展的重要原因。每次 4 小时的普通透析可清除 0.8～1.0g 磷，常规 1 周透析 3 次可清除 2.4～3g 磷，而大多数 MHD 患者每天饮食摄入约 1g 磷，其中约 0.7g 磷被吸收，每周磷吸收总量约 4.9g，因此仅依靠每周 3 次的传统透析模式对血磷的清除有限，大多数患者仍处于正磷平衡状态。为了更加有效地清除血磷，必要时可考虑采取增加透析频率和延长透析时间的方法。延长透析时间能够清除从组织中释放的磷，从而达到更有效且长期稳定的降磷效果，可以改善血磷、PTH 等指标，有助于预防 SHPT。短时每天透析和缓慢夜间透析可使每周的透析时长增加到 18h 以上，可有效改善高磷血症，更多地清除中大分子毒素。有研究显示，每周 3 次、每次 7.5h 的夜间长时间血液透析患者在治疗 1 个月后血磷显著下降，之后持续稳定，且不良反应少，提示夜间长时间血液透析能持续、平稳、有效地控制 MHD 患者的高磷血症。此外，需要注意的是，磷具有亲水性，血液中的一部分磷酸根可与水分子结合，形成水合磷酸根，其分子量增加，与中分子毒素相似，普通的低通量透析的清除效率下降，所以可采用高通量透析或血液透析滤过，以增加单次透析对磷的清除。与普通透析器相比，高通量透析器或血液滤过器的透析膜与血液之间的相容性更好，膜的孔径更大，对中分子毒素的清除能力更强，也能清除部分 PTH，也可以更有效地清除磷酸盐。高通量透析还有利于保护残余肾功能，这对控制高磷血症及预防 SHPT 也有积极作用。

充分透析是有效降低 MHD 患者血磷和 PTH 类中大分子毒素的重要措施，当每周血液透析 3 次时，通常透析充分性指标是 $Kt/V>1.2$，但理想的指标应是 $Kt/V>1.4$。腹膜透析也需要透析充分，通常持续不卧床腹膜透析（continuous ambulatory peritoneal dialysis，CAPD）的患者应该每周 $Kt/V \geqslant 1.7$，每周肌酐清除率（creatinine clearance rate，CCR）$\geqslant 50L/1.73m^2$。不同的透析方式对毒素清除效果也有所不同。因此，要在饮食干预的基础上优化透析方案，保证透析充分性，合理使用磷结合剂，这对预防 SHPT 非常重要。

5. 纠正维生素 D 缺乏　当肾功能减退时，一方面，患者食欲缺乏或饮食限制导致从食物中摄入的维生素 D 不足；另一方面，肾脏 1α-羟化酶活性下降，造成体内 $1,25(OH)_2D_3$ 缺乏，下调甲状旁腺的维生素 D 受体数量，使 $1,25(OH)_2D_3$ 对 PTH 分泌的抑制作用减弱，促进 SHPT 的发生。此外，体内 $1,25(OH)_2D_3$ 缺乏使肠道对钙的吸收减少，并抑制骨骼对钙的释放，导致低血钙，也会刺激 PTH 过度合成分泌，引发 SHPT。因此，当 CKD 患者存在维生素 D 不足或缺乏时，或者有降低血清 PTH 的需要时，可以考虑先给予营养性维生素 D 治疗，若 PTH 水平仍持续升高，则考虑使用活性维生素 D 或其类似物。至于使用营养性维生素 D 是否能显著降低伴有维生素 D 不足的 CKD 患者血清 PTH 水平，不同研究得出的结论并不一致。有研究显示，补充麦角钙化醇可以延缓维生素 D 不足的 CKD G2～G3 期儿童发生 SHPT，但该研究样本量较少，且为单中心研究；需开展多中心、大样本研究以进一步证实。目前尚无足够证据显示营养性维生素 D 可以预防 CKD 患者 SHPT 的发生，有待进一步研究。此外，除了口服补充维生素 D，患者还应适当增加日晒，这也有助于防治维生素 D 缺乏。

维生素 D 缺乏在 CKD 患者中普遍存在，由于早期缺乏临床症状，易被忽视，但当其引起 SHPT 时，会对骨骼等多个器官产生严重影响。因此，应重视维生素 D 缺乏的早期防治，可以避免 SHPT 发生。

活性维生素 D 及其类似物主要用于 SHPT 的治疗，活性维生素 D 治疗期间要注意监测血清钙、磷及 PTH 水平的变化，合理调整药物剂量，避免引起高钙血症、高磷血症及转移性钙化等。

总之，SHPT 的预防需要从多方面入手，并且要做到早期预防，其中纠正钙磷代谢紊乱和充分透析是预防 SHPT 的重中之重。SHPT 的发病机制非常复杂，各因素之间相互影响、互为因果；因此，需要对其展开更多、更深入的研究，以便更加有效地防治 SHPT。目前我国 SHPT 的发病率仍较高，不同地区的医疗团体对 SHPT 的防治水平参差不齐，CKD 患者对 SHPT 的认识（包括其危害性及预防的重要性）不足，再加上各种原因（如药物品种不全、药物副作用、经济负担等）导致的患者依从性较差，总体来看，我国 CKD 患者的钙、磷、PTH 达标率低，这些都为预防 SHPT 的发生、发展带来一定困难。因此，专科医生应不断强化专业知识，加强对患者的宣教，并对患者进行合理和必要的临床管理，这样可以使 CKD 患者在预防 SHPT 的同时，减少并发症的发生，改善生活质量，提高远期生存率。

第二节 继发性甲状旁腺功能亢进的药物治疗

1. 磷结合剂 磷是人体内最丰富的元素之一，人体内大多数磷和氧复合形成磷酸盐，磷酸盐在人体内的平衡至关重要，因为它参与了细胞代谢、细胞内信号转导、骨的结构和蛋白质合成等多种生理过程。约 85% 的磷酸盐分布在骨骼，另外大部分位于细胞内，只有不到 1% 的磷酸盐在细胞外。肠道、骨骼、甲状旁腺和肾脏在磷酸盐的调节及维持平衡中发挥着重要作用。

通常人体每天饮食摄入的磷约为 20mg/kg，摄入的磷主要由小肠吸收，约 7mg/kg 的磷通过大便排出体外，肾脏每天排泄 13mg/kg 的磷，85%～90% 的磷在近曲小管重吸收。肠道磷吸收主要包括两种方式：主动跨膜转运和细胞旁被动转运。主动跨膜转运与细胞旁被动转运的比例随着饮食中磷酸盐摄入量的不同而发生变化。跨肠刷状缘的磷酸盐转运是磷酸盐系数的限速步骤，由钠磷协同转运蛋白 NaP2b 以 Na^+ : HPO_4^{2-} 为 3 : 1 的比例将磷从肠腔刷状缘外转至基底侧。该转运途径对磷有高度亲和力，提示一般饮食情况时磷容易饱和，在磷摄入较低时钠依赖转运途径才是主要的磷转运途径。有证据显示，每日磷的摄入量影响磷在体内的平衡，低磷饮食可以通过刺激肠道、肾脏钠磷转运蛋白的作用增加肠道磷的吸收，还可以增加循环 1, 25(OH)$_2$D$_3$ 的浓度。相反，高磷饮食可以快速导致 PTH 释放，以增加肾脏的磷排泄，这一反应早于血钙、血磷浓度的升高。

体内调节钙磷平衡的因素之间存在复杂的相互影响，其中参与激素调节的有钠磷转运蛋白（NPT）、1, 25(OH)$_2$D$_3$、PTH、FGF23 和 Klotho 等。甲状旁腺激素在调节钙磷方面起着重要的作用，甲状旁腺上的钙敏感受体可以感知细胞外钙离子的浓度。当血钙离子浓度下降，PTH 作用于肾小管，增加钙的吸收，促进磷的排泄，同时刺激骨骼破骨细胞的活性，促进骨骼钙磷入血。

高磷血症可以加速心血管钙化，使心血管事件的数量增多，同时其也是 SHPT 发生、发展的重要因素，因此高磷血症的治疗至关重要。CKD 高磷血症的管理强调"3D"治疗模式，即饮食（diet）、药物（drug）和透析（dialysis）的个体化综合治疗。饮食及透析治疗的相关内容如前所述，本节主要叙述高磷血症的药物治疗。

（1）限磷饮食：高磷血症是 CKD 患者 SHPT 发生、发展的关键因素，而饮食磷摄入量对血磷的调节起到至关重要的作用。对于 CKD G3～G5 期非透析患者及血磷超过正常范围的透析患者，血磷超过目标值，建议首先限制饮食磷摄入（800～1000mg/d）。限磷饮食和充分透析内容参见 SHPT 预防部分。

（2）磷结合剂的使用

1）含钙磷结合剂：自 20 世纪 80 年代起，含钙磷结合剂取代含铝磷结合剂，开始成为 CKD 患者控制高磷血症的临床最常用的磷结合剂。含钙磷结合剂可在肠道中与摄入的磷结合，形成磷酸钙，抑制磷的吸收，有良好的补钙降磷作用，常用药物包括碳酸钙、醋酸钙、乳酸钙、枸橼酸钙及 α-酮酸钙等，含 1000mg 元素钙的碳酸钙或醋酸钙可分别结合食物中的磷 110mg 或 170mg，乳酸钙和枸橼酸钙的磷清除能力稍逊，α-酮酸钙仅有补钙作用，不结合磷，并且价格高。碳酸钙和醋酸钙是临床应用最多的含钙磷结合剂，两者均能明显降低血磷，兼有补钙和纠正酸中毒的作用，醋酸钙起效时间较碳酸钙更快，可能与醋酸钙溶解度高、结合磷的能力强于碳酸钙有关。

含钙磷结合剂虽然价格低，但患者若长期使用含钙磷结合剂则易导致钙负荷增加，造成高钙血症，引起低转运性骨病，促进血管钙化、心瓣膜钙化等不良事件发生，增加死亡率。因此 CKD G3～G5D 期患者合并高磷血症，若高钙血症持续存在或反复发生，不推荐使用含钙磷结合剂；若合并动脉钙化和（或）无动力骨病和（或）血清 PTH 水平持续过低，建议限制含钙磷结合剂的使用。关于含钙磷结合剂的使用方法，建议含钙磷结合剂和饮食中提供的钙不应超过 2000mg/d。在使用含钙磷结合剂的过程中，需密切监测血钙水平，同时应监测血磷及 PTH 水平，以便调整药物剂量。

2）非含钙磷结合剂：其降磷效果已经得到肯定。有研究对比了含钙磷结合剂与非含钙磷结合剂对 CKD 患者死亡终点的影响。212 例 CKD G3～G5 期非透析患者随机服用司维拉姆或碳酸钙治疗，最长随访 36 个月，观察患者的全因死亡率、开始透析时间和终点事件。结果显示，司维拉姆组患者全因死亡和复合终点事件均低于碳酸钙组。我国一项单中心研究对比了碳酸钙和碳酸镧对患者长期 MBD 指标的影响，结果显示，与碳酸钙相比，碳酸镧可延缓冠状动脉钙化进展，并改善骨转化和骨密度。meta 分析显示，与含钙磷结合剂相比，非含钙磷结合剂使 CKD 患者的全因死亡风险降低 22%。上述证据提示，含钙磷结合剂虽然经济、有效，但可能导致患者高钙负荷，加重异位钙化和死亡风险，目前认为含钙磷结合剂不再是降磷药物的首选，特别是对于存在血管钙化高风险的患者。

目前我国常用的非含钙磷结合剂主要包括司维拉姆和碳酸镧，其他还有含铁、含镁磷结合剂，以及一些非金属磷结合剂，含铝磷结合剂虽然降磷效果最好，但由于存在铝中毒风险，已趋于被淘汰。

司维拉姆是首个人工合成的非钙非金属磷结合剂，属交联聚合物，主要成分是盐酸或碳酸多聚丙烯酰胺，其作用机制为通过离子交换和氢键与磷酸盐高效结合，阻抑磷在消化道的吸收。司维拉姆不仅可有效降低透析患者的血磷水平，且有降低血脂、减少炎症、降低尿酸、减少氧化应激及改善骨病等作用，且该药不易导致高钙血症。患者对司维拉姆的耐受性较好，因其不被人体吸收，无蓄积，且服用前无须打成碎片或咀嚼，临床最常见不良反应为胃肠道症状，如便秘、恶心、呕吐、胃肠胀气等。陈楠等研究发现，碳酸司维拉姆组患者的血磷水平显著降低，同时血清总胆固醇和低密度脂蛋白也显著降低。Chertow

等研究证实,司维拉姆与含钙磷结合剂比较,明显减少了高钙血症的发生,并能减慢患者冠状动脉钙化的进程。在 RIND 研究中发现,含钙磷结合剂组比司维拉姆组的冠状动脉钙化进程更明显。在 44 个月随访中,评估了 127 例患者的全因死亡率,司维拉姆组比含钙磷结合剂组显著降低。在 DCOR 研究中还发现,司维拉姆组较含钙磷结合剂组的全因住院率与住院天数更低。因此,司维拉姆可能更适用于高钙血症及异位钙化明显的高磷血症患者。

有研究证实,司维拉姆能延缓 MHD 患者的心血管钙化进展,Treat-to-Goal 研究发现,MHD 患者接受盐酸司维拉姆或含钙磷结合剂治疗 52 周后,司维拉姆组患者的血管钙化进展显著低于含钙磷结合剂组。RIND 研究结果也显示,在血液透析患者中,含钙磷结合剂组较盐酸司维拉姆组冠状动脉钙化评分(coronary artery calcium score,CACS)升高更为迅速和显著。此外,进一步研究还发现碳酸司维拉姆可降低透析患者循环中 FGF23 水平,然而司维拉姆是否可以通过降低 FGF23 水平进一步降低患者心血管事件风险还有待深入研究。两项大型随机对照研究 INDEPENDENT-HD 和 INDEPENDENT-ND 分别评估了磷结合剂对透析和非透析患者预后的影响,结果均显示司维拉姆组可给患者带来显著的生存获益。

对于碳酸镧,镧是一种对氧供体原子有强亲和力的稀有元素,与钙离子有一定的相似性,与碳氧化合物及磷酸盐类化合物结合产生水溶性小、不易透过生物膜的磷酸镧分子,在胃肠道内与食物中的磷酸盐相结合,生成磷酸镧就无法穿过肠壁进入血液而被人体排出。因此,镧盐有降低血中磷酸盐浓度的生理作用,是一种新型磷结合剂,成为降低高磷血症的常用药物。目前,已上市和进行临床研究的镧类磷结合剂主要包括氯化镧、氢氧化镧、碳酸镧及聚苯乙烯磺酸镧,临床应用较多的是碳酸镧咀嚼片。碳酸镧作为一种非钙、非铝磷结合剂,能降低患者血清中的磷酸盐水平,而且不会导致血钙水平升高,与其他磷结合剂在全因死亡率、心血管病风险方面相似,使患者的肾性骨营养不良率下降。一项多中心、随机对照研究发现,血液透析患者经碳酸镧与碳酸钙治疗 25 周后,两组患者的血磷达标比例无差异,然而碳酸镧组高钙血症发生率显著低于含钙磷结合剂组,钙磷乘积低于含钙磷结合剂组。

作为非含钙磷结合剂,碳酸镧的主要优势与司维拉姆一致,在降低血磷同时不增加钙负荷,有利于延缓患者的心血管钙化进展。一项小型随机对照试验研究显示,血液透析患者接受碳酸镧治疗 6~12 个月后 CACS 评分增值显著低于碳酸钙组,冠状动脉钙化改变的百分比也显著低于含钙磷结合剂组,提示碳酸镧可延缓血液透析患者冠状动脉钙化进展。此外,碳酸镧联合饮食限磷可使血磷正常的 CKD G3 期或 G4 期患者 FGF23 水平下降 35%,但单独使用碳酸镧或单独行低磷饮食则不能降低 FGF23 水平。

在药物耐受性方面,碳酸镧为咀嚼片,存在金属口感、咀嚼吞咽困难和胃肠道副作用等问题,部分患者依从性较差。虽然碳酸镧在体内的吸收率极低,但有病例报道在消化道、骨、脑、肺等多器官中检测到镧的残留,目前尚无明确的碳酸镧在组织内沉积的相关不良事件的报道。

含铁磷结合剂包括羟基氧化蔗糖铁及柠檬酸铁等,都属于含铁磷结合剂的代表药物,此类药物在用药后均不会导致或加重血管及异位钙化,同时还可改善甲状旁腺功能亢进。

相关研究显示，羟基氧化蔗糖铁及柠檬酸铁降磷效果与司维拉姆相似。此外，柠檬酸铁还可有效改善患者转铁蛋白饱和度及血清铁水平，并改善患者贫血，并且对患者体内铁代谢不会产生显著影响。含铁磷结合剂可以促进消化道排磷，降低血磷而不增加血清钙和钙磷乘积，同时可以纠正缺铁性贫血，近年来已证实该药可有效控制 CKD 患者的血磷水平，目前其还没有在国内上市。

含铝、含镁磷结合剂包括镁盐，结合磷效果较弱，效果较好的醋酸镁口服治疗可将血磷浓度长期控制在正常范围，也不会发生高镁血症，但大剂量镁盐可致腹泻，因而目前主要应用于伴有便秘的 MHD 患者。含铝磷结合剂主要是氢氧化铝、碳酸铝凝胶，长期应用可引起铝在中枢神经系统和骨骼中沉积，导致透析相关性脑病综合征。对于 CKD G3～G5D 期患者，如果患者血磷水平持续较高，可考虑短期（最多 4 周）使用含铝磷结合剂。为避免铝中毒可能导致的维生素 D 抵抗性骨软化和各种神经毒性，应限制反复长期使用含铝磷结合剂。

考来替兰（MCI-196）是一种阴离子交换树脂，与司维拉姆相似，口服后不吸收，能有效降低血磷，同时不引起高钙血症。由于其能降低尿酸、总胆固醇和低密度脂蛋白胆固醇，预示它可能会降低心血管事件的风险。比沙洛姆（bixalomer，商品名 Kiklin）是胺磷酸盐结合剂，通过降低胃肠道的无机磷浓度，从而抑制磷酸盐吸收。该药已在日本上市。研究显示，比沙洛姆可剂量依赖性地降低血磷，主要副作用包括便秘、呕吐等，与盐酸司维拉姆相比可以显著改善酸中毒。

烟酸又称尼克酸，是一种水溶性维生素，属于 B 族维生素，其在体内可衍生为烟酰胺。已有研究证实，其可通过抑制肠道上皮细胞刷状缘磷酸盐共转运子磷酸钠协同转运蛋白，降低胃肠道对磷的吸收。烟酸易引起皮肤发红、瘙痒、头痛等副作用，可能与前列腺素释放引起皮肤血管扩张有关，而烟酰胺则很少引起上述副作用，具有较高的安全性和耐受性。

烟酰胺是烟酸的酰胺化形式，具有降低血磷浓度的效果，但其降磷机制不同于磷结合剂，烟酰胺通过抑制肠道上皮细胞对磷酸根的转运而发挥作用。在大鼠肾衰竭的模型研究中发现，对于腹腔注射烟酰胺的大鼠，其血清磷浓度、磷吸收速率和肠道上皮内钠磷转运蛋白含量均明显降低。烟酸和烟酰胺均具有成本效益高、用药剂量少、依从性好等优点，使其有望成为治疗高磷血症伴高脂血症的有效药物。

坦帕诺（tenapanor）是一种钠氢交换蛋白 3（sodium/hydrogen exchanger isoform 3，NHE3）的抑制剂，是一种治疗肠易激综合征便秘的药物，在健康志愿者中进行的临床试验发现，坦帕诺使粪便中磷排泄量增加，而尿磷排泄量减少。坦帕诺抑制磷吸收的作用机制为通过抑制 NHE3，一过性增加肠道内衬细胞内氢离子浓度，导致紧密连接蛋白构象变化，从而降低对细胞旁磷转运的通透性；而该效应对其他离子或营养素的吸收无明显影响。肠道 NHE3 抑制可增加粪便中钠、水含量，使大便稀松、排便次数增加。为评估坦帕诺在血液透析高磷血症患者中的安全性、有效性和剂量效应，Block 等开展了一项Ⅲ期安慰剂随机对照试验，该研究共纳入 219 名 MHD 高磷血症患者，结果显示，和安慰剂组相比，不同剂量坦帕诺治疗的三组患者血磷水平均显著下降，且所有组患者的平均排便次数均在正常范围。同时还证实在血液透析高磷血症患者中坦帕诺治疗可呈剂量依赖性地显著降低血磷和血清 FGF23 的水平，这将显著改善 CKD 相关的骨矿物质代谢紊乱。目前，涉及坦帕诺降磷效果、药物不良反应等的研究尚不成熟，但坦帕诺为治疗高磷血症提供了一种新的选择。

现阶段对于我国 CKD 患者，应根据患者 MBD 指标紊乱的特点、是否存在血管钙化或无动力骨病风险、是否合并临床症状等多方面综合考虑，权衡利弊，个体化选择磷结合剂，并酌情考虑不同磷结合剂的联合使用、磷结合剂和活性维生素 D 或其类似物及拟钙剂的联合使用。

总之，在 CKD 的发展过程中，高磷血症作为一种死亡相关的独立危险因素严重影响患者的预后，高磷血症的管理应当优先于钙和 PTH 的管理，也要兼顾钙和 PTH 的管理，合理地促使磷、钙和 PTH 同时达标，有效地降低心血管和骨骼并发症，提高患者生活质量，降低住院率和死亡率。

2. 营养性维生素 D　维生素 D 是一种脂溶性维生素，有 5 种化学形式，其中对人体最为重要的是维生素 D_2 和维生素 D_3。维生素 D_2 是由植物或酵母中含有的麦角固醇经紫外线照射而产生的，维生素 D_3 由人皮下的 7-脱氢胆固醇受阳光（紫外线）照射后生成，两者在人体内的代谢途径和生理作用无差别，因此将两者均称为维生素 D，也就是营养性维生素 D。人体内自身合成的和食物来源的维生素 D 经血液循环进入肝脏转化为 25(OH)D，再进入肾脏，转化为 1, 25(OH)$_2$D$_3$，也称钙三醇，在体内产生各种生理作用，称为活性维生素 D，即我们熟悉的药物骨化三醇。

近年来，人们发现维生素 D 的生理作用已不仅仅局限于骨骼健康，它可能在降低许多慢性疾病的风险中发挥作用，1, 25(OH)$_2$D$_3$ 在体内具有调节钙、磷代谢，促进骨骼生长，抑制甲状旁腺细胞增生，上调甲状旁腺细胞维生素 D 受体和钙敏感受体的表达，抑制 PTH 合成与分泌的作用，并且与免疫系统、细胞增殖和分化及其他内分泌器官之间都有重要关系。目前研究发现，血清 25(OH)D 水平与慢性代谢性疾病（糖尿病）、心血管疾病、免疫系统疾病、炎症和肿瘤的发生均相关。多项研究显示，维生素 D 的缺乏在全世界范围内常见，维生素 D 缺乏的人群数量可能高达 10 亿，其中老年人、孕妇、儿童、纯母乳喂养婴儿、肥胖者和慢性肾脏病患者都是维生素 D 缺乏的高危人群。血清 25(OH)D 是维生素 D 在体内存在的主要形式，其数值高低可以反映人体维生素 D 的储存水平，是测定维生素 D 水平的最佳指标，目前各地医院已普遍开展这项检测，根据 25(OH)D 指标情况判断是否存在维生素 D 缺乏或不足，通常认为维生素 D 缺乏是指 25(OH)D 浓度＜15ng/ml，也有学者主张进一步细分为以下几种情况：

维生素 D 缺乏：血清 25(OH)D 浓度低于 10ng/ml 或 20ng/ml，可以导致骨质疏松、PTH 升高。

维生素 D 不足：血清 25(OH)D 浓度为 20～30ng/ml，会引起 PTH 升高、亚健康。

维生素 D 充足：血清 25(OH)D 浓度为 30～150ng/ml，可满足机体需要。

维生素 D 中毒：血清 25(OH)D 浓度＞150ng/ml，容易引起尿钙增加、肾结石等。

注：25(OH)D 的 1ng/ml 相当于 2.5nmol/L。

2010 年美国医学科学院推荐了不同年龄段人群维持骨骼健康所需的维生素 D 含量，膳食参考摄入量为每天 400～800IU，成年人最大可耐受量为每天 4000IU，而实际上维生素 D 主要通过日照补充，几乎不能通过食物获取。考虑到维生素 D 还有更加广泛的非骨骼作用，所以推荐正常人也可以每天摄入 1000~2000IU 维生素 D_3 或维生素 D_2。补充维生素 D 可以通过增加摄取富含维生素 D 的食物及增加日照量来补充，但在实际日常生活中及肾病患者治疗过程中，由于环境污染、皮肤老化，晒太阳补充很难达到足够的补充量，因此服用营养维生素 D 制剂是最简单、直接、有效的办法。维生素 D 属于营养品范畴，几乎没有不良反应，但对于高钙血症患者还需要监测血钙值。

目前提高 25(OH)D 的水平主要通过营养性维生素 D_2（麦角骨化醇）和营养性维生素 D_3（胆骨化醇），两者在体内的作用目前认为是一致的，前者主要在植物中提取，后者主要在动物中提取，目前在我国都属于保健品范围，在美国 5000IU 以上剂量属于药品，较低剂量属于保健品，可以在超市买到。对于营养性维生素 D 补充方法，目前尚无统一的标准。经验治疗建议见表 6-2-1。

表 6-2-1　维生素 D 缺乏和不足的建议补充剂量

维生素 D	血清 25(OH)D	建议补充剂量
缺乏	≤50nmol/L（<20ng/ml）	每天补充 2000~4000IU 或每周补充 3~5 次，每次 5000IU
不足	50~75nmol/L（20~30ng/ml）	每天补充 1000~2000IU 或每周补充 2~3 次，每次 5000IU
充足	>75nmol/L（>30ng/ml）	不补充或每日补充 400IU 维持剂量

对于严重缺乏和缺乏维生素 D 的患者，建议大剂量补充 4~6 周改为常规剂量，每 3~6 个月复查维生素 D 水平，当血清 25(OH)D 水平 >75nmol/L 时，维持剂量改为每天 400~1000IU，当血清 25(OH)D 水平达 300nmol/L 以上时，考虑维生素 D 中毒，停止补充。对于肝肾功能正常者，建议补充营养性维生素 D（维生素 D_2 或维生素 D_3），而不是活性维生素 D（骨化三醇、阿法骨化醇）；对于肝肾功能不全的患者，治疗高 PTH 通常以补充活性维生素 D 为主，但需要复查血钙和尿钙，避免高血钙和高尿钙及肾结石的发生。

CKD 患者与健康人群相比，存在更加严重的维生素 D 缺乏，究其原因，主要与长时间缺少户外阳光照射、CKD 饮食的限制减少了维生素 D 的摄入，以及大量蛋白尿患者（24h 尿蛋白 >4g）尿中丢失 25(OH)D 结合蛋白等因素有关。随着慢性肾衰竭的加重，肾病患者体内 25(OH)D 缺乏，因肾脏生成活性维生素 D 能力降低，导致患者特别是透析患者体内活性维生素 D 严重缺乏，从而引起低钙血症、高磷血症、SHPT、肾性骨病等。此时，我们必须给予充足的活性维生素 D 制剂（骨化三醇、阿法骨化醇、帕立骨化醇）药物治疗 SHPT、肾性骨病，降低 PTH，但也应该同时认识到患者 25(OH)D 缺乏的情况，目前认为 CKD 患者在应用活性维生素 D 药物后是无法提高体内 25(OH)D 水平的，因此在应用活性维生素 D 药物治疗 SHPT 的同时，也应当根据患者的维生素 D 水平进行营养性维生素 D 的补充。

3. 活性维生素 D 及其类似物　$1,25(OH)_2D_3$ 通过维生素 D 受体（VDR）发挥作用，所以其被称为维生素 D 受体激动剂（VDRA）。它是真正发挥生理作用的活性维生素 D，可以上调甲状旁腺细胞维生素 D 受体和钙敏感受体的表达，在甲状旁腺细胞核的 mRNA 水平抑制 PTH 合成，抑制甲状旁腺细胞的增殖，降低 PTH 分泌；它会促进肠道钙吸收以增加血清钙水平，间接抑制甲状旁腺分泌 PTH。

活性维生素 D 包括非选择性活性维生素 D（如骨化三醇、阿法骨化醇）和选择性活性维生素 D（如帕立骨化醇、度骨化醇、马沙骨化醇），是临床上治疗 SHPT 的最常用药物。对于该类药物通过静脉或口服两种途径给药，有学者建议间断使用骨化三醇的最大剂量每周不超过 7μg 或 8μg。

（1）非选择性活性维生素 D：经典药物是骨化三醇，也称钙三醇（商品名：罗盖全），于 1978 年在美国上市，是最经典的活性维生素 D 制剂，其后全人工合成的、需要在肝脏代谢后转变为 $1,25(OH)_2D_3$ 的阿法骨化醇（商品名：阿法迪三）上市。两种药物的药理作用都是通过模拟内源性维生素 D 作用于全身的 VDR。作用于肠道 VDR 以促进肠道的钙吸收，可以升高血钙水平；作用于甲状旁腺细胞内 VDR 以抑制 PTH 的合成和分泌。由于用药过程中的监测不及时和不规范，很容易造成高钙血症、高磷血症，使患者被迫停止该类药物治疗，近年发现，长期应用过程中如果没有进行血钙的合理监控，会增加 CKD 患者的心血管和软组织钙化风险。

使用活性维生素 D 可以逆转血清 PTH 过度分泌导致的骨损害和骨骼矿化不良，治疗方案主要遵循 2019 年我国 CKD-MBD 指南建议，对于 iPTH 水平进行性升高或持续高于正常上限的患者，建议评估是否存在以下可干预因素：高磷血症、低钙血症、高磷摄入、维生素 D 缺乏（2C）。非透析 CKD G3a～G5 期患者的最佳 PTH 水平目前尚不清楚，但对于明显高于正常值上限或多次检查有上升趋势的应该给予控制。CKD G5D 期患者，建议将 iPTH 水平维持在正常值上限的 2～9 倍（2C），但我国多数专家更主张将透析患者 iPTH 水平维持在正常值上限的 2～5 倍。重要的是需要定期监测，当 iPTH 水平向高或向低变化时，都建议启动或调整药物剂量，以防止 iPTH 水平超出或低于上述范围（2C）。

2003 年 K/DOQI 指南建议 CKD G3 期 iPTH＞70pg/ml，CKD G4 期 iPTH＞110pg/ml，CKD G5 期维持性血液透析或腹膜透析 iPTH＞300p/ml 的患者，应使用骨化三醇或其类似物（阿法骨化醇或帕立骨化醇）用于逆转 PTH 过度活跃的骨特征（即高转化骨病），并治疗有缺陷的骨矿化（C）。小剂量维持疗法主要适用于轻度 SHPT 患者或中、重度 SHPT 维持治疗阶段。推荐用法：0.25～0.5μg/d，每晚睡前服用。大剂量间歇疗法也称冲击疗法，主要适用于中、重度 SHPT。用法用量：当 iPTH 为 300～500pg/ml 时，每次 1～2μg，每周 2～3 次透析日晚上口服；当 iPTH 为 500～1000pg/ml 时，每次 2～4μg，每周 2～3 次透析日晚上口服；当 iPTH＞1000pg/ml 时，每次 4～6μg，每周 2～3 次透析日晚上口服。需要注意的是，应该先控制高钙血症和高磷血症后再开始启动治疗，治疗期间每 2～4 周需要监测血钙和血磷水平，根据其变化来调整药物剂量，一旦出现血钙或血磷增高应限制高钙、高磷饮食摄入，同时减少活性维生素 D 的用药剂量或停止治疗；一旦血钙或血磷恢复正常水平，再次治疗的剂量应选择上次用药剂量的一半起始，每 4 周一次监测 iPTH 水平，如 iPTH 低于 300pg/ml，考虑减量或停止治疗，冲击治疗不设期限，但因为容易发生高钙血症和高磷血症，增加转移性钙化风险，通常治疗时间建议不超过 1 年。也有专家主张为防止出现高钙血症，可给予活性维生素 D 冲击治疗配合低钙透析液应用，但要注意低钙透析液应用不当可能会刺激 PTH 水平进一步上升。如反复出现高钙血症或高磷血症，或长期 iPTH 下降不理想可以定义为活性维生素 D 抵抗，此时可以替换为选择性 VDRA、联合应用拟钙剂或者选择甲状旁腺切除手术予以进一步治疗。

　　早期启动 SHPT 的治疗（即 iPTH＜300pg/ml 时予以干预）可以避免甲状旁腺快速异常增生和推迟甲状旁腺手术，保持骨骼正常转运状态，避免骨外转移性钙化。

　　口服骨化三醇/阿法骨化醇和静脉骨化三醇给药均已广泛应用于 SHPT 的治疗。静脉途径骨化三醇具有依从性好，减少胃肠道对钙的吸收，减少高钙、高磷风险等优点，并可保证较大的累积剂量和较高的血药浓度，临床效果更佳，尤其适合维持性血液透析患者。Rodriguez 等报道对血液透析患者静脉给予骨化三醇冲击治疗 42 周，血 PTH 水平降低 61%。另一项研究显示，骨化三醇静脉给药治疗 2 个月，59% 的患者 PTH 达到目标水平（下降幅度超过 40%），3 个月以后 70% 的患者达到目标值。我国早在 20 世纪 90 年代就普遍应用骨化三醇、大剂量阿法骨化醇和骨化三醇静脉注射治疗 SHPT，因此积累了丰富的临床经验，并于 2005 年制定了《活性维生素 D 在慢性肾脏病继发性甲旁亢中合理应用的专家共识（修订版）》。

　　（2）选择性活性维生素 D：也称活性维生素 D 类似物，此类药物是在骨化三醇的分子上进行结构修饰，进而具备了细胞层面与基因层面的选择性特征，呈现出对生理功能不同的调节作用。它可通过直接作用于甲状旁腺细胞中的 VDR 来减少 PTH 的合成及分泌，从而降低 PTH 水平，抑制甲状旁腺增生，其对肠道钙磷吸收及骨钙动员的作用仅为骨化三醇的 1/10，因此在临床上具有较宽的治疗窗，可以避免非选择性活性维生素 D 带来的高血钙和高血磷风险。目前在欧美国家得到批准应用的选择性 VDRA 是帕立骨化醇，在日本应用的是马沙骨化醇，其都是用于治疗慢性肾衰竭患者的 SHPT。

　　帕立骨化醇主要用于血液透析患者，经由血液透析通路给药，起始剂量为 0.04～0.1μg/kg，单次注射，给药频率不超过隔日 1 次，可在透析过程中的任何时间给药。当 iPTH 水平降低幅度＞30% 但＜60%，或 iPTH 水平处于 1.5～3 倍正常上限值时，可以长期维持该剂量治疗，通常药物剂量调整间隔为 2～4 周。与骨化三醇相比，静脉应用帕立骨化醇治疗能更快地使患者达到 PTH 水平较基线降低≥50%（P=0.025）的治疗靶目标，在 18 周时平均 PTH 水平下降至目标治疗范围（100～300pg/ml）。而骨化三醇组在研究期间都未能达到该目标范围，帕立骨化醇治疗组持续出现高钙血症和（或）钙磷乘积（Ca×P）升高的事件也更少（P=0.008）。帕立骨化醇口服制剂更适用于非透析和腹膜透析患者。

　　2003 年发表的一项包括 67 399 例接受长期血液透析患者的回顾性队列研究结果显示，帕立骨化醇治疗患者（n=29 021）的生存优势比骨化三醇治疗患者（n=38 378）在 36 个月的随访终点时高 16%，这一优势的显著性差异出现在治疗第 12 个月时，并随着时间的延长逐渐增加（P＜0.001），其原因除了与较少发生高钙血症、高磷血症有关外，也可能与选择性活性维生素 D 不激活血管平滑肌细胞的 VDR，对心血管系统有一定保护作用有关。

　　CKD 患者使用选择性或非选择性活性维生素 D 治疗期间，通常都合并使用含钙/不含钙磷结合剂，治疗期间应定期监测患者的血钙、血磷水平。对于 CKD G3～G5 期非透析患者，建议监测血钙、血磷水平，开始治疗的前 3 个月至少每月监测一次，以后每 3 个月监测一次；血 iPTH 水平监测在开始治疗的前 6 个月至少每月监测一次，以后每 3 个月监测一次。而 CKD G5D 期初始或大剂量使用活性维生素 D 时，建议第 1～3 个月至少每 2 周监测一次血钙、血磷水平，以后每月监测一次。血 iPTH 水平在前 3 个月每月监测一次（建议每 2 周监测一次），达到目标范围后可以每 3 个月监测一次。如果 iPTH 水平低于正常上限的

2 倍，或出现高钙血症、高磷血症时，建议药物减量或停用。

4. 西那卡塞和新型拟钙剂　目前我们可以从分子水平来解释甲状旁腺细胞上的 4 个调节靶点：①钙敏感受体（calcium-sensing receptor，CaSR）；②维生素 D 受体（vitamin D receptor，VDR）；③推定的细胞外磷酸盐传感器；④成纤维细胞生长因子受体（FGF receptor，FGFR）/Klotho 复合物。其中对于 CaSR 和 FGFR/Klotho 复合物的作用近年有较多发现，1993 年，美国哈佛医学院 Steven 和 Edward 通过体外牛的甲状旁腺细胞克隆的建立，第一次发现并解释了甲状旁腺细胞 CaSR 的作用机制，CaSR 感知细胞外 Ca^{2+} 浓度并调节 PTH 基因的转录、合成、分泌和甲状旁腺细胞的增殖，除甲状旁腺细胞外，CaSR 还分布在肾小管上调控血钙、尿钙浓度，调节肾小管钙重吸收，稳定血钙水平。Edward 阐明了甲状旁腺细胞分泌的 PTH 是细胞外 Ca^{2+} 感知后调节的主要关键激素，通过 PTH 的变化将细胞外 Ca^{2+} 控制在 1.1～1.3mmol/L 这个很窄的正常区间，PTH 和 Ca^{2+} 作用关系的曲线图见图 6-2-1。

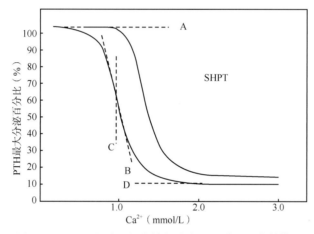

图 6-2-1　PTH 释放和细胞外钙浓度之间关系的参数模型

A. 最大分泌率；B. 设定点外斜率；C. 设定点；D. 最小分泌率

拟钙剂可以使该曲线左移，也就是可以用较少的 PTH 释放来维持同样的细胞外 Ca^{2+} 浓度。基于此机制，作用于 CaSR 的药物拟钙剂，即盐酸西那卡塞于 2004 年首先在美国上市，2008 年在日本上市，2015 年在中国上市。

西那卡塞也称拟钙剂，它主要作用于甲状旁腺细胞膜上的 CaSR，达到模拟高血钙的环境来欺骗甲状旁腺细胞的 CaSR 发出以减少血清 PTH 分泌的信号，同时可以降低血钙浓度。盐酸西那卡塞口服 2～6h 后血药浓度达峰值，与食物同服，盐酸西那卡塞的给药后血清峰浓度 C_{max} 和药时曲线下面积（AUC）可增加 50%～82%。该药呈双相消除，消除半衰期为 30～40h。连续给药 7 天血药浓度达稳态。盐酸西那卡塞血浆蛋白结合率为 93%～97%，透析不能清除。有研究显示，西那卡塞主要通过氧化代谢介导，部分通过细胞色素 P450（CYP）3A4 清除。如果患者开始或停止使用强 CYP3A4 抑制剂（如酮康唑、红霉素、伊曲康唑）治疗，应密切监测 PTH 和血清钙浓度。西那卡塞是 CYP2D6 的强抑制剂；因此，当伴随使用以 CYP2D6 代谢为主且治疗指数较窄的药物（如弗莱奈德、长春碱、硫立嗪和大多数三环类抗抑郁药）时可能需要调整剂量。

西那卡塞的上市给全球经过活性维生素 D 治疗无效的难治性 SHPT 患者带来了希望，它几乎能达到甲状旁腺切除术的疗效，因此也被称为"药物性甲状旁腺切除"。由于它只作用于 CaSR，不作用于 VDR，同时还导致血钙下降，所以临床上通常需要与活性维生素 D 联合治疗。

Fukagawa 等报道在应用西那卡塞后，有 48% iPTH 在 500～800pg/ml 的患者和 20% iPTH＞800pg/ml 的患者 iPTH 值下降至 250pg/ml 以下。ECHO 研究还显示，此药更适合应用于甲状旁腺切除术（PTx）后的持续性 SHPT 和 SHPT 复发，可以避免二次手术，有效缓解 SHPT 症状，降低血钙磷乘积及 iPTH 等生化指标。也有报道显示，西那卡塞可以缩小增生的甲状旁腺体积，促使甲状旁腺细胞凋亡。

西那卡塞的出现使很多患者免除了 PTx 的风险，它在日本的上市（2008 年）导致 CKD 患者 PTx 手术率从 2007 年的每年手术 1763 例大幅度下降至 2011 年的 411 例。目前多数专家主张较早应用（iPTH＜500pg/ml 时开始应用）该药价值更大，对于已经达到 PTx 手术指征的患者（iPTH＞800pg/ml），一项来自英国的研究提出外科手术的效果要优于西那卡塞的治疗，特别是在控制 PTH 和碱性磷酸酶水平这两方面。另一项德国的研究表明，PTx 在疗效/费用比上要优于西那卡塞等药物治疗，应用西那卡塞 9 个月或帕立骨化醇 12 个月后，药物治疗费用已超过了手术治疗费用。

2011 年 ADVANCE 研究证实，西那卡塞可以减缓透析患者心血管钙化的进程，对主动脉瓣的钙化进程具有明显的减慢临床进展的疗效，随后的 EVOLVE 研究和日本的 MBD-5D 研究又进一步证实，西那卡塞可以降低透析患者的死亡风险，原因可能是减慢了心血管钙化的进展速度。

目前多数专家主张该药较早应用，使用时建议从低剂量开始逐渐递增，欧美国家多为每日 30mg 起始，日本及我国研究（Ⅲ期临床研究）则以每日 25mg 起始，增量的间隔在 2～4 周，基于其可能引起低血钙及 QT 延长的风险，建议从小剂量开始较为安全，给药初期每周测定 1 次血钙，维持期可 2～4 周测 1 次血钙。西那卡塞的副作用主要是胃肠道反应和低钙血症，针对胃肠道反应的处理可以在饭后服用，或者配合吉法酯、奥美拉唑等保护胃黏膜药物同服，低钙血症可联合维生素 D（如骨化三醇、帕立骨化醇）治疗并考虑增加监测频度，在 iPTH 低于正常值上限 1～2 倍时，西那卡塞应减量或停用。

临床上 SHPT 的治疗首先要教育患者限制高磷饮食，充分透析，纠正低钙血症、高磷血症和代谢性酸中毒，药物的应用通常是多种药物联合治疗，SHPT 的 3 种主要治疗药物比较见表 6-2-2。原则如下：当血清 iPTH 高于目标值，且高血磷，经降磷治疗效果欠佳，血钙＞2.5mmol/L 时，建议单用拟钙剂+磷结合剂；当血清 iPTH 高于目标值，血磷正常，血钙＞2.5mmol/L 时，建议单用拟钙剂；当血清 iPTH 高于目标范围，血磷、血钙正常时，建议选择 VDRA 或者拟钙剂联合 VDRA；当单用拟钙剂效果欠佳且不存在高磷/高钙时，可加用 VDRA（骨化三醇、帕立骨化醇）；反之，单用骨化三醇及其类似物效果欠佳，无低钙血症时，可加用拟钙剂。在 iPTH 水平低于正常值上限 2 倍时，考虑减量或停用拟钙剂和 VDRA；当合并心血管钙化时，为了避免进一步加重钙化，应该停用含钙磷结合剂和 VDRA，以上药物调整应当每月监测相关指标，反复调整药物，详见日本 JSDT 推荐的九宫格图（见图 2-4-1）。

表 6-2-2　治疗 SHPT 的 3 种药物比较

项目	选择性 VDRA	非选择性 VDRA	拟钙剂
作用机制	作用于甲状旁腺的 VDR，直接抑制 PTH 的合成	作用于全身的 VDR，直接抑制 PTH 的合成	增加甲状旁腺的 CaSR 敏感性，减少 PTH 分泌
副作用	少量增加骨钙吸收和肠道钙磷吸收	增加骨钙吸收和肠道钙磷吸收	降低血钙浓度
临床用药	可单药治疗	可单药或联合治疗	通常与 VDRA 联合治疗

5. 拟钙剂静脉制剂　目前拟钙剂药物包括盐酸西那卡塞、依特卡肽（etelcalcetide）和伊万卡塞（evocalcet）。依特卡肽和伊万卡塞均为拟钙剂静脉制剂。

依特卡肽（曾用名 velcalcetide）于 2016 年 11 月 11 日经欧洲药品管理局（EMA）批准首先在欧洲上市，日本医药品医疗器械综合机构（PMDA）于 2016 年 12 月 19 日批准其在日本上市，又于 2017 年 2 月 7 日经美国食品药品监督管理局（FDA）批准其在美国上市。依特卡肽用于正接受血液透析治疗的 CKD 患者的继发性甲状旁腺功能亢进。

（1）依特卡肽的作用机制：依特卡肽是一种合成肽，分子质量为 1048Da，它由 7 个 D-氨基酸残基主链和 1 个 L-半胱氨酸组成，通过二硫键连接到主链中的 D-半胱氨酸。

依特卡肽是一种新型、长效、与 G 蛋白耦联的多肽 CaSR 激动药。其作为注射用 CaSR 激动剂，可于患者透析结束后使用，有利于提高患者用药的依从性。依特卡肽通过其末端的半胱氨酸基团与 CaSR 胞外区域第 482 位上的半胱氨酸结合形成二硫键而激活 CaSR，激活的 CaSR 则会降低甲状旁腺激素的分泌。与西那卡塞不同，即使在无钙的情况，依特卡肽仍能轻微激活 CaSR，提示依特卡肽具有 CaSR 直接激动剂的作用。但对比有钙参与的情况，激活的下游信号要弱得多。因此，依特卡肽主要还是起变构激活的作用。

（2）依特卡肽药物代谢动力学特征：在健康志愿者中，药物代谢动力学研究结果显示依特卡肽稳态分布容积为 112～159L，在静脉单次注射 0.5～10mg 后，测得血清峰浓度（C_{max}）42.9～567g/L，药物清除率（clearance, Cl）约 6.94L/h，预期的终末消除半衰期（$t_{1/2}$）为 18.4h。在肾衰竭患者中的药物代谢动力学研究中发现，Cl 降至 0.564L/h，$t_{1/2}$ ＞7 天。依特卡肽作为一种 1048Da 的小分子物质，在非临床模型和具有正常肾功能的人群中，依特卡肽主要通过肾脏排泄清除，但在具有残余或没有肾功能的受试者中则依赖于血液透析来清除。血液透析患者单次注射依特卡肽 5～20mg 后，血药浓度随时间的推移而下降，但在用药 24h 后到下次透析期间相对稳定。用药患者透析后，血浆中药物浓度明显下降，表明药物可以被透析去除。因此，建议在透析治疗结束后用药，避免在透析过程中被快速清除。在持续每周 3 次给药（每次 2.5mg 或 5mg），用药 4 周，血浆中药物浓度逐渐上升，在第 4 周时趋于稳定。血液透析患者单次给药，血中已升高的 PTH 浓度迅速、持续下降，与体内血中依特卡肽浓度呈正相关；随着 PTH 浓度降低，血中钙离子和磷酸盐浓度也相应降低。

体外试验表明，依特卡肽不是 CYP1A2、CYP2A6、CYP2C8、CYP2C9、CYP2C19、CYP2D6、CYP2E1、CYP2B6、CYP3A4 等氧化酶的抑制物、诱导物或底物，也不是任何转运蛋白的底物和抑制剂。因此，氧化酶或转运蛋白介导的药物相互作用风险较低。

（3）依特卡肽应用于接受透析的慢性肾脏病患者 SHPT 应用的临床研究证据

1）与安慰剂对照的大型国际Ⅲ期临床研究：2017 年，Block 等在 *JAMA* 上发表了依特卡肽和安慰剂对 SHPT 接受血液透析患者血清 PTH 影响的临床研究，该研究包含两项随机临床试验：试验 A（$n=508$）和试验 B（$n=515$），共纳入 1023 例患者，将依特卡肽或安慰剂注射到透析回路的静脉管线中，持续 26 周。起始剂量为 5mg，根据 PTH 和钙水平在第5 周、9 周、13 周和 17 周以 2.5mg 或 5mg 的增量增加，以达到透析前 PTH 水平≤300pg/ml，最大剂量为 15mg。该研究的主要终点是治疗 20～27 周时平均 PTH 水平从基线降低 30% 以上的患者比例。试验 A 中依特卡肽治疗组（$n=254$）基线平均 PTH 浓度为 849pg/ml，在疗效评估阶段降为 384pg/ml，安慰剂组（$n=254$）基线平均 PTH 浓度为 820pg/ml，疗效评估阶段为 897pg/ml。试验 B 中的依特卡肽治疗组（$n=255$）相应值为 845pg/ml 和 363pg/ml；安慰剂组（$n=260$）为 852pg/ml 和 960pg/ml。试验 A 的主要疗效终点为 74.0% vs. 8.3%（$P<0.001$）；而试验 B 则为 75.3% vs. 9.6%（$P<0.001$）。两项试验中依特卡肽组和安慰剂组的比例差异均为 65.7%。此外，依特卡肽能够降低血清 FGF23 的水平。在该研究中血清钙降低是最常见的不良事件。其他的常见不良事件有肌肉痉挛、腹泻、恶心、呕吐、头痛等。两项试验中低钙血症的发生率分别为 7.2% 和 7.9%。

另外一项国际性Ⅲ期临床研究是在日本进行的多中心、随机、双盲、安慰剂对照性临床试验，比较 CKD 患者透析后静脉注射依特卡肽对 SHPT 降低血清 iPTH 浓度的疗效。此试验共纳入中重度 SHPT 患者 155 例，随机分为静脉注射依特卡肽治疗组（$n=78$）和安慰剂治疗组（$n=77$）。依特卡肽起始治疗剂量为静脉注射 5mg，每周 3 次，随后 12 周，每隔4 周，在 2.5～15mg 范围进行剂量调整。主要研究终点为将 iPTH 控制在 60～240pg/ml 目标范围的患者比例，次要终点为 iPTH 较基线下降≥30% 的患者比例。研究结果显示，与安慰剂组相比（1.3% 的患者达到主要临床终点，5.2% 的患者达到次要临床终点），依特卡肽治疗组中 59% 的患者达到主要临床终点，77% 的患者达到次要临床终点。此外，依特卡肽治疗组患者血清白蛋白校正钙、磷和 iFGF23 水平亦出现降低。在为期 52 周的延长试验中，接受依特卡肽治疗组的患者达到 iPTH 目标范围的占 87.5%。试验结束时依特卡肽的平均剂量为 7.8mg。紧急处置的不良反应包括 9.5% 的患者出现呕吐，4.7% 的患者出现恶心，1.1%的患者出现低钙血症。没有观察到药物代谢动力学参数（iPTH 和校正血钙水平）波动。这与西那卡塞较短的半衰期（2～6h）导致循环 iPTH 水平波动不同。由此可见，用依特卡肽治疗生化参数波动较小，可不必调整取样时间。

2）与西那卡塞对比的临床研究：2017 年 *JAMA* 发表了依特卡肽和西那卡塞的头对头Ⅲ期临床研究，该研究纳入 683 例患者，随机注射依特卡肽 5mg（$n=340$），每周 3 次，或者口服西那卡塞 30mg（$n=343$），每天 1 次，持续 26 周。结果显示，在第 20～26 周测定患者 PTH 水平时，随机接受西那卡塞的 343 例患者中的 198 例（57.7%）和随机接受依特卡肽的 340 例患者中的 232 例（68.2%）的 PTH 浓度降低超过 30%。随机接受依特卡肽的 178 例患者（52.4%）的 PTH 浓度降低超过 50%，而西那卡塞组则为 138 例患者（40.2%）。西那卡塞组和依特卡肽组中血钙降低发生率分别为 59.8% 和 68.9%。另外，依特卡肽组中有 18.3% 的患者存在恶心症状，13.3% 的患者出现呕吐；西那卡塞组 22.6% 的患者出现恶心症状，13.8% 的患者出现呕吐。依特卡肽组较西那卡塞组出现更少的胃肠道不良反应，可能得益于其静脉给药途径的优势。

在亚洲 84 个中心进行的将依特卡肽和西那卡塞用于血液透析患者 SHPT 中的头对头Ⅲ期

临床研究已完成。该研究共纳入 637 例患者，随机注射依特卡肽（$n=320$，起始剂量 5mg，每周 3 次，第 5 周、9 周、13 周、17 周进行剂量调整），或口服西那卡塞（$n=317$，起始剂量 25mg/d，第 5 周、9 周、13 周、17 周进行剂量调整）。在 20～27 周疗效评估阶段，71.9% 随机接受依特卡肽患者和 66.2% 随机接受西那卡塞患者平均透析前 iPTH 从基线降低超过 30%；随机接受依特卡肽患者平均透析前 iPTH 从基线降低超过 50% 的比例为 59.1%，随机接受西那卡塞患者的该比例为 41.6%。依特卡肽组和西那卡塞组中发生血钙降低的比例分别为 79.25% 和 69.21%，低钙血症的发生率分别为 11.1% 和 4.8%；依特卡肽组报告有 11.01% 患者出现恶心，9.43% 患者出现呕吐，而西那卡塞组中恶心发生率为 14.29%，呕吐发生率为 14.92%。期待进一步的基于中国人群的研究来评估依特卡肽的长期疗效和安全性。

3）依特卡肽可以延缓左心室肥厚进展的临床证据：左心室肥厚（LVH）在 CKD 患者中非常普遍，其增加了心脏事件和死亡风险，FGF23 和 PTH 水平与 LVH 发展相关。FGF23 是一种磷酸糖蛋白，由成骨细胞和骨细胞产生与分泌，由 PTH、维生素 D、膳食磷酸盐、醛固酮及促炎性细胞因子诱导。在负反馈回路上，FGF23 反过来抑制 PTH 和维生素 D 的合成。它已被证明是心血管和全因死亡率的独立危险因素。FGF23 与透析前和透析患者心血管并发症之间的主要联系是 LVH。FGF23 水平随着肾功能下降而逐渐升高。随着 FGF23 的升高，左心室质量指数（LVMI）增加，导致偏心和同心心脏肥大的发生。近期，Dörr K 等开展了一项关于依特卡肽用于血液透析患者心脏肥大的研究，62 名参与研究的患者随机 1∶1 分配进行依特卡肽（$n=32$）或阿法骨化醇（$n=30$）治疗，观察 12 个月，主要结果是 ITT 分析中 LVMI 平均变化的组间差异。在 59 名个体的 ITT 分析中，依特卡肽组和阿法骨化醇组之间 LVMI 变化的调整平均差异为 $-6.9g/m^2$（95% CI 为 -12.6～$-1.2g/m^2$，$P=0.022$）。此外，依特卡肽组中的血清完整 FGF23 值较阿法骨化醇组低（95% CI 为 0.06～0.26）。与阿法骨化醇相比，12 个月的依特卡肽治疗降低 SHPT 血液透析患者的 FGF23 水平，并阻止了 LVMI 进展。

（4）临床展望：依特卡肽作为注射用新型拟钙剂，对于治疗成人维持性血液透析患者 SHPT 是一种新的选择，它属于长效 SHPT 治疗药物，可有效降低 SHPT 患者血清 PTH、FGF23 水平，其安全性良好，不良反应可以被患者接受且静脉给予依特卡肽为血液透析患者提供了用药便捷性。但是，依特卡肽对患者骨折风险、血管钙化等心血管疾病远期预后的改善及治疗的经济效益仍需要更多的研究来验证。

6. 伊万卡塞（evocalcet）　是 2018 年在日本开发并随后被批准用于治疗血液透析（HD）和腹膜透析（PD）患者的 SHPT 治疗药物。伊万卡塞由日本开发，旨在解决西那卡塞引起的上消化道不良反应、药物之间的相互作用和生物利用度低的问题，同时保持其降低 PTH 水平的疗效。伊万卡塞在口服给药后约 4h 达到峰值，在 SHPT 患者中排除半衰期约为 20h。在接受 HD 或 PD 的患者中，伊万卡塞的清除率似乎不受透析的影响。临床前测定显示，伊万卡塞对 CYP1A2、CYP2A6、CYP2B6、CYP2C8、CYP2C9、CYP2C19、CYP2D6、CYP2E1 或 CYP3A4/5 的特异性活性没有显著抑制作用。

在日本进行的一项为期 52 周针对 HD 患者 SHPT 治疗的Ⅲ期临床研究中，使用 1～12mg 的伊万卡塞，旨在观察真实世界中从西那卡塞换用伊万卡塞后的安全性和有效性。结果显示，共纳入 137 例患者，在研究结束时，换药患者中 70.8%（80/113）的患者达到 iPTH 目标值（60～240pg/ml），说明换用伊万卡塞后患者的 iPTH 值得到进一步改善。而且 38.1%（43/113）的换药患者实现了≥30%的 iPTH 值降低，尽管这些患者的基线 iPTH 值较低（中位数为 210pg/ml）。而在未服用西那卡塞的患者中，79.2%（19/24）的患者 iPTH 降低≥30%，iPTH 浓度与基线的平均百分比变化为−64.9%。入组的 137 例患者中有 136 例发生不良事件（99.3%），判定为中度或重度不良事件的分别为 29 例和 14 例，最常见的药物不良反应是校正钙水平下降（7.3%）。48 例（35.0%）发生药物导致的不良反应，其中 5 例（3.6%）患者发生严重药物不良反应。这些严重的药物不良反应包括充血性心力衰竭、心肌病、白内障、肠梗阻和药物性肝损伤。137 例患者中研究药物剂量减少或停药的不良事件和药物不良反应分别为 29 例（21.2%）和 22 例（16.1%）。其中最常见类型为校正钙水平下降 10 例（7.3%）；便秘和腹泻各 2 例（1.5%）；糜烂性胃炎、肠梗阻、恶心、呕吐、胸部不适和甲状旁腺激素过度降低各 1 例（0.7%）。≥5%的患者发生上消化道相关不良事件，包括恶心（11.7%）、腹部不适（8.8%）和呕吐（8.8%）。

伊万卡塞是在日本新批准的一种拟钙剂，与西那卡塞相比，其生物利用度更高，在较低临床剂量下具有等效疗效，胃肠道相关副作用的发生率较低。与依特卡肽对比的相关性临床研究缺失，其临床的疗效和安全性问题需要进一步的临床研究来证实。

当以上药物治疗无效，同时血清 iPTH 大于 800pg/ml，合并高钙或高磷血症时，应该考虑行甲状旁腺切除治疗或介入治疗。

（张 凌 陈 靖 张敏敏 周加军 王 晶）

参 考 文 献

拟钙剂在慢性肾脏病患者中应用共识专家组，2018，拟钙剂在慢性肾脏病患者中应用的专家共识. 中华肾脏病杂志，34（9）：703-708.

祁珊珊，王永吉，2015. 维生素 D 的代谢及调控研究新进展. 中国骨质疏松杂志，21（10）：1267-1272+1276.

邱杰山，张文华，周子英，等，2019. 慢性肾脏病 5 期患者碳酸氢盐水平与矿物质和骨代谢异常的相关性分析. 中国骨质疏松杂志，25（7）：969-974.

袁群生，李雪梅，2018. 2017 年 KDIGO 关于慢性肾脏病矿物质及骨异常临床实践指南更新与解读. 协和医学杂志，9（3）：213-218.

袁艳辉，戎殳，张翼翔，等，2014. 透析中心夜间血液透析对尿毒症患者血磷代谢的影响. 中国血液净化，13（3）：140-142+160.

张凌，2015. CKD-MBD 甲状旁腺介入及外科治疗的体会. 肾脏病与透析肾移植杂志，24（2）：152-153.

张凌，姚力，花瞻，等，2011. 甲状旁腺全切除术治疗 10 例 Sagliker 综合征疗效评估. 中华内科杂志，7（50）：562-567.

中华医学会肾脏病学分会工作组，2014. 慢性肾脏病矿物质与骨异常诊治指导. 中华肾脏病杂志，2（30）：S1-69.

Akizawa T，Ikejiri K，Kondo Y，et al，2020. Evocalcet：a new oral calcimimetic for dialysis patients with secondary hyperparathyroidism. Ther Apher Dial，24（3）：248-257.

Akizawa T，Kurita N，Mizobuchi M，et al，2016. PTH-dependence of the effectiveness of cinacalcet in hemodialysis patients with secondary hyperparathyroidism. Sci Rep，6：19612.

Alexander ST，Hunter T，Walter S，et al，2015. Critical cysteine residues in both the calcium-sensing receptor and the allosteric activator AMG 416 underlie the mechanism of action. Mol Pharmacol，88（5）：853-865.

Berndt T，Thomas LF，Craig TA，2007. Evidence for a signaling axis by which intestinal phosphate rapidly modulates renal phosphate reabsorption. Proc Natl Acad Sci USA，104（26）：11085-11090.

Block GA，Bushinsky DA，Cheng S，et al，2017. Effect of etelcalcetide vs cinacalcet on serum parathyroid hormone in patients receiving hemodialysis with secondary hyperparathyroidism：a randomized clinical trial. JAMA，317（2）：156-164.

Block GA，Bushinsky DA，Cunningham J，et al，2017. Effect of stelcalcetide vs placebo on serum parathyroid hormone in patients receiving hemodialysis with secondary hyperparathyroidism：two Randomized Clinical Trials. JAMA，317（2）：146-155.

Block GA，Martin KJ，de Francisco AL，et al，2004. Cinacalcet for secondary hyperparathyroidism in patients receiving hemodialysis. N Engl J Med，350（15）：1516-1525.

Block GA，Rosenbaum DP，Leonsson-Zachrisson M，et al，2017. Effect of tenapanor on serum phosphate in patients receiving hemodialysis. J Am Soc Nephrol，28（6）：1933-1942.

Block GA，Spiegel DM，Ehrlich J，et al，2005. Effects of sevelamer and calcium on coronary artery calcification in patients new to hemodialysis. Kidney Int，68（4）：1815-1824.

Brown EM，2000. G protein-coupled，extracellular Ca^{2+}，Ca^{2+}-sensing receptor enables Ca^{2+}，to function as a versatile extracellular first messenger. Cell Biochem Biophys，33（1）：63-95.

Brown EM，Gamba G，Riccardi D，et al，1993. Cloning and characterization of an extracellular Ca^{2+}-sensing receptor from bovine parathyroid. Nature，366（6455）：575-580.

Campion KL，McCormick WD，Warwicker J，et al，2015. Pathophysiologic changes in extracellular pH modulate parathyroid calcium-sensing receptor activity and secretion via a histidine-independent mechanism. J Am Soc Nephrol，26（9）：2163-2171.

Chen N，Wu X，Ding X，et al，2014. Sevelamer carbonate lowers serum phosphorus effectively in haemodialysis patients：a randomized，doubled-blind，placebo-controlled，dose-titration study. Nephrol Dial Transplant，29（1）：152-160.

Chen P，Melhem M，Xiao J，et al，2015. Population pharmacokinetics analysis of AMG 416，an allosteric activator of the calciumsensing receptor，in subjects with secondary hyperparathyroidism receiving hemodialysis. J Clin Pharmacol，55（6）：620-628.

Chertow GM，Burke SK，R aggi P，et al，2002. Sevelamer attenuates the progression of coronary and aortic calcification in hemodialysis patients. Kidney Int，62（1）：245-252.

Cunningham J，Locatelli F，Rodriguez M，2011. Secondaryhyperparathyroidism：pathogenesis，disease progression，andtherapeutic options. Clin J Am Soc Nephrol，6（4）：913-921.

Cunningham J，Zehnder D，2011. New vitamin D analogs and changing therapeutic paradigms. Kidney Int，79（7）：702-707.

D'Alessandro C，Piccoli GB，Cupisti A，2015. The "phosphorus pyramid"：a visual tool for dietary phosphate management in dialysis and CKD patients. BMC Nephrol，16：9.

Di Iorio B，Bellasi A，Russo D，et al，2012. Mortality in kidney disease patients treated with phosphate binders：a randomized study. Clin J Am Soc Nephrol，7（3）：487-493.

Di Iorio B，Molony D，Bell C，et al，2013. Sevelamer versus calcium carbonate in incident hemodialysis patients：results of an open-label 24-month randomized clinical trial. Am J Kidney Dis，62（4）：771-778.

Dörr K, Kammer M, Reindl-Schwaighofer R, et al, 2021. Randomized trial of etelcalcetide for cardiac hypertrophy in hemodialysis. Circ Res, 128 (11): 1616-1625.

Edson KZ, Wu BM, Iyer A, et al, 2016. Determination of etelcalcetide biotransformation and hemodialysis kinetics to guide the timing of its dosing. Kidney Int Rep, 1 (1): 24-33.

Elseviers M, De Vos JY, 2009. The use of phosphate binders: data from contributors to the european practice database. J Ren Care, 35 Suppl 1: 14-18.

Erben RG, 2018. Physiological actions of fibroblast growth factor-23. Front Endocrinol (Lausanne), 9: 267.

Eto N, Miyata Y, Ohno H, et al, 2005. Nicotinamide prevents the development of hyperphosphataemia by suppressing intestinal sodium-dependent phosphate transporter in rats with adenine-induced renal failure. Nephrol Dial Transplant, 20 (7): 1378-1384.

EVOLVE Trial Investigators, Chertow GM, Block GA, et al, 2012. Effect of cinacalcet on cardiovascular disease in patients undergoing dialysis. N Engl J Med, 367 (26): 2482-2494.

Faul C, Amaral AP, Oskouei B, et al, 2011. FGF23 induces left ventricular hypertrophy. J Clin Investivation, 121 (11): 4393-4408.

Fiddler G, Rahmani SS, 2003. anthanum carbonate is a novel phosphate binder, which does not interact with co-administered warfarin, metoprolol or digoxin. Journal of the American Dietetic Association, 103 (S9): 80-1.

Filiopoulos V, Koutis I, Trompouki S, et al, 2011. Lanthanum carbonate versus sevelamer hydrochloride: improvement of metabolic acidosis and hyperkalemia in hemodialysis patients. Ther Apher Dial, 15 (1): 20-27.

Fukagawa M, Yokoyama K, Shigematsu T, et al, 2017. A phase 3, multicentre, randomized, double-blind, placebo-controlled, parallel-group study to evaluate the efficacy and safety of etelcalcetide (ONO-5163/AMG 416), a novel intravenous calcimimetic, for secondary hyperparathyroidism in Japanese haemodialysis patients. Nephrol Dial Transplant, 32 (10): 1723-1730.

Fukagawa M, Yumita S, Akizawa T, et al, 2008. Cinacalcet (KRN1493) effectively decreases the serum intact PTH level with favorable control of the serum phosphorus and calcium levels in japanese dialysis patients. Nephrol Dial Transplant, 23 (1): 328-335.

Geisser P, Philipp E, 2010. PA21: a novel phosphate binder for the treatment of hyperphosphatemia in chronic kidney disease. Clin Nephrol, 74 (1): 4-11.

Goraya N, Simoni J, Jo CH, et al, 2013. A comparison of treatingmetabolic acidosis in CKD stage 4 hypertensive kidney diseasewith fruits and vegetables or sodium bicarbonate. Clin J Am Soc Nephrol, 8 (3): 371-381.

Grinfeld J, Inaba A, Hutchison AJ, 2010. Update and critical appraisal of sevelamer in the management of chronic renal failure. Open Access J Urol, 2: 161-170.

Gutiérrez OM, 2013. Sodium and phosphorus based food additives: persistent but surmountable hurdles in the management of nutrition in chronic kidney disease. Adv Chronic Kidney Dis, 20 (2): 150-156.

Habbous S, Przech S, Acedillo R, et al, 2017. The efficacy and safety of sevelamer and lanthanum versus calcium-containing and iron-based binders in treating hyperphosphatemia in patients with chronic kidney disease: a systematic review and meta-analysis. Nephrol Dial Transplant, 32 (1): 111-125.

Hamano N, Komaba H, Fukagawa M, 2017. Etelcalcetide for the treatment of secondary hyperparathyroidism. Expert Opin Pharmacother, 18 (5): 529-534.

Haratake J, Yasunaga C, Ootani A, et al, 2015. Peculiar histiocytic lesions with massive lanthanum deposition in dialysis patients treated with lanthanum carbonate. Am J Surg Pathol, 39（6）: 767-771.

Hoda RS, Sanyal S, Abraham JL, et al, 2017. Lanthanum deposition from oral lanthanum carbonate in the upper gastrointestinal tract. Histopathology, 70（7）: 1072-1078.

Hutchison AJ, Maes B, Vanwalleghem J, et al, 2005. Efficacy, tolerability, and safety of lanthanum carbonate in hyperphosphatemia: a 6-month, randomized, comparative trial versus calcium carbonate. Nephron Clin Pract, 100（1）: c8-c19.

Hutchison AJ, Wilson R J, Garafola S, et al, 2016. Lanthanum carbonate: safety data after 10 years. Nephrology （Carlton）, 21（12）: 987-994.

Isakova T, Barchi-Chung A, Enfield G, et al, 2013. Effects of dietary phosphate restriction and phosphate binders on FGF23 levels in CKD. Clin J Am Soc Nephrol, 8（6）: 1009-1018.

Isakova T, Wahl P, Vargas GS, et al, 2011. Fibroblast growth factor 23 is elevated before parathyroid hormone and phosphate in chronic kidney disease. Kidney Int, 79（12）: 1370-1378.

Isakova T, Xie H, Yang W, et al, 2011. Chronic renal insufficiency cohort(CRIC)study group. Fibroblast growth factor 23 and risks of mortality and end-stage renal disease in patients with chronic kidney disease. J Am Med Assoc, 305（23）: 2432-2439.

Ishimura E, TaniwakiH, Tabata T, et al, 2005. Cross-sectional association of serum phosphate with carotid intima-medial thickness in hemodialysis patients. Am J Kidney Dis, 45（5）: 859-865.

Jamal SA, Vandermeer B, Raggi P, et al, 2013. Effect of calcium-based versus non-calcium-based phosphate binders on mortality in patients with chronic kidney disease: an updated systematic review and meta-analysis. Lancet, 382（9900）: 1268-1277.

Kawata T, Imanishi Y, Kobayashi K, et al, 2006. Direct in vitro evidence of the suppressive effect of cinacalcet HCl on parathyroid hormone secretion in human parathyroid cells with pathologically reduced calcium-sensing receptor levels. J Bone Miner Metab, 24（4）: 300-306.

Kidney Disease: Improving Global Outcomes（KDIGO）CKD-MBD Update Work Group, 2017. KDIGO 2017 clinical practice guideline update for the diagnosis, evaluation, prevention, and treatment of chronic kidney disease-mineral and bone disorder（CKD-MBD）. Kidney Int Suppl, 2011, 7（1）: 1-59.

Kidney Disease: Improving Global Outcomes(KDIGO)CKD-MBD Work Group, 2009. KDIGO clinical practice guideline for the diagnosis, evaluation, prevention, and treatment of Chronic Kidney disease-mineral and bone disorder（CKD-MBD）. Kidney International, （113）: S1-S130.

Komaba H, Wang M, Taniguchi M, et al, 2017. Initiation of sevelamer and mortality among hemodialysis patients treated with calcium-based phosphate binders. Clin J Am Soc Nephrol, 12（9）, 1489-1497.

Kraut JA, Kurtz I, 2005. Metabolic acidosis of CKD: diagnosis, clinical characteristics, and treatment. Am J Kidney Dis, 45（6）: 978-993.

Kuczera P, Adamczak M, Więcek A, 2016. Treatment with cinacalcet increases plasma sclerostin concentration in hemodialysis patients with secondary hyperparathyroidism. Bmc Nephrology, 17（1）: 176.

Kumar R, Thompson JR, 2011. The regulation of parathyroid hormonesecretion and synthesis. J Am Soc Nephrol, 22（2）: 216-224.

Labonté ED, Carreras CW, Leadbetter MR, et al, 2015. Gastrointestinal inhibition of sodium-hydrogen exchanger 3 reduces phosphorus absorption and protects against vascular calcification in CKD. J Am Soc Nephrol, 26（5）: 1138-1149.

Lacson E, Xu J, Suri RS, et al, 2012. Survival with three-times weekly in-center nocturnal versus conventional hemodialysis. J Am Soc Nephrol，23（4）：687-695.

Levi M，2001. Posttransplant hypophosphatemia. Kidney Int，59（6）：2377-2387.

Levin A，Bakris GL，Molitch M，et al，2007. Prevalence of abnormal serum vitamin D，PTH，calcium，and phosphorus in patients with chronic kidney disease：results of the study to evaluate early kidney disease. Kidney Int，71（1）：31-38.

Li J，Wang L，Han M，et al，2019. The role of phosphate-containing medications and low dietary phosphorus-protein ratio in reducing intestinal phosphorus load in patients with chronic kidney disease. Nutr Diabetes，9（1）：14.

Liu SH，Chu HI，1943. Studies of calcium and phosphorus metabolism with special reference to pathogenesis and effects of dihydrotachysterol（A. T. 10）and iron. Medicine，22（2）：103-162.

Locatelli F，Cannata-Andía JB，Drüeke TB，et al，2002. Management of disturbances of calcium and phosphate metabolism inchronic renal insufficiency，with emphasis on the control ofhyperphosphataemia. Nephrol Dial Transplant，17（5）：723-731.

Locatelli F，Dimkovic N，Pontoriero G，et al，2010. Effect of MCI-196 on serum phosphate and cholesterol levels in haemodialysis patients with hyperphosphataemia：a double-blind，randomized，placebo-controlled study. Nephrol Dial Transplant，25（2）：574-581.

Lopez I，Aguilera-Tejero E，Felsenfeld AJ，et al，2002. Direct effect of acute metabolic and respiratory acidosis on parathyroid hormone secretion in the dog. J Bone Miner Res，17（9）：1691-1700.

Lu KC，Lin SH，Yu FC，et al，1995. Influence of metabolic acidosis on serum $1, 25(OH)_2D_3$ levels in chronic renal failure. Miner Electrolyte Metab，21（6）：398-402.

Maccubbin D，Tipping D，Kuznetsova O，et al，2010. Hypophosphatemic effect of niacin in patients without renal failure：a randomized trial. Clin J Am Soc Nephrol，5（4）：582-589.

Martin KJ，Bell G，Pickthorn K，et al，2014. Velcalcetide（AMG 416），a novel peptide agonist of the calcium—sensing receptor，reduces serum parathyroid hormone and FGF23 levels in healthy male subjects. Nephrol Dial Transplant，29（2）：385-392.

Mckane W，Chandna SM，Tattersall JE，et al，2002. Identical declineof residual renal function in high-flux biocompatible hemodialysis and CAPD. Kidney Int，61（1）：256-265.

Miyazaki H，Ikeda Y，Sakurai O，et al，2018. Discovery of evocalcet, a next-generation calcium-sensing receptor agonist for the treatment of hyperparathyroidism. Bioorg Med Chem Lett，28（11）：2055-2060.

Movilli E，Zani R，Carli O，et al，2001. Direct effects of the correction of acidosis on plasma parathyroid hormone concentrations，calcium and phosphate in hemodialysis patients：a prospective study. Nephron，87（3）：257-262.

Murakami N，Yoshioka M，Iwamuro M，et al，2017. Clinical characteristics of seven patients with lanthanum phosphate deposition in the stomach. Intern Med，56（16）：2089-2095.

Nemeth EF，Heaton WH，Miller M，et al，2004. Pharmacodynamics of the type Ⅱ calcimimetic compound cinacalcet HCl. J Pharmacol Exp Ther，308（2）：627-635.

Nigwekar SU，Bhan I，Thadhani R，2012. Ergocalciferol and cholecalciferol in CKD. Am J Kidney Dis，60（1）：139-156.

Nishi Y，Fujimoto S，Sasaki M，2011. Role of mitochondrial phosphate carrier in metabolism-secretion coupling in rat insulinoma cell line INS-1. Biochem J，435（2）：421-430.

Ohtake T，Kobayashi S，Oka M，et al，2013. Lanthanum carbonate delays progression of coronary artery calcification compared with calcium- based phosphate binders in patients on hemodialysis: a pilot study. J Cardiovasc Pharmacol Ther, 18 (5): 439-446.

Oliveira R B, Cancela AL, Graciolli FG, et al, 2010. Early control of PTH and FGF23 in normophosphatemic CKD patients: a new target in CKD-MBD therapy. Clin J Am Soc Nephrol, 5 (2): 286-291.

Padhi D, Harris R, 2009. Clinical pharmacokinetic and pharmacodynamic profile of cinacalcet hydrochloride. Clin Pharmacokinet, 48 (5): 303-311.

Pflanz S, Henderson IS, McElduff N, et al, 1994. Calcium acetate versus calcium carbonate as phosphate-binding agents in chronichemodialysis. Nephrol Dial Transplant, 9 (8): 1121-1124.

Portillo MR, Rodríguez-Ortiz ME, 2017. Secondary hyperparathyroidism: pathogenesis, diagnosis, preventive and therapeutic strategies. Rev Endocr Metab Disord, 18 (1): 79-95.

Raggi P, Chertow GM, Torres PU, et al, 2011. The ADVANCE study: a randomized study to evaluate the effects of cinacalcet plus low-dose vitamin D on vascular calcification in patients on hemodialysis. Nephrol Dial Transplant, 26 (4): 1327-1339.

Raggi P, Kleerekoper M, 2008. Contribution of bone and mineral abnormalities to cardiovascular disease in patients with chronic kidney disease. Clin J Am Soc Nephrol, 3 (3): 836-843.

Riccardi D, Brown EM, 2005. Physiology and pathophysiology of the calcium-sensing receptor in the kidney. Critical Reviews in Clinical Laboratory Sciences, 298 (3): F485-F499.

Rowley S, Patel M, 2013. Mitochondrial involvement and oxidative stress in temporal lobe epilepsy. Free Radic Biol Med, 62 (9): 121-131.

Salam SN, khwaja A, Wilkie ME, 2016. Pharmacological management of secondary hyperparathyroidism in patients with chronic kidney disease. Drugs, 76 (8): 841-852.

Sanai T, Tada H, Ono T, et al, 2015. Phosphate binders and metabolic acidosis in patients undergoing maintenance hemodialysis—sevelamer hydrochloride, calcium carbonate, and bixalomer. Hemodial Int, 19 (1): 54-59.

Schaefer K, Umlauf E, von Herrath D, 1992. Reduced risk of hypercalcemia for hemodialysis patients by administering calcitriol at night. Am J Kidney Dis, 19 (5): 460-464.

Schneider R, Kolios G, Koch BM, et al, 2010. An economic comparison of surgical and medical therapy in patients with secondary hyperparathyroidism—the German perspective. Surgery, 148 (6): 1091-1099.

Seidowsky A, Dupuis E, Drueke T, et al, 2018. Aluminic Intoxication in chronic hemodialysis. A diagnosis rarely evoked nowadays. Clinical case and review of the literature. Nephrol Ther, 14 (1): 35-41.

Seifert ME, de las Fuentes L, Rothstein M, et al, 2013. Effects of phosphate binder therapy on vascular stiffness in early-stage chronic kidney disease. Am J Nephrol, 38 (2): 158-167.

Sherman RA, Ravella S, Kapoian T, 2015. The phosphate content of prescription medication: a new consideration. Ther Innov Regul Sci, 49 (6): 211-215.

Shigcmatsu T, Fukagawa M, Yokoyama K, et al, 2018. Long-term effects of etelcalcetide as intravenous calcimimetic therapy in hemodialysis patients with secondary hyperparathyroidism. Clin Exp Nephrol; 22(2): 426-436.

Shigematsu T, Shimazaki R, Fukagawa M, et al, 2018. Pharmacokinetics of evocalcet in secondary hyperparathyroidism patients receiving hemodialysis: first-in-patient clinical trial in Japan. Clin Pharm, 10: 101-111.

Shigematsu T, Shimazaki R, Fukagawa M, et al, 2019. Evocalcet Study group. Pharmacodynamics of evocalcet for secondary hyperparathyroidism in Japanese hemodialysis patients. Clin Exp Nephrol, 23 (2): 258-267.

Shimada T, Hasegawa H, Yamazaki Y, et al, 2004. FGF-23 is a potent regulator of vitamin D metabolism and phosphate homeostasis. J Bone Miner Res, 19 (3): 429-435.

Shroff R, Wan M, Gullett A, et al, 2012. Ergocalciferol supplementation in children with CKD delays the onset of secondary hyperparathyroidism: a randomized trial. Clin J Am Soc Nephrol, 7 (2): 216-223.

Silver J, Naveh-Many T, 2009. Phosphate and the parathyroid. Kidney Int, 75 (9): 898-905.

St Peter WL, Liu J, Weinhandl E, et al, 2008. A comparison of sevelamer and calcium-based phosphate binders on mortality, hospitalization, and morbidity in hemodialysis: a secondary analysis of the dialysis clinical outcomes revisited (DCOR) randomized trial using claims data. Am J Kidney Dis, 51 (3) : 445-454.

Subramanian R, Zhu X, Hock B, et al, 2017. Pharmacokinetics, biotransformation, and excretion of [^{14}C]etelcalcetide(AMG 416)following a single microtracer intravenous dose in patients with chronic kidney disease on hemodialysis. Clin Pharmacokinet, 56 (2): 179-192.

Subramanian R, Zhu X, Kerr SJ, et al, 2016. Nonclinical pharmacokinetics disposition, and drug-drug interaction potential of a novel D-amino acid peptide agonist of the calcium sensing receptor AMG 416 (etelcalcetide) . Drug Metab Dispos, 44 (8): 1319-1331.

Svar F, Lopot F, Valkovsky I, et al, 2016. Phosphorus removal in low-flux hemodialysis, high-flux hemodialysis, and hemodiafiltration. ASAIO J, 62 (2): 176-181.

Tsuruya K, Shimazaki R, Fukagawa M, et al, 2019 . Evocalcet study group. Clin Exp Nephrol, 23: 739-748.

Waheed AA, Pedraza F, Lenz O, et al, 2013. Phosphate control inend-stage renal disease: barriers and opportunities. Nephrol Dial Transplant, 28 (12): 2961-2968.

Walter S, Baruch A, Dong J, et al, 2013. Pharmacology of AMG 416 (Velcalcetide), a novel peptide agonist of the calcium-sensing receptor, for the treatment of secondary hyperparathyroidism in hemodialysis patients. J Pharmacol Exp Ther, 346 (2): 229-240.

WillsMR, Savory J, 1983. Aluminium poisoning: dialysis encephalopathy, osteomalacia, and anaemia. Lancet, 2 (8340): 29-34.

Wu B, Melhem M, Subramanian R, et al, 2018. Clinical pharmacokinetics and pharmacodynamics of etelcalcetide, a novel calcimimetic for treatment of secondary hyperparathyroidism in patients with chronic kidney disease on hemodialysis. J Clin Pharmacol, 58 (6): 717-726.

Yokoyama K, Shimazaki R, Fukagawa M, et al, 2019. Evocalcet study group. Long-term efficacy and safety of evocalcet in japanese patients with secondary hyperparathyroidism receiving hemodialysis. Sci Rep, 9 (1): 6410.

Zehnder C, Gutzwiller JP, Renggli K, 1999. Hemodiafiltration—a new treatment option for hyperphosphatemia in hemodialysis patients. Clin Nephrol, 52 (3): 152-159.

Zhang C, Wang S, Zhao S, et al, 2017. Effect of lanthanum carbonate on coronary artery calcification and bone mineral density in maintenance hemodialysis patients with diabetes complicated with adynamic bone disease: a prospective pilot study. Medicine (Baltimore), 96 (45): e8664.

Zhang L, Fang W, Li W, et al, 2012. Prevalence of chronic kidney disease in China. Lancet, 379 (9818): 815-822.

Zitt E, Rix M, Ureña Torres P, et al, 2011. Effectiveness of cinacalcet in patients with recurrent/persistent secondary hyperparathyroidism following parathyroidectomy: results of the ECHO study. Nephrol Dial Transplant, 26 (6): 1956-1961.

第七章　甲状旁腺功能亢进的外科治疗

第一节　甲状旁腺外科治疗的历史发展

一、甲状旁腺手术的历史

18 世纪后期，维也纳的 Anton Wolfler 教授首先发现行 Billroth 全甲状旁腺切除术后患者可能会出现抽搐症状，法国病理学家 Gley 也观察到动物在被切除了甲状旁腺后出现抽搐，后来两位意大利学者 Guillio Vassale 和 Francesco Generali 重复了这项工作，明确了全甲状旁腺切除后患者会出现抽搐症状。正是基于这个结果，外科医师知道了在施行甲状腺切除术时要注意保护甲状旁腺。

1905 年 Mecallum 教授发现在甲状旁腺切除术后给患者注射动物的甲状旁腺提取物可以缓解抽搐的症状。1909 年 Mecallum 和巴尔的摩的 Carl Voegtin 阐明了甲状旁腺与血钙的调节相关，他们发现甲状旁腺切除术后的抽搐是由于人体组织中钙离子缺乏产生的。因此，通过注射甲状旁腺提取物或钙剂可以缓解抽搐，进而证明了甲状旁腺切除术后由于低钙血症而引起抽搐。1907 年 Halsted 也报道了使用甲状旁腺提取物治疗甲状腺切除术后的抽搐。后来，Hasted 教授和另一位约翰斯·霍普金斯医学院的医学生 Herbert Evans 一起阐明了甲状旁腺的血液供应，它是由单支的终末动脉供应血运，并证实甲状旁腺是一个无管道的内分泌腺体，甲状旁腺激素被分泌后会快速进入全身血液循环。

1906 年 Jakob Erdheim 在维也纳工作时发现了甲状旁腺与骨病的关系。他在研究中发现切除鼠的甲状旁腺后，鼠不仅出现抽搐的表现，还出现牙齿缺钙的表现。1907 年他首次报道了甲状旁腺增生引起的骨病，如骨软化症和囊性纤维性骨炎。Jakob Erdheim 认为甲状旁腺增生是继发于骨病代偿造成的，这种错误的观念持续了许多年，直到维也纳的内科医师 Freidrich Schlagenhaufer 的发现，他认为甲状旁腺增生是病因，而骨病是继发产生的，所以他提议由外科医师切除增生的甲状旁腺可以治愈骨病。

在密苏里的圣路易斯，Henry Dixon 和他的同事第一次提出了高甲状旁腺激素血症的概念，并描述了它的特点，包括骨病、肌肉乏力、高钙血症、肾结石和高血清钙浓度水平。1963 年 Solomon Berson 和 Rosalyn Yalow 应用免疫测量法发现了甲状旁腺激素，真正认识了甲状旁腺激素和钙代谢的关系，因此 Berson 和 Yalow 分别在 1976 年和 1977 年获得了诺贝尔生理学或医学奖。

早在 19 世纪，许多外科医师错误地认为甲状旁腺增生类似结节性甲状腺肿会出现甲状腺功能减退及克汀病，所以当时认为应该对甲状旁腺增生的患者给予甲状腺提取物治疗。1925 年维也纳的 Felix Mandl 第一次实施了甲状旁腺切除术，摘除了一枚 2.1cm×1.5cm×

1.2cm 的甲状旁腺，该患者既往曾接受过甲状旁腺提取物和甲状旁腺移植术治疗。Mandl 的手术是成功的，同时也改变了当时的错误认识。在 Mandl 实施手术后不到 6 个月，芝加哥的 Lewis EJ 教授实施了美国第一例甲状旁腺切除术。4 个月以后，波士顿的马萨诸塞总医院已开课讲授关于甲状旁腺功能亢进的外科处理。1926 年纽约的 Eugene Dubois 诊断了一位甲状旁腺功能亢进患者，并转到马萨诸塞总医院，经 Joseph Aub、Fuller Albright 和 Benjamin Castleman 医生一起讨论后，1927 年由医院外科主任 Edward Richardson 给患者行两次颈部探查术，但手术不成功。有趣的是，患者坚持要求行纵隔探查术，最后由 Edward Chwrhill 和 Oliver Cope 实施了第七次手术，从纵隔中切除一枚 3cm×3cm×3cm 的腺瘤，手术才获得成功。随后哈佛医院发表了关于甲状旁腺解剖异位性方面的论文。

1931 年伦敦的 James Walton 首次提出在甲状旁腺手术时彻底探查是手术的基础，不仅要探查所有的甲状旁腺，还要探查气管后和纵隔。1936 年 Churchill 和 Cope 发表了一组 30 例甲状旁腺切除术的成果，由 Walton 建立了甲状旁腺手术的原则。Churchill 凭经验发表了著名的评论：甲状旁腺手术的成功取决于术者对甲状旁腺的了解，要知道甲状旁腺的分布及可能隐藏的地方。

1892 年 Eiselsberg 第一次尝试实施甲状旁腺移植术。大约在 Gley 报道后的一年，他给猫做了甲状旁腺自体移植术。他的方法是将一半甲状腺和甲状旁腺移植到动物的直肠筋膜与腹膜。移植后 1 个月动物的抽搐症状就消失了。1907 年 Pfeiffer 和 Mayer 第一次成功实施了甲状旁腺自体移植术。1909 年 Halsted 报道，只要成功移植 1 枚甲状旁腺就能缓解患者抽搐症状。他建议在甲状腺术中要预防甲状旁腺损伤，术后静脉补充葡萄糖酸钙。由于充分了解了甲状旁腺与抽搐的关系，许多外科医师在甲状腺腺叶切除术中尝试甲状旁腺自体移植术。Lahey 在 1926 年首次报道了将人甲状旁腺自体移植在胸锁乳突肌内。

二、继发性甲状旁腺功能亢进的手术史

Stanbury 等在 1960 年报道了甲状旁腺次全切除术（subtotal parathyroidectomy，sPTx）治疗慢性肾衰竭合并甲状旁腺功能亢进，保留最小甲状旁腺的一半，将其他增生的甲状旁腺全部切除，一般切除 3 个半增生的甲状旁腺，有肾移植愿望的 SHPT 患者更愿意接受 sPTx。

1967 年 Ogg 等第一次报道了使用甲状旁腺全切除不加自体移植术（total parathyroidectomy without autotransplantation，tPTx）治疗 SHPT，即将探查发现的全部甲状旁腺及周围脂肪组织一并切除，并未进行移植。

1968 年 Alveryd 首次将甲状旁腺全切除+自体移植术（total parathyroidectomy with autotransplantation，tPTx+AT）正式应用于 SHPT，即切除全部甲状旁腺，同时合并胸腺切除加微量弥漫性增生的甲状旁腺组织自体移植。

2004 年 Milas 首次报道了甲状旁腺近全切除术（near-total parathyroidectomy，n-tPTx）治疗 SHPT，这是一种特殊的 s-PTx 手术方式，原位保留约 2 个正常甲状旁腺大小的、带血管蒂的、增生的甲状旁腺组织（80～100mg）。

2013 年 6 月，日本名古屋富永芳博教授团队行 SHPT 和 THPT 的 PTx 达到 3000 例。

三、我国的外科治疗情况

我国最早由北京协和医院于 1958 年开展 PHPT 的外科 sPTx，20 世纪 80 年代，我国首先开展经股静脉插管检测甲状旁腺激素来对甲状旁腺腺瘤进行定位诊断，处理的原发性甲旁亢手术达 200 多例，为亚洲之冠。

1997 年，日本富永芳博教授帮助南京医科大学附属第一医院王笑云团队在我国率先开展尿毒症患者 SHPT 的 PTx。随后王笑云团队成为我国尿毒症 SHPT-PTx 实践经验最丰富的中心。

2000 年中日友好医院率先在我国开展超声介入下甲状旁腺经皮无水酒精注射治疗（percutaneous ethanol injection therapy，PEIT）；2001 年，中日友好医院在北京协和医院朱预教授团队帮助下成功进行了 2 例尿毒症患者 sPTx，以后逐渐由肾内科、普外科、超声科、头颈外科、麻醉科等组成 MDT，针对我国尿毒症患者众多、SHPT 严重等情况推广 SHPT 和 THPT 的 PTx 治疗，成为中国北方最大甲状旁腺功能亢进手术中心，截至 2021 年 4 月中日友好医院达到 2000 例 PTx 手术。不过，自 2020 年开始中日友好院的 PTx 数量和全国其他医院一样都有明显下降（图 7-1-1），手术量下降近 50%，考虑与国产西那卡塞大幅度降价及指南的推广促进了基层透析室 SHPT 逐渐规范化治疗等因素有关。

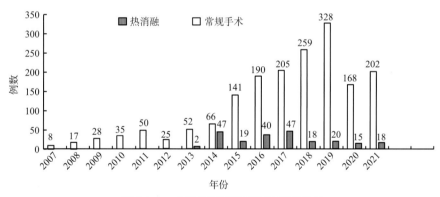

图 7-1-1　中日友好医院 SHPT 的手术量

第二节　甲状旁腺手术指征及流程

一、原发性甲状旁腺功能亢进症

原发性甲状旁腺功能亢进症（primary hyperparathyroidism，PHPT）简称原发甲旁亢，系甲状旁腺组织原发病变致 PTH 分泌过多而导致的一组临床综合征，包括高钙血症、肾钙重吸收和尿磷排泄增加、肾结石、肾钙质沉着症和以骨皮质为主的骨吸收增加等。病理以单个甲状旁腺腺瘤最常见，少数为甲状旁腺增生或甲状旁腺癌。

PHPT 是一种相对常见的内分泌疾病，我国尚缺乏关于 PHPT 发病率或患病率的数据。

根据国外报道，其患病率高达 1/（500～1000）。女性多见，男女比约为 1∶3，大多数患者为绝经后女性，发病多在绝经后前 10 年，但也可发生于任何年龄。儿童期发病少见，如该年龄段发病应考虑遗传性内分泌病的可能。

定点的甲状旁腺切除术（PTx）是目前公认的能够治愈 PHPT 的唯一手段。对于有经验的外科医生来说 PTx 十分安全，效价比很高。手术的并发症、手术费用和住院时长都与术者的经验密切相关，所以建议经验丰富的外科医生来完成手术。PTx 可以完整切除病灶，实现 PHPT 的生化治愈。尤其目前术前影像学定位手段的完善和术中辅助手段(如术中 PTH 监测技术) 的应用使得外科医生不必在全身麻醉下行大范围的甲状旁腺探查术，而将手术野局限在影像学定位所识别的单腺体病灶上，这显著缩短了手术时间，减少了手术创伤和手术并发症。

多个随访时间超过 10 年的研究表明，1/4～1/3 的 PHPT 患者在随访期间出现疾病进展（血钙升高大于正常上限 0.25mmol/L，骨密度下降或出现新发骨折，肾功能减退，新发肾结石等）；多数无症状 PHPT 患者可能疾病长期无进展（血钙无进一步升高，骨密度无进一步下降），但也无改善。而接受 PTx 的患者，无论有无症状，均可使生化指标转为正常，骨密度增加，新发肾结石的风险下降。

1. 目前公认的手术指征　（《原发性甲状旁腺功能亢进症诊疗指南》，中华医学会骨质疏松和骨矿盐疾病分会及中华医学会内分泌分会代谢性骨病学组，2014 年）

（1）有症状的 PHPT 的患者。

（2）无症状的 PHPT 的患者合并以下任一情况：

1）高钙血症：血钙高于正常上限 0.25mmol/L。

2）肾脏损害：肌酐清除率低于 60ml/min。

3）任何部位骨密度值低于峰值骨量 2.5 个标准差（ T 值<–2.5）和（或）出现脆性骨折。

4）年龄小于 50 岁；患者不能接受常规随访。

注：①对于不能接受随访或没有条件随诊的患者，强烈建议行 PTx；②有些专家提出当尿钙排泄量大于 10mmol/d（400mg/d）时进行手术的建议，但支持证据有限，未获共识。

2. PHPT 患者手术之后的获益　对于经验丰富的外科医生，手术的治愈率可以高达 95%。并发症的发生率极低。利用 1995～2014 年的一个电子健康数据库进行的一项回顾性的队列分析表明，共纳入 7169 例 PHPT 患者，其中 5802 例（81%）为观察组（未行 PTx），1228 例（17%）为 PTx 成功组，137 例（2%）为 PTx 失败组（术后 6 个月仍有高血钙者），PTx 成功组患者任何部位骨折风险降低 32%，髋部骨折风险降低 57%，而观察组和 PTx 失败组患者的骨折风险相似，两组骨密度的改变也类似。PTx 后，椎体骨密度可以增加 15%。甲状旁腺切除术后的骨改变结局数据主要基于一些观察性研究（受一些干扰因素影响），这些文献缺乏 RCT 研究。术前约 10% 的患者有肾结石，因为已经损伤的尿道上皮为结石的形成提供了场所，手术之后，结石复发的风险不能完全避免，但是新发肾结石的发生率显著下降。有少量的 RCT 研究证明行 PTx 后患者的一些非特异性症状（如神经精神症状、肌无力、食管反流、纤维肌痛、睡眠异常等）得到改善。总体来讲，目前认为 PTx 是唯一能让该病获得治愈的治疗手段。手术创伤小、手术风险低是一种值得推荐的治疗策略。长期的随访和检查的成本最终可能已超过手术的费用，并且许多患者在 5～10 年后失访。

3. PTx 开展的现状　对于有症状的患者，手术治疗有绝对的适应证。即使对于无症状性 PHPT 患者，无论是否符合指南规定的手术指征，手术后都可以使患者获益（骨折风险下降）。现实是，即使在诊断率相对较高的美国，人们对 PHPT 手术的价值仍认识不足。近期一项针对美国退伍军人健康的全国性调查发现，对于有症状和无症状达到手术标准的 PHPT 患者接受手术的比例分别为 23% 和 26%。

美国加利福尼亚大学洛杉矶分校（UCLA）调查了 617 例有手术指征的 PHPT 患者，仅有 30.8% 的患者接受了 PTx。患者符合手术指征的条件越多，接受 PTx 的可能性越大，但其中肾结石和骨质疏松与患者是否接受手术无关。而有助于患者接受手术的因素分别为男性、较高的 PTH 水平、内分泌学家的评估；不利于患者接受手术的因素有黑种人、缺乏 24h 尿钙测定结果、Charlson Commorbidity 评分≥2 分和患者年龄>80 岁。这提示目前 PHPT 的治疗即使在美国也是不充分的。对达到手术指征的患者进行亚组分析，治疗率仅为 17%。

对于生化诊断明确有手术指征但影像学检查阴性的患者，是否主张行甲状旁腺探查术？这是一个颇具争议的话题。一部分内分泌医生认为影像定位阴性不等于术中找不到病灶。综合以往的研究，影像定位阴性者中 97.5% 的患者在术中顺利找到了病灶，只是略低于术前定位阳性者（99.1%）。相反，即使是影像检查阳性者，仍有 0.9% 的假阳性率。影像学检查假阴性常见于病灶小、重量轻、多发腺瘤及甲状旁腺增生。多数外科医生认为，对于影像学检查阴性且具备手术指征的患者，建议到有条件的中心，进一步完善影像学检查（包括尝试新的定位手段），这样可以减少盲目手术的风险，避免医患纠纷。

4. PHPT 患者的术前管理

（1）尽管 PHPT 患者术前可能存在高钙血症，但仍不建议患者过度限制膳食中钙的摄入，建议成人患者术前每天摄入 1000～1200mg 的元素钙。同时建议术前补充维生素 D。术前维生素 D 缺乏越严重，术后低血钙越严重。对于维生素 D 缺乏的患者，建议将维生素 D 水平补充至 20ng/ml，甚至 30ng/ml 以上。

（2）声音评估：迷走神经和喉返神经功能评估（对于有手术史的患者）。

（3）评估甲状腺疾病：因为患者有可能同时合并甲状腺癌，亦需要手术治疗。如果甲状旁腺切除术后因甲状腺疾病需再次手术，将增加手术并发症的风险。最近一项前瞻性多中心的研究发现，在需要行 PTx 的患者术前行甲状腺超声检查，57% 的患者有甲状腺结节，其中 56% 行甲状腺细针穿刺检查，17% 的患者同时做了甲状腺切除术，最终这一队列患者的 6% 为甲状腺癌。美国的一项回顾性研究提示，甲状旁腺手术前没有评估甲状腺的患者有 30% 需要再行甲状腺手术，而经过术前甲状腺超声检查并有 20% 患者随后行甲状腺细针穿刺检查后，需行二次手术的患者比例降为 6%。

（4）对于可能为多发性内分泌瘤病（MEN）的病例，术前至少应进行肾上腺的评估。如果存在嗜铬细胞瘤，应首先切除嗜铬细胞瘤再行甲状旁腺手术。

（5）高血钙危象的处理

1）高血钙危象的定义：一般血钙水平<3.0mmol/L 时，不需要特殊处理。当血钙为 3.0～3.5mmol/L 时，如果不是短期内出现的高钙血症，也不一定需要紧急处理。当血钙水平超过 3.5～4.0mmol/L 时，患者可能出现严重的神经精神障碍，如谵妄、昏迷或严重的心律失

常甚至猝死，需要紧急降血钙治疗，称为高血钙危象。一项研究分析了 1754 例 PHPT 中发生高血钙危象的 67 例患者的病例特征，发现 3 例（4.5%）为甲状旁腺癌，57 例（85.1%）为单个甲状旁腺腺瘤，7 例（10.4%）为多腺体增生。

2）高血钙危象的治疗

A. 补液：血钙升高会产生渗透性利尿，机体处于脱水状态，可以发生肾前性肾功能不全。一般主张补充大量的生理盐水，静脉补充生理盐水的量为 200～300ml/h，使尿量保持在 100～250ml/h 来稀释血钙并促进钙自尿中排出。一般仅当患者存在慢性心功能不全或慢性肾功能不全时需要加用大剂量袢利尿剂，呋塞米的剂量一般为 80～100mg/（1～2）h，需要注意维持电解质平衡。

B. 降钙素：无论是 PHPT 还是肿瘤性高钙血症发生时，骨转换都升高。降钙素主要通过抑制破骨细胞活性来减少骨钙的动员，达到较快降低血钙的效果。一般给予 4～8U/（kg·d）静脉或皮下注射，可每日注射 2～4 次。降钙素也适合于肝肾功能异常的患者，对降钙素及其制剂过敏者应慎用。一般注射半小时起效，但应用 2～3 周会因作用逸脱而失效。

C. 双膦酸盐：可以更强效抑制破骨细胞活性，降血钙作用更强，但起效较慢，一般应用后 2～4 天起效，作用维持时间因引发高钙血症的原因不同而异。对于高血钙危象的治疗不主张应用口服剂型。常用药物包括唑来膦酸钠、帕米膦酸二钠、伊班膦酸钠等。对于肿瘤性高钙血症的治疗，首选唑来膦酸钠，因其对破骨细胞抑制作用更强，可使血钙维持正常的时间更长。唑来膦酸钠应用起来也相对简单（4mg 静脉滴注，时间不短于 15min），eGFR ＜35ml/（min·1.73m²）为双膦酸盐应用的禁忌。

D. 糖皮质激素：对于外源性维生素 D 中毒或结节病、淋巴瘤等导致内源性骨化三醇水平升高造成的高钙血症应用糖皮质激素有效。一般可口服泼尼松 20～40mg/d。

E. 地舒单抗：是一种针对核因子-κB 受体活化因子配体（receptor activator of nuclear factor kappa-B ligand，RANKL）的单克隆抗体，RANKL 是一种破骨细胞分化因子。它可以抑制破骨细胞形成，减少骨吸收。一般在患者存在双膦酸盐禁忌或应用双膦酸盐亦不能有效降低血钙时应用，适合于慢性肾功能不全的患者。目前对于恶性肿瘤骨转移所致的高钙血症，该药的应用越来越多。对于甲状旁腺癌术后复发的顽固性高钙血症也是一个较好的选择。地舒单抗治疗高钙血症的剂量和频率需要根据患者的病情进一步摸索。

F. 拟钙剂：是钙敏感受体的拟似物，可抑制 PTH 分泌，降低血钙。其代表药物是西那卡塞，该药更适用于慢性肾衰竭继发甲状旁腺功能亢进患者合并高血钙的治疗。

5. 术式选择　常用甲状旁腺切除术，MEN-1 型的 PHPT 常为多发病灶，即使术中 PTH 显著下降，仍有复发风险，术前定位即使为腺瘤，仍需要探查所有甲状旁腺。对于 MEN-1 型患者，常行 sPTx，可以切除 3.5 枚甲状旁腺腺体，对于 MEN-2A 型患者，仅切除增大的甲状旁腺。对于考虑甲状旁腺癌的患者，应行甲状旁腺肿瘤连带同侧甲状腺腺叶包括峡部整块切除的根治术。

6. 术中 PTH 监测（intraoperative PTH monitoring，IPM）　在即将切除最后一处病灶之前采取外周血检测值作为术前 PTH 值，切除后 5min、10min、15min 时分别采取外周血测定 PTH 值，若切除最后一个病灶后 10min 内血 PTH 已下降大于 50%，提示病灶已完全清除干净。一项回顾性研究认为，如果切除病灶后 5min 时，PTH 值下降不到 35% 应考虑行进一步的甲状旁腺探查术。该检查尤其适用于颈部切口较小、微创切除甲状旁腺的患者。对于怀疑有多个病灶，术前定位却仅发现 1 个病灶的患者也有助于指导进一步探查。如果不进行术中 PTH 监测，则可能会漏掉多腺体病变。因此，影像学检查结果能指引术者从哪里开始手术，术中 PTH 监测即可指导术者何时结束手术。对于术前已经明确诊断为 MEN-1 型的 PHPT 患者，即使术中 PTH 下降，也容易在术后几个月内复发，所以不能用术中 PTH 下降来确定病灶是否切除干净，应常规行全面的甲状旁腺探查术，尽量切除所有病灶。一项研究总结了 PHPT 患者行传统双侧甲状旁腺探查术（396 例，无术中 PTH 监测）和 PTH 监测引导下行有限甲状旁腺切除术（494 例）在术后随诊至少 1.5 年的各项指标。前者在术后 6 个月的手术失败率显著高于后者[20/335（6%）vs. 11/338（3%），$P=0.04$]，两组在术后的复发率大致相当（至少随诊 1.5 年）。考虑到术中 PTH 监测具有微创、手术时间短的优点，有专家建议 IPM 指导下的手术应该成为 PTx 手术的标准方式。

二、继发性甲状旁腺功能亢进症

多数慢性肾功能不全患者将发生 SHPT，其发病率约 67%。在过去的 20 年，SHPT 的内科治疗方法层出不穷，目前在日本大多数 SHPT 患者可以通过药物控制，仅有 5%～10% 的患者需要进行 PTx。当然，透析龄是影响 SHPT 患者是否需要行甲状旁腺切除的主要因素，透析龄超过 10 年的患者，对手术干预的需求是透析龄小于 5 年患者的 10 倍多。日本资料显示，透析 10 年以上的患者有 15% 已接受手术治疗，透析 20 年以上的患者有 30% 已接受手术治疗。我国患者 SHPT 的情况应该比日本的情况严重，但目前还没有权威机构的相关数据。肾移植术后再次出现甲状旁腺功能亢进（三发性甲状旁腺功能亢进）的发生率为 6%～7%，这些患者绝大多数也需要进行外科手术干预。

Schneider 和 Bartsch 的研究发现难治性 SHPT 即使经过数月或几年昂贵药物治疗后，约 32% 的患者最终还是选择甲状旁腺切除术。国外数据显示，如西那卡塞等拟钙剂类药物的花费，根据剂量不同，一般花费在 240～1300 欧元/月。相比之下，甲状旁腺切除手术的花费是一次性，约 4000 欧元，而且甲状旁腺切除手术是一种有确定疗效的治疗方法。

日本富永芳博团队对 3000 例 PTx 的多变量研究进行分析显示，年轻、女性、白种人、非糖尿病、长期血液透析、静脉使用维生素 D 受体激动剂（VDRA）、过早肾移植及其他合并基础疾病的患者预示着更需要进行 PTx。手术患者男性与女性的比例几乎是相等的，行 PTx 的患者年龄大多在 60～70 岁，平均年龄并未随时间的推移而发生变化。目前，需要行 PTx 的患者相对年轻，年龄大于 80 岁的患者不建议行 PTx。然而，如果患者症状比较严重，行 PTx 也许能减缓症状，在无全身麻醉高危手术风险时，也应行 PTx。在过去的几年中，高龄血液透析患者（年龄＞80 岁）增加，然而这些患者的 SHPT 通常不是进展性的。

日本于 1980～2000 年，从开始血液透析到行 PTx 的平均时间约为 12 年（图 7-2-1），这就意味着即使给予充分的药物治疗，发展为晚期 SHPT 需要行 PTx 的时间约为 12 年。

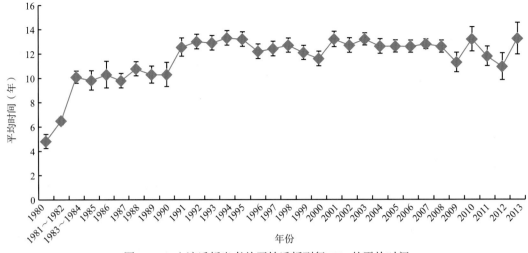

图 7-2-1　血液透析患者从开始透析到行 PTx 的平均时间

目前在日本，糖尿病肾病已经成为终末期肾病的主要原因，据报道，糖尿病患者中，SHPT 是非进展性的，通常不需行 PTx。有研究显示，糖尿病肾病患者需要行 PTx 的患者在 20 世纪 80 年代约占 1%，2000 年约占 9%，由于糖尿病肾病患者的生存率提高，因此患者的数量增加。年轻、长期血液透析、非糖尿病和女性是 SHPT 进展的高危因素；相反，老年、短期血液透析、糖尿病和男性为保护性因素。至少在日本，这类患者急剧增加，可能导致需要行 PTx 的患者逐渐减少。

日本血液透析的患者逐年增加，2015 年时超过了 300 000 人次，图 7-2-2 展示了每年名古屋第二红十字会医院因 SHPT 接受 PTx 治疗的患者数量（注：这家医院是日本最大的透析患者 PTx 医院），直到 2007 年数量进行性增加。血液透析患者的数量与接受 PTx 治疗的患者数量之间有相关性。日本肾移植的机会较其他国家更低。与美国和欧洲国家相比，

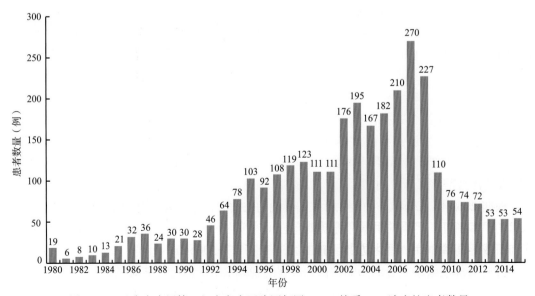

图 7-2-2　日本名古屋第二红十字会医院历年因 SHPT 接受 PTx 治疗的患者数量

日本血液透析患者数量更多，因为血液透析必须长期进行，所以日本血液透析患者的数量正在增加，SHPT 相对普遍。JSDT 报道，在日本血液透析超过 10 年的患者中已接受 PTx治疗的患者约占 10%，血液透析超过 20 年的患者中已接受 PTx 治疗的患者约占 30%。

全球透析预后与实践模式研究（DOPPS）对 1990～2001 年血液透析治疗的状态及质量进行了评估。根据随访结果，每个国家行 PTx 治疗的基线率和每年每 100 名患者中行 PTx治疗的患者数量如下：法国 14.3%，1.8；德国 6%，1；意大利 5%，0.9；日本 4.1%，0.6；西班牙 5.7%，1.5；英国 9.2%，1.5；美国 4%，0.5。与欧洲其他国家相比日本行 PTx 的频率较低。日本甲状旁腺外科医生协会（PSSJ）评估了日本 PTx 的状态及每年行 PTx 治疗的治疗率，直到 2007 年每年行甲状旁腺切除术的数量增加，从 2008 开始，这一数量急剧减少。2008 年，西那卡塞开始用于临床，导致行 PTx 的数量明显减少。

2014 年，DOPPS 亦报道了 SHPT 行 PTx 治疗的频率，日本比欧洲及北美洲国家低，造成这一差异的原因可能是 SHPT 早期使用西那卡塞。据报道，在美国和德国，SHPT 行PTx 治疗的数量逐渐增加。根据 PSSJ 的评估，日本 SHPT 行 PTx 治疗的数量再次开始增加。

1. SHPT 手术指征　　目前，对于 SHPT 患者行 PTx 的手术指征尚没有足够的循证医学证据。目前，药物治疗成为新趋势。VDRA、拟钙剂及非含钙磷结合剂已被证明可抑制 PTH分泌和骨转化。有时药物治疗可引起持续性高钙血症和（或）高磷血症，进而可能引起心血管并发症、存活率减低。手术指征受每个国家和地区指南的影响，所有指南均建议对药物治疗抵抗的严重的 SHPT 应行手术治疗。PTx 可降低心血管并发症的死亡率。

不同地区的手术指征不同，如美国肾脏病基金会的 K/DOQI 指南建议，当 SHPT 患者存在持续性血清 iPTH＞800pg/ml，药物治疗难以控制高钙血症或高磷血症时应行手术治疗；欧洲指南建议肾性骨营养不良患者的 PTH＞50pmol/L，且经 2 个月药物治疗后下降＜50%或持续存在临床症状，影像学检查发现甲状旁腺增大且直径＞1cm 应行手术治疗。JSDT2006 年、2012 年提出了 SHPT 药物及手术治疗的指南，指南建议药物难治性的、严重的SHPT，如果患者存在药物难以纠正的高钙和（或）高磷血症，即使 PTH＜500pg/ml，也应考虑行 PTx。指南定义严重的 SHPT 为血清 PTH 水平升高，但其水平受血钙的调节，受VDRA 和（或）拟钙剂的影响。增大的甲状旁腺腺体的大小可预测药物治疗的效果。

对于 CKD 患者，甲状旁腺初始为弥漫性、多囊性增生，然后腺体转变为结节性增生，出现数个结节，结节内的甲状旁腺细胞呈单克隆性增殖，生长潜能很高。此外，由甲状旁腺细胞组成的结节，其表达的 VDR 和 CaSR 显著消失。甲状旁腺进展为结节性增生时，SHPT患者对药物治疗抵抗。临床上，所有晚期 SHPT 透析患者均对马沙骨化醇抵抗，行 PTx 的患者至少有一个结节增生性腺体或单个结节腺体。增大的甲状旁腺腺体、可能的结节增生SHPT 患者使用西那卡塞的疗效具有争议性。

根据 2003 年 K/DOQI 中慢性肾脏病骨代谢疾病的临床指南，慢性肾脏病行甲状旁腺切除术的手术指征：严重的甲状旁腺功能亢进（持续血清 iPTH＞800pg/ml），难治性高钙血症和（或）高磷血症；钙化防御且 PTH 水平升高（＞500pg/ml）。

目前，各个国家或者临床中心针对不同的 SHPT 患者的手术指征如下。

（1）中国 CKD-MBD 指南的 SHPT 甲状旁腺切除手术指征：CKD G3a～G5D 期合并药物治疗无效的严重 SHPT 患者，建议行甲状旁腺切除术（2B）。

当出现下列情况时，建议行甲状旁腺切除术（未分级）：

1）iPTH 持续＞800pg/ml（正常值 16～62pg/ml）。

2）药物治疗无效的持续高钙和（或）高磷血症。

3）具备至少 1 枚甲状旁腺增大的影像学证据，如高频彩超显示甲状旁腺增大，直径＞1cm 并且有丰富的血流。

4）以往对活性维生素 D 及其类似物药物治疗抵抗。

注：严重 SHPT 定义为血清 iPTH 持续＞800pg/ml。

（2）欧洲内分泌外科专家共识的手术指征

1）CKD G3～G5 期[中、重度肾衰竭，需要透析，GFR＜60ml/（min·1.73m^2）]。

2）药物不能控制的严重 SHPT。

3）存在高钙血症，影像学和组织学证实严重骨病，严重的高磷血症，iPTH＞800pg/ml。

4）血管或软组织钙化。

5）超声可见直径＞1cm、有结节增生样改变的增大甲状旁腺。

（3）2016 年日本透析医学会（JSDT）指南的手术指征：JSDT 指南建议 PTx 的阈值：当使用生物全段 PTH（wPTH）测定时，wPTH＞300pg/ml。如果高磷血症或高钙血症难以通过药物治疗，即使在较低的 PTH 水平下也应考虑 PTx。

除了上述适应证外，以下情况也应考虑 PTx：

1）有严重继发性甲状旁腺功能亢进的症状。

2）骨转换的血清标志物（如 ALP）明显增加。

3）影像学检查表现出骨病的征象（如胡椒盐样颅骨、橄榄球套样脊柱、趾骨骨膜下骨吸收）。

4）进行性异位钙化加重（血管钙化、心脏瓣膜钙化和肿瘤性钙化）。

一些研究表明，接受 PTx 治疗严重继发性甲状旁腺功能亢进的患者，血管钙化可进行性减轻，异位钙化消失，贫血改善，高血压和心脏功能改善，临床症状明显改善。

PTx 和西那卡塞治疗的适应证明显重叠，鉴于缺乏比较这两种治疗方法优劣的证据，我们建议根据患者的意愿和一般情况，个体化选择治疗决策，对于西那卡塞疗效差及因不良反应而停止治疗的患者应考虑进行 PTx 治疗。

在日本，PTx 会导致患者周围组织粘连，导致复发的继发性甲状旁腺功能亢进症患者再次手术过程困难，因此，一些外科医生也将甲状旁腺全切除术作为首选。由于没有自体移植的 tPTx 可能导致 PTH 水平极低，因此其对患者的长期影响尚不清楚。tPTx 加自体移植是目前日本的标准治疗方法。然而，值得注意的是，自体移植对患者长期影响尚未得到充分的研究，因此最佳手术方法仍存在争议。但无论如何，PTx 手术应该由熟练的外科医生操作。

（4）中国医师协会外科医师分会甲状腺外科医师委员会，中国研究型医院学会甲状腺疾病专业委员会，《慢性肾脏病继发甲状旁腺功能亢进外科临床实践中国专家共识（2021版）》的手术指征。

1）临床表现包括严重的骨痛、骨质疏松、肌痛、皮肤瘙痒等严重影响生活质量的症状。

2）对钙敏感受体激动剂、维生素 D 及其类似物等药物抵抗，内科治疗无效的高钙血症或高磷血症。

3）持续性 iPTH>800pg/ml（参考值为 15～65pg/ml）。

4）超声检查提示至少 1 枚甲状旁腺增大且直径>1cm 或最大体积>500mm^3 或 ^{99m}Tc-MIBI 显示高密度影。

5）甲状旁腺热消融、无水酒精注射等治疗无效。

（5）中日友好医院手术指征：慢性肾脏病和（或）肾衰竭合并难治性 SHPT，iPTH 升高（>800pg/ml）伴严重高钙和（或）高磷血症；SHPT 药物难以控制的骨痛、皮肤瘙痒等症状；超声或其他影像学资料检查提示至少 1 个甲状旁腺增大并且直径>1cm。

甲状旁腺切除术的手术禁忌证如下：

1）严重骨骼畸形无法显露颈部术区者。

2）合并严重心、肺、脑功能障碍，肿瘤等全身性疾病不能耐受麻醉者。

3）严重凝血功能障碍。

4）未能控制的严重高血压。

5）各类感染急性期。

对于 SHPT 合并钙化防御患者，甲状旁腺切除术的效果有争议，多数专家建议在病变早期，没有大面积溃疡和感染之前，甲状旁腺切除+自体移植术是最好的选择。也有学者认为甲状旁腺切除后对患者的生存没有统计学意义。

肾移植后持续甲状旁腺功能亢进患者如存在以下情况时也需要行 PTx：高于正常人水平的 PTH，合并持续性或进行性高钙血症、进行性骨痛、肾结石、异位钙化，并且有甲状旁腺增大的影像学证据。

2. SHPT 术前定位　冨永芳博教授团队认为与甲状旁腺手术技术相比，术前定位诊断并不重要。对于技术熟练的外科医生，在无定位研究帮助下，通过颈部两侧探查，约95% 的 SHPT 患者可以成功完成 4 个甲状旁腺切除。最近，集中探查技术已经被广泛应用，对于由单个腺瘤引起的 PHPT 术前影像学诊断十分必要。此外，术前影像学诊断可发现遗漏的腺体，对无足够甲状旁腺手术经验的医生来说帮助很大。

术前影像学诊断对疾病定位和 PHPT 的诊断十分重要，特别是轻度 PHPT、血钙正常的 PHPT 或家族性低尿钙高钙血症（FHH）。此外，超声评估甲状旁腺大小有助于判断是否需要手术。

对于多发性内分泌腺病（包括 SHPT）患者，一些专业的甲状旁腺手术医生并不要求术前影像学检查，但建议术前常规行影像学检查以明确甲状旁腺的位置。探查增生的甲状旁腺结节及增大的甲状旁腺有以下几种方式：超声、CT、核素显像、MRI、PET 等。超声应用最为广泛，超声下可见甲状旁腺为低回声团块，超声检查的优点及缺点见表 7-2-1。

表 7-2-1　超声检查的优点和缺点

项目	内容
优点	经济，无辐射，非侵入性，易于发现甲状旁腺旁边的甲状腺结节，可引导细针穿刺检查
缺点	操作主观性，遗漏胸骨下甲状旁腺，很难鉴别气管后、食管后及深部位置

有时，鉴别甲状腺结节及甲状腺内的甲状旁腺结节很困难，此时，细针抽吸活检、测定血清 PTH 值有助于鉴别。最近回顾性分析显示，敏感度为 15%～96%，阳性率为 50%～100%。MIBI-核素显像已被广泛接受，其可发现位于颈深部和纵隔内的甲状旁腺。

四维 CT 和 SPECT/CT 最近亦可用于甲状旁腺的检查，而且敏感性增高，三维 CT 有助于寻找甲状旁腺的供血动脉，发现更小的甲状旁腺。

MRI 用于寻找前臂肌中自体移植增大的甲状旁腺。最近发现 SPECT/CT 可用于发现异位增大的单个腺体。

甲状旁腺动脉造影配合测定静脉 PTH 可用于 PTH 分泌过多引起的甲状旁腺功能亢进而不能确诊的患者。

3. SHPT 手术方式 SHPT 是由甲状旁腺细胞受刺激引起的典型的多发性内分泌疾病，即使行 PTx 后仍容易存在，因此为避免 SHPT 复发和持续存在，所有的甲状旁腺包括额外的腺体均应被确定和移除。PTx 后，应给予充分的药物治疗，避免 SHPT 复发。

PTx 有以下几种术式：甲状旁腺次全切除术（sPTx）、甲状旁腺全切除术（tPTx）、甲状旁腺全切除+自体移植术（tPTx+AT）都被广泛接受。多数专家主张常规行胸腺切除术也是十分必要的。

PTx 各种术式的优点和缺点见表 7-2-2。Rothmund 等进行了 sPTx 与 tPTx+AT 比较的随机对照研究，发现两种手术方案在疗效与复发率方面无统计学差异。因此，SHPT 术式的选择多取决于手术者的偏爱。笔者认为，tPTx+AT 适用于预计生存时间较长的患者。初始，笔者所在科室行 sPTx 的 19 例严重 SHPT 患者中，5 年内 25% 左右的患者因 SHPT 复发需再次行手术治疗，再次手术有发生喉返神经损伤等并发症的风险。

表 7-2-2　PTx 各种术式的优点和缺点

手术方式	优点	缺点
甲状旁腺次全切除术（sPTx）	可保留部分甲状旁腺组织	保留适当的甲状旁腺组织困难
	手术过程相对简单	甲状旁腺腺瘤病风险大
		术后复发时再次手术风险大
甲状旁腺全切除术（tPTx）	手术过程相对简单	甲状旁腺功能减退症发生率高
	复发风险低	常需大量补钙
		可能导致异位钙化和心血管病并发症
甲状旁腺全切除+自体移植术（tPTx+AT）	可保留部分甲状旁腺组织	甲状旁腺切除后甲状旁腺功能立即减低，需大量补钙
	复发时手术操作相对简单	甲状旁腺细胞有散播到移植处肌肉组织的风险

目前，日本富永芳博团队已用甲状旁腺全切除术+自体移植术替代甲状旁腺次全切除术，甲状旁腺次全切除术可能适用于肾移植患者或 THPT 患者。

在确认甲状旁腺腺体后，剩余甲状旁腺的大小应根据具体情况而定。对于甲状旁腺次全切除术，透析患者应留下腺体的体积与一个正常甲状旁腺相同，成功肾移植患者应留下腺体的体积与 4 个正常甲状旁腺相同。

单纯行甲状旁腺切除术而不行自体移植术是否可行，仍未定论。这种术式的优点是治疗简单、复发风险低，缺点是有甲状旁腺功能减退的风险，需要大量补钙时可引起异位钙化，心血管并发症、死亡率增加。由于肾移植后甲状旁腺功能减退和不易控制的低钙血症风险，一些指南包括 K/DOQI 和 JSDT 建议准备肾移植的 SHPT 患者不应行甲状旁腺全切除术。

最近有 2 篇关于甲状旁腺全切除术优于甲状旁腺全切除术+自体移植术的文章发表。这些研究中，没有切除胸腺舌部，平均 PTH 水平在 60pg/ml 左右。甲状旁腺切除术时必须解决两个问题，一是切除胸腺，SHPT 患者和 I 型多发性内分泌瘤病患者中少于或超过正常数量的甲状旁腺常位于胸腺中，因此切除胸腺舌部十分必要；二是甲状旁腺切除术后尽量保持 PTH 在正常范围。

甲状旁腺自体移植时有许多因素需要考虑，包括时间、位置、数量及增生的类型。延迟自体移植意味着确认甲状旁腺功能减退症后，需冷冻保存自体移植的甲状旁腺组织。由于自体移植冷冻保存的甲状旁腺组织可能结构比较复杂、成本效益低，因此，延迟自体移植尚未被接受，特别是非首次行甲状旁腺切除术时。

甲状旁腺可移植的部位有好几处。Wells 提出的最初始的方法是植入肱桡肌，从肘前静脉抽血测定 PTH 水平可评估自体移植甲状旁腺的功能。

一些外科医生将甲状旁腺组织自体移植入胸锁乳突肌、腹肌或前臂和腹部皮下脂肪中，植入胸骨前组织亦可选择。对于移植物引起的复发，从前臂皮下脂肪移除自体移植组织比从肌肉中移除自体移植组织更容易。然而，将甲状旁腺组织自体移植入皮下组织可发生甲状旁腺功能减退。尚无前瞻性随机对照研究为自体移植的最佳位置提供证据。

自体移植的甲状旁腺组织的选择十分重要。Neyer 等评估了一种选择自体移植甲状旁腺组织的方法，术中用在显微镜下选择低增殖潜能的甲状旁腺组织可降低 HPT 的复发率。笔者先前报道，移植结节性增生的甲状腺组织组与移植弥漫性增生的甲状旁腺组织组相比，结节性增生的移植物复发率更高。通过对 SHPT 甲状旁腺细胞的研究，评估适合移植的甲状旁腺组织亦有进展。

自体移植的甲状旁腺组织的数量是另一个问题。Wells 在他的文章中提出，对于 MEN1-1 型的患者应自体移植 10～15 片 1mm×1mm×3mm 的甲状旁腺组织。对于慢性肾脏病患者，因为最佳的 PTH 水平可能更高，所以笔者移植 30 片相当于 90mg 的甲状旁腺组织。

4. SHPT 手术麻醉　SHPT 手术时的麻醉方式可选择应用局部麻醉、颈丛麻醉或全身麻醉（详见甲状旁腺手术麻醉部分）。

5. SHPT 手术流程

（1）中日友好医院手术流程

1）入选标准（肾内科-张凌专病门诊）

·慢性肾脏病继发性甲状旁腺功能亢进，合并严重的临床症状，如骨关节痛、肌无力、皮肤瘙痒及尿毒症小动脉病等，也可以无症状。

·血清 iPTH 持续大于 800pg/ml（持续指 2 次以上检验结果）。

·持续性非医源性高钙血症和（或）高磷血症（透析前取血）。

·活性维生素 D 及类似物/西那卡塞药物治疗无效。

·彩超检查：甲状旁腺增大，至少 1 枚腺体直径大于 1cm 或体积大于 $0.5cm^3$，并有丰富的血流供应。

· 心、肺功能，血常规、肝功能及凝血指标基本正常。

· 交代甲状旁腺切除术风险，取得知情同意。

2）术前检查（门诊当天完成）

· 采集病史，明确是否曾有 PTx 手术史。

· 行血常规（包括血型）和凝血全套检查。

· 血生化检测：肝、肾功能和电解质、血脂，碱性磷酸酶，iPTH；甲状腺功能、TPO、TG；心肌梗死三项；骨质疏松血清标志物 PINP 等，$25(OH)D_3$。

· 病毒学检测：乙型肝炎病毒（六项）、丙型肝炎病毒抗体、梅毒血清凝集试验、人免疫缺陷病毒抗体。

· 甲状旁腺和甲状腺的彩色多普勒超声检查。

· 对于甲状旁腺核素扫描，再次手术时必须做。

· 头颅、双手、腰椎正侧位片和骨盆 X 线片。

· 腰椎和股骨双光子骨密度检查。

· 胸正位 X 线片和心电图，超声心动图。

· 必要时 24 小时动态心电图（24h Holter）和腹部彩超检查。

· 甲状腺细针穿刺（当超声怀疑甲状腺恶性肿瘤时）检查。

3）术前准备

· 术前 1 周停用阿司匹林、波立维、丹参滴丸等抗凝药物。

· 术前 3 天开始口服活性维生素 D 0.5μg/d。

· 术前 1 天血液透析 1 次（无须无肝素透析）。

· 手术当天再次检测血清钙、磷、碱性磷酸酶（ALP）及 iPTH。

4）PTx 术后处理

· 术后即刻检测血清钙、钾、ALP 和 iPTH，以后每天检测血清钙、钾和 ALP，连续 5 天。1 周后，每周检验钙、磷，2 周时查 iPTH。

5）术后补钙方案

· 手术成功后常规医嘱：碳酸钙 3 片（0.9g 元素钙），每天 3 次，餐前吞服，如检验结果示血清钙大于 1.8mmol/L，每天补充元素钙 2～4g，在两餐间口服，骨化三醇 2μg/d（8 粒），分 3 次口服。

· 如术后 iPTH>100pg/ml，考虑持续 SHPT，予以活性维生素 D 冲击治疗，透析日给予骨化三醇 4μg/d（16 粒），睡前口服，或者给予帕立骨化醇注射液 5～10μg（1～2 支），血液透析后静脉注射。

· 如血清钙小于 1.8mmol/L 或出现口周麻木、抽搐等低钙症状，立即给予 1 支 10%葡萄糖酸钙 10ml（90mg 元素钙）静脉输注，并稀释后以 20mg/h 的速度静脉滴注维持，复查血钙保持血清钙>1.8mmol/L，静脉补钙时为了避免钙液外渗，建议深静脉留置导管。

· 术后要求高钙磷饮食（给予鸡、鸭、鱼肉及豆制品、坚果，见《透析饮食宝典》），如血清磷下降小于 0.8mmol/L，可服用脱脂奶粉或二磷酸果糖口服液。

· 根据血清钙和 ALP 的水平补充活性维生素 D 的最大量可达 6μg/d。

· 术前、术后血钾>6.0mmol/L，予以降钾树脂 5g，每天 3 次，口服，直至出院。

·尽可能在术后 1～2 天后行无肝素连续肾脏替代疗法（CRRT）或血液透析（术后首透应无肝素，如切口无渗出，3 天后按半量低分子量肝素血液透析）。

·术后第 1 天、3 天、1 周及 4 周查 iPTH。

·术后第 1 天、1 周查甲状腺功能。

·术后每周检测血清钙、磷和 ALP，连续 4 周。

4 周后按规律透析患者处理；术后长期随访，对于甲状腺功能低下者，应该给予左甲状腺素钠补充。

（2）富永芳博团队外科手术流程（甲状旁腺全切除术+自体移植术）：行甲状旁腺全切除术时需行前臂自体移植术和胸腺切除。1979 年起术前影像学检查包括超声、CT、核素显像（^{201}TICI，^{99m}Tc-MIBI）。2008 年起开始进行术中 PTH（IOPTH）监测，2010 年开始常规行术中神经监测（IONM），此时需气管插管。

从外周动脉插管中获取血液样本可进行 IOPTH 监测。考虑术后骨饥饿患者（ALP>500IU/L），中心静脉插管可用于 PTx 后静脉补钙。

1）甲状旁腺手术时，肩下垫枕使颈部仰伸，可使甲状腺从纵隔上升，暴露最佳手术野，如果患者有脊髓型颈椎病，不应使颈部仰伸。在胸骨上切迹约两横指处做一领式横切口。

2）用电刀切开广阔的颈阔肌皮瓣。

3）为了获得足够的手术视野，保护皮肤切口边缘，使用创口牵引器。

4）从胸骨上切迹中线分离肩带肌到甲状软骨的以上部分。

5）甲状腺叶从外侧缩回，可确认甲状腺下动脉和喉返神经，动脉和神经的交叉点称为界标，喉返神经可通过 IONM 监测，术中通常不用暴露喉返神经。

6）小心切开甲状腺囊，避免损伤喉返神经，在左上方可看到肿胀的甲状旁腺。

7）切除的腺体保存在无菌的冰冻生理盐水中。

8）切除左下轻微增大的甲状旁腺团块及周围的脂肪组织，脂肪组织中可能包含残留的或多余的腺体。

9）小心将胸腺舌部移向头侧，避免损伤喉返神经，可使用 IONM 观察喉返神经。

10）寻找右上甲状旁腺并切除。

11）切除右下小的甲状旁腺和脂肪组织团块。

12）插入 3 根引流管，CKD 及 SHPT 患者伤口出血的风险不能忽略。

13）缝合颈部切口。

14）小的甲状旁腺样本送到病理科以确认移植的是甲状旁腺组织。

15）肉眼评估切除腺体，如左上腺体为结节性增生，其余 3 个腺体均为弥漫性增生。

16）除外左上腺体，选择其余 3 个腺体中的 1 枚，切成 30 多片（1mm×1mm×3mm）的甲状旁腺组织用于自体移植。

17）将小片状甲状旁腺组织自体移植入前臂肌间隙。

18）总共自体移植 30 片甲状旁腺组织。

19）缝合切口。

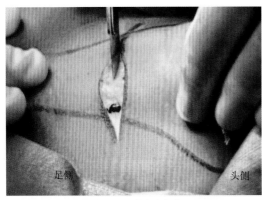

图 7-2-3 切开皮肤

具体手术图片如下：

· 原则上在全身麻醉下进行手术。

· 对于术后可能需要静脉补充钙剂的患者（ALP＞500IU/L），可留置中心静脉导管。

· 患者取甲状腺手术体位，头后仰，伸展颈部，于胸骨柄上方约 5cm 处切开皮肤（图 7-2-3），游离皮瓣，上至甲状软骨，下至胸锁关节上缘，两侧游离至胸锁乳突肌（图 7-2-4）。

· 应用切口牵开器将切口拉开（图 7-2-5）。

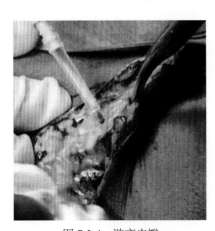

图 7-2-4 游离皮瓣

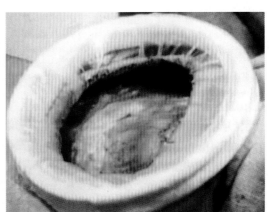

图 7-2-5 切口牵开器将切口拉开

· 切开颈白线，从甲状软骨下缘游离到胸锁关节处左右牵开（图 7-2-6），露出甲状腺后，把甲状腺和带状肌之间的颈总动脉游离出来，处理甲状腺中静脉后，牵拉甲状腺显露出甲状腺后侧面（图 7-2-7）。

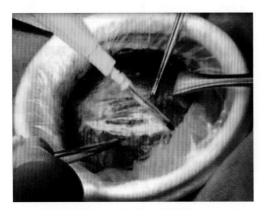

图 7-2-6 颈前正中切开

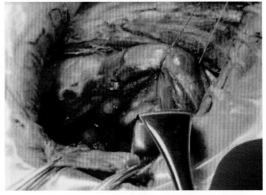

图 7-2-7 牵拉甲状腺显露出甲状腺后侧面

· 利用神经监测仪确认迷走神经后，寻找喉返神经（RLN），触摸甲状腺下动脉搏动，确认两者的位置后，按左上、左下、右上、右下的顺序依次切除甲状旁腺。在切除甲状旁腺时，要用神经监护仪确认没有喉返神经损伤。
游离、切除左侧上甲状旁腺（图7-2-8），切除
左侧下甲状旁腺连同周围组织（图7-2-9）。

·胸腺舌叶常规一并切除（图7-2-10）。
游离胸腺舌部的头端，用神经监测仪辨认喉
返神经，在不损伤神经的情况下向其足侧游
离，处理进入胸腺的静脉。用手指夹住并触
摸胸腺舌叶以确认其内有无肿大的甲状旁
腺。在胸腺足侧做结扎处理，以免损伤无名
静脉。辨认切除的胸腺内是否有小的甲状旁
腺并行病理检查。

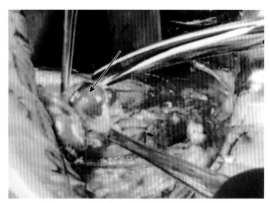

图 7-2-8　游离、切除左侧上甲状旁腺

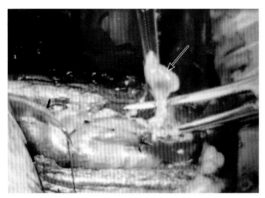

图 7-2-9　左侧下甲状旁腺剥离

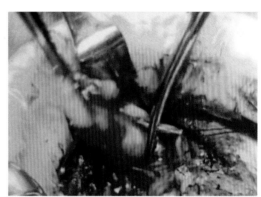

图 7-2-10　胸腺舌叶的切除

·游离、切除右上甲状旁腺（图7-2-11）。
·游离、切除右下甲状旁腺（图7-2-12）。

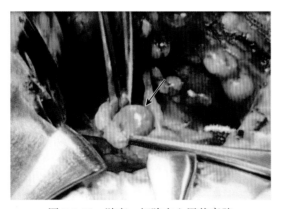

图 7-2-11　游离、切除右上甲状旁腺

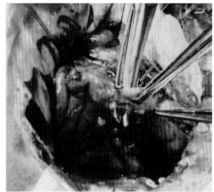

图 7-2-12　游离、切除右下甲状旁腺

·将切除的甲状旁腺用生理盐水保存（图 7-2-13）。将一部分组织进行病理检查，确
认切除的组织是甲状旁腺。此时，采用 Stamp 法进行术中病理学检查（图 7-2-14）。

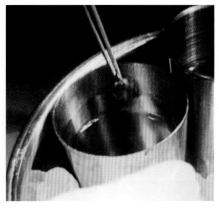 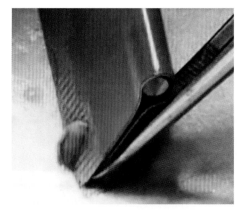

图 7-2-13　将切除的甲状旁腺用生理盐水保存　图 7-2-14　采用 Stamp 法进行术中病理学检查

·观察切除的腺体切面（图 7-2-15），用弥漫性增生的腺体制成 1mm×1mm×3mm 的碎片（图 7-2-16），如果所有腺体都是结节性增生，选择重量最小的腺体。

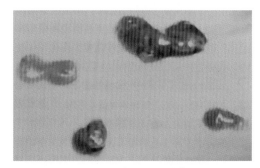 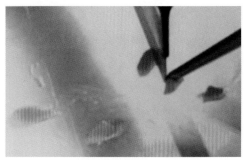

图 7-2-15　观察切除的腺体切面　　　　　　图 7-2-16　移植切片的制作

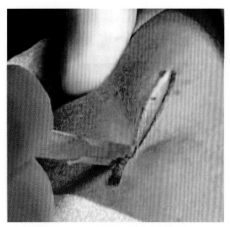

图 7-2-17　切开移植部位的皮肤

·在血液透析非内瘘侧的前臂进行消毒，并行 3～4cm 的纵切口（图 7-2-17），在该部位切开筋膜露出肌肉。在肌肉内行多个切口，在每个切口内各放入一个甲状旁腺切片，用尼龙线缝合到肌肉上，防止其脱出。尼龙线是移植部位的标记。重复 30 次同样的操作，共移植 30 片约 90mg 甲状旁腺组织（图 7-2-18、图 7-2-19）。

·缝合切口（图 7-2-20、图 7-2-21）。

SHPT 术后管理（冨永芳博团队）：SHPT 患者行 PTx 后有以下几个重要的问题需要管理：①术后出血；②喉返神经麻痹；③局部出血；④高血钾；⑤低血钙。

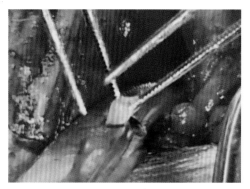

图 7-2-18　甲状旁腺移植

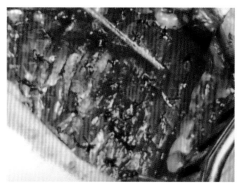

图 7-2-19　甲状旁腺移植完成

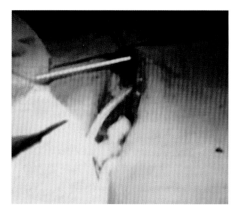

图 7-2-20　切口引流条插入

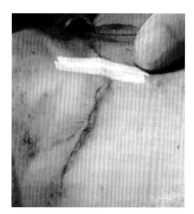

图 7-2-21　缝合切口

透析患者有出血风险，术中应仔细止血，插入引流管，术后透析应给予抗凝药物甲磺酸萘莫司他，尽管经过以上努力，出血仍不能完全避免，在 500 例患者中，有 1 例患者发生术后出血，术后需密切随访。喉返神经损伤也可能发生。西那卡塞治疗后，甲状旁腺腺体纤维化和出血性梗死时常发生，后者可引起喉返神经粘连和麻痹。IONM 有助于预防喉返神经麻痹，尤其是 PTx 术前已有一侧喉返神经麻痹的患者。

甲状旁腺全切除术+前臂自体移植术后，血清钙、磷水平通常急剧下降，钙、磷减少是由甲状旁腺功能减低和骨饥饿综合征引起的，自体移植的甲状旁腺于甲状旁腺术后 2～3 个月开始发挥功能。

甲状旁腺切除术后，骨饥饿综合征患者的血清钙、磷从血液中转移进骨组织，骨形成突出。最近研究表明，VDRA 和（或）西那卡塞治疗后的患者骨饥饿综合征的发生率减低。

每个部门补钙原则不同，笔者认为，当血钙<9mg/dl 时开始补钙，如果 PTx 术前 ALP＞500IU/L，患者可能有严重的骨饥饿综合征，这些患者应每天通过中心静脉补钙 120mg，同时口服阿法骨化醇 3μg/d 和碳酸钙 12g/d。如果术前 ALP＜500IU/L，无须静脉补钙，口服钙剂和维生素 D 的剂量根据血钙水平调整，维持血钙水平在 8～9mg/dl。

甲状旁腺切除术后，经过充分的药物治疗，血清钙、磷及 PTH 应维持在目标范围，预防甲状旁腺功能亢进复发和无动力骨病，甲状旁腺切除术后，如果甲状旁腺功能减低，可引起异位钙化。

有时高钾血症和（或）水分过多时，需紧急血液透析，密切随访很必要。

三、三发性甲状旁腺功能亢进症

肾移植术后持续性甲状旁腺功能亢进也称为三发性甲状旁腺功能亢进症（tertiary hyperparathyroidism，THPT），是慢性肾脏病情况下 SHPT 的甲状旁腺病变进一步发展的结果，也是肾移植术后移植肾失功的重要原因，THPT 可以进一步加重代谢性骨病，促进心血管事件发生，尿钙和尿磷排泄增多可以导致移植肾钙化和结石，其严重危害已越来越被重视。

肾移植后 THPT 较为常见，约占 40%，但需要外科手术干预的患者仅占 1%～5%。手术干预是目前治疗 THPT 有效的方法。因肾移植后部分 THPT 及高钙血症患者在 1 年内可自行缓解，因此目前对于手术指征及时机尚存在一些争议。手术治疗肾移植后 THPT 被认为是目前唯一可根治 THPT 的干预措施。越来越多的研究显示，手术治疗能为患者带来更多获益。详见第九章第四节。

第三节　甲状旁腺切除术式

一、甲状旁腺次全切除术

Stanbury 等在 1960 年报道了甲状旁腺次全切除术（subtotal parathyroidectomy，sPTx）治疗慢性肾衰竭继发性甲状旁腺功能亢进，此术式的传统标准如下：两侧颈区探查后，选择最小的甲状旁腺保留 30～60mg，其余 3 枚增大的甲状旁腺全部切除。到目前为止，仍有医生坚持采用 sPTx 术式，因为此术式有手术时间短、患者损伤小、术后低钙发生率低的优点。而反对者则认为，术中往往无法准确判断预保留部分的甲状旁腺组织有无结节状增生；破坏甲状旁腺腺体包膜的切割有可能导致增生甲状旁腺细胞播散；术后复发再次手术时容易发生损伤喉返神经及喉上神经等并发症，因此建议淘汰 sPTx 术式。Pattou 等发现，部分患者有多于 4 枚的甲状旁腺，第一次手术导致解剖位置的变化及纤维瘢痕生成，使颈部再次 PTx 手术的难度增大，术中很难找到增生的甲状旁腺组织。再次复发的 SHPT 主要是因为残存的甲状旁腺组织，所以为了再次手术的简单易行，避免颈部的再次手术，有了甲状旁腺全切除术和前臂自体移植术（AT）。

二、甲状旁腺全切除术

SHPT 患者术后复发或持续性 SHPT 现象的高发生率促使一些外科医生选择甲状旁腺全切除术（total parathyroidectomy，tPTx），1967 年 Ogg 等首次报道了使用甲状旁腺全切除术不加自体移植治疗继发性甲状旁腺功能亢进。手术方法为：将探查发现的全部甲状旁腺及周围脂肪组织一并切除，并不进行移植。tPTx可避免复发和颈部再次手术探查的风险。但是，tPTx术后可能导致永久性甲状旁腺功能减退、术后早期严重低血钙和低动力骨病等。有研究显示，PTx后因血清肌酐水平的变化而影响肾移植术后的移植肾功能，如患者有未来肾移植可能，不宜选择tPTx。

Shih等进行的一项前瞻性研究显示，tPTx有更低的复发率、手术时间短、手术损伤少、术后并发症少、住院日更短的优点，因此认为tPTx是SHPT患者最合适的手术方式。而且，有学者认为，对于接受tPTx术式的患者，其临床症状的改善程度和生化指标的变化都要好于其他术式，对于肾移植后SHPT的患者亦是如此。但是，此种术式的患者在术后可能会发生顽固性低钙血症，需要更长时间地补充钙剂和骨化三醇。

由于不同的外科医生的技术和经验不同，实际很难比较和评价不同术式的疗效，但是第一次手术中需要彻底找到所有甲状旁腺是最重要的，这对外科医生的技术、经验和耐心提出了较高要求。

三、甲状旁腺全切除术+自体移植术

由于甲状旁腺移植物易于存活，1968年Alveryd首次使用甲状旁腺全切除术+自体移植术（toltal PTx with autotransplantation，tPTx+AT）治疗继发性甲状旁腺功能亢进，方法是术中选取最小的、相对正常外观的甲状旁腺腺体或快速冰冻切片病理学检查证实为弥漫性增生的甲状旁腺组织，保存于冰冻的林格液或生理盐水中，待切除4枚以上甲状旁腺腺体后，将待移植腺体切成1mm×1mm×1mm的小片约30片或12～15片为一组，依次种植在患者非透析瘘管侧的前臂肌肉内或胸锁乳突肌内，有术者将移植处的肌肉筋膜用不可吸收手术线缝合作为再次手术的标记。前臂较胸锁乳突肌移植的优点是可以通过同时测量双臂的iPTH水平来检测移植甲状旁腺的功能，并方便再次手术切除。

中日友好医院耳鼻咽喉头颈外科目前采取甲状旁腺全切除+自体前臂皮下移植术为尿毒症SHPT患者实施手术，已成功完成手术300例以上。术中将切除的增生性甲状旁腺立即用纱布包裹，并置于生理盐水，待全部甲状旁腺切除后，逐一称重记录，并挑选质地最接近正常的1枚甲状旁腺，切取30～60mg，平均分为4等份备用。非瘘侧前臂消毒铺巾，移植点为矩形四点排列，位于肘窝下5～7cm，各点间隔3～4cm，避开皮下浅静脉。用11号尖刀切开移植点皮肤，长约2mm，再以14cm弯血管钳在皮下斜行潜行分离，达肌筋膜层浅面。肌筋膜质地较韧，会有明显的阻尼感。4个移植点全部准备完毕后，用弯血管钳将制备好的4份移植甲状旁腺分别植入各移植点肌筋膜浅面移植床（图7-3-1）。每个移植点缝合一针关闭切口，缝合时尽量将皮肤提起，把移植甲状旁腺推向肌筋膜层，并以缝合线将移植甲状旁腺束缚于皮下深层。

Dotzenrath认为tPTx+AT术式最适合难治性SHPT患者，既能有效缓解SHPT的症状，又能避免顽固的术后低钙血症，而且复发的移植物可以仅在局部麻醉下切取，手术创伤小，简单易行，患者易于接受。

冨永芳博等回顾性分析了1980～2009年行tPTx+AT术式的2660名患者，他们发现首次手术10年后SHPT的复发率为17.4%，低于sPTx术式，其中有248名患者即9.3%的患者需要接受移植物取出术，53 名患者接受了大于 2 次的再次手术，再次手术切取的增生性甲状旁腺组织的平均重量为 1583.7mg，但是他们仍然认为再次手术简单易行，手术创伤小，术后疗效好。

移植部位宜遵循方便术后功能监测、复发后取出简单的原则，可选择胸锁乳突肌、未接受动静脉内瘘术的前臂肱桡肌等，将细小甲状旁腺组织块置于其中，使之与肌肉充分接触。此方法的优点是术后发生甲状旁腺功能减低、严重低钙血症及低动力骨病的风险低，且复发后二次手术相对简单，亦适合于有肾移植打算的患者；缺点是手术相对复杂、时间长，且目前尚无统一的移植量标准，移植量少仍有可能出现移植不成功、甲状旁腺功能减退、严重低钙血症等；移植量多可能导致复发，且有可能需行多次手术才能切除干净。

非动静脉瘘侧前臂移植物既不影响患者平时测血压（手术 3 天内避免挤压），也不影响今后再次动静脉内瘘手术。

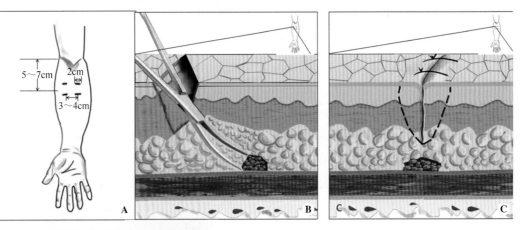

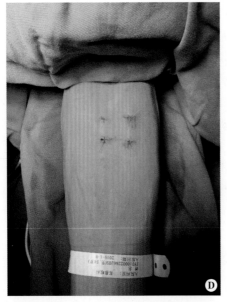

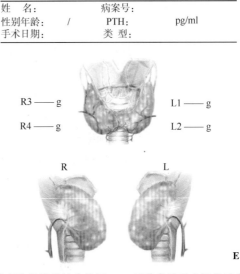

图 7-3-1　A～C. 甲状旁腺前臂移植示意图；D. 甲状旁腺前臂移植实物图；E. 甲状旁腺手术结果示意图

四、甲状旁腺近全切除术

2004 年 Milas M 首次报道了甲状旁腺近全切除术（near toltal PTx，n-tPTx）治疗继发性甲状旁腺功能亢进，这是一种特殊的 sPTx 术式，原位保留约 2 个正常甲状旁腺大小的带血管蒂的增生性甲状旁腺组织（80～100mg）。有研究发现，与非手术组相比，n-tPTx 组可显著降低 SHPT 患者的 PTH 水平和全因死亡风险（降低死亡风险 37%，降低心血管死亡风险 33%）。此手术优点是操作相对简单、时间短、创伤小，术后发生甲状旁腺功能减退、严重低钙血症的风险低，术后复发率相对于 sPTx 低；缺点为保留甲状旁腺的组织量很难确定及实施，保留组织量多了可能导致复发，二次手术相对困难。

以往人们将 sPTx 和 tPTx+AT 作为治疗 SHPT 的标准方案，但目前越来越多的研究支持 tPTx 术式。以前人们认为，tPTx 后会发生严重持续性低钙血症，然而近年的研究表明，tPTx 后低钙血症的发生率绝大部分为暂时性的，仅需要口服补充钙剂和活性维生素 D 制剂即可，而且长期补充维生素 D 和钙剂是安全的。一项应用 tPTx 治疗 SHPT 的研究显示，在 20 例患者中仅有 6 例发生暂时性低钙血症，其中 5 例表现为无症状低钙血症。目前所有关于 tPTx 治疗 SHPT 的研究报道中仅有 1 例发生了严重低钙血症而需要在重症监护病房治疗。近年的发现证实，在 tPTx 后绝大多数继续规律透析患者仍可测出 iPTH，长期随访后也无骨和矿物质代谢问题。事实上，sPTx 和 tPTx+AT 后也会发生低钙血症。

tPTx 治疗 SHPT 的复发率要低于 tPTx+AT，且随着随访时间的延长，这一优势愈加明显。Shih 等比较了 44 例 tPTx 和 50 例 sPTx 与 tPTx+AT 治疗 SHPT 后经长期随访（60 个月以上）的复发率分别为 4.5% 和 18%（P=0.028）。更近一项随访 8 年的研究结果表明，tPTx 治疗 SHPT 的复发率仅为 7%。有文献报道，tPTx+AT 和 sPTx 的远期复发率分别高达 32.1% 和 21.4%。另一个值得注意的问题是，sPTx 和 tPTx+AT 会保留一部分甲状旁腺组织于颈部或前臂，如果 SHPT 在残留位点复发，往往需要再次手术治疗。长期进行血液透析的 SHPT 患者的一般状况都较差，而且由于复发移植物手术切除很困难，再手术的效果往往令人失望，常需要多次手术处理才可能控制增高的 iPTH 水平。而反复多次手术会导致损伤风险明显增加，尤其是医源性喉返神经损伤的风险。有文献报道过 tPTx+AT（前臂移植）后复发的患者行再次手术试图取出甲状旁腺移植物失败。

高新医疗器械的发展也带动了甲状旁腺外科技术的进步。腔镜下甲状旁腺手术、机器人甲状旁腺手术、基于荧光标记的术中甲状旁腺定位及术中甲状旁腺激素水平的监测等技术的发展显示出甲状旁腺外科技术仍在不断革新。此外，最近一项来自英国的研究提出，对于 SHPT 的治疗，外科手术的效果要优于拟钙剂西那卡塞的治疗，特别是在控制甲状旁腺激素和碱性磷酸酶水平方面。而一项来自德国的研究表明，手术治疗在疗效/费用比上要优于拟钙剂等药物治疗。应用西那卡塞 9 个月或帕立骨化醇 12 个月后，药物治疗费用就超过了手术治疗费用。这些研究已经不仅仅限于外科治疗本身，也显示了 SHPT 外科治疗所具有的社会经济效益作用，这对于我国经济欠发达地区患者尤其重要。

第四节　甲状旁腺的介入治疗

甲状旁腺功能亢进的介入治疗是指在超声引导下，经皮穿刺到达甲状旁腺位置，通过无水乙醇、骨化三醇等药物的化学作用或热消融的原理破坏甲状旁腺，以微创的方式达到治疗甲状旁腺疾病的目的。目前应用的主要有超声引导下无水乙醇注射治疗、骨化三醇注射治疗、热消融治疗 3 种形式。

决定介入治疗效果的先决条件是影像学检查能发现所有增生的甲状旁腺并进行有效的破坏。由于无法实现术中探查，因此介入治疗前影像学发现所有增生的甲状旁腺并对甲状旁腺进行准确的定位非常重要，这也是介入治疗成功的基本保障。常用的影像学方法包括超声、核素显像、CT 及 MRI 检查，其中以超声和核素显像为主要方法。超声兼具形态结构学和血流动力学的检测功能，可用来评估甲状旁腺的位置、体积、内部结构特点及血供等信息，是作为诊断甲状旁腺疾病首选且可靠的方法。但由于胸骨的阻挡，超声无法发现位于胸骨后的异位甲状旁腺。同时，超声对医生的依赖性高，不同的超声医生对甲状旁腺检出的敏感性不同。因此，建议治疗前由相对固定的有经验的超声医生行甲状旁腺超声检查。^{99m}Tc-MIBI 双时相甲状旁腺核素显像属功能显像，只有功能亢进的甲状旁腺组织才会显影，分为初始相和延迟相，延迟相甲状旁腺对 MIBI 的摄取与其体积和 iPTH 水平成正相关，可以估测甲状旁腺体积及其功能亢进程度，其诊断甲状旁腺功能亢进的特异性很高，但敏感性有所欠缺。对甲状旁腺直径大于 1cm 者 CT 和 MRI 才能显示，不作为常规的定位诊断，主要被用于排除胸骨后异位甲状旁腺或怀疑甲状旁腺癌时同时评估颈部淋巴结等情况。

一、超声引导下无水酒精注射治疗

Solbiati 在 1984 年首先提出超声引导下 PEIT 治疗 SHPT，并获得了成功。由于该技术有微创、门诊治疗的优点，在日本被广泛应用，一度 PEIT 病例超过每年 2000 例并被写入 JSDT 指南，推荐 PEIT 用于仅有单个增大的腺体、单个结节腺体，如患者有两个增大的甲状旁腺，即使同时给予强化药物治疗，对 HPT 的控制也不满意。

在 2008 年，西那卡塞在日本被用于临床，行 PEIT 的患者数量急剧减少。除了单个腺体的患者，PEIT 亦适用于高危 HPT，特别是并发心血管疾病的患者。

PEIT 治疗的主要副作用是局部疼痛，也会发生喉返神经麻痹、出血等并发症，应由专业医生进行，由于患者注射无水乙醇可能引起周围组织粘连，当 SHPT 患者需行 PTx 时，可能会给甲状旁腺切除手术造成困难。

2000 年中日友好医院率先在我国开展超声介入下甲状旁腺无水乙醇注射治疗技术，至 2003 年共治疗 SHPT 患者 23 例，术后 iPTH 很快下降，骨痛、瘙痒等症状缓解，但在随访中发现复发率较高，从 2004 年开始淘汰 PEIT，改为 PTx 治疗难治性 SHPT。

二、超声引导下骨化三醇注射治疗

1995 年，日本 Masafumi Kitaoka 等首先将静脉用骨化三醇直接注射入增生的甲状旁腺腺体内以治疗继发性甲状旁腺功能亢进。该方法是骨化三醇药物直接作用于甲状旁腺的维生素 D 受体，既能在甲状旁腺局部达到骨化三醇的高浓度，又不引起全身用药所致的高钙血症等不良反应。同时，治疗更安全，不会出现无水乙醇注射所发生的疼痛、喉返神经损伤等并发症。经骨化三醇局部注射后，血清 PTH 水平短期内均可明显下降。但缺点是在治疗后一段时间，增生的甲状旁腺因局部骨化三醇浓度下降又会重新分泌 PTH，从而导致治疗效果不佳。因此，该方法仅作为无法外科手术或消融治疗患者的姑息治疗方案。

具体方案：骨化三醇的注射量按甲状旁腺腺体体积的 70%～90% 来计算，每周注射 3 次，在非透析日进行，疗程共 2 周。

在日本，注射骨化三醇的治疗效果较 PEIT 差，近期该治疗方法也已被淘汰。

三、超声引导下热消融治疗

人体内组织细胞在温度超过 60℃时即可产生不可逆的凝固性坏死。热消融（RFA）治疗是利用热原理来达到治疗目的的一种方法。根据 RFA 原理和设备的不同，分为射频消融、微波消融（microwave ablation，MWA）和激光消融 3 种方式。近年来，RFA 技术越来越多地被用于肿瘤的治疗，由于具有微创和有效的优点，其也逐渐被应用于甲状旁腺功能亢进的治疗。

1. SHPT 热消融治疗的适应证与禁忌证　SHPT 的 RFA 适应证基本同 PTx 适应证，具体如下：①iPTH 持续大于 800pg/ml；②药物治疗无效的持续性高钙和（或）高磷血症；③对活性维生素 D 及其类似物等药物治疗抵抗；④超声发现至少 1 枚甲状旁腺增大，并经核素显像和 CT 检查排除异位甲状旁腺；⑤无法耐受外科手术或手术后复发患者的替代治疗。

SHPT 的 RFA 禁忌证：①甲状旁腺过大或位置过深；②急性感染期；③严重的肝、肾、心、肺和脑等主要器官严重的功能衰竭；④不可纠正的凝血功能障碍，如凝血酶原时间（PT）≥22s 或血小板计数（PLT）≤40×10^9/L。

2. 甲状旁腺 RFA 治疗前准备

（1）了解患者一般情况、基础病史、心肺功能、抗凝药物使用情况、颈部手术史；如患者服用抗凝类药物，需停用阿司匹林等抗血小板聚集药物 1 周，停用华法林等维生素 K 拮抗剂 4～5 天。血液透析患者术前最后一次透析采用无肝素透析。如果既往有颈部手术史，特别是有喉返神经损伤病史者，需要行喉镜检查以评估声带情况。

（2）术前检查：包括血常规、血型、凝血功能、肝功能、肾功能、血清电解质、甲状旁腺激素、肿瘤标志物等，以及肝炎病毒、梅毒螺旋体、人类免疫缺陷病毒等。以排除急性炎症、凝血功能差、肝功能障碍，以及肝炎、梅毒、艾滋病等传染病情况。

（3）影像学检查：包括甲状腺和甲状旁腺超声检查，^{99m}Tc-MIBI 甲状旁腺双时相显像，X 线检查（包括胸部正侧位、颅骨正位相、双手放大相、骨盆正位相、腹部侧位相），骨密度检查，心电图，超声心动图等。影像学检查可评估甲状旁腺增生的大小、数目、位置，并全面评估患者的心肺功能，以及全身的骨骼情况。

（4）签署知情同意书：治疗前向患者或家属说明病情并介绍可选择的治疗方案，热消融的治疗过程及治疗中、治疗后可能发生的并发症及应对措施，并签署知情同意书。

3. 甲状旁腺 RFA 治疗过程

（1）患者体位：患者取仰卧位，颈部后方垫一柔软垫子，充分暴露颈部前方。术者位于患者头侧，一手扶探头，一手扶消融针或穿刺针进行操作。

（2）麻醉方法：可选择局部麻醉或颈丛麻醉。局部麻醉：在超声引导下将利多卡因或罗哌卡因等局部麻醉药物注射至皮肤穿刺点和穿刺路径，如果一侧有 2 枚甲状旁腺同时消融，则分别进行局部麻醉。颈丛麻醉：超声引导下在第 3～4 颈椎水平从胸锁乳突肌后缘水平进针，将利多卡因或罗哌卡因等局部麻醉药物注射至颈丛神经走行区域。

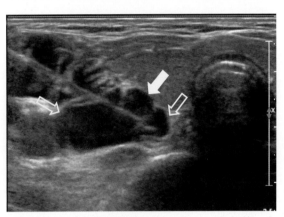

图 7-4-1 在甲状旁腺周围注射生理盐水，与气管、食管、颈动脉之间形成液体"隔离带"。实心箭头所示为甲状旁腺，空心箭头所示为液体"隔离带"

（3）液体"隔离"保护：甲状旁腺位于甲状腺后方，内侧邻近气管、食管，外侧邻近颈动脉、颈内静脉和迷走神经，后方邻近颈长肌和交感神经走行区域，因此，在消融过程保护这些重要器官和组织免受热损伤非常重要，液体隔离是最关键的技术之一。在超声引导下，将 20G～23G 的细针穿刺至甲状旁腺周围，在其周围注入生理盐水 10～50ml，使甲状旁腺与颈动脉、气管、食管、喉返神经穿行区域之间形成一个 5mm 以上的液体"隔离带"（图 7-4-1），在消融过程阻断热量向周围传播，从而保护上述重要器官和组织免受热损伤。

（4）RFA 过程：在超声引导下首先将 RFA 电极穿刺进入增生甲状旁腺的深部远端边缘，启动消融，由于热凝固产生的组织汽化，在超声上显示为强回声区域（图 7-4-2）。根据甲状旁腺的大小，采取固定消融或移动消融的方式。一般 1cm 以内的甲状旁腺可以采取固定消融的方式，1cm 以上的甲状旁腺采取移动消融方式，移动消融按照先深部后浅部、先远端后近端、逐层逐面、边移动边消融的原则对整个腺体进行消融凝固治疗。

PHPT 一般只有 1 枚腺体出现病变，原则上对病变腺体进行彻底消融，消融电极穿刺达甲状旁腺远侧包膜再启动消融，以完全破坏整个病变腺体。SHPT 常常是多枚腺体同时出现病变，为了达到理想效果，需要对所有病变的腺体都予以消融，但为了确保一部分甲状旁腺组织不被破坏，保留人体必需的甲状旁腺激素分泌功能，一般采用"1mm"保留消融法。射频消融电极穿刺到距离甲状旁腺远侧包膜约 1mm 的位置，启动消融，这样能保留远侧包膜附近一小部分甲状旁腺组织不被破坏，以维持人体 PTH 的基本分泌功能（图 7-4-3）。

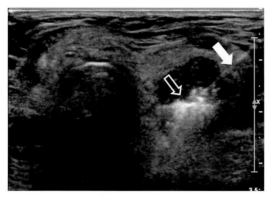 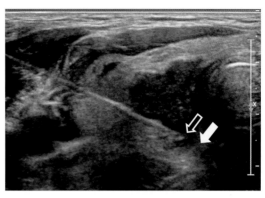

图 7-4-2　射频消融过程，实心箭头所示为射频电极针，空心箭头所示为射频消融所致凝固性坏死导致的高回声汽化区域

图 7-4-3　射频消融电极穿刺到腺体后部远端距远侧包膜约 1mm 的位置。空心箭头所示为射频电极尖端，实心箭头所示为甲状旁腺远侧包膜

（5）消融效果即时评估：甲状旁腺消融过程需要对消融效果进行实时评估，以判断消融是否彻底。甲状旁腺分泌 PTH 的能力很强，如果消融不彻底，术后 PTH 下降往往不理想，或下降后会很快反弹，达不到治疗效果。甲状旁腺消融效果常通过二维超声、彩色多普勒超声、超声造影、消融后即刻 PTH 检测 4 个途径即时评估，其中以超声造影和消融后即刻 PTH 检测最为可靠。

二维超声评估消融效果最为便捷，由于 RFA 时组织凝固产生的微气泡在二维超声上表现为强回声区域，强回声覆盖的范围基本代表了消融所作用的范围（图 7-4-4）。当然，通过气体强回声来评估消融范围也有比较大的局限性，首先是气体比较容易沿着组织间隙弥散，容易导致高估消融范围；其次，气体又比较容易消退，当腺体较大需要多点消融时，在消融后面区域时，前面消融区域的气体已经消退，影响了整个消融区域的判断；再次，由于气体强回声的干扰，对于消融区域后方的组织是否已经得到有效破坏也是一个干扰因素。因此，根据二维超声上气体强回声判断消融范围只能作为一个初步筛查工具。

彩色多普勒超声评估：消融后局部组织凝固坏死，血供被破坏，通过彩色多普勒超声可观察病灶内血流情况（图 7-4-5）。当然，彩色多普勒超声对微小血管不能显示，同样只能作为一种初步筛查方式。

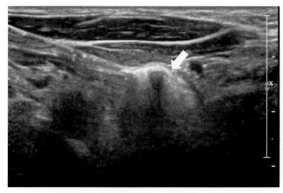 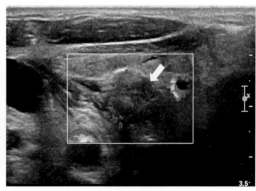

图 7-4-4　根据汽化范围评估消融范围，强回声覆盖整个腺体区域，说明已经基本消融完毕

图 7-4-5　彩色多普勒超声评估消融范围，消融区域显示无血流信号

超声造影评估：超声造影是一种血池造影，可以精准判断病灶的微循环情况，是评估消融治疗效果的最佳影像学方法。甲状旁腺 RFA 后产生的汽化现象大约在数分钟之内消退，这为超声造影评估消融范围提供了良好的基础。通过术前、术中的造影评估对照，可以精确反映消融的范围。甲状旁腺是富血供器官，消融前的超声造影表现为高增强（图 7-4-6）。当腺体消融完毕后再次超声造影，如果完全无增强，说明腺体破坏彻底（图 7-4-7），可以结束该腺体的消融，如果仍有部分增强，说明腺体没有完全灭活（图 7-4-8），需要继续对增强部分腺体进行补充消融。

术后即刻 PTH 检测：iPTH 的半衰期只有 2～5min，这为 PTH 术中检测作为评估治疗效果提供了理论依据。一般选择在消融结束后 10～20min 进行检测。根据手术的经验，如果术后 10min iPTH 下降幅度达 50% 以上，或术后 20min 下降幅度达 70% 以上，说明手术成功。

四、甲状旁腺 RFA 治疗的并发症及防治

甲状旁腺 RFA 是一种微创的技术手段，创伤小、并发症少。当然，并发症的发生情况与医生的操作水平和经验密切相关，如果操作不当，仍会产生并发症，甚至产生严重并发症。常见的并发症如下：

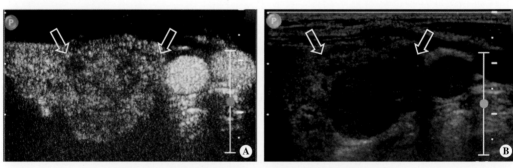

图 7-4-6　消融前超声造影显示增生的甲状旁腺呈高增强

A. 造影图；B. 灰阶对照图，箭头所示为增生的甲状旁腺

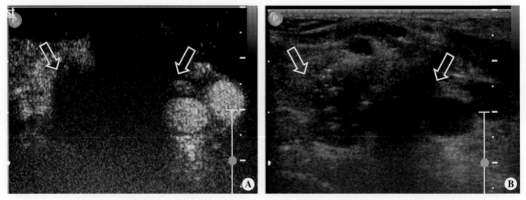

图 7-4-7　消融后超声造影显示增生的甲状旁腺整体无增强，提示消融完全

A. 造影图；B. 灰阶对照图，箭头所示为增生的甲状旁腺

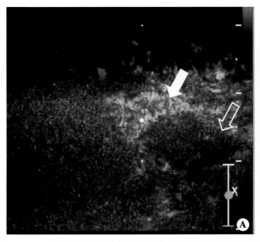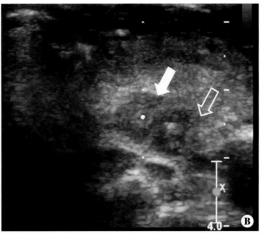

图 7-4-8　消融后超声造影显示增生的甲状旁腺部分区域无增强(空心箭头),部分区域高增强(实心箭头),
提示消融不全,需要对该区域补充消融

A. 造影图;B. 灰阶对照图

1. 疼痛　由于是采用局部麻醉,部分患者在消融过程中常会出现一定程度的疼痛,并且会有向耳根、牙齿、后背部等区域的放射性疼痛或酸胀感,一般程度不严重,患者都能忍受,消融停止后疼痛即缓解或消失。部分患者在术后也会出现一定程度的吞咽疼痛等,这是由于局部周围组织的损伤引起,一般在数日之内消失。

2. 恶心、呕吐　部分患者在消融结束后会出现一定的眩晕、恶心、呕吐等胃肠道反应,这与消融过程中患者的精神紧张及局部麻醉药物或镇痛药物的不良反应有关,一般在数小时之后基本能缓解。

3. 发热　由于消融后腺体凝固性坏死,少部分患者消融后出现一定程度的体温升高,属于正常现象,一般体温不超过 38℃。如果体温超过这个 38℃,则要警惕感染等并发症,需要行进一步检查。

4. 感染　一般术前严格把握适应证,避免炎症期消融,消融过程需严格地采取无菌消毒措施,很少出现感染。术后一旦出现感染征象,需要及时进行处理。

5. 出血　由于甲状旁腺的位置较深,腺体本身血供较丰富,周边又常邻近甲状腺下动脉或甲状腺静脉等血管,穿刺过程容易损伤血管造成出血。因此,操作过程需要细致,尽量避免穿刺到血管,如果发现血管损伤,及时进行压迫止血或通过消融止血。对于血液透析患者,需要强调消融前一次的透析必须采用无肝素血液透析。

6. 气管或食管损伤　甲状旁腺紧邻气管和食管,消融过程中务必要注意保护气管和食管,进行有效的水隔离,避免热量传导至这两个器官。如果气管、食管损伤,是严重的并发症。

7. 喉返神经损伤　是甲状旁腺消融的最容易损伤的部位之一,左侧喉返神经自迷走神经发出后绕过主动脉弓,沿着气管食管沟垂直上行,常穿过甲状腺下动脉的后方,变异相对较少,不易损伤。右侧喉返神经自迷走神经发出的位置较高,绕过锁骨上动脉斜行向内上行至气管旁,位置较浅,常位于甲状腺下动脉的前方,变异相对较多,因此,右侧喉返神经的损伤常多于左侧。常见的喉返神经变异有双喉返神经、袢形喉返神经、不返行的喉返神经，甚至穿行于腺体内的喉返神经等。一侧喉返神经损伤后可引起声音低沉、嘶哑、饮水呛咳等表现，双侧喉返神经损伤可引起失音、呼吸困难，甚至窒息而死亡。为避免双侧喉返神经损伤出现严重并发症，如果是双侧甲状旁腺病变，原则上先做一侧腺体的消融，择期再行另一侧腺体的消融。

8. 低钙血症 RFA 术后由于血中 PTH 水平快速下降，肠道钙吸收减少，但是骨骼仍处于高转运状态，大量吸收血钙、磷，以增加骨矿物质成分，常导致低钙血症。临床表现为术后数小时内，尤其是术后第 1 周，血钙明显降低，出现手足麻木及抽搐，严重时可出现心律失常或支气管痉挛，甚至发生窒息。因此，术后需要严密监测血钙，术后第 1 周内，每日测血清钙 1～2 次，1 周后每周监测 1 次，1 个月后每月监测 1 次，补钙方案同 PTx 术后处理。

9. 持续性或复发性甲状旁腺功能亢进 持续性甲状旁腺功能亢进是指甲状旁腺消融治疗后，血清 iPTH 水平虽然下降，但未下降到正常水平，仍持续高于正常值上限。复发性甲状旁腺功能亢进是指甲状旁腺消融治疗后，血清 iPTH 水平下降到正常值范围内，但之后又回升至正常高限以上。持续性或复发性甲状旁腺功能亢进主要和消融不彻底或异位未被发现的甲状旁腺腺体有关。如果患者 PTH 水平再次升高到药物治疗无效，可以考虑二次 RFA。

（富永芳博　张　凌　王宁宁　孙小亮　杨　猛　姚　力　程靖宁
彭成忠　柴慧慧）

参 考 文 献

高卓，刘东，张凌，等，2014. 甲状旁腺切除对血液透析患者心血管钙化影响的初步探讨. 中国血液净化，13（11）：759-762+766.

胡建明，吴宏飞，王笑云，等，2006. 肾性甲状旁腺功能亢进症甲状旁腺全切加前臂移植术 31 例临床分析. 中华内科杂志，9：714-716.

李卫东，张凌，姚力，等，2017. 难治性 SHPT 患者行 PTx 的短期和长期疗效观察. 东南大学学报（医学版），36（2）：221-224.

罗洋，张凌，卞维静，等，2007. 经皮乙醇注射治疗血液透析继发甲状旁腺机能亢进症远期预后研究. 中日友好医院学报，21（6）：333-335+348.

王海峰，张凌，姚力，等，2016. 三种不同甲状旁腺切除术治疗继发性甲状旁腺功能亢进 425 例疗效比较. 中国血液净化，15（9）：455-458.

王莉，李贵森，刘志红，2013. 中华医学会肾脏病学分会《慢性肾脏病矿物质和骨异常诊治指导》. 肾脏病与透析肾移植杂志，22（6）：554-559.

王笑云，吴宏飞，胡建明，等，1997. 甲状旁腺全切加前臂移植治疗继发性甲状旁腺功能亢进. 中华医学杂志，7（11）：464-467.

杨柳，张凌，杨莉，2021. 血液透析合并继发性甲状旁腺功能亢进患者 PTx 手术和西那卡塞药物治疗的成本效果分析——基于真实世界数据的研究. 中华内分泌外科杂志，15（6）：661-665.

姚力，张凌，刘鹏，等，2009. 甲状旁腺切除术治疗难治性甲状旁腺功能亢进症 89 例疗效评. 中国血液净化，8（8）：431-436.

张建荣，张凌，2010. 慢性肾脏病继发性甲旁亢. 北京：人民军医出版社.

张凌，2015. CKD-MBD 甲状旁腺介入及外科治疗的体会. 肾脏病与透析肾移植杂志，242：152-153.

张凌，刘亚绵，李程，等，2001. 超声引导下甲状旁腺无水酒精注射治疗继发性甲状旁腺功能亢进症. 中华内科杂志，11：735-739.

张凌，王文博，2011. 继发性甲状旁腺功能亢进症的不同甲状旁腺切除术式治疗. 中国血液净化，10（5）：236-238.

张凌，熊敏，2018. 肾移植与三发性甲状旁腺功能亢进. 内科理论与实践，13（4）：197-201.

张凌，姚力，花瞻，等，2011. 甲状旁腺全切除术治疗 10 例 Sagliker 综合征疗效评估. 中华内科杂志，7：562-567.

章建全，仇明，盛建国，等，2013. 超声引导下经皮穿刺热消融治疗甲状旁腺结节. 第二军医大学学报，34（4）：362-370.

章建全，马娜，徐斌，等，2010. 超声引导监测下经皮射频消融甲状腺腺瘤的方法学研究. 中华超声影像学杂志，10：861-865.

赵文燕，张凌，谢亚平，等，2011. 甲状旁腺切除术改善继发性甲状旁腺功能亢进症维持性血液透析患者生活质量. 中国血液净化，10（5）：250-253.

中国医师协会外科医师分会甲状腺外科医师委员会，中国研究型医院学会甲状腺疾病专业委员会，2021. 慢性肾脏病继发甲状旁腺功能亢进外科临床实践中国专家共识（2021 版）. 中国实用外科杂志，41（8）：841-848.

中华医学会骨质疏松和骨矿盐疾病分会，中华医学会内分泌分会代谢性骨病学组，2014. 原发性甲状旁腺功能亢进症诊疗指南. 中华骨质疏松和骨矿盐疾病杂志，7（3）：187-198.

Adda G，Scillitani A，Epaminonda P，et al，2006. Ultrasound-guided laser thermal ablation for parathyroid adenomas：analysis of three cases with a three-year follow-up. Hormone research，65（5）：231-234.

Agha A，Loss M，Schlitt HJ，et al，2012. Recurrence of secondary hyperparathyroidism in patients after total parathyroidectomy with autotransplantation：technical and therapeutic aspects. Eur Arch Otorhinolaryngol，269（5）：1519-1525.

Akerström G，Malmaeus J，Bergström R，1984. Surgical anatomy of human parathyroid glands. Surgery，95（1）：14-21.

Al Helal B，Su WS，Churchill DN，et al，2010. Relative hypoparathyroidism and hypoalbuminemia are associated with hip fracture in hemodialysis patients. Clin Nephrol，73（2）：88-93.

Alhefdhi A，Ahmad K，Sippel R，et al，2017. Intraoperative parathyroid hormone levels at 5min can identify multigland disease. Ann Surg Oncol，24（3）：733-738.

Alore EA，Suliburk JW，Ramsey DJ，et al，2019. Diagnosis and management of primary hyperparathyroidism across the veterans affairs health care system. JAMA Intern Med，179（9）：1220-1227.

Amaral LM，Queiroz DC，Marques TF，et al，2012. Normocalcemic versus hypercalcemic primary hyperparathyroidism：more stone than bone？ J Osteoporos，2012：128352.

Andrade JS，Mangussi-Gomes JP，Rocha LA，et al，2014. Localization of ectopic and supernumerary parathyroid glands in patients with secondary and tertiary hyperparathyroidism：surgical description and correlation with preoperative ultrasonography and Tc[99m]-Sestamibi scintigraphy. Braz J Otorhinolaryngol，80（1）：29-34.

Andrioli M，Riganti F，Pacella CM，et al，2012. Long-term effectiveness of ultrasound-guided laser ablation of hyperfunctioning parathyroid adenomas：present and future perspectives. AJR Am J Roentgenol，199（5）：1164-1168.

Arciero CA，Shiue ZS，Gates JD，et al，2012. Preoperative thyroid ultrasound is indicated in patients undergoing parathyroidectomy for primary hyperparathyroidism. J Cancer，3：1-6.

Asonitis N，Angelousi A，Zafeiris C，et al，2019. Diagnosis，pathophysiology and management of hypercalcemia in malignancy：a review of the literature. Horm Metab Res，51（12）：770-778.

Baek JH，Lee JH，Sung JY，et al，2012. Complications encountered in the treatment of benign thyroid nodules with US-guided radiofrequency ablation：a multicenter study. Radiology，262（1）：335-342.

Bilezikian JP，Meng X，Shi Y，et al，2000. Primary hyperparathyroidism in women：a tale of two cities-New york and Beijing. Int J Fertil Womens Med，45（2）：158-165.

Campenni A，Ruggeri RM，Sindoni A，et al，2012. Parathyroid carcinoma presenting as normocalcemic hyperparathyroidism. J Bone Miner Metab，30（3）：367-372.

Casarim ALM，Arcadipane F，Martins AS，et al，2019. Pattern of intraoperative parathyroid hormone and calcium in the treatment of tertiary hyperparathyroidism. Otolaryngol Head Neck Surg，161（6）：954-959.

Cesareo R，Di Stasio E，Vescini F，et al，2015. Effects of alendronate and vitamin D in patients with normocalcemic primary hyperparathyroidism. Osteoporos Int，26（4）：1295-1302.

Charopoulos I，Tournis S，Trovas G，et al，2006. Effect of primary hyperparathyroidism on volumetric bone mineral density and bone geometry assessed by peripheral quantitative computed tomography in postmenopausal women. J Clin Endocrinol Metab，91（5）：1748-1753.

Chen G，Xue Y，Zhang Q，et al，2015. Is Normocalcemic primary hyperparathyroidism harmful or harmless? J Clin Endocrinol Metab，100（6）：2420-2424.

Chen H，2002. Surgery for primary hyperparathyroidism：what is the best approach? Ann Surg，236（5）：552-553.

Chen HH，Lin CJ，Wu CJ，et al，2011. Chemical ablation of recurrent and persistent secondary hyperparathyroidism after subtotal parathyroidectomy. Ann Surg，253（4）：786-790.

Chinnaratha MA，Chuang MY，Fraser RJ，et al，2016. Percutaneous thermal ablation for primary hepatocellular carcinoma：a systematic review and meta-analysis. J Gastroenterol Hepatol，31（2）：294-301.

Ciappuccini R，Morera J，Pascal P，et al，2012. Dual-phase 99mTc sestamibi scintigraphy with neck and thorax SPECT/CT in primary hyperparathyroidism：a single-institution experience. Clin Nucl Med，37（3）：223-228.

Coco M，Rush H，2000. Increased incidence of hip fractures in dialysis patients with low serum parathyroid hormone. Am J Kidney Dis，36（6）：1115-1121.

Corbetta S，2019. Normocalcemic hyperparathyroidism. Front Horm Res，51：23-39.

Cruzado JM，Moreno P，Torregrosa JV，et al，2016. A randomized study comparing parathyroidectomy with cinacalcet for treating hypercalcemia in kidney allograft recipients with hyperparathyroidism. J Am Soc Nephrol，27（8）：2487-2494.

Cunningham J，Locatelli F，Rodriguez M，2011. Secondary hyperparathyroidism：pathogenesis，disease progression，and therapeutic options. Clin J Am Soc Nephrol，6（4）：913-921.

Deandrea M，Sung JY，Limone P，et al，2015. Efficacy and safety of radiofrequency ablation versus observation for nonfunctioning benign thyroid nodules：a pandomized controlled international collaborative trial. Thyroid，25（8）：890-896.

Diaz-Soto G，de Luis Roman D，Jauregui OI，et al，2016. Trabecular bone score in patients with normocalcemic hyperparathyroidism. Endocr Pract，22（6）：703-707.

Dupuy DE，Fernando HC，Hillman S，et al，2015. Radiofrequency ablation of stage IA non-small cell lung cancer in medically inoperable patients：results from the american college of surgeons oncology group z4033（Alliance）trial. Cancer，121（19）：3491-3498.

Faggiano A，Di Somma C，Ramundo V，et al，2011. Cinacalcet hydrochloride in combination with alendronate normalizes hypercalcemia and improves bone mineral density in patients with primary hyperparathyroidism. Endocrine，39（3）：283-287.

Finnerty BM，Chan TW，Jones G，et al，2019. Parathyroidectomy versus cinacalcet in the management of tertiary hyperparathyroidism：surgery improves renal transplant allograft survival. Surgery，165（1）：129-134.

Floege J，Kim J，Ireland E，et al，2011. Serum iPTH，calcium and phosphate，and the risk of mortality in a european hemodialysis population. Nephrol Dial Transplant，26（6）：1948-1955.

Fuller CW，Nguyen SA，Lohia S，et al，2014. Radiofrequency ablation for treatment of benign thyroid nodules：systematic review. Laryngoscope，124（1）：346-353.

Gawrychowski J，Mucha R，Paliga M，et al，2015. Assessment of operative treatment of patients with tertiary hyperparathyroidism after kidney transplantation. Endokrynol Pol，66（5）：422-427.

Gomez-Ramirez J，Gomez-Valdazo A，Luengo P，et al，2020. Comparative prospective study on the presentation of normocalcemic primary hyperparathyroidism. Is it more aggressive than the hypercalcemic form？Am J Surg，219（1）：150-153.

Hagag P，Revet-Zak I，Hod N，et al，2003. Diagnosis of normocalcemic hyperparathyroidism by oral calcium loading test. J Endocrinol Invest，26（4）：327-332.

He Q，Zhuang D，Zheng L，et al，2014. Total parathyroidectomy with trace amounts of parathyroid tissue autotransplantation as the treatment of choice for secondary hyperparathyroidism：a single-center experience. BMC Surg，14：26.

Hindie E，Melliere D，Perlemuter L，et al，1997. Primary hyperparathyroidism：higher success rate of first surgery after preoperative Tc-99m sestamibi-I-123 subtraction scanning. Radiology，204（1）：221-228.

Ibrahim Y，Mohamed SE，Deniwar A，et al，2015. Lithium-Associated hyperparathyroidism：a pooled analysis. ORL J Otorhinolaryngol Relat Spec，77（5）：273-280.

Irvin GL 3rd，Carneiro DM，Solorzano CC，2004. Progress in the operative management of sporadic primary hyperparathyroidism over 34 years. Ann Surg，239（5）：704-708.

Jarhult J，Ander S，Asking B，et al，2010. Long-term results of surgery for lithium-associated hyperparathyroidism. Br J Surg，97（11）：1680-1685.

Jiang T，Chen F，Zhou X，et al，2015. Percutaneous Ultrasound-Guided Laser Ablation with contrast-enhanced Ultrasonography for hyperfunctioning parathyroid adenoma：a preliminary case series. Int J Endocrinol，2015：673604.

Kakuta T，Tanaka R，Kanai G，et al，2008. Relationship between the weight of parathyroid glands and their secretion of parathyroid hormone in hemodialysis patients with secondary hyperparathyroidism. Ther Apher Dial，12（5）：385-390.

Karras SN，Koufakis T，Tsekmekidou X，et al，2020. Increased parathyroid hormone is associated with higher fasting glucose in individuals with normocalcemic primary hyperparathyroidism and prediabetes：A pilot study. Diabetes Res Clin Pract，160：107985.

Karuppiah D，Thanabalasingham G，Shine B，et al，2014. Refractory hypercalcaemia secondary to parathyroid carcinoma：response to high-dose denosumab. Eur J Endocrinol，171（1）：K1-K5.

Kelly HR，Hamberg LM，Hunter GJ，2014. 4D-CT for preoperative localization of abnormal parathyroid glands in patients with hyperparathyroidism: accuracy and ability to stratify patients by unilateral versus bilateral disease in surgery-naive and re-exploration patients. AJNR Am J Neuroradiol, 35 (1): 176-181.

Keutgen XM, Buitrago D, Filicori F, et al, 2012. Calcimimetics versus parathyroidectomy for treatment of primary hyperparathyroidism: retrospective chart analysis of a prospective database. Ann Surg, 255 (5): 981-985.

Khan A, Bilezikian J, Bone H, et al, 2015. Cinacalcet normalizes serum calcium in a double-blind randomized, placebo-controlled study in patients with primary hyperparathyroidism with contraindications to surgery. Eur J Endocrinol, 172 (5): 527-535.

Kidney Disease: Improving Global Outcomes (KDIGO) CKD-MBD Work Group, 2009. KDIGO clinical practice guideline for the diagnosis, evaluation, prevention, and treatment of chronic kidney disease-mineral and Bone disorder (CKD-MBD). Kidney Int Suppl, (113): S1-S130.

Kodama H, Yamakado K, Hasegawa T, et al, 2015. Radiofrequency ablation using a multiple-electrode switching system for lung tumors with 2.0-5.0-cm maximum diameter: phase II clinical study. Radiology, 277 (3): 895-902.

Korkusuz H, Happel C, Heck K, et al, 2014. Percutaneous thermal microwave ablation of thyroid nodules. Preparation, feasibility, efficiency. Nuklearmedizin, 6; 53 (4): 123-130.

Kort KC, Schiller HJ, Numann PJ, 1999. Hyperparathyroidism and pregnancy. Am J Surg, 177 (1): 66-68.

Koubaity O, Mandry D, Nguyen-Thi PL, et al, 2020. Coronary artery disease is more severe in patients with primary hyperparathyroidism. Surgery, 167 (1): 149-154.

Kovatcheva RD, Vlahov JD, Stoinov JI, et al, 2012. High-intensity focussed ultrasound (HIFU) treatment in uraemic secondary hyperparathyroidism. Nephrol Dial Transplant, 27 (1): 76-80.

Kuo EJ, Al-Alusi MA, Du L, et al, 2019. Surgery for Primary hyperparathyroidism: adherence to consensus guidelines in an academic health system. Ann Surg, 269 (1): 158-162.

Lappas D, Noussios G, Anagnostis P, et al, 2012. Location, number and morphology of parathyroid glands: results from a large anatomical series. Anat Sci Int, 87 (3): 160-164.

Lei F, Jing Z, Bo W, et al, 2014. Uterine myomas treated with microwave ablation: the agreement between ablation volumes obtained from contrast-enhanced sonography and enhanced MRI. Int J Hyperthermia, 30(1): 11-18.

Li J, Molnar MZ, Zaritsky JJ, et al, 2013. Correlates of parathyroid hormone concentration in hemodialysis patients. Nephrol Dial Transplant, 28 (6): 1516-1525.

Liu JM, Cusano NE, Silva BC, et al, 2013. Primary hyperparathyroidism: a tale of two cities revisited-New York and Shanghai. Bone Res, 1 (2): 162-169.

Madorin C, Owen RP, Fraser WD, et al, 2012. The surgical management of renal hyperparathyroidism. Eur Arch Otorhinolaryngol, 269 (6): 1565-1576.

Marcocci C, Bollerslev J, Khan AA, et al, 2014. Medical management of primary hyperparathyroidism: proceedings of the fourth international workshop on the management of asymptomatic primary hyperparathyroidism. J Clin Endocrinol Metab, 99 (10): 3607-3618.

Maret A, Bourdeau I, Ding C, et al, 2004. Expression of GCMB by intrathymic parathyroid hormone-secreting adenomas indicates their parathyroid cell origin. J Clin Endocrinol Metab, 89 (1): 8-12.

Marx SJ, Sinaii N, 2020. Neonatal Severe hyperparathyroidism: novel insights from calcium, PTH, and the CASR Gene. J Clin Endocrinol Metab, 105 (4): 1061-1078.

Mauri G，Porazzi E，Cova L，et al，2014. Intraprocedural contrast-enhanced ultrasound（CEUS）in liver percutaneous radiofrequency ablation：clinical impact and health technology assessment. Insights Imaging，5（2）：209-216.

Mazzoccoli G，Tarquini R，Valoriani A，et al，2016. Management strategies for hepatocellular carcinoma：old certainties and new realities. Clin Exp Med，16（3）：243-256.

Medas F，Erdas E，Longheu A，et al，2016. Retrospective evaluation of the pre- and postoperative factors influencing the sensitivity of localization studies in primary hyperparathyroidism. Int J Surg，25：82-87.

Meng C，Martins P，Frazao J，et al，2017. Parathyroidectomy in persistent post-transplantation hyperparathyroidism-single-center experience. Transplant Proc，49（4）：795-798.

Meng Yang，Ling Zhang，Linping Huang，et al，2016. Factors predictive of critical value of hypocalemia after total parathyroidectomy without autotransplantation in patients with secondary hyperparathyroidism. Ren Fail，38（8）：1224-1227.

Messa P，Alfieri CM，2019. Secondary and tertiary hyperparathyroidism. Front Horm Res，51：91-108.

Milas M，Mensah A，Alghoul M，et al，2005. The impact of office neck ultrasonography on reducing unnecessary thyroid surgery in patients undergoing parathyroidectomy. Thyroid，15（9）：1055-1059.

Ming-An Yu，Li Yao，Ling Zhang，et al，2016. Safety and efficiency of microwave ablation for recurrent and persistent secondary hyperparathyroidism after parathyroidectomy：a retrospective pilot study. Int J Hyperthermia，32（2）：180-186.

Mitobe M，Kawamoto K，Suzuki T，et al，2019. Anaplastic large cell lymphoma，with 1, 25(OH)$_2$D$_3$-mediated hypercalcemia：A case report. J Clin Exp Hematop，59（1）：22-28.

Morland D，Lalire P，Deguelte S，et al，2020. Added value of 18F-fluorocholine positron emission tomography-computed tomography in presurgical localization of hyperfunctioning parathyroid glands after dual tracer subtraction scintigraphy failure：a retrospective study of 47 patients. Medicine(Baltimore)，99(2)：e18681.

Na DG，Lee JH，Jung SL，et al，2012. Radiofrequency ablation of benign thyroid nodules and recurrent thyroid cancers：consensus statement and recommendations. Korean J Radiol，13（2）：117-125.

Naves-Diaz M，Passlick-Deetjen J，Guinsburg A，et al，2011. Calcium，phosphorus，PTH and death rates in a large sample of dialysis patients from latin america. The cORES study. Nephrol Dial Transplant，26（6）：1938-1947.

Okada M，Tominaga Y，Izumi K，et al，2011. Tertiary hyperparathyroidism resistant to cinacalcet treatment. Ther Apher Dial，1：33-37.

Onoda N，Fukagawa M，Tominaga Y，et al，2008. New clinical guidelines for selective direct injection therapy of the parathyroid glands in chronic dialysis patients. NDT plus，1：iii26-iii28.

Pachydakis A，Koutroumanis P，Geyushi B，et al，2008. Primary hyperparathyroidism in pregnancy presenting as intractable hyperemesis complicating psychogenic anorexia：a case report. J Reprod Med，53（9）：714-716.

Palmer JA，Sutton FR，1978. Importance of a fifth parathyroid gland in the surgical treatment of hyperparathyroidism. Can J Surg，21（4）：350-351.

Palmer SC，Teixeira-Pinto A，Saglimbene V，et al，2015. Association of drug effects on serum parathyroid hormone，phosphorus，and calcium levels with mortality in CKD：a meta-analysis. Am J Kidney Dis，66(6)：962-971.

Pattou FN，Pellissier LC，Noel C，et al，2000. Supernumerary parathyroid glands：frequency and surgical significance in treatment of renal hyperparathyroidism. World J Surg, 24 (11): 1330-1334.

Peacock M, Bilezikian JP, Klassen PS, et al, 2005. Cinacalcet hydrochloride maintains long-term normocalcemia in patients with primary hyperparathyroidism. J Clin Endocrinol Metab, 90 (1): 135-141.

Peacock M, Bolognese MA, Borofsky M, et al, 2009. Cinacalcet treatment of primary hyperparathyroidism: biochemical and bone densitometric outcomes in a five-year study. J Clin Endocrinol Metab, 94 (12): 4860-4867.

Peng C, Zhang Z, Liu J, et al, 2017. Efficacy and safety of ultrasound-guided radiofrequency ablation of hyperplastic parathyroid gland for secondary hyperparathyroidism associated with chronic kidney disease. Head Neck, 39 (3): 564-571.

Pihlstrom H, Dahle DO, Mjoen G, et al, 2015. Increased risk of all-cause mortality and renal graft loss in stable renal transplant recipients with hyperparathyroidism. Transplantation, 99 (2): 351-359.

Prassas E, Petrou A, Kontos M, et al, 2014. Radiofrequency ablation assisted resection for hepatocellular carcinoma: morbidity, mortality and long term survival. J BUON, 19 (1): 256-262.

Puccini M, Carpi A, Cupisti A, et al, 2010. Total parathyroidectomy without autotransplantation for the treatment of secondary hyperparathyroidism associated with chronic kidney disease: clinical and laboratory long-term follow-up. Biomed Pharmacother, 64 (5): 359-362.

Rosário PW, Calsolari MR, 2019. Normocalcemic primary hyperparathyroidism in adults without a History of Nephrolithiasis or Fractures: a prospective study. Horm Metab Res, 51 (4): 243-247.

Rubin MR, Bilezikian JP, McMahon DJ, et al, 2008. The natural history of primary hyperparathyroidism with or without parathyroid surgery after 15 years. J Clin Endocrinol Metab, 93 (9): 3462-3470.

Schamp S, Dünser E, Schuster H, et al, 2004. Ultrasound-guided percutaneous ethanol ablation of parathyroid hyperplasia: preliminary experience in patients on chronic dialysis. Ultraschall Med, 25 (2): 131-136.

Schneider AB, Gierlowski TC, Shore-Freedman E, et al, 1995. Dose-response relationships for radiation-induced hyperparathyroidism. J Clin Endocrinol Metab, 80 (1): 254-257.

See A, Lim AEL, Wong J, et al, 2019. The effect of parathyroidectomy on patients' symptoms in tertiary hyperparathyroidism. Head Neck, 41 (8): 2748-2755.

Sencar ME, Sakiz D, Unsal IO, et al, 2019. Serum vitamin D level does not affect the sensitivity of parathyroid adenoma localization tests. Sci Rep, 9 (1): 12035.

Shoback DM, Bilezikian JP, Turner SA, et al, 2003. The calcimimetic cinacalcet normalizes serum calcium in subjects with primary hyperparathyroidism. J Clin Endocrinol Metab, 88 (12): 5644-5649.

Silverberg SJ, Shane E, Jacobs TP, et al, 1999. A 10-year prospective study of primary hyperparathyroidism with or without parathyroid surgery. N Engl J Med, 341 (17): 1249-1255.

Slinin Y, Foley RN, Collins AJ, 2005. Calcium, phosphorus, parathyroid hormone, and cardiovascular disease in hemodialysis patients: the USRDS waves 1, 3, and 4 study. J Am Soc Nephrol, 16 (6): 1788-1793.

Somnay YR, Weinlander E, Schneider DF, et al, 2014. The effect of cinacalcet on intraoperative findings in tertiary hyperparathyroidism patients undergoing parathyroidectomy. Surgery, 156(6): 1308-1313+discussion 1313-1314.

Starker LF, Bjorklund P, Theoharis C, et al, 2011. Clinical and histopathological characteristics of hyperparathyroidism-induced hypercalcemic crisis. World J Surg, 35 (2): 331-335.

Stewart ZA, Blackford A, Somervell H, et al, 2005. 25-hydroxyvitamin D deficiency is a risk factor for symptoms of postoperative hypocalcemia and secondary hyperparathyroidism after minimally invasive parathyroidectomy.

Surgery，138（6）：1018-1025.

Takeda K，Kimura R，Nishigaki N，et al，2017. Humoral hypercalcemia of malignancy with a parathyroid hormone-related peptide-secreting intrahepatic cholangiocarcinoma accompanied by a gastric cancer. Case Rep Endocrinol，2017：7012520.

Tentori F，Blayney MJ，Albert JM，et al，2008. Mortality risk for dialysis patients with different levels of serum calcium，phosphorus，and PTH：the dialysis outcomes and practice patterns study（DOPPS）. Am J Kidney Dis，52（3）：519-530.

Thier M，Nordenström E，Bergenfelz A，et al，2016. Presentation and outcomes after surgery for primary hyperparathyroidism during an 18-year period. World J Surg，40（2）：356-364.

Tominaga Y，2008. Current status of parathyroidectomy for secondary hyperparathyroidism in Japan. NDT Plus，1：iii35-iii38.

Tominaga Y，2010. Surgical and medical management of tertiary hyperparathyroidism. World Journal of Endocrine Surgery，2（3）：105-109.

Tominaga Y，Kakuta T，Yasunaga C，et al，2016. Evaluation of parathyroidectomy for secondary and tertiary hyperparathyroidism by the parathyroid surgeons' society of Japan. Ther Apher Dial，20（1）：6-11.

Tominaga Y，Matsuoka S，Sato T，2005. Surgical indications and procedures of parathyroidectomy in patients with chronic kidney disease. Ther Apher Dial，9（1）：44-47.

Tominaga Y，Matsuoka S，Uno N，et al，2010. Removal of autografted parathyroid tissue for recurrent renal hyperparathyroidism in hemodialysis patients. World J Surg，34（6）：1312-1317.

Tong CV，Hussein Z，Noor NM，et al，2015. Use of denosumab in parathyroid carcinoma with refractory hypercalcemia. QJM，108（1）：49-50.

Treglia G，Piccardo A，Imperiale A，et al，2019. Diagnostic performance of choline PET for detection of hyperfunctioning parathyroid glands in hyperparathyroidism：a systematic review and meta-analysis. Eur J Nucl Med Mol Imaging，46（3）：751-765.

Trombetti A，Stoermann C，Robert JH，et al，2007. Survival after parathyroidectomy in patients with end-stage renal disease and severe hyperparathyroidism. World J Surg，31（5）：1014，1021.

Truong MT，Lalakea ML，Robbins P，et al，2008. Primary hyperparathyroidism in pregnancy：a case series and review. Laryngoscope，118（11）：1966-1969.

Twigt BA，Houweling BM，Vriens MR，et al，2013. Hypercalcemia in patients with bipolar disorder treated with lithium：a cross-sectional study. Int J Bipolar Disord，1：18.

van Ballegooijen AJ，Reinders I，Visser M，et al，2013. Serum parathyroid hormone in relation to all-cause and cardiovascular mortality：the hoorn study. J Clin Endocrinol Metab，98（4）：E638-E645.

van der Plas WY，Engelsman AF，Özyilmaz A，et al，2017. Impact of the introduction of calcimimetics on timing of parathyroidectomy in secondary and tertiary hyperparathyroidism. Ann Surg Oncol，24（1）：15-22.

van der Plas WY，Noltes ME，van Ginhoven TM，et al，2020. secondary and tertiary hyperparathyroidism：a narrative review. Scand J Surg，109（4）：271-278.

Vandenbulcke O，Delaere P，Vander Poorten V，et al，2014. Incidence of multiglandular disease in sporadic primary hyperparathyroidism. B-ENT，10（1）：1-6.

Wang TS，Pasieka JL，Carty SE，2014. Techniques of parathyroid exploration at north american endocrine surgery fellowship programs：what the next generation is being taught. Am J Surg，207（4）：527-532.

Weber T，Eberle J，Messelhäuser U，et al，2013. Parathyroidectomy，elevated depression scores，and suicidal ideation in patients with primary hyperparathyroidism: results of a prospective multicenter study. JAMA Surg, 148（2）: 109-115.

Wilhelm SM, Wang TS, Ruan DT, et al, 2016. The American Association of Endocrine Surgeons guidelines for definitive management of primary hyperparathyroidism. JAMA Surg, 151（10）: 959-968.

Woisetschlager M, Gimm O, Johansson K, et al, 2020. Dual energy 4D-CT of parathyroid adenomas not clearly localized by sestamibi scintigraphy and ultrasonography—a retrospective study. Eur J Radiol, 124: 108821.

Wu S, Hwang SS, Haigh PI, 2017. Influence of a negative sestamibi scan on the decision for parathyroid operation by the endocrinologist and surgeon. Surgery, 161（1）: 35-43.

Xu SY, Wang Y, Xie Q, et al, 2013. Percutaneous sonography-guided radiofrequency ablation in the management of parathyroid adenoma. Singapore Med J, 54（7）: e137-e140.

Yao XA, Wei BJ, Jiang T, et al, 2019. The characteristics of clinical changes in primary hyperparathyroidism in Chinese patients. J Bone Miner Metab, 37（2）: 336-341.

Yeh MW, Ituarte PH, Zhou HC, et al, 2013. Incidence and prevalence of primary hyperparathyroidism in a racially mixed population. J Clin Endocrinol Metab, 98（3）: 1122-1129.

Yu N, Leese GP, Donnan PT, 2013. What predicts adverse outcomes in untreated primary hyperparathyroidism? The parathyroid epidemiology and audit research study（PEARS）. Clin Endocrinol（Oxf）, 79（1）: 27-34.

Zhang L, Yao L, Bian WJ, et al, 2009. Severe uremic leontiasis ossea ameliorated by total parathyroidectomy. Kidney International, 76（10）: 1118.

Zhao L, Liu JM, He XY, et al, 2013. The changing clinical patterns of primary hyperparathyroidism in Chinese patients: data from 2000 to 2010 in a single clinical center. J Clin Endocrinol Metab, 98（2）: 721-728.

Zheng F, Zhou H, Li N, et al, 2018. Skeletal effects of failed parathyroidectomy. Surgery, 163（1）: 17-21.

Zhu CY, Sturgeon C, Yeh MW, 2020. Diagnosis and Management of Primary Hyperparathyroidism. JAMA, 24; 323（12）: 1186-1187.

Zhuo L, Peng LL, Zhang YM, et al, 2017. US-guided microwave ablation of hyperplastic parathyroid glands: safety and efficacy in patients with end-stage renal disease-a pilot study. Radiology, 282（2）: 576-584.

第八章　甲状旁腺功能亢进外科治疗的心血管风险评估与麻醉

第一节　继发性甲状旁腺功能亢进症患者PTx围手术期心血管风险评估

当PTH水平＞800pg/ml，伴有高钙血症和（或）高磷血症，以及伴有骨痛和瘙痒等症状的透析患者的医疗管理仍然失败时，应该将患者转介给甲状旁腺外科医生进行PTx。成功的PTx可以降低患有严重、不受控制的SHPT透析患者的全因和心血管死亡风险，接受PTx治疗的患者全因死亡和心血管死亡风险分别降低34%和41%。

SHPT患者多数合并严重心血管疾病（CVD），若希望CVD高风险患者PTx的成功和尽可能少的术后并发症，围手术期CVD评估显得异常重要。围手术期评估应包括术前风险：主要与患者的年龄、性别、病史等因素有关。术中风险：主要与外科手术本身及麻醉引起的交感神经兴奋、心律失常、低血压等有关。术后风险：来自上述情况引发的并发症，或最终导致急性心力衰竭、心搏骤停和心肌梗死等严重不良事件。对于围手术期CVD高风险的SHPT患者，将从以下方面进行阐述。

一、SHPT自身危险因素

SHPT患者多数合并CVD危险因素或合并症，因此，术前评估首先是筛查患者自身危险，尤其是识别是否存在以下重度高危因素：①不稳定冠脉综合征，急性或近期心肌梗死，同时有心肌缺血的危险因素；②不稳定或严重心绞痛，CCS心绞痛分级Ⅲ级或Ⅳ级；③失代偿心力衰竭；④明显心律失常，如重度房室传导阻滞、有症状的室性心律失常和室上性心律失常（包括心房颤动）、伴随无法控制的室性心率（静息状态室性心率大于100次/分）、有症状的心动过缓、新出现的室性心动过速；⑤严重瓣膜疾病。

虽然PTx本身不是高风险手术，但PTx需要全身麻醉，这就增加了围手术期的死亡风险。SHPT围手术期CVD评估的临床实践中需要评估术前、术中和术后风险；评估术前合并的心脏病急缓程度，注重筛查心脏病史，是否发生过心力衰竭，以及脑血管病史、糖尿病（尤其是1型糖尿病）病史。同时寻找轻度高危因素，包括心电图异常（左心室肥大、左束支传导阻滞、ST-T段异常）、非窦性节律（心房纤颤、起搏心律）、低运动耐量、脑卒中病史、未控制的高血压，尤其是70岁以上老年患者，需要特别关注。最重要的是前瞻性地预估术中和术后的心源性猝死和心肌损伤、新发心律失常、心力衰竭和急性冠脉综合征等主要心血管不良事件。

二、心血管风险评估

1. 心脏危险指数评估 Goldman 等在临床实际工作中把术前的各项相关危险因素与手术期间发生的心脏合并症及结局相互联系，依据各项因素对结局影响程度的大小分别用数量值表示，提出了多因素心脏危险指数（cardiac risk index，CRI），对心脏病患者尤其是冠心病患者行非心脏手术提供了术前评估指标，可预测围手术期患者的危险性、心脏并发症和死亡率，见表 8-1-1。

表 8-1-1 Goldman 多因素心脏危险指数（cardiac risk index，CRI）评分表

项目	内容	记分
病史	①心肌梗死<6 个月	10
	②年龄>70 岁	5
体检	③第三心音、颈静脉怒张等心衰体征	11
	④主动脉瓣狭窄	5
心电图	⑤非窦性节律、术前有房性期前收缩	7
	⑥持续性室速>5/min	7
一般内科情况	⑦PaO_2<8kPa，PCO_2>6.7kPa，血钾<3.0mmol/L，BUN>18mmol/L，血 Cr>260μmol/L，SGOT 升高，慢性肝病或非心脏原因卧床	3
腹腔、胸外或主动脉外科手术	⑧腹腔、胸外或主动脉外科手术	3
急诊手术	⑨急诊手术	4
总计		53

CRI 共计 9 项，累计 53 分。心脏专科医生可以通过 CRI 评估待手术患者的手术危险度。采用 Goldman 多因素心脏危险指数评分表进行术前和麻醉风险评估。计数值 53 分中有 28 分，即存在第③、⑤、⑥、⑦项，则存在手术风险，需要进行适当的术前准备或暂缓手术。

2. 修订的心脏风险指数 对于高危 SHPT 患者个体，是否需要额外的心脏评估则取决于患者的心血管风险。术前评估最常用的风险指数是修订的心脏风险指数（revised cardiac risk index，RCRI）和国家手术质量改进计划（NSQIP）风险计算器。

RCRI 是 CRI 的改进版，用于预测术后心肌梗死、肺水肿、心室颤动或心搏骤停和完全性心脏传导阻滞的风险。RCRI 考虑了 6 个变量（手术类型、缺血性心脏病史、脑血管病史、心力衰竭病史、术前胰岛素治疗史和术前肌酐水平>2mg/dl）。

三、围手术期心血管风险评估的筛查程序

临床实践中，评估围手术期心血管风险的重点应集中在病史和心血管体格检查。病史应明确与围手术期主要心血管不良事件（MACE）相关的疾病，包括高血压、缺血性心脏病、冠状动脉支架植入、心力衰竭、心律失常、心脏瓣膜病和肺动脉高压等。还要评估其

他严重合并症（如严重胸廓、骨骼畸形），以及可能导致手术风险增加的情况，如卒中、外周动脉疾病（peripheral arterial disease，PAD）、充血性心力衰竭、重度肺动脉高压。

1. 病史采集

（1）心血管危险分层的评估：对拟行 PTx 患者进行 CVD 的记录与评估，并进行心血管危险分层，参考表 8-1-2，主要是对心肌梗死、心绞痛、心力衰竭、严重心律失常、心脏瓣膜病，以及脑血管病意外的严重程度进行仔细评估。主要询问有无呼吸急促、下肢水肿、口唇发绀等心力衰竭的临床表现，还应该询问患者是否出现活动受限的现象。对于糖尿病患者，需要进一步评估血糖水平的控制状态，根据疾病严重程度，确定患者处于高危、中危和低危，从而选择手术方式和麻醉方式。

表 8-1-2　CVD 评估与心血管危险分层

高危	中危	低危
1. 近期心肌梗死伴严重或不稳定型心绞痛	1. 轻度心绞痛	1. 老年人（>75 岁）
2. 充血性心力衰竭失代偿	2. 心肌梗死病史	2. 心电图异常（左心室肥大、左束支传导阻滞、ST-T 段异常）
3. 严重心律失常（高度房室传导阻滞、病理性有症状性心律失常、室上速未控制）	3. 有充血性心力衰竭或失代偿充血性心力衰竭病史	3. 非窦性节律
4. 严重瓣膜病	4. 需治疗的糖尿病	4. 非控制的高血压
		5. 有脑血管意外史

（2）CVD 危险程度评估：随着心功能分级增高，危及生命的并发症发生概率增加。术前对患者进行活动耐力、心脏危险积分、心因死亡评分、危及生命并发症预测，以及手术和麻醉的安全性评估等，见表 8-1-3。

表 8-1-3　心血管病危险程度评估

分级	活动耐力	心脏危险积分	心因死亡评分	危及生命并发症（%）	手术和麻醉的安全性
Ⅰ级	体力活动不受限，无症状，日常活动不引起疲乏、心悸和呼吸困难等	0~5	0.2	0.7	一般麻醉与手术安全性应有保障
Ⅱ级	日常活动轻度受限，且可出现疲劳、心悸、呼吸困难或心绞痛，但休息后感舒适	6~12	2.0	5.0	一般麻醉与手术安全性应有保障
Ⅲ级	体力活动显著受限，轻度活动即出现症状，但休息后尚感舒适	13~25	2.0	11.0	术前准备与积极治疗可使心功能获得改善
Ⅳ级	休息时也出现心功能不全症状或心绞痛综合征，任何体力活动将会增加不适感	≥26	56	22.0	高危患者，麻醉和手术的危险性很大

确定 SHPT 患者的心脏疾病状况，重点评估其心功能状态，根据心功能状况选择不同的手术时机。采用纽约心功能分级评估，若累计值超过 26 分，心功能Ⅳ级，麻醉和手术必然存在较大危险，需要组织多学科团队成员（包括麻醉科医师、心脏专科医师、肾病科透析医师及手术者）进行术前会诊讨论，然后决定患者手术时机和手术方式，制订患者术中和术后的综合管理措施。心功能Ⅲ级，心脏危险积分累计 13～25 分，邀请心脏专科医生协助积极治疗，改善心功能，然后再次进行术前评估和准备。

对于临床表现提示心肌缺血或急性冠脉综合征（ACS）的患者，必须在 PTx 前由心脏病专家及时评估以获得最佳治疗方案，然后决定患者手术时机和手术方式。

2. 心血管检查

（1）体格检查：CKD 患者合并 CVD，主要表现为充血性心力衰竭和冠心病，充血性心力衰竭患者亦伴发心房颤动。因此，心血管体格检查重点集中于上述疾病。通过听诊可以检查出患者双肺是否有湿啰音；心脏瓣膜区是否有心脏杂音；心律是否整齐；是否存在双下肢水肿和贫血等。

（2）辅助检查：所有患者应根据风险评估、症状和体征选择适当的术前检查或围手术期监测，需要进行如下辅助检查。

1）12 导联心电图：冠心病患者行非心脏大手术前 ST 段压低超过 0.5mm 与患者术后死亡及心肌梗死的发生率增加有关。因此，术前 12 导联心电图检查可以判断基础心律，识别临床上无症状的 CVD，并为术后比较提供基线资料。

2）生物标志物：肌钙蛋白（cardiac troponin，cTn）是反映心肌损伤的高特异性血清标志物。meta 分析显示，术前 cTn 增加 24% 以上是急性心肌梗死、心因死亡和全因死亡的高危因素，其中非心脏手术后心肌损伤（myocardial injury after non-cardiac surgery，MINS，定义为 cTn 水平升高到第 99 百分位值以上）的发生比例高达 20%。大多数 MINS 发生在术后 48～72h，且 80% 以上的患者基本无症状。常规 cTn 检测在低浓度范围内灵敏度较低，分析变异性较大，可能无法在围手术期提供可靠信息。值得注意的是，CKD 术前 cTn 水平存在长期慢性升高的现象，cTn 增加也并非皆由心肌缺血所致。

根据最大样本量的 VISION 研究，高敏肌钙蛋白（high-sensitivity cardiac troponin，hs-cTn）是被推荐用于围手术期心肌损伤筛查的生物标志物。高敏心肌肌钙蛋白 T（hs-cTnT）水平高于 0.014ng/ml 患者的复合终点（包括全因死亡、术后心肌梗死、急性心力衰竭、心搏骤停）发生率为 9.4%。有研究表明，hs-cTnT≥1ng/ml 的死亡率接近 30%，而 hs-cTnT<0.020ng/ml 的死亡率为 0.5%；hs-cTnT 水平低于 0.014ng/ml 患者的复合终点发生率为 1.9%。因此，围手术期 hs-cTnT 水平监测对于识别 MINS 发生风险意义重大。

血清 B 型利钠肽（B-type natriuretic peptide，BNP）是心肌细胞受心房牵拉反应所释放的多肽，BNP 或 N 端前体 BNP（N-terminal fragment brain natriuretic peptide，NT-proBNP）水平可能与围手术期心血管风险有关。非肾病患者术前 BNP 水平>92pg/ml 或 NT-proBNP 水平>300pg/ml 显著增加患者术后 30 天内死亡或心肌梗死的发生率。2015 年修订的欧洲心脏病学会和欧洲麻醉学会（ESC/ESA）指南推荐，对接受非心脏手术的充血性心力衰竭患者术前需完善超声心动图和（或）BNP/NT-proBNP 检查（ⅠA 类推荐），在术前和术后的前 3 天检测 BNP/NT-proBNP。

3）胸部 X 线检查或胸部 CT：可以确诊左心衰竭肺水肿、心血管钙化、心影大小及心胸比，间接反映心功能情况。

4）经胸超声心动图（UCG）：是一种评估心室功能和瓣膜情况的无创成像方法。对于过去一年内无 UCG 的中重度瓣膜疾病（狭窄或反流）患者，或有新发的临床症状或体征的瓣膜疾病患者（包括呼吸困难、心绞痛、水肿或晕厥等），术前均应考虑行 UCG 检查。术前 UCG 提示的任何程度左心室收缩功能障碍、中度至重度左心室肥厚、中度至重度二尖瓣反流或主动脉瓣压差≥20mmHg，均提示围手术期 MACE 风险明显升高。

5）计算机断层冠状动脉血管成像（CCTA）：可以准确判断冠状动脉狭窄的数量和程度，但往往高估冠心病的相关风险，并不能准确预测术后 MACE 的发生率。因此，目前的临床实践指南并不推荐常规在非心脏手术前进行 CCTA。

6）选择性冠状动脉造影：进行有创选择性冠状动脉造影的指征与非手术环境下的指征相同，对于有症状的冠心病患者，术前要额外评估。

3. 功能耐力评估（functional capacity，FC）　重点在于了解患者的活动耐量情况，可以通过向患者询问一些与日常活动表现相关的简单问题，如功能状态评估：进食能力、穿衣或使用浴室的能力（1MET）；步行一段台阶或上坡（4MET）；在住所周围做繁重家务或移动家具（4~10MET）；剧烈的体力活动和运动（>10MET）。当患者活动耐量大于4MET，即可无症状地徒步旅行或爬两层以上楼梯，提示围手术期发生 CVD 事件的概率较小；也可以使用标准化的问卷，如杜克活动状态指数（Duke activity status index，DASI）来估算功能耐力状态。

4. 重点心血管疾病筛查

（1）充血性心力衰竭：25%~50%的患者在诊断充血性心力衰竭（congestive heart failure，CHF）后 5 年内去世，25%的 CHF 患者在围手术期会出现急性加重，症状性 CHF 患者围手术期 30 天死亡率接近 9%。CKD 患者由于高血压、血管钙化等 CVD 并发症，易发生 CHF 或存在右心衰竭和肺动脉高压，是 SHPT 进行手术的重要障碍。因此，围手术期评估 CHF 成为此类患者的筛查重点。

对于拟行 PTx 的 SHPT 患者，合理的做法是心脏专科医生术前仔细询问病史，通过胸部 X 线或 CT 检查判断肺淤血状态，以及容量管理情况，特别需要评估患者的运动耐力、心功能情况而进行综合评估，分析 CHF 病情。根据 UCG 检查，确定 CHF 的分型：射血分数降低的心力衰竭（HFrEF，LVEF<40%）、射血分数轻度降低的心力衰竭（HFmrEF，LVEF 为 40%~49%）和射血分数保留的心力衰竭（HFpEF，LVEF≥50%），同时判断是否存在右心室衰竭和肺动脉高压等合并症。

一项包含了 9 个国家的 16 家医院的 10 402 名年龄≥45 岁的非心脏手术患者的前瞻性队列研究显示，所有患者在手术前测量 NT-proBNP 水平，在手术后 3 天内每天测量 hs-cTnT，与术前 NT-proBNP<100pg/ml（参考组）、100~200pg/ml、200~1500pg/ml 和≥1500pg/ml 的患者相比，≥1500pg/ml 的患者（心力衰竭患者）调整后的风险比为 5.82（95%CI 为 4.81~7.05），相应的 MACE 发生率为 37.5%（223/595）。术前 NT-proBNP 与非心脏手术后 30 天内的血管死亡和 MINS 密切相关，将 NT-proBNP 阈值添加到临床分层（即修订的心脏风险指数）可以改善心脏风险预测。

SHPT 患者由于肾功能不全，NT-proBNP 通常较高，甚至高于 35 000pg/ml 而并非合并 CHF，因此，对于 SHPT 患者，不能单纯依靠 BNP 或 NT-proBNP 水平来决定能否进行 PTx；术前进行容量负荷评估。参考上述目标值，结合临床表现和 UCG 判断是否存在 CHF 而选择手术时机。目前尚没有预测手术绝对风险的截止值，还需要行进一步大规模的临床研究，建立风险模型以预测围手术期风险并对其进行验证。

对于新诊断的 CHF，应先启动心力衰竭治疗，使用 β 受体阻滞剂、ACEI/ARB 类药物、醛固酮拮抗剂和利尿剂（Ⅰ类推荐，A 级证据），3 个月后再行手术（Ⅰ类推荐，C 级证据）；β 受体阻滞剂的使用应贯穿整个围手术期；加强容量管理，调整透析方案。术后急性心力衰竭的监测与评估是减少近期和远期预后的重要措施，因此应加强 BNP 及 NT-proBNP 术前和术后监测。

（2）非心脏手术心肌损伤：SHPT 患者常存在隐匿性冠心病或业已明确的冠心病，血管钙化积分较高，且并发多支血管病变。虽然 SHPT 患者处于相对稳定状态，但多数属于高危冠心病，PTx 和麻醉等应激可能会引发冠状动脉斑块不稳定或破裂，从而导致急性心肌梗死甚至心源性休克。因此，对于此类患者，不仅要评估能否承受全身麻醉和手术风险，还要尽量减少术中和术后的心肌损伤。

越来越多的证据表明，术前 hs-cTn 测量可能有助于风险预测和筛查，术前、术后第 1 天、第 2 天和第 3 天监测 hs-cTn 是较为合理的推荐方案；术前测量 hs-cTn 的主要目的是作为筛查 MINS 的基线测量值，可以帮助区分术后急性和慢性心肌损伤。2020 年 7 月，发布的《心脏病患者非心脏手术围麻醉期中国专家临床管理共识》中也强调了术前和术后肌钙蛋白监测的重要性。对于 MINS 的关注及重视是提高围手术期质量的表现，也反映了麻醉医生开始放眼整个围手术期，更主动地参与患者的术后康复工作，并致力于围手术期并发症的防治和死亡率的降低。根据患者接受手术种类、是否急诊或限期手术进行个体化处理。若相邻时间点（2～4h），hs-cTn 变化≥20% 可认为是急性、进行性心肌损伤，需要暂缓手术。若 hs-cTn 变化<20%，则为慢性、稳定性心脏疾病，可根据临床是否伴有缺血症状、心电图改变、影像学证据等酌情考虑手术。

2021 年 *Eur J Anaesthesiol* 期刊发表的"非心脏手术围手术期心肌损伤筛查专家共识"，启动围手术期 MINS 筛查程序。在围手术期筛查期间，心脏专科医生协助评估 MINS，首先要排查 1 型心肌梗死[原发性冠状动脉事件导致缺血相关的自发性心肌梗死，如斑块侵蚀和（或）破裂、裂隙或夹层]，尤其是在已知 CAD 或已确定 CVD 的患者中，根据急性冠脉综合征指南快速识别并处理患者。其次需要鉴别 MINS 更常见的原因——2 型心肌梗死（由于心动过速、低血压、出血或快速性心律失常引发心肌氧气供需失衡），这是至关重要的术前评估内容。需要明确的是，不应仅根据术前 hs-cTn 升高而推迟手术。理想的方案是计算机自动化比较术前和术后 hs-cTn 值，由麻醉、外科、重症监护、心内科和检验科组成的跨学科团队进行综合术前会诊，这是成功实施筛查的重要保证。

（3）冠心病及介入术后患者围手术期风险评估：2021 年 *Nature Reviews Cardiology* 期刊发表综述，详细介绍了接受非心脏手术的冠心病患者从术前评估到围手术期治疗管理的各个方面，包括个体危险分层、术中措施、围手术期心脏监测和预防心血管事件的干预措施。临床上可以参考表 8-1-4 启动个体化评估程序，根据风险程度选择手术时机。

表 8-1-4 冠心病介入术后患者围手术期风险评估与管理

1. 评估和整合所有风险考虑因素				
冠状动脉支架置入的时机和特点				
自经皮冠脉介入术（PCI）以来的时间	<3 个月	<6 个月	6～12 个月	>1 年
冠脉支架类型	药物洗脱支架		裸金属支架	
病变和支架长度	长的		短的	
PCI 的最初适应证	急性冠脉综合征		稳定性冠心病	
患者的年龄和合并症				
患者年龄	老年人（≥60 岁）		年轻人（<60 岁）	
心力衰竭	有		无	
用 eGFR 评估肾功能	<30ml/min		≥30ml/min	
血红蛋白水平	<10g/dl		≥10g/dl	
手术需要考虑的因素				
手术的心血管风险	高风险手术		低风险手术 [a]	
手术的出血风险	高		低	
手术的紧迫性	紧迫		择期	
	■ 更大的风险 ■ 少的风险 ■ 最少的风险			
2. 确定手术的适当延迟				
3. 在重大的非心脏手术前 5～7 天停止使用 P2Y12 抑制剂 [b]				
4. 继续服用 81mg/d 的阿司匹林，除外非外科出血风险禁忌服用				
5. 优化围手术期降脂治疗				
6. 避免围手术期血流动力学紊乱（低血压、高血压、心动过速）				

GFR. 肾小球滤过率；MACE. 主要心血管不良事件；P2Y12 抑制剂包括氯吡格雷、噻氯匹定、替卡瑞尔、普拉格雷和坎格瑞洛在内的一组药物。

a 预计 MACE 风险小于 1%。

b 在手术前 5 天停止使用氯吡格雷和替卡瑞尔，在手术前 7 天停止使用普拉格雷。

　　冠心病患者是接受非心脏手术的易损人群，任何有症状的冠心病患者必须在术前进行额外评估。术前风险评估和围手术期管理相对复杂，因此需要进行个性化评估。

　　接受冠状动脉支架置入术的患者应该推迟手术，直到延迟手术的风险超过停止双重抗血小板治疗而形成血栓的风险。

　　尽管有证据表明，PCI 药物洗脱支架置入后 3～6 个月或更长时间的手术可能是安全的，但一般认为球囊血管成形术后至少 2 周、裸金属支架置入术后至少 30 天、药物洗脱支架放置后至少 12 个月才可行择期非心脏手术。

　　如果进一步延迟的风险大于心肌梗死和支架血栓的预期风险，PCI 药物洗脱支架置入后的择期非心脏手术可以在 6 个月或更长时间后考虑。

　　（4）主动脉瓣狭窄：CKD 患者发生 SHPT，存在钙磷代谢紊乱或血脂异常，易患主动脉瓣狭窄（aortic stenosis，AS）。由于血流动力学和心脏结构的改变，CKD 患者的严重 AS 的诊断通常具有挑战性，可能需要整合来自多种成像方式的数据。AS 主要的病理生理改变是主动脉瓣瓣口狭窄导致的左心室射血受阻及左心室内压力增加，可以导致明显症状甚至猝死。

合并 AS 的 CKD 患者死亡率高于严重程度相似而肾功能正常的 AS 患者。患有严重 AS 的患者在进行非心脏手术时可能发生不良心血管事件的风险高。有研究显示在非心脏手术后 30 天，未经治疗的严重 AS 患者死亡的发生率为 4.3%，死亡原因多为心血管疾病。术前有 AS 相关症状的严重 AS 患者 30 天死亡率高于无 AS 相关症状的患者（7.2% vs. 3.1%）。此类患者对药物治疗的反应差，瓣膜置换术是唯一有效的治疗手段，可行手术或经导管主动脉瓣植入术或机械瓣膜置换术。

如果 AS 患者已有症状，择期非心脏手术应延期或取消，若症状明显，首先考虑主动脉瓣置换或扩张。若主动脉瓣口面积<1cm^{2}或平均跨瓣压差>50mmHg 为重度 AS，治疗方法是主动脉瓣置换术。对于这类特殊患者，建议暂缓择期非心脏手术，限期手术需要进一步多学科评价。

主动脉瓣关闭不全（aortic insufficiency，AI）时反流性主动脉瓣膜损害所造成的危险要小于狭窄性瓣膜损害。术前重点关注瓣膜反流严重程度、左心室大小及是否存在心力衰竭，同时注意有无主动脉根部扩张。术前适当降低后负荷，防止高血压及心动过缓。

若超声提示左心室收缩末径（LVESD）≥50mm、左心室舒张末径（LVEDD）≥65mm、左心室射血分数（LVEF）≤50%、反流量≥60ml、反流分数≥50%、反流面积≥0.3cm^{2}等，均提示主动脉瓣重度反流。尤其有相应临床表现者，多具有心外科手术指征，需要术前药物调整或可能需要先行心外科干预进行瓣膜置换术。如果无临床表现的重度 AI 患者的活动耐量尚可，在接受高危手术及循环波动较大的手术，特别是 SHPT 的 PTx 时，需要心脏科和麻醉科、肾病科组成的多学科团队进行评价。

对于 CKD 合并 AS 或 AI 的患者，CKD 患者有更高的结构瓣膜恶化、全身抗凝出血和与 CKD 本身相关死亡的竞争风险。心脏-肾脏多学科团队参与 CKD 和严重 AS 患者的护理是应对复杂的诊断及管理决策的理想选择。

（5）心房颤动（atrial fibrillation，AF）：简称房颤，是围手术期最常见的心律失常表现。CKD 患者发生 AF 的概率较高。以前认为 AF 是一种良性和自限性的合并疾病，但是最近的数据表明，围手术期房颤与相当高的发病率和死亡率相关，并可能预测一些患者存在长期房颤和卒中的风险。尽管已知存在危险因素，特别是在非心脏手术后，房颤在很大程度上不可预测，房颤患者的围手术期 30 天死亡率为 4.8%。

减少围手术期风险的策略大多是支持性的，包括避免潜在的心律失常触发因素，并积极治疗可能诱发房颤的患者和手术相关因素。除了管理房颤本身，临床医生还必须解决由房颤导致的血流动力学的扰动，以防止终末器官功能障碍。由于 CKD 患者出血或血栓风险并存，SHPT 患者合并房颤时需长期口服抗凝药，以及长期透析治疗均促使患者的出血风险异常增高，临床情况复杂而富于挑战。因此，这样的 SHPT 患者进行 PTx 时需要额外评估，如采用动态心动电图（Holter）鉴别房颤的时程及有无合并传导阻滞，需要对患者的血栓和出血风险进行详细的风险评估，并对其抗凝治疗进行特殊的评估。

围手术期心血管不良事件作为术后严重并发症严重影响着患者的预后，SHPT 患者术前准确的评估和围手术期 CVD 风险管理十分重要。为获得 SHPT 进行 PTx 围手术期的最佳结局，心脏科和肾脏科医生进行详尽的病史询问、体格检查和活动耐量评估，根据超声心动图、心功能分级及心血管风险评分，联合 hs-cTn、RCRI、BNP 或 NT-proBNP 等生物标志物，进行非心脏手术的冠心病患者术前风险分层和围手术期处理术前评估，综合评估围手术期 MINS。对于主动脉瓣狭窄或关闭不全患者，应进行严密的超声心动图监测，密切监测患者的心功能和 LVEF，积极治疗心力衰竭。

麻醉科、肾脏科、外科、重症监护科、心脏科和透析中心组成的多学科团队是成功实施围手术期 CVD 筛查和管理的重要保证，未来仍需要进行更多的大规模、多中心的随机对照研究和真实世界研究，探索出一种优化策略进行 PTx 围手术期心脏风险分层和围手术期评估，以减少术前、术中和术后的心血管事件发生，从而改善 SHPT 患者的生活质量。

第二节 甲状旁腺手术的麻醉

甲状旁腺切除手术是难治性甲状旁腺功能亢进最有效的治疗手段。大样本的研究显示手术治疗的治愈率高达 99.4%。甲状旁腺切除手术可以稳定血钙水平与 PTH 水平，改善骨病及其他高 PTH 带来的机体损害。甲状旁腺切除术可使继发性甲状旁腺功能亢进全因死亡率和心血管并发症死亡率分别降低 34% 和 41%。

对于继发性甲状旁腺功能亢进的患者，由于透析不充分导致机体内环境紊乱、心律失常与高血钙导致的骨骼肌无力，这类患者的麻醉管理比较困难。低蛋白及酸碱平衡改变影响血清钙水平。由于终末期肾病伴随的心血管疾病高发及心血管疾病的病情加重，这类患者手术麻醉的全因死亡率是一般人群的 6.4~7.8 倍。

这类患者的围手术期安全管理需要麻醉医师、外科医师、肾脏内科医师与内分泌医师的有效沟通、合作及团队的综合管理。围手术期安全管理应从积极的术前准备开始，本节主要阐述这类患者的术前风险评估、麻醉方式的选择与实施、全身麻醉的原则及特殊注意事项。

一、甲状旁腺功能亢进患者的术前评估与准备

原发性甲状旁腺功能亢进患者的一般情况较好，并存疾病不多。因而参照美国麻醉医师协会（ASA）患者术前体质与接受手术风险的分级标准，ASA 分级多为 Ⅱ～Ⅲ 级。而透析不充分继发性甲状旁腺功能亢进患者的 ASA 分级多为 Ⅲ～Ⅳ 级。甲状旁腺切除手术可见于任何年龄段的患者，高龄也是手术相关不良事件的危险因素。除终末期肾病，继发性甲状旁腺功能亢进的患者往往伴随其他系统的异常，导致围手术期风险增加。甲状旁腺手术相关的死亡近一半的原因归于心血管并发症，因此心血管系统成为术前评估的重点。

1. 呼吸系统的评估 气道评估有助于发现潜在的困难通气或困难插管，为制订围手术期气道管理方案提供依据。气道检查的基本内容包括张口度、Mallampati 评分、甲颏距、颈部活动度、颈围及牙齿的检查。继发性甲状旁腺功能亢进合并退缩人综合征时呼吸系统受累主要表现为气道异常与胸廓畸形。肾性骨病累及颈椎导致颈椎活动受限，头前屈或后

仰均受限，造成直接喉镜气管插管时暴露声门困难。气管插管时应选择对头位要求不高的插管方式。颌骨异常增生降低 Mallampati 评分。巨大的甲状旁腺可能造成气管压迫或气管偏移。牙槽骨脱钙导致牙列稀疏、牙齿松动。麻醉前应仔细评估缺失牙与松动牙，以便气道操作后核对。肾性骨病导致的脊柱后凸或侧凸是胸廓变形的原因之一。另一种胸廓变形的原因是肋骨脱钙造成的胸廓变小。两种胸廓畸形共同的作用结果是胸廓顺应性变小，肺受压导致限制性通气障碍。除常规的运动负荷 METS 评分外，重度胸廓畸形的患者应进行肺功能检查或血气分析来综合评价患者脱机困难的风险和术后呼吸系统并发症的风险。颌面骨异常增生导致的狮样面容相关的问题见后详述。

2. 心血管系统（详见本章第一节）　终末期肾病透析的患者心血管系统并发症高发。以难控制的高血压、心律失常、冠状动脉粥样硬化性心脏病和心功能不全最多见。

（1）高血压：血管钙化是血管顺应性降低与终末器官损伤的主要原因。血管钙化与血磷升高、维生素 D 过量、钙磷结合剂治疗、FGF23 诱导动脉平滑肌细胞成为成骨样细胞有关。高血压是肾衰竭患者最常见的心血管表现，主要由高钙血症引起血管钙化、血管平滑肌收缩增强所致。肾素-血管紧张素-醛固酮系统激活导致水钠潴留也是引起高血压的原因。肾性高血压一般通过多种药物联合使用可被良好控制。虽然控制不佳的高血压不是甲状旁腺手术麻醉的禁忌，但手术前规律服用降压药控制血压与术后不良心血管事件减少明确相关。因此，麻醉门诊应嘱患者术前规律用药。术前使用的降压药一直服用至手术日晨。对伴有心肌缺血的患者紧急启动 β 受体阻滞剂可能获益，但可能增加围手术期心动过缓、低血压与脑卒中的发生。

（2）冠状动脉粥样硬化性心脏病：高钙和高磷血症对心脏的刺激导致心肌细胞肥大、纤维化，瓣膜钙化，心肌收缩功能减退，心肌小动脉壁增厚，血管内皮舒张功能受损。这是肾衰竭患者心肌缺血的主要原因。伴有钙化防御的患者心血管不良事件病死率达60%以上。

透析人群中无症状冠状动脉粥样硬化性心脏病也很常见。由于肾性骨病限制患者的体力活动，因此 MET 评分不易实施。体力活动减少造成心绞痛隐匿，不易被发现。应仔细追踪患者心绞痛或劳累后心前区不适的症状，活动耐量的减退或劳累后气促也常常提示心肌缺血。常规 12 导联的心电图检查必不可少。伴有 ST-T 异常的心电图应结合病史行进一步评估。24h 心电监测对不稳定型心绞痛的检出意义更大。上述检查有明确冠状动脉血管定位意义的阳性发现时应结合心肌酶检查明确有无急性冠脉综合征或心肌梗死。肌钙蛋白是心肌梗死的敏感指标，长期透析患者的肌钙蛋白水平增高对心肌梗死有明确的预测价值。体内水潴留心脏扩张时亦导致肌钙蛋白水平的升高，加强透析除水后肌钙蛋白明显下降可用于鉴别心肌梗死。对于肌钙蛋白水平异常增高的患者，加强透析除水后肌钙蛋白水平仍高于正常水平应考虑心肌细胞受损。心电图、动态心电图提示心肌缺血时有进一步行冠状动脉评估的必要。冠状动脉检查多选择无创的冠状动脉 CTA，但因受冠状动脉钙化的影响，冠状动脉 CTA 在评价钙化严重的血管狭窄时有一定困难。

拟行甲状旁腺切除的透析患者有必要行心肌核素扫描，但心肌核素检查的阳性率并不高。因此，对有心脏事件病史、合并糖尿病、体重指数大、男性等高危因素的患者推荐心肌核素扫描。这里所述的心脏事件病史包括急性冠脉综合征、不稳定型心绞痛、ST 段抬高心肌梗死及非 ST 段抬高心肌梗死史。核素检查异常的患者应行进一步的心导管检查与心脏超声检查。未行心肌核素扫描检查的患者有下列情况时应行冠脉造影检查：①新出现的或药物治疗不佳的不稳定型心绞痛；②持续的心绞痛；③心肌梗死病史或近期心肌梗死。对于明确的重度冠状动脉三支病变或左主干病变的患者，应在冠状动脉支架或冠状动脉扩张治疗后再行甲状旁腺切除术。

（3）心功能不全：PTH 激活肾素-血管紧张素-醛固酮系统，醛固酮能降低心肌细胞的代谢能力，促使心肌细胞纤维化，加重心肌细胞的缺氧损伤，导致心肌细胞代偿性肥厚。PTH 通过干扰心肌细胞钙离子的转运影响心肌的能量代谢，心肌收缩、舒张均受影响，出现射血分数下降。左心室射血分数低于 30% 的患者应行多学科综合评估。继发性甲状旁腺功能亢进患者 NT-proBNP 常高出实验室检测水平高限，因此，NT-proBNP 仅用于通过连续监测进行动态水平的评估。BNP、ST2、NT-proBNP 及 NT-proBNP 与 BNP 的比值等指标的综合评估对心功能不全的预测价值较高。心脏超声容易检出心脏收缩功能与舒张功能的异常，为麻醉方案的制订提供指导。同样，心脏超声也适于无法活动患者进行心脏收缩舒张功能的评估。

对于术前心脏肥大、射血分数低的患者，考虑暂缓手术。通过胸部 X 线检查与近期透析情况的分析表明，在体内水潴留的情况下应加强透析。连续透析能明显减轻心脏肥大，提高射血分数。待射血分数改善、心功能不全症状明显改善即可准备手术。

3. 骨骼系统 高 PTH 促进破骨细胞和成骨细胞的增生，加速骨吸收和破坏，导致患者全身弥漫的骨关节疼痛，尤其以下肢、脊柱等承重骨骼明显。广泛的骨吸收脱钙造成严重的骨质疏松，受轻微外力易引发病理性骨折。颈部、胸腹部正位和侧位的 X 线检查不仅有利于发现椎体压缩破坏、病理性骨折，还有利于评估主动脉钙化。四肢疼痛、活动受限的患者有进一步行 X 线检查的指征。

4. 血液系统 肾衰竭患者常合并肾性贫血，引起红细胞生成素抵抗。虽然贫血并不是甲状旁腺切除术的禁忌证，但合并冠状动脉粥样硬化性心脏病的患者围手术期血红蛋白水平不宜低于 9g/dl，严重贫血的患者建议术前给予输血治疗。

二、麻醉方式的选择与实施

1. 麻醉方式的选择 甲状旁腺切除手术的术式包括微创甲状旁腺热消融（微波或射频）手术和甲状旁腺切除术。不同术式对麻醉的要求不同。

（1）微创甲状旁腺热消融手术的麻醉：对于单发的甲状旁腺腺瘤及术前检查明确定位的非异位甲状旁腺增生可选择超声引导的热消融手术。患者 ASA 分级的级别高，合并症多，全身麻醉插管后不易脱机的危重患者也可选择该术式。由于手术刺激小、时间短，在患者配合的情况下多采用局部麻醉或清醒镇静的麻醉技术。

镇静水平根据患者一般情况选择浅镇静与深度镇静，注意避免镇静过度。镇静时应行心电图、无创血压、脉搏氧饱和度的监测。右美托咪定在终末期肾病患者中药代动力学变异小，适宜这类患者使用。也可选择小剂量丙泊酚、咪达唑仑镇静。局部麻醉药注射前还可辅助小剂量阿片类药物芬太尼或舒芬太尼以提高痛阈。

（2）甲状旁腺切除术的麻醉：甲状旁腺切除术是最常用的术式，可在局部浸润麻醉、区域阻滞麻醉或全身麻醉下完成。

2. 局部浸润麻醉 局部浸润麻醉对手术技术的要求较高，适宜经验丰富的外科医师使用。该麻醉具有经济、术后恢复快的特点。常使用 0.5% 利多卡因或 0.5% 利多卡因与 0.25% 罗哌卡因合剂。

3. 区域阻滞麻醉 适用于老年人、合并症严重、心血管风险极高危、全身麻醉可能造成长时间呼吸机支持的患者及用时短的分期手术。研究表明，区域阻滞麻醉与全身麻醉相比，具有使患者住院时间短、花费少，以及术后疼痛轻，恶心、呕吐少的优势。

目前最常用的区域阻滞技术是超声引导下的颈丛阻滞。分期手术一般选择单侧颈深丛与颈浅丛阻滞。为防止膈肌麻痹，双侧手术一般不实施双侧颈深丛阻滞，而是采用一侧颈深丛加颈浅丛阻滞，另一侧仅行颈浅丛阻滞。穿刺时患者体位取去枕平卧，头转向对侧。

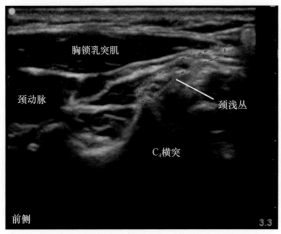

图 8-2-1　胸锁乳突肌 C_4 水平短轴平面的颈丛超声影像

通常采用高频探头短轴平面内技术进行穿刺。常规消毒后将无菌塑料套包裹的超声探头横置于 C_4 水平胸锁乳突肌后缘。颈浅丛位于胸锁乳突肌后缘深面的间隙内（图 8-2-1）。阻滞时将穿刺针置于胸锁乳突肌后缘，在颈阔肌的下方注射 0.5% 罗哌卡因 5～10ml。颈深丛阻滞时将穿刺针尖推进接近 C_4 横突时注射 0.5% 罗哌卡因 3～5ml。为追求满意的阻滞效果，有时需要进行 C_3～C_5 横突旁的局部麻醉药注射。由于对星状神经节的阻滞，常出现霍纳综合征。

4. 全身麻醉 气管插管全身麻醉仍然是甲状旁腺切除手术的主要麻醉方式。与区域阻滞麻醉相比，全身麻醉创造更好的手术条件，尤其对颈椎脊柱后凸、颈后仰困难的患者及颌骨异常增生导致甲状旁腺不易暴露的患者。全身麻醉时外科医师与患者的舒适度高，但全身麻醉诱导、喉镜暴露声门及气管插管经过声门的刺激造成应激反应释放儿茶酚胺，可能导致血 PTH 水平的一过性升高而影响血 PTH 水平的监测。健康人并未见到这种 PTH 升高的反应。

（1）麻醉评估：拟行全身麻醉下手术的甲状旁腺功能亢进患者应进行全面的麻醉评估。评估的重点包括 ASA 分级、术前准备情况及制订麻醉计划。

ASA Ⅱ级的患者围手术期风险小，全身麻醉采用基本监测即可，即进行心电图、血压、心率、脉搏、血氧饱和度及呼气末二氧化碳监测。合并冠心病、高血压、心律失常或心功能不全的 ASA Ⅲ～Ⅳ级患者宜行有创动脉血压监测。术后发生低血钙风险高的患者可留置深静脉导管，方便术后输注高钙制剂。

透析患者合并心功能不全或水潴留时术前应进行连续透析除水，心功能改善或血容量接近正常后手术。不伴心功能不全或水潴留的患者规律透析，最后一次透析不早于术前一日。

　　如前所述，肾性骨病患者气道异常对常规的直接喉镜插管技术提出挑战，因此，这类患者的气管插管均按照困难气道流程进行处理。常规准备可视管芯类插管设备或纤维支气管镜备用。气管插管操作中注意可能造成的牙列损伤。严重胸廓畸形所致重度限制性通气障碍的患者术后呼吸支持的时间延长，不宜早期拔管。这类患者拔管应在麻醉药作用消退、气道保护性反射恢复、意识清醒后完成。

　　（2）全身麻醉药物的选择：全身麻醉药物主要分为镇静类药物、肌松药和镇痛药三大类。

　　最近有研究显示丙泊酚与吸入麻醉药七氟烷既不影响 PTH 水平，又不干扰 PTH 测定，因此该类药物适于甲状旁腺切除手术的麻醉。大部分手术患者会在术后早期拔管，因此常选择短效麻醉药。右美托咪定在肾衰竭患者中表现出稳定的药代动力学特点，因此该药适宜肾衰竭患者的镇静。

　　肌松类药物中，肾衰竭患者不伴高钾血症可以使用琥珀酰胆碱。但严重酸中毒和低血容量的患者使用琥珀酰胆碱后也会出现致死性高钾血症。非去极化肌松药带有正电荷，主要分布于细胞外液（ECF）。因此，对于细胞外液增多的肾衰竭或肝衰竭患者，非去极化肌松药的初始剂量应增大。一项维库溴铵的研究显示，肾衰竭患者存在维库溴铵抵抗，术中用药量应增加。心功能减退、肾小球滤过率和肝血流的减少使非去极化肌松药的清除率降低（特别是氨基甾体类的潘库溴铵、维库溴铵和罗库溴铵）。因此，终末期肾病患者使用非去极化肌松药有可能出现肌松难以预测的风险，麻醉时应选择短效、不依赖肝肾功能代谢的药物。目前临床上肌松药多选择血浆脂酶水解的阿曲库铵或顺式阿曲库铵，亦可使用药物代谢动力学过程稳定的罗库溴铵。

　　常用的阿片类镇痛药芬太尼、舒芬太尼与瑞芬太尼均可用于肾衰竭患者。

　　（3）术中体位的安放：严重的骨质疏松导致肾衰竭患者易骨折，全身麻醉后安放手术体位须小心谨慎，轻搬轻放。过度头后仰对椎管狭窄的患者有导致瘫痪的风险。合并胸腰椎压缩性骨折、四肢病理性骨折的患者应重点保护骨折部位，避免骨折移位。

　　（4）麻醉监测：除前述的全身麻醉基本监测外，ASA 分级高的患者同时行有创血压监测。与甲状腺手术相似，为防止喉返神经的损伤，术中应进行喉返神经功能监测。单侧喉返神经损伤可导致声嘶。双侧喉返神经损伤少见，会导致严重的呼吸困难，应立即气管插管。由于终末期肾病患者高钾血症常见，术中有多次血气分析与电解质检查的必要。肾性骨病患者甲状旁腺切除后应注意血钙、磷及镁的变化，出现严重低血钙时应启动补钙治疗。

　　（5）麻醉诱导、维持与恢复：丙泊酚配伍阿片类药物进行麻醉诱导最常用。循环不稳定或合并心功能不全的患者可选择依托咪酯。麻醉维持可采用丙泊酚-瑞芬太尼的全静脉麻醉，亦可配伍七氟烷吸入实施静吸复合麻醉维持。大部分患者术毕拔管后送麻醉恢复室。

三、Sagliker 综合征患者的麻醉

　　2004 年 Sagliker 报道了透析继发甲状旁腺功能亢进的患者合并的特殊类型肾性骨病，将其命名为 Sagliker 综合征。该病是在慢性肾衰竭透析继发甲状旁腺功能亢进的基础上出

现的以丑陋面容、身体退缩、颅面骨不规则增生、上下颌骨增生破坏、牙列稀疏不规则、上下颌错颌、口腔组织增生、指尖向上弯曲、肩胛骨畸形、膝关节畸形、听力丧失及神经精神改变为主要特征的综合征（图 8-2-2）。

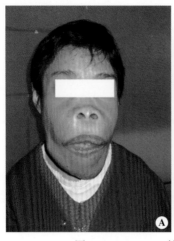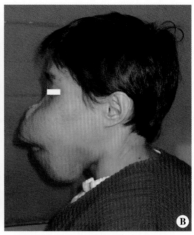

图 8-2-2　Sagliker 综合征的严重颅面骨畸形

Sagliker 综合征患者的麻醉涉及前述的所有知识点，其中要重点关注的内容包括水潴留、电解质异常和心功能不全。术前连续透析除水能显著改善这类患者的一般情况，从而争取最佳的手术时机。由于严重不规则的上颌骨增生，鼻畸形伴鼻道畸形常见，使这类患者鼻插管的难度增加。身体退缩合并颅面骨的增生导致患者平卧后颈部暴露困难，隆起的胸廓妨碍直接喉镜插管时喉镜片置入口腔。因此需准备短镜柄喉镜。畸形的牙列、松动的牙齿、颌骨的增生破坏、错颌及口腔组织的增生均造成严重的上气道畸形，使这类患者难以接受典型的面罩通气与气管插管。应准备多种规格的面罩，大小合适的面罩可能无法与严重畸形的面部进行良好的贴合，需要加压通气时可辅助纱布垫填充以避免漏气。困难气道的处理遵循困难气道处理流程，应准备多种气道处理工具。由于严重畸形的上气道，可变形的纤维支气管镜引导插管较常使用。术前必须执行严格的禁食、禁水时间以防呕吐误吸。插管时避免牙齿损伤脱落。对于严重限制性通气障碍的患者，术中应行保护性肺通气，即采用小潮气量通气、低吸入氧浓度、较小的跨肺压。严重退缩的患者常合并多种畸形，为避免摆放体位造成的继发损伤与骨折，建议这类患者的手术体位在麻醉诱导前完成。面罩通气与气管插管时忌暴力操作，防止颌骨骨折与颈椎损伤。术毕可能需要较长时间的呼吸机支持，应待麻醉药的药效完全消除后拔管。此类患者骨骼畸形严重，术后低血钙风险高，甲状旁腺切除术后注意及时监测血钙避免严重的低钙血症。

（姜　红　张亚军）

参 考 文 献

胡亚，花苏榕，王梦一，等，2018. 颈丛阻滞麻醉下分期手术治疗继发性甲状旁腺功能亢进症的初步探索. 中华外科杂志，56（7）：528-532.

中国心胸血管麻醉学会非心脏手术麻醉分会，2021. 心脏病患者非心脏手术围麻醉期中国专家临床管理共识（2020）. 麻醉安全与质控，5（2）；63-77.

中华医学会心血管病学分会心力衰竭学组，中国医师协会心力衰竭专业委员会中华心血管病杂志编辑委员会，2018. 中国心力衰竭诊断和治疗指南2018. 中华心血管病杂志，46（10）：760-789.

Bilimoria KY，Liu Y，Paruch JL，et al，2013. Development and evaluation of the universal ACS NSQIP surgical risk calculator：a decision aid and informed consent tool for patients and surgeons. J Am Coll Surg，217（5）：833-842.

Black MJ，Ruscher AE，Lederman J，et al，2007. Local/cervical block anesthesia versus general anesthesia for minimally invasive parathyroidectomy：what are the advantages? Ann Surg Oncol，14（2）：744-749.

Cao D，Chandiramani R，Capodanno D，et al，2021. Non-cardiac surgery in patients with coronary artery disease：risk evaluation and periprocedural management. Nat Rev Cardiol，18（1）：37-57.

Chopra P，Mitra S，2009. Patients with symptomatic primary hyperparathyroidism：an anaesthetic challenge. Indian J Anaesth，53（4）：492-495.

Cinamon U，Gavish D，Ovnat Tamir S，et al，2018. Effect of general anesthesia and intubation on parathyroid levels in normal patients and those with hyperparathyroidism. Head Neck，40（3）：555-560.

Cohn SL，Fernandez RN，2018. Comparison of 4 cardiac risk calculators in predicting postoperative cardiac complications after noncardiac operations. Am J Cardiol，121（1）：125-130.

Costa MCDBG，Furtado MV，Borges FK，et al，2021. Perioperative troponin screening identifies patients at higher risk for major cardiovascular events in noncardiac surgery. Curr Probl Cardiol，46（3）：100429.

Dalla AA，Kuo A，Vanneman M，et al，2020. Anesthesiologists Guide to the 2019 AHA/ACC/HRS focused update for the management of patients with atrial fibrillation. J Cardiothorac Vasc Anesth，34（7）：1925-1932.

De Vriese AS，Vandecasteele SJ，Van den Bergh B，et al，2012. Should we screen for coronary artery disease in asymptomatic chronic dialysis patients? Kidney Int，81（2）：143-151.

Devereaux PJ，Bradley D，Chan MT，et al，2011. VISION Pilot Study Investigators. An international prospective cohort study evaluating major vascular complications among patients undergoing noncardiac surgery：the VISION Pilot Study. Open Med，5（4）：e193-e200.

Devereaux PJ，Sessler DI，2015. Cardiac complications in patients undergoing major non-cardiac surgery. N Engl J Med，373：2258-2269.

Devereaux PJ，Szczeklik W，2020. Myocardial injury after non-cardiac surgery：diagnosis and management. Eur Heart J，41（32）：3083-3091.

Dörr K，Kammer M，Reindl-Schwaighofer R，et al，2019. Effect of etelcalcetide on cardiac hypertrophy in hemodialysis patients：a randomized controlled trial（ETECAR-HD）. Trials，20（1）：601.

Duceppe E，Patel A，Chan MTV，et al，2020. Preoperative N-Terminal Pro-B-Type natriuretic peptide and cardiovascular events after noncardiac surgery：a cohort study. Ann Intern Med，172（2）：96-104.

Fleisher LA，Fleischmann KE，Auerbach AD，et al，2014. ACC/AHA guideline on perioperative cardiovascular evaluation and management of patients undergoing noncardiac surgery：a report of the american college of cardiology/american heart association task force on practice guidelines. Circulation，130（24）：e278-e333.

Guarracino F，Baldassarri R，Priebe HJ，2015. Revised ESC/ESA Guidelines on non-cardiac surgery：cardiovascular assessment and management. Implications for preoperative clinical evaluation. MInerva anestesiologica. Minerva Anestesiol，81（2）：226-233.

Healy DW，Cloyd BH，Straker T，et al，2021. Expert consensus statement on the perioperative management of adult patients undergoing head and neck surgery and free tissue reconstruction from the society for head and neck anesthesia. Anesthesia & Analgesia，133（1）：274-283.

Hong JC，Morris LF，Park EJ，et al，2011. Transient increases in intraoperative parathyroid levels related to anesthetic technique. Surgery，150（6）：1069-1075.

Jneid H，Addison D，Bhatt DL，et al，2017. AHA/ACC clinical performance and quality measures for adults with ST-elevation and non-ST-elevation myocardial infarction：a report of the American College of Cardiology/American heart association Task force on performance measures. Circ Cardiovasc Qual Outcomes，10（10）：e000032.

Karamchandani K，Khanna AK，Bose S，et al，2020. Atrial fibrillation：current evidence and management strategies during the perioperative period. Anesthesia and analgesia. Anesth Analg，130（1）：2-13.

Kestenbaum B，Andress DL，Schwartz SM，et al，2004. Survival following parathyroidectomy among united States dialysis patients. Kidney Int，66（5）：2010-2016.

Kira S，Takeshima N，Takatani J，et al，2007. Resistance to vecuronium bromide induced muscle relaxation in a patient with chronic renal failure and secondary hyperparathyroidism. Masui，56（9）：1091-1093.

Kivela JE，Sprung J，Richards ML，et al，2011. Effects of propofol on intraoperative parathyroid hormone monitoring in patients with primary hyperparathyroidism undergoing parathyroidectomy：a randomized control trial. Can J Anaesth，58（6）：525-531.

Komaba H，Taniguchi M，Wada A，et al，2015．Parathyroidectomy and survival among Japanese hemodialysis patients with secondary hyperparathyroidism. Kidney Int，88（2）：350-359.

Koshy AN，Ha FJ，Gow PJ，et al，2019. Computed tomographic coronary angiography in risk stratification prior to non-cardiac surgery：a systematic review and meta-analysis. Heart，105（17）：1335-1342.

Kristensen SD，Knuuti J，Saraste A，et al，2014. Authors/Task force members. 2014 ESC/ESA Guidelines on non-cardiac surgery：cardiovascular assessment and management：the joint task force on non-cardiac surgery：cardiovascular assessment and management of the european society of cardiology（ESC）and the european society of anaesthesiology（ESA）. Eur Heart J，31（10）：517-573.

Kwok CS，Bagur R，Rashid M，et al，2017. Aortic stenosis and non-cardiac surgery：a systematic review and meta-analysis. Int J Cardiol，240：145-153.

Lee TH，Marcantonio ER，Mangione CM，et al，1999. Derivation and prospective validation of a simple index for prediction of cardiac risk of major noncardiac surgery. Circulation，100（10）：1043-1049.

Mangano DT，Browner WS，Hollenberg M，et al，1990. Association of perioperative myocardial ischemia with cardiac morbidity and mortality in men undergoing noncardiac surgery. The study of Perioperative Ischemia Research Group. N Engl J Med，323（26）：1781-1788.

Marcus G，Zilberstein A，Kumetz I，et al，2021. ECG changes after non-cardiac surgery：a prospective observational study in intermediate-high risk patients. Minerva Anestesiol，87（3）：283-293.

McAlister FA，Youngson E，Jacka M，et al，2020. Vascular events in non-cardiac surgery patIents cohort evaluation（VISION）investigators. A comparison of four risk models for the prediction of cardiovascular complications in patients with a history of atrial fibrillation undergoing non-cardiac surgery. Anaesthesia，75（1）：27-36.

McCullough PA，Chan CT，Weinhandl ED，et al，2016. Intensive hemodialysis，left ventricular hypertrophy，and cardiovascular disease. Am J Kidney Dis，68（5S1）：S5-S14.

Mercieri M，Paolini S，Mercieri A，et al，2009. Tetraplegia following parathyroidectomy in two long-term haemodialysis patients. Anaesthesia，64（9）：1010-1013.

Mewton N，Girerd N，Boffa JJ，et al，2020. Practical management of worsening renal function in outpatients with heart failure and reduced ejection fraction：Statement from a panel of multidisciplinary experts and the Heart Failure Working Group of the French Society of Cardiology. Arch Cardiovasc Dis，113（10）：660-670.

Roshanov PS，Sessler DI，Chow CK，et al，2021. Predicting myocardial injury and other cardiac complications after elective noncardiac surgery with the revised cardiac risk index：the VISION study. Can J Cardiol，37（8）：1215-1224.

Sazgary L，Puelacher C，Lurati Buse G，et al，2020. BASEL-PMI Investigators . incidence of major adverse cardiac events following non-cardiac surgery. Eur Heart J Acute Cardiovasc Care，10（5）：550-558.

Smit-Fun V，Buhre WF，2016. The patient with chronic heart failure undergoing surgery. Curr Opin Anaesthesiol，29（3）：391-396.

Thalji NM，Suri RM，Daly RC，et al，2013. Assessment of coronary artery disease risk in 5463 patients undergoing cardiac surgery：when is preoperative coronary angiography necessary? J Thorac Cardiovasc Surg，146（5）：1055-1063.

Thomas DC，Roman SA，Sosa JA，2011. Parathyroidectomy in the elderly：analysis of 7313 patients. J Surg Res，170（2）：240-246.

Trainor D，Borthwick E，Ferguson A，2011. Perioperative management of the hemodialysis patient. Semin Dial，24（3）：314-326.

Wijeysundera DN，Pearse RM，Shulman MA，et al，2018. METS study investigators. assessment of functional capacity before major non-cardiac surgery：an international，prospective cohort study. Lancet，391（10140）：2631-2640.

第九章　原发和三发性甲状旁腺功能亢进

第一节　原发性甲状旁腺功能亢进的临床表现

多数 PHPT 患者没有明显的临床症状，只是体检或偶然抽血检验时发现高钙血症和低磷血症。受累的主要器官是肾脏和骨骼。

PHPT 患者的肾脏主要表现为肾结石、肾钙化、高钙尿症、慢性肾功能不全和各种肾小管损害。15%～20%的 PHPT 患者会出现肾结石，可以是反复发生的、双侧、多发的肾结石。5%～40%的 PHPT 患者会出现尿钙排泄增加。高钙尿症为 PHPT 患者肾结石形成的促进因素。有 17%的无症状 PHPT 患者 eGFR＜60ml/min。PHPT 患者是否出现肾功能不全与高钙血症的程度和持续时间有关。

PHPT 患者的骨骼主要表现是骨质疏松、脆性骨折、纤维囊性骨炎。PHPT 患者的桡骨远端骨密度下降更常见。很多患者是行骨密度检查诊断骨质疏松或发生脆性骨折后进行血钙筛查而诊断 PHPT 的。

PHPT 可能伴有心血管疾病，包括高血压、心律失常、心室肥厚及血管和瓣膜钙化，有报道表明，PHPT 患者发生糖耐量受损和 2 型糖尿病的概率比一般人群高。

上述器官损害是能够找到客观证据的，也有一些主观症状在 PHPT 患者中比较常见，如神经精神症状（乏力、嗜睡、焦虑、抑郁、淡漠、认知障碍、肌无力），胃肠道症状（恶心、呕吐、便秘）。尽管这些症状和 PHPT 的因果关系未必能完全相关，但在 PHPT 患者中这些非特异性的神经精神症状较一般人群更常见，并且切除甲状旁腺后，这些症状可能缓解。

轻症的 PHPT 患者可以没有任何主观或客观的症状。PHPT 的特殊类型如下。

（1）无症状性 PHPT：是指通过血钙筛查而诊断的 PHPT 患者，这些患者并非因肾结石、肾钙化或骨质疏松、骨折就诊而诊断，且这些患者不一定没有 PHPT 的器官损害。如果做超声检查也可能发现泌尿系统结石，而且也可能存在一些非特异性的症状，如乏力、厌食、抑郁、轻度认知或神经肌肉功能障碍。因此，所谓"无症状"，应该只是一个相对的概念，不必过度纠结。

上海交通大学医学院附属瑞金医院总结了该院从 2000～2010 年 PHPT 患者临床谱的改变，无症状性 PHPT 占所有 PHPT 患者的比例从 2000～2006 年的 21%升至 2007～2010 年的 42.4%～52.5%。在无症状 PHPT 患者中 48.9%的患者因发现高血钙就诊，46.9%的患者因行甲状腺超声时发现甲状旁腺肿物就诊。在这期间甲状旁腺癌所占的比例由 10.53% 降至 4.44%。在发达国家，当血钙纳入常规生化检查后，PHPT 的诊断率大大提高，同时也使 PHPT 的临床特征发生很大变化，从一个少见的、临床表现很明显的疾病变成一个很轻症状的疾病。在发达国家，仅15%～20%的PHPT患者有症状，对比国外和我国上海交通大学医学院附属瑞金医院的数据能够预见到我国PHPT患者中无症状的比例必将进一步提高。

（2）正常血钙的原发性甲状旁腺功能亢进（NPHPT）：严格的NPHPT的定义是至少两次测定的经血清白蛋白校正的血总钙和离子钙均正常且伴PTH升高，并且除外了SHPT[包括eGFR<60ml/（min·1.73m^2）和25(OH)D<30ng/ml，还有使用噻嗪类利尿剂、锂盐等情况]。

NPHPT的诊断最重要的是排除SHPT：一项研究选择了因甲状腺结节需行手术治疗的患者（其中排除了有肾结石或肾钙化，有病理性骨折，有MEN家族史，有甲状腺髓样癌的患者）共676例，其中46例（6.8%）经实验室检查诊断为NPHPT，需行甲状腺手术的患者[排除了应用利尿剂、锂盐、双膦酸盐、地诺单抗等可能影响PTH水平的药物的患者，排除了可疑原醛症、吸收不良综合征、高磷血症、25(OH)D<20ng/ml、eGFR<40ml/（min·1.73m^2）的患者]行甲状旁腺探查。其中4例发现甲状旁腺异常（占生化异常者的8.7%），剩下的42例中，25例25(OH)D为20～30ng/ml，7例eGFR为40～60ml/（min·1.73m^2），9例二者兼有。故建议将NPHPT的诊断条件中25(OH)D水平调整至>30ng/ml，这样与手术的结果一致率会更高。

NPHPT的病理类型与高血钙型PHPT类似。大多为腺瘤（占80%以上），其次为增生，NPHPT与高血钙型PHPT相比，多腺体病变的可能性更大（45% vs. 37%），值得注意的是，有NPHPT病理诊断为甲状旁腺癌的个案报道。NPHPT可以是PHPT的早期阶段，有20%～40%的NPHPT患者会进展为高钙血症。队列随访研究也发现，并非所有NPHPT患者进展后会出现高血钙，有些患者始终血钙正常，所以也有一些NPHPT是PHPT的"顿挫型"。NPHPT患者可以没有任何临床表现，也可以在发现时已有骨质疏松、骨折、肾结石、高尿钙等。有些队列研究甚至发现NPHPT和高血钙型PHPT患者的骨密度、肾结石发生率无差异，但NPHPT组桡骨远端1/3处骨密度下降慢于高血钙型PHPT。有队列研究随访到NPHPT患者的血压高于健康对照组，而血压、血脂、血糖更接近高血钙型PHPT。因此，NPHPT患者虽然血钙正常，还是有很多代谢指标异常和靶器官损害的。现在还没有足够的证据证明治疗NPHPT一定可以使患者获益。有25%～46%的患者术后PTH并不下降，仅有PTx后PTH下降的患者术后才有骨密度的升高。建议对NPHPT患者每年常规检测血钙和血PTH水平，每1～2年检测骨密度；对于进展为高钙血症者，建议按照经典PHPT处理；对于疾病出现进展者，如发生骨密度下降、骨折，出现肾结石或肾钙质沉积者，建议进行手术干预。

（3）妊娠合并PHPT：并不常见，且多数属于妊娠期间发现的PHPT，妊娠前已有高钙血症，真正妊娠期间发生的PHPT罕见。多数妊娠合并PHPT患者的诊断被延误，原因如下：①多数患者并无症状，即使有症状，也不特异，如高钙血症造成的胃肠道症状恶心、呕吐也常常被当作孕吐诊断；②血钙筛查并未普及，妊娠期由于血容量增大，血白蛋白水平降低，容易掩盖轻度高血钙；③医生对血钙检验的意义不熟悉，对高钙血症的检验结果往往忽视。

妊娠期中重度高钙血症对母体和胎儿均有很大危害。妊娠期高钙血症可以造成母亲妊娠剧吐、肾结石、泌尿系统感染甚至急性胰腺炎。合并 PHPT 的孕妇先兆子痫和妊高征的发生率显著高于正常孕妇。母亲的高钙血症会使胎儿 PTH 分泌受到抑制造成新生儿低钙血症，导致新生儿手足搐搦，早产、低出生体重甚至死亡。胎儿或新生儿出现并发症的发生率高达 80%。如果患者较年轻，妊娠合并 PHPT 也应考虑 MEN、家族性低尿钙性高钙血症等遗传性病因。必要时需完善相应检查。

第二节　原发性甲状旁腺功能亢进的诊断与鉴别诊断

一、原发性甲状旁腺功能亢进症的诊断

完整的 PHPT 的诊断包括两方面：一是生化诊断，即定性诊断；二是影像诊断，即定位诊断。此外，由于 PHPT 可能为家族性或某些遗传综合征的表现之一，尤其对于 40 岁以下、甲状旁腺为多个病变的患者，应做全面筛查。必要时行相应基因筛查。

1. 早期诊断 PHPT　加强血钙筛查，对所有高血钙人群均应该测 PTH。PHTP 是院外患者高血钙的首位病因，一项研究表明对美国加州的高血钙者进一步检测 PTH，PHPT 诊断率高达 90%。

泌尿系结石患者中 PHPT 患病率为 1.8%～6.6%，远高于普通人群中 PHPT 患病率。对泌尿系结石尤其是反复、多发甚至双侧泌尿系结石患者应进行血钙和 PTH 筛查。

对于骨质疏松症患者，尤其是发生骨质疏松性骨折的患者应常规进行血钙筛查。

2. 生化诊断　典型 PHPT 的生化改变是高血钙和高 PTH。血钙水平（确切地讲是血清游离钙的水平）与 PTH 的分泌正常关系呈倒 S 形曲线（图 9-2-1），即低血钙时促进 PTH 分泌，高血钙时则抑制 PTH 分泌。

（1）如果不遵循上述关系，则为以下几种情况。

1）高血钙-高 PTH：此时 PTH 分泌不再受到高血钙的抑制，提示甲状旁腺的功能已经处于自主分泌状态，即原发性甲状旁腺功能亢进或三发性甲状旁腺功能亢进。两者概念的不同在于三发性甲状旁腺功能亢进患者是经历了继发性甲状旁腺功能亢进的过程后甲状旁腺受到持久刺激，甲状腺功能逐渐自主（也可理解为一种过度的代偿），从而变得不受血钙调控。

2）高血钙-低 PTH：此时的甲状旁腺功能受到高血钙抑制，提示甲状旁腺功能正常，需要另外寻找高钙血症的病因。最常见的是维生素 D 中毒，骨化三醇类应用过量和肿瘤相关的高钙血症，某些肉芽肿性疾病，如结节病，因 1α-羟化酶活性增强和 PTHrP 的作用也可以出现此种情况。

3）低血钙-低 PTH：低血钙时甲状旁腺不能相应增加 PTH 的分泌，提示甲状旁腺自身功能减低（又分为原发性和继发性甲状旁腺功能减退，具体见甲状旁腺功能减退章节），同时会伴随高血磷。

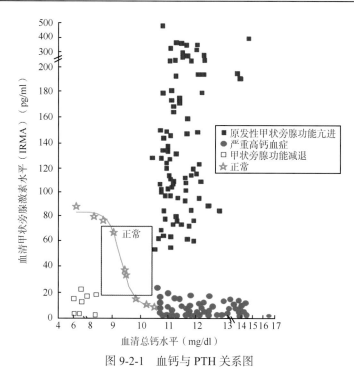

图 9-2-1　血钙与 PTH 关系图

引自：Haden ST，Brown EM，Hurwitz S，et al，2000. The effects of age and gender on parathyroid hormone dynamics.

Clin Endocrinol，52（3）：329-338.

（2）临床上存在以下几种容易混淆的情况

1）高血钙-正常 PTH：此时 PHPT 的诊断依然成立。必须深刻理解高血钙时 PTH 分泌是受到抑制的，高血钙时 PTH 仍能够正常提示甲状旁腺的分泌功能存在一定自主性，PTH 处于一种不适宜的正常状态，此时 PHPT 的定性诊断是完全成立的。这种非经典的 PHPT 至少占患者总数的 50%，也需要进一步对功能亢进的甲状旁腺进行定位诊断（详见甲状旁腺功能亢进症的定位诊断）。

2）低血钙-正常 PTH：此时应诊断甲状旁腺功能减低。必须认识到在血钙低于正常时，PTH 水平升高 5～10 倍才是甲状旁腺功能正常的标志，低血钙时出现正常水平的 PTH 提示甲状旁腺功能减低。此时，PTH 不高，甲状旁腺功能减退的诊断成立。

3）正常血钙-高 PTH：此种情况需鉴别 PHPT 和 SHPT，最常见的情况是维生素 D 缺乏 SHPT、慢性肾功能不全 SHPT。如果患者经维生素 D 补充后，PTH 水平下降，血钙水平仍正常，则认为是 SHPT；如果患者在补充维生素 D 后，血 PTH 水平不变，血钙反而有上升趋势，则考虑为 PHPT。之前血钙水平不高，主要是因为维生素 D 不足或缺乏掩盖了本应出现的高血钙。对于血钙处于正常值范围但是接近正常高限的患者，如果 PTH 升高，可以认为此时是不适当升高，可以考虑血钙正常的 PHPT 诊断。

克利夫兰医学中心内分泌外科的 Lavryk 等分析了 1753 例经病理证实的 PHPT 患者的信息，其中 70% 的患者血钙和血 PTH 同时升高，21% 的患者血钙正常和仅 PTH 高于正常值上限，6% 的患者血钙升高而血 PTH 在正常范围内，有 3% 的患者血钙和血 PTH 均在正常范围内。病理分类：68.5% 的患者为单发甲状旁腺腺瘤，16% 的患者有两个腺瘤，15.5%

的患者为甲状旁腺增生。Norman 等分析了 10 000 例 PHPT 患者，其中 13%的患者血钙或 PTH 两者之一是正常的。

因此，正确解读上述情况的难点是不能仅孤立地依据血钙和 PTH 是否在正常值范围内，要依据血钙和 PTH 两者的相对关系是否正常。如果在临床工作中不注意分析血钙和血 PTH 的关系，很可能会漏掉血钙和（或）血 PTH 正常的 PHPT（这部分人在 PHPT 患者中至少占 10%）。

（3）血钙和 PTH 测定的要点

高血钙的确认：一般生化测定的血清钙是血清总钙，血中钙的存在形式有以下 3 种，包括离子钙、蛋白结合钙和小分子阴离子结合钙（与枸橼酸盐、硫酸盐、磷酸盐络合，分别占总钙的 45%、40%、15%）。真正发挥钙的生理作用的是离子钙（也称游离钙），离子钙水平也能更好地反映甲状旁腺功能和骨代谢状况。因此，离子钙的测定是反映血钙水平的最佳指标。在分析血钙测定结果时应注意以下事项：

1）白蛋白矫正：当没有条件测定血离子钙时，解读血钙测定结果时一定要参照血白蛋白水平。当遇到合并低蛋白血症的患者时（如肝硬化、肾病综合征、肿瘤性低蛋白血症等），因血白蛋白降低可掩盖高钙血症，而造成漏诊。目前最简易的血钙校正公式是

校正后的血清钙（mmol/L）=[40−实测血清白蛋白（g/L）]×0.02+测得血清钙（mmol/L）

2）离子钙的测定：离子钙的测定相对复杂，影响因素相对多。测定前的影响因素包括止血带结扎时间过长（可以使局部血清白蛋白浓度升高，进而导致血清钙浓度升高）、血液中的离子钙水平受血 pH 影响。血 pH 越高，离子钙水平越低。血液标本抽出后需立即密封，并尽快测定，因血液久置后会造成二氧化碳排出，血 pH 升高。另外，血液标本中存在肝素等抗凝剂也会影响离子钙的水平。肝移植、胰腺炎、老年人、输血、新生儿等情况均可影响离子钙水平。因为离子钙准确测定的技术难度较大，所以目前仅有较少医院开展离子钙测定。

有研究将 104 名经临床诊断为 PHPT 的患者按血钙水平分为血钙升高组（59 例，56.7%）和血钙正常组（45 例，43.3%），其中血钙正常组进行血离子钙测定后有 29 例（64%）离子钙升高，所以应该谨慎诊断血钙正常的甲状旁腺功能亢进，对这部分患者尤其有必要测定离子钙。

此外，对于慢性肾功能不全的患者，可能同时存在代谢性酸中毒和低白蛋白血症。存在代谢性酸中毒时测定总钙会低估离子钙的水平，存在低白蛋白血症时应用白蛋白校正公式后会高估离子钙。因此，对于 CKD 患者应该直接测定离子钙。

3）血 PTH 测定：准确测定血 PTH 对 PHPT 的诊断至关重要。PTH 是一种由 84 个氨基酸残基组成的单链氨基酸多肽，血循环中的完整 PTH（1-84）才具有生物活性，N 端的 PTH（1-34）也具有生物活性，但是量较少。C 端的 PTH（56-84）、中段的 PTH-M 无生物活性。只有第 3 代的 PTH 检测技术能测定具有完全生物活性的 PTH（1-84），并且与 PTH 相关蛋白也没有交叉反应，是目前最理想的 PTH 测定方法。第 2 代 PTH 测定采用免疫放射分析法或免疫化学发光法[测定完整（intact）PTH]。但该方法检测除完整 PTH（1-84）外，还包括具有部分生物活性的长羧基片段，可能会高估血清中激素的生物活性。

4）24 小时尿钙：尿钙升高并不是诊断 PHPT 的必要条件，约 40%的 PHPT 患者尿钙

过高，其余患者大多尿钙正常。当血钙正常或轻度升高伴 PTH 升高时，24h 尿钙＜100mg（2.5mmol）时诊断考虑 FHH，在约 75%的 FHH 患者中，每日尿钙排泄量＜100mg（2.5mmol）。24h 尿钙为 100～200mg（2.5～5.0mmol）时，诊断考虑患者可能存在 FHH 或维生素 D 缺乏伴轻度 PHPT，钙摄入量极低的 PHPT 患者也可出现尿钙水平较低。通常可测定血 25（OH）D，PHPT 患者补充维生素 D 后尿钙排泄会增加。尿钙浓度增高［超过 200～300mg/d（5.0～7.5mmol/d）］基本上就可排除 FHH。

5）钙/肌酐值（Ca/Cr）：维生素 D 充足患者的钙/肌酐值＜0.01，则高度提示 FHH，PHPT 患者钙/肌酐值通常＞0.02。一项分析通过 5 项大规模研究发现（165 例 FHH 患者和 197 例 PHPT 患者），钙/肌酐值＜0.01 对诊断 FHH 的敏感度为 85%，特异度为 88%，阳性预测值为 85%；钙/肌酐值＞0.02 时基本可以排除 FHH。钙/肌酐值为 0.01～0.02 时难以鉴别 FHH 与维生素 D 充足的 PHPT，因此一些专家建议对此类患者进行钙敏感受体突变分析。

注意：Ca/Cr 值=（24h 尿钙×血清肌酐）÷（血清钙×24h 尿肌酐）

维生素 D 缺乏引起继发性甲状旁腺功能亢进的患者补足维生素 D 后，其血清钙和尿钙保持正常，PTH 恢复正常。

其他注意事项：血钙、磷、PTH 均有昼夜节律，尤其对于无症状的患者，需要空腹采血。进食会升高血钙水平，使 PTH 降低，高盐、蛋白、糖类会增加尿钙的排泄。

血钙正常伴 PTH 升高和维生素 D 不足/缺乏的原因有三种情况：①维生素 D 的缺乏/不足掩盖了本应升高的血钙，给予维生素 D 补充后，呈现出高血钙+高 PTH 的本来面目；②其 PTH 升高继发于维生素 D 缺乏/不足，因此给予维生素 D 后，血 PTH 降至正常；③血钙正常的 PHPT，此类患者给予维生素 D 补充后，血钙仍维持正常，PTH 不下降。但是这种情况维生素 D 补充试验是应用普通维生素 D 还是活性维生素 D，应用的剂量和时间，评价的切点等仍没有标准的规范。

6）氢氯噻嗪激发试验：在尿钙升高且血钙正常、PTH 升高的患者中，鉴别 PTH 升高是否为尿中漏钙的继发反应。给予氢氯噻嗪 50mg/d，口服 2 周，如果高尿钙是由于肾脏漏钙，则出现 PTH 水平下降（至正常），不会出现高血钙。如果高尿钙是由于 PHPT，则会出现高血钙，且 PTH 仅会有小幅下降（或仍然升高）。试验过程中需严格限盐。

7）口服钙负荷试验（oral calcium-loading test，OCLT）：口服 1g 葡萄糖乳酸钙，分别在服用前，以及服用后 60min、120min、180min 取血测血钙（mg/dl）和 PTH（pg/ml）。计算 PTH 谷值×血钙峰值（正常值为 260）、R 值（相对 PTH 的下降值/相对血钙的增加值）（正常阈值为 17），两者联合诊断 NPHPT 敏感度为 100%，特异度为 87%。

3. 定位诊断（影像诊断）　因手术治疗是目前治愈 PHPT 的唯一方法。在生化诊断明确之后，定位诊断成为指导手术的重要一步，这一点对于 PHPT 患者尤其重要，对于以良性病变为主要病因的 PHPT 患者，术前精准的定位可以使外科医生按照术前影像提示的位置定点切除病变，以微创的方式完成手术，缩短手术时间并减少并发症，并使治愈率达到 97%～99%。如果术前定位不清，迫使外科医生行双侧甲状旁腺探查术，则手术失败风险增大（指术后高钙血症不缓解，PTH 水平不下降），且创伤更大，并发症风险增加。

（1）一线定位检查：甲状旁腺超声和 ^{99m}Tc 甲氧基异丁基异腈甲状旁腺显像（^{99m}Tc MIBI 显像）是目前开展最为广泛的常用定位检查方法。

1）甲状旁腺超声：此检查的优势是无创、便宜，无辐射，开展广泛，可以同时了解甲状腺结节，颈部淋巴结的情况，并且甲状旁腺腺癌在超声下也有一些独特表现，具有一定提示作用。超声检查中，甲状旁腺癌较甲状旁腺腺瘤体积相对大（平均直径 3.5cm），回声质地不均、形态不规则、边界不清、结节内钙化、局部浸润等。超声检查发现甲状旁腺腺瘤的敏感性为 57%～76%。造成超声假阳性的情况有甲状腺结节、淋巴结、甲状腺癌。超声检查的缺点是对位于甲状腺内和深部组织的病灶难以鉴别，另外难以发现异位的和深部的甲状旁腺病灶，并且检查结果依赖操作者的经验。

2）甲状旁腺核素显像：^{99m}Tc 是一种非特异性示踪剂，^{99m}Tc-Sesta-MIBI 显像是利用 ^{99m}Tc 被富含线粒体的甲状旁腺优先摄取来定位功能亢进的甲状旁腺病灶。但该示踪剂同时在甲状腺、唾液腺、胸腺、肝脏、乳腺、骨髓和棕色脂肪组织也有生理摄取。其诊断敏感性高于超声和普通 CT 检查。该诊查为无创，且对操作者依赖性相对小，但有一定辐射。PHPT 病灶可异位于胸骨后、纵隔、舌下等处，^{99m}Tc-Sesta-MIBI 显像可以发现异位的和位于较深部组织的甲状旁腺病灶，对甲状旁腺腺瘤诊断的敏感性一般高于超声检查，为 53%～92%（与 SPECT-CT 的融合显像），对多个甲状旁腺病变的敏感性较差。但是，甲状腺结节的 MIBI 摄取是增加的，造成多结节性甲状腺肿、毒性结节性甲状腺肿与甲状旁腺腺瘤的鉴别困难，如果联合颈部超声检查，可以使诊断的敏感性提高至 80%～90%。MIBI 显像对于良恶性甲状旁腺病变没有特异性的鉴别征象，有的甲状旁腺癌在 MIBI 显像中有可能是阴性的。

（2）二线定位检查：目前，对于生化诊断明确，但是甲状旁腺超声和 ^{99m}Tc-MIBI 显像均为阴性或两者不一致的病例，有两类检查可以使一部分病例的定位诊断得到明确，分别是胆碱标记的 PET-CT/MRI 和四维 CT 检查。目前国内没有普遍开展。

1）胆碱标记的 PET-CT/MRI：功能亢进的甲状旁腺病灶细胞的细胞膜的磷脂酰胆碱转化加快，因此其细胞膜上胆碱激酶活性升高，使细胞膜对同位素标记的胆碱摄取增加。因此，同位素标记（^{18}F 或 ^{11}C）的胆碱 PET 联合 CT 或 MRI 的检查成为一种功能和形态相结合的影像诊断方法。Giorgio Tregli 等对 2018 年 5 月前的文献进行系统评价分析，共纳入 14 个研究，517 例患者（包括 PHPT 和 THPT 病例），胆碱标记的 PET-CT 的诊断敏感性为 95%（95% CI：92%～97%），阳性预测值为 97%（95% CI：95%～98%）。有研究发现，血钙水平与 PET-CT 阳性相关（P=0.002），血钙越高，^{18}F-胆碱 PET-CT 阳性率越高。腺体过小可能是假阴性的一个原因。总的看来，胆碱标记的 PET 检查提高了 PHPT 定位诊断的敏感性，但目前总结病例数仍偏少，其诊断价值仍需大型多中心研究验证。检查的流程也需进一步优化。因开展的单位很少，检查者接受辐射剂量较大，成本较高。仅将其作为在甲状旁腺超声和 MIBI 显像均为阴性或不能给出明确定位时可选择的二线诊断手段。

2）四维 CT 检查：是在三维 CT 的基础上，增加了一个时间的维度，即造影剂的灌注期和洗脱期的不同影像改变。形成的影像既是解剖显像又是功能显像，对于经超声和 ^{99m}Tc-MIBI 显像后还是无法明确定位的病例有诊断价值。此外，还有双能四维 CT 可以精确区分甲状旁腺、甲状腺和颈部淋巴结，进一步提高了定位诊断的精准度。

不建议对甲状旁腺病变进行术前超声引导下细针穿刺，该操作特异性较高，但是极少采用，尤其是在怀疑甲状旁腺癌时禁止穿刺，因为存在针道转移的风险。

（3）影响定位检查敏感性的因素：影响超声敏感性的因素除了操作者的经验外，还包括血钙水平、合并甲状腺结节、甲状腺手术史。一般血钙水平越高、甲状旁腺腺瘤的体积越大，超声和 MIBI 显像的敏感性也就越高。术前血钙和 PTH 水平越高，定位检查的敏感性也越高。而术前 25(OH)D 水平与定位检查的敏感性无关。有甲状腺手术史的患者行甲状旁腺超声检查呈阴性的风险比无手术史者高 11.9 倍，有结节性甲状腺肿的患者超声检查阴性的风险比无甲状腺结节者高 2.7 倍。甲状腺结节的存在会使甲状旁腺超声检查的敏感性下降 76%～89%，但对 MIBI 显像的敏感性无影响。对于多个甲状旁腺病灶，超声的敏感性为 80%，等同于甲状旁腺 MIBI 显像。

关于影像诊断的要点 2016 年美国内分泌外科学会指南指出：①不能根据影像学检查结果确认或排除 PHPT 的诊断；②不能根据影像学检查结果来选择患者是否需要外科手术，影像学阴性的患者仍可以推荐行甲状旁腺切除术；③不同中心影像学检查的准确性存在很大变异，一次检查阴性后选择有经验的中心复查可以使定位敏感性提高；④在决定行甲状旁腺切除术前应该行影像学检查；⑤对于多个甲状旁腺病变，影像学检查的精确性下降；⑥有手术指征但影像学检查阴性或检查结果相矛盾的患者仍建议请外科医生评估。

4. 基因检测　大多数 PHPT 患者不需要基因检测。怀疑存在家族性或某些遗传综合征性的 PHPT 且条件允许的时候可进行基因检测，这类患者包括：年轻患者（＜40 岁），以及有 PHPT 家族史、多腺体受累或临床表现提示 MEN1 的患者。

二、原发性甲状旁腺功能亢进的鉴别诊断

高钙血症是诊断 PHPT 的最重要线索，但对高钙血症还需要考虑其他情况：确立高钙血症后，要查的另一个重要指标是血 PTH，根据 PTH 水平是否升高将高钙血症病因分为 PTH 依赖性高钙血症和非 PTH 依赖性高钙血症。PTH 依赖性高钙血症的病因除了 PHPT 外，还有家族性低尿钙性高钙血症（FHH）、新生儿重症甲状旁腺功能亢进症（NSHPT）、三发性甲状旁腺功能亢进症（THPT）、锂盐中毒等。非 PTH 依赖性高钙血症的常见病因有恶性肿瘤相关性高钙血症（MAH）、维生素 A/维生素 D 中毒、结节病和其他肉芽肿性疾病等。对其中重要的病因简述如下：

发病于 2 岁之前的患者，还要考虑先天性甲状旁腺增生、新生儿严重 PHPT、FHH。

1. 家族性低钙尿性高钙血症（familial hypocalciuric hypercalcemia，FHH）　由钙敏受体基因的杂合突变导致，属于常染色体显性遗传性疾病。该病表现为轻至中度高钙血症、高镁血症，PTH 可以正常、降低或升高，尿钙排出减少（PHPT 的尿钙排出量可以是增高或正常的）。24h 尿钙测定可以帮助鉴别诊断。FHH 患者 24h 尿钙需低于 100mg，尿钙/肌酐值＜0.01。本病主要依靠家族史和钙敏受体基因检测来确诊。PHPT 合并维生素 D 或钙缺乏或肾功能异常时，尿钙可表现为不增高。FHH 病理可以表现为弥漫性增生或腺瘤（一般不存在癌变），但病灶切除后 PTH 不下降。进行钙敏受体基因检测可以明确诊断。

2. 新生儿重症甲状旁腺功能亢进症（neonatal severe hyperparathyroidism，NSHPT）　由钙敏受体（CaSR）基因的纯合突变导致。多表现为严重的高钙血症、肌张力减低、骨矿

化不良、多发性骨折、骨畸形、呼吸窘迫等，病情严重，危及生命。

3. 恶性胖瘤相关性高钙血症（malignancy-associated hypercalcemia，MAH） 又称体液性恶性高钙血症（humoral hypercalcemia of malignancy，HHM），是非 PTH 介导的高钙血症的主要类型，表现为高血钙、PTH 降低。MAH 的机制：①肿瘤分泌甲状旁腺激素相关蛋白（parathyroid hormone-related protein，PTHrP）诱导。非霍奇金淋巴瘤、慢性髓系白血病（急变期）及成人 T 细胞白血病-淋巴瘤患者均可能存在 PTHrP 诱导的高钙血症。PTHrP 的生理作用与 PTH 相似，可以增加骨吸收及远端肾小管对钙的重吸收，抑制近端小管对磷酸盐的转运。PTHrP 不会增加肠道钙吸收，HHM 患者的高钙血症是由于 PTHrP 对肾脏和骨的综合作用。②溶骨性转移伴局部释放细胞因子（包括破骨细胞活化因子）。③肿瘤产生 $1,25(OH)_2D_3$（骨化三醇）。曾有报道 $1,25(OH)_2D_3$ 诱导的高钙血症发生于卵巢无性细胞瘤、淋巴瘤样肉芽肿病/血管中心性淋巴瘤患者，其机制类似于慢性肉芽肿病（如结节病及结核病）常伴的高钙血症。④肿瘤异位分泌甲状旁腺激素也可引起高钙血症。HHM 患者中最常见的肿瘤有鳞状细胞癌（肺部、头部和颈部）、肾癌、膀胱癌、乳腺癌或卵巢癌。在部分成人 T 细胞白血病-淋巴瘤患者中，肿瘤坏死因子 β 也可能有一定促进高钙血症的作用。

4. 骨化三醇介导的高钙血症（calcitriol mediated hypercalcemia） 对于肉芽肿性疾病（如结节病、结核、朗格汉斯组织细胞增生症、Wegener 肉芽肿等），肾外组织 1α-羟化酶活性增强，可使肠道钙吸收增加、骨吸收增加出现高钙血症。30%～50%的结节病患者有高钙尿症，10%～20%的患者有高钙血症，日光暴露会加重病情。

第三节　原发性甲状旁腺功能亢进的治疗

一、原发性甲状旁腺功能亢进的药物治疗

只有 PTx 可能治愈 PHPT，药物治疗在血钙恢复、PTH 下降和靶器官损害的逆转方面都无法和手术效果比拟。药物治疗仅适用于以下情况：有手术指征，但是患者不接受手术；手术风险较大；手术后复发。可选的药物如下。

1. 双膦酸盐 对于存在手术禁忌证或不能接受手术的合并骨质疏松的患者，应用双膦酸盐可使腰椎、股骨颈、髋部骨密度增加（增加程度和行 PTx 相当）。但随访研究提示，阿仑膦酸钠治疗血钙正常的 PHPT 患者虽然骨密度增加，骨折风险却高于 PTx 组。

2. 钙敏感受体激动剂 可以激活甲状旁腺中的钙敏感受体，从而抑制 PTH 分泌，在无法进行 PTx 的重度高钙血症患者中，可用西那卡塞使血清钙恢复正常。拟钙剂西那卡塞可用于治疗与肾衰竭有关的继发性甲状旁腺功能亢进症、甲状旁腺癌患者的高钙血症，以及不能进行 PTx 的 PHPT 患者的重度高钙血症。目前的研究表明，西那卡塞可以有效降低血钙，PTH 可能下降或不变，但对骨密度无影响，也没有减少肾结石发生的证据。西那卡塞的剂量为一次 25mg 或 30mg，一日 2 次。开始治疗或调整剂量后 1 周内应该检测血钙水平。但 PTx 在血钙恢复、PTH 下降、骨密度改善各项指标比较中均好于西那卡塞，提示 PHPT

仍应首选手术治疗。

联用双膦酸盐与西那卡塞：西那卡塞可降低大多数 PHPT 患者的血钙水平，但不提高骨密度水平，而阿仑膦酸钠可提高骨密度但不降低血钙。有小样本的观察性研究联合应用这两类药物，可以发现患者骨密度升高，血钙水平下降。对于不能手术的患者可试用该方案，但没有好的 RCT 研究证据。

3. 地诺单抗　可治疗复发性甲状旁腺癌的顽固性高钙血症。甲状旁腺癌虽然罕见，但是当经历一次或数次手术后仍出现反复的高钙血症后，药物治疗就成为不得不接受的选择。有研究表明，甲状旁腺癌伴颈部多发转移的患者在多次手术后仍反复出现高血钙危象，先后给予降钙素、唑来膦酸钠、西那卡塞治疗后血钙仍难以控制，应用狄诺塞麦 120mg 皮下注射治疗 3 天后，血钙即恢复正常，此后甚至出现低血钙。因此，应用狄诺塞麦治疗高血钙还需要特别注意患者的维生素 D 状态并监测和处理治疗后的低钙血症。

二、妊娠合并原发性甲旁亢的治疗建议

对于妊娠前确诊的 PHPT，主张在妊娠前行 PTx；对于有症状的妊娠患者，最安全的手术时间是妊娠中期。无论在任何时间，只要出现严重高钙血症，都建议手术治疗。尤其是微创手术，成功率较高。虽然手术有风险，但比妊娠妇女严重高钙血症带来的妊娠妇女、胎儿/新生儿并发症风险要低。对于无症状、轻度高钙血症妊娠患者，可考虑观察。但须注意新生儿可能发生低钙血症（因为胎儿的甲状旁腺可能受到抑制）。

三、原发性甲状旁腺功能亢进的非手术治疗建议

无症状的 PHPT，亦无肾脏、骨等明确损害证据的 50 岁以上的患者是否手术存在争议。当预期的手术和麻醉的风险超过了治愈获益时，不建议行 PTx。

对于 NPHPT 人群手术治疗是否能获得相似的骨折风险下降，目前还不确定，对这类人群药物治疗可能是适合的一线治疗。

对于无症状且暂时未达到上述手术指征的 PHPT 患者应定期随诊，一旦确认病情进展，如出现血钙升高；肾功能下降，eGFR<60ml/min；肾结石或肾钙化；骨密度下降；发生临床脆性骨折或影像学的椎体压缩骨折，如无禁忌证，需建议手术治疗。

PHPT 未行 PTx 者监测项目如下：每年测血钙、血肌酐、eGFR；每 1～2 年测定腰椎、髋部、桡骨远端的骨密度，如果患者有背痛、身高变矮，需行椎体 X 线检查或利用 DXA 进行椎体骨折评价（VFA）。

如果有可疑肾结石（肾绞痛、反复泌尿系统感染）需行 24h 尿钙、肾脏影像学检查（超声及泌尿系 CT/MRI）。

非手术治疗患者的预防措施包括保持适当的钙摄入（元素钙约 1000mg/d）。因低钙饮食可能会刺激 PTH 分泌，造成疾病进展，不主张低钙饮食。除非患者在推荐的钙摄入量时加重高钙血症或高钙尿症（患者不接受手术或有手术禁忌），可适当限制钙摄入；将 25(OH)D 维持在 30ng/ml 以上，避免维生素 D 不足或缺乏刺激 PTH 分泌；避免可能诱发加重高血钙

的因素，如使用噻嗪类利尿剂、锂盐，以及容量不足、长期制动等；充分饮水以降低血钙水平及保证足够的尿量以减少肾结石的风险。

四、甲状旁腺切除术治疗

甲状旁腺切除术治疗详见第七章第二节。

PHPT 诊治要点

（1）PHPT 是一种以高血钙和 PTH 升高或不适当正常的一类常见的内分泌疾病。

（2）近 50 年来，PHPT 的临床谱从有明显症状向多数无症状转变。

（3）常规血钙检验可以发现更多无症状患者，有助于提高 PHPT 的诊断率。

（4）无症状患者通过双能 X 线骨密度检查和其他影像学检查可以发现骨质疏松、无症状性椎体骨折和肾结石等靶器官的亚临床异常。

（5）NPHPT 只有在排除 SHPT 的病因后才可以诊断。研究者对该病的自然病程、手术指征和手术效果仍认识有限。

（6）建议有症状的 PHPT 和有亚临床靶器官损害的 PHPT 患者由有经验的甲状旁腺外科医生行 PTx。

（7）PHPT 患者接受手术治疗的比例仍较低（20%～30%）。

（8）PTx 后骨密度增加、骨折风险下降。新发肾结石风险下降。

（9）对于无症状 PHPT 患者的手术后获益仍需要高质量的 RCT 研究来证明（目前对手术效果的认知主要来自观察性研究）。

（10）对于有手术愿望但是没有达到手术指征的患者，应该进行获益-风险的讨论。考虑要点：患者的预期寿命、手术后的可能获益、手术并发症的风险、合并疾病、外科医生的手术经验。对于未达到手术指征的患者应该加强监测。

（11）确凿的生化诊断、精准的定位诊断、尽量小创伤的手术、术中 PTH 检测是 PHPT 诊治的关键。

第四节　三发性甲状旁腺功能亢进症的诊疗

三发性甲状旁腺功能亢进症（tertiary hyperparathyroidism，THPT）是指 SHPT 长期存在，受到刺激的甲状旁腺功能由不自主到自主分泌过多 PTH，继而引发高钙血症等表现，主要指肾移植后的甲状旁腺功能亢进。成功的肾移植受者在移植肾功能良好的状态下，SHPT 会逐渐恢复到正常甲状旁腺功能，部分肾移植受者术后出现 THPT，这是慢性肾脏病（CKD）SHPT 病变在肾移植术后进一步发展的结果，THPT 可导致或加重代谢性骨病、心血管疾病、异位钙化和移植肾失功，应该尽早积极诊断和干预。

THPT 是在 SHPT 基础上，甲状旁腺增生组织由多克隆增生转变为单克隆增生或腺瘤伴功能亢进，不受钙磷反馈抑制，可自主分泌过多的甲状旁腺激素的一组临床综合征。通常指内科治疗无效的 SHPT 和肾移植后的 THPT。目前 THPT 一般指成功的肾移植后持续性甲状旁腺功能亢进，血清 PTH 未能和肾功能指标一起回落到正常范围。THPT 的特征是 PTH 自主分泌状态，不再对钙磷等刺激物产生负反馈应答。THPT 类似于 PHPT 的临床表现，在移植肾功能正常的状态下仍表现为持续性高 PTH、高血钙和低血磷。

一、流行病学

肾移植后随着肾功能的恢复，肾衰竭导致的矿物质和骨代谢异常显著改善，多数患者 1 年内 PTH 降至参考范围，但仍有 17%～50% 的肾移植受者在移植 1 年后持续甲状旁腺功能亢进。肾移植前患者长透析龄、重度 SHPT、甲状旁腺腺瘤或单克隆样增生、维生素 D 缺乏是肾移植后 THPT 的重要危险因素。一项来自加拿大的对 1000 例肾移植患者的回顾性研究显示，iPTH＞10pmol/L（1pmol/L=9.09pg/ml）的患者 THPT 患病率在第 1 年为 47.6%。另一项来自美国的对 1609 例肾移植患者的单中心回顾性研究发现，肾移植 1 年后仍有 69.7% 的患者 PTH 高于正常水平。一项对 1614 例肾移植受者的研究结果表明，PTH＞65pg/ml，全因死亡率和移植物失功风险均增加。我国大样本流行病学数据少见，中国人民解放军总医院第八医学中心全军器官移植研究所统计因尿毒症行肾移植且术前并发 SHPT、术后移植肾功能恢复至 eGFR＞60ml/（min·1.73m^2）的受者资料共 179 例，平均年龄（34±6）岁（18～61 岁），肾移植术后常规应用骨化三醇治疗（0.25μg，1 次/天），维持正常血清钙、磷水平。结果显示，肾移植术后 1 个月受者血清钙上升至稳定期，同时血清磷下降至稳定期；术后 6 个月高钙血症和低磷血症发生率最高，分别为 8.4%（15/179）和 9.5%（17/179）；术后 1～6 个月受者 iPTH 下降明显，随后无明显变化，术后 24 个月仅有 27%（48/179）的受者 iPTH 水平降至完全正常。该研究提示我国尿毒症患者行肾移植术后，SHPT 虽有所缓解，但大部分无法恢复至正常水平，少部分患者发展为 THPT，术后需要进行积极的针对性治疗。中国人民解放军南京军区南京总医院对 115 例肾移植患者的研究显示，肾移植术后 1 年内 30%～40% 的患者出现高钙血症，术前高 iPTH 是术后 6 个月和 12 个月时高钙血症的危险因素。

二、发病机制

肾移植对 PTH 水平的影响主要发生在移植手术后 6 个月内，随着患者肾功能的恢复，钙磷代谢异常得到纠正，大部分肾移植受者血 PTH 水平恢复至正常范围。但仍有一部分肾移植受者出现 THPT，其特征为 PTH 自主分泌导致高钙血症，可能与以下原因相关。

1. Klotho 在抑制 PTH 合成和甲状旁腺生长方面起关键作用，已证实在 CKD 晚期，Klotho 的表达下调是 SHPT 的发病机制之一。通过评估 SHPT、THPT 患者和正常人的甲状旁腺组织中 Klotho 的表达水平，证实 THPT 的发生与肾移植后甲状旁腺中 Klotho 水平未完全恢复相关。同时，FGFR1/α Klotho 复合物表达下调可破坏 FGF23 与 PTH 之间的负反馈调节，使甲状旁腺对 FGF23 反应性降低或无反应，最终出现 FGF23 抵抗。钙调神经磷酸酶抑制剂（CNI）是肾移植患者常用的抗排斥反应免疫抑制剂，有研究表明 CNI 可通过 FGFR1/α Klotho 途径影响 FGF23 信号通路，从而使 PTH 升高。

2. 甲状旁腺的病理状态　有报道THPT的术后甲状旁腺增生约占80%,腺瘤约占20%。理论上如果消除内源性或外源性刺激,甲状旁腺的增生是可逆的,甲状旁腺功能亢进的缓解可通过甲状旁腺的"坏死"(即细胞凋亡)实现,但完全通过细胞凋亡来逆转甲状旁腺增生是一个极其缓慢的过程,且SHPT缓解比PHPT更加困难,因为前者的增生通常不仅限于一个腺体,且增生的类型显著影响这种可逆改变。在SHPT患者中,弥漫性和结节性增生是甲状旁腺增生的不同阶段,随着透析龄延长,甲状旁腺增生程度逐渐加重,从弥漫性增生逐渐转变为血供丰富的结节性增生,结节性增生的甲状旁腺组织表现出PTHT患者的自主腺瘤特征。肾移植后甲状旁腺增生可消退,其中以弥漫性增生为主的腺体可逐渐发生细胞凋亡,以结节性增生为主的甲状旁腺腺体细胞凋亡明显减少,且结节性增生腺体上维生素D受体(VDR)和钙敏感受体(CaSR)明显减少,限制钙和骨化三醇对PTH分泌的调节,腺体自主分泌PTH。对结节性增生的甲状旁腺的组织学分析可见不同的基因表达,如在同一个患者中,有的结节只表达PTH,有的结节同时表达PTH和甲状旁腺激素相关蛋白(PTHrP),有的仅表达PTHrP。PTHrP已被证实是一种可以在正常大鼠和尿毒症大鼠的低钙环境中显著增加PTH分泌的蛋白,因此,旁分泌/自分泌因子在不同结节中表达和调节的改变可能是甲状旁腺结节无法被抑制的原因之一。除腺体出现自主分泌外,还可能存在遗传基础,如与人类第11号染色体上的肿瘤生长抑制因子的单克隆失活有关。

3. 长期的维生素D缺乏状态　肾移植后受者可能有一个不太健康的肾脏,并且随着时间的推移,移植肾功能会逐渐丧失,维生素D缺乏症加重或再次出现$1,25(OH)_2D$缺乏导致THPT。

三、临 床 表 现

成功肾移植术后合并THPT的患者同PHPT具有相似的不典型临床表现(骨痛、皮肤瘙痒、骨质疏松、骨折、转移性钙化等),多数患者没有明显临床症状。实验室检查显示高于正常值的高PTH血症、正常钙或高钙血症(由PTH促进骨吸收导致)、低磷酸盐血症(由PTH促进肾小管排泄磷导致),并进一步导致移植肾间质钙化、移植肾结石、移植肾失功等。肾移植后持续高PTH同时增加骨转化和骨密度下降风险。一项法国的研究显示,持续高PTH的肾移植受者术后骨折风险增高,术后第1年骨折发生率为8%,第5年为15%,术后3个月iPTH>130pg/ml可灵敏预测骨折风险。持续甲状旁腺功能亢进和高钙血症增加患者心血管疾病风险,导致肾移植后患者的心血管病死亡率增加。血管钙化是终末期肾病和肾移植后心血管疾病进展的危险因素。肾移植不能阻止但能减缓冠状动脉钙化(coronary artery calcification, CAC)进展,持续甲状旁腺功能亢进和高钙血症增加患者CAC风险。Meneghini等对107例肾移植受者的研究发现,肾移植后高钙血症是腹主动脉钙化进展的重要因素。

四、诊 　 断

根据典型临床表现和实验室检查进行诊断。成功肾移植术后合并THPT的患者同PHPT具有相似的临床表现,可以无症状,也可以出现骨痛、皮肤瘙痒、骨质疏松、骨折、转移性钙化、移植肾结石等。实验室检查显示高 PTH 血症、高钙血症和低磷血症，影像学检查（甲状旁腺超声或核素显像）可见甲状旁腺腺瘤的存在。其他影像学检查可发现移植肾间质钙化，移植肾结石或其他部位异位钙化等。对于移植肾失功的患者，应积极排查 THPT 的诊断。

五、治　　疗

（一）药物治疗

拟钙剂如西那卡塞属于钙敏感受体激动剂，通过改变空间构象提高对细胞外 Ca^{2+} 的敏感性，抑制 PTH 的分泌。2004 年美国 FDA 批准用其治疗终末期肾病中的 SHPT，可有效降低血钙、磷及血 PTH 水平。近年来，西那卡塞在 THPT 患者中的应用越来越多。一项法国的长达（18±15）个月的前瞻性研究发现，THPT 患者接受剂量为（51±30）mg/d 的西那卡塞，安全有效，可显著改善血钙、磷及 PTH 水平。日本对 5 例因西那卡塞抵抗行手术治疗的 THPT 患者的研究发现，甲状旁腺结节性增生的严重程度是导致药物无效的主要原因之一。一项对 119 例 SHPT 或 THPT 患者的单中心回顾性研究显示，拟钙剂的应用使手术的开展推迟了 2 年。

西那卡塞的副作用包括低钙血症、恶心、呕吐、腹泻等。二代拟钙剂如维考西肽（velcacetide）、依特卡肽（etelcalcetide），并未被推荐用于肾移植患者。为避免严重低钙血症，临床上常应用拟钙剂联合低剂量维生素 D 制剂联合治疗。THPT 常合并高血钙和高尿钙，不主张应用活性维生素 D 治疗。

（二）手术治疗

手术干预是目前治疗 THPT 有效的主要推荐方法，但实际外科手术干预的患者仅占 1%～5%。因部分患者肾移植术后 THPT 及高钙血症在 1 年内可自发缓解，因此目前对于手术指征及时机尚存在争议。大多数研究认为，手术干预的标准为肾移植后至少 1 年，持续的高钙血症（血清钙＞2.5mmol/L，即 10mg/dl）且合并相关症状，如反复发作的肾结石、严重关节痛和肌痛、肾钙质沉着、瘙痒、肾性骨病等。有研究认为，如果肾移植术后阿仑膦酸治疗 6 个月仍未能改善高钙血症，就需要应用西那卡塞控制甲状旁腺增生，降低 iPTH 水平，必要时手术次全切除甲状旁腺腺瘤。也有学者建议对于药物控制不佳的难治性 SHPT 的患者，当血 iPTH≥600pg/ml，血钙≥2.6mmol/L 时，在肾移植前应进行甲状旁腺手术干预。

日本的富永芳博教授总结了常见的手术指征：①严重高钙血症，血清钙＞2.875mmol/L（11.5mg/dl）；②持续高钙血症，肾移植后血清钙＞2.575mmol/L（10.3mg/dl）超过 3 个月至 1 年；③严重的骨质疏松（低骨密度）和骨折；④肾结石和肾钙质沉着症；⑤软组织钙化（肿瘤样钙化、钙化防御、血管和瓣膜钙化）；⑥有症状的甲状旁腺功能亢进（皮肤瘙痒、骨和关节疼痛、肌无力、精神异常、消化性溃疡等）；⑦肾移植后任何时间与 THPT 相关的肾功能恶化；⑧超声评估腺体体积＞500mm³，或腺体直径＞1cm。

2013年我国《慢性肾脏病矿物质和骨异常诊治指导》建议肾移植术后12个月以上，且发生高钙血症时应该考虑进行甲状旁腺切除术。2019年《中国慢性肾脏病矿物质和骨异常诊治指南概要》建议肾移植后半年，如仍存在甲状旁腺功能亢进和高钙血症，可能会对移植肾预后产生明显的影响，因此肾移植术后更早地进行甲状旁腺切除术，可能会有较好的预后。

一项长达7年、纳入133例THPT患者的研究表明，与西那卡塞相比，甲状旁腺切除术治疗THPT可降低移植肾的失功率，建议患者如肾移植后应用西那卡塞超过1年，iPTH仍控制不佳，应考虑行甲状旁腺切除术。Dulfer等系统回顾了47项应用西那卡塞或手术治疗THPT的研究，最终认为外科治疗具有较高的治愈率和较低的并发症发生率。

手术治疗肾移植后THPT被认为是目前唯一可根治THPT的干预措施。越来越多的研究显示，手术治疗能为患者带来更多获益。一项对91例接受甲状旁腺切除术（PTx）的THPT患者长达12个月的随访研究显示，术前不适症状如骨关节痛、瘙痒、乏力、抑郁等在术后6个月内均显著改善，改善程度与术前严重度成正比。PTx组（术后12个月）的血钙达标率及血PTH水平下降程度远高于西那卡塞组（服用14个月），且手术患者股骨颈骨密度显著提高，花费更少。一项对133例肾移植后THPT患者随访7年（4～9年）的单中心回顾性研究显示，相较于口服西那卡塞组（100例），手术治疗组（33例）移植肾失功的风险更低。一项来自美国的对113例THPT患者的回顾性研究发现，术前接受西那卡塞治疗的14例患者，术中出现PTH的显著下降，术后骨饥饿综合征的发生率更高，研究者认为术前应用西那卡塞并非必要，但该研究没有提供两组患者骨密度等资料，并且接受西那卡塞组患者术前PTH（681.4±274.9）pg/ml，远高于未使用西那卡塞组PTH（270.6±20.2）pg/ml，提示接受西那卡塞治疗的患者可能存在更为严重的骨病。目前认为肾移植后THPT的手术治疗有更高的治愈率且安全有效，更为经济，优于药物治疗。

1. 手术指征及术后评估　一项来自美国的对1840例肾移植患者的前瞻性调查显示，甲状旁腺功能亢进是移植肾失功及全因死亡率的独立风险因子。据文献报道，肾移植后出现THPT的手术指征包括：①肾移植后应用西那卡塞>1年未能纠正异常钙磷代谢指标；②肾移植1年后持续高血钙（血清钙>2.5mmol/L或2.75mmol/L，10mg/dl或11mg/dl）或高尿钙；③骨密度降低、骨质疏松及病理性骨折；④移植肾功能降低，有肾钙质沉着或结石征象；⑤软组织钙化（肿瘤样钙化、钙化防御、血管和瓣膜钙化）；⑥有症状的甲状旁腺功能亢进（瘙痒、疲劳、骨和关节疼痛、肌无力、精神异常、消化性溃疡等）；⑦影像学检查提示甲状旁腺增生量>500mg。术者需谨慎评估血生化指标及症状的严重程度，结合患者意愿决定是否手术及手术时机。

肾移植患者在接受PTx后，可出现短暂的急性移植肾功能损伤，多于1年内恢复至术前水平。一项对35例行甲状旁腺全切术+自体移植术的THPT患者的研究提出，术后1年无明显THPT症状且血PTH水平<72pg/ml及血钙水平≤2.5mmol/L判定为手术成功。若THPT症状不缓解，血PTH水平>72pg/ml且不应用外源性钙剂时血钙水平>2.5mmol/L认定为术后复发。如前臂移植侧的甲状旁腺腺体缺血15min后，患者血PTH水平明显下降，提示THPT是由于前臂的甲状旁腺移植物功能明显异常，通过局部麻醉摘除移植物可避免颈部再次探查。

2. 术前定位　约33%的患者存在超数目的异位甲状旁腺，可见于食管后、胸腺或甲状腺内。术前定位包括识别增生腺体的数量、大小及位置，对缩短手术时间，减少术后并发症有重要意义。检查方法包括超声、^{99m}Tc-MIBI显像、CT、MRI、PET及SPECT/CT等。目前研究认为，在HPT术前的影像学检查中超声联合^{99m}Tc-MIBI显像为最佳组合，对于单个腺体的病变，其敏感度可达74%～95%，优于任何单一检查。对于多腺体病变及多发腺瘤，超声的检出率为15%～35%，核素显像的检出率为30%～44%。有研究显示，四维CT利用高分辨率CT扫描和动态增强对比来定位HPT患者的异常甲状旁腺，在超声及核素显像阴性、再手术及多腺体病变患者中有其特殊优势。一项对22例PHPT或THPT患者行二维超声剪切波弹性成像的研究显示，弹力指数<12.5kPa的甲状旁腺可认为是有腺瘤而非增生。Kim BS等报道了1例行手术治疗的THPT患者，术前影像学评估有3枚增生的甲状旁腺及甲状腺内良性结节，术中3枚腺体切除后测血iPTH水平未降至目标值，切除甲状腺内结节后，血iPTH水平急剧下降，术中快速病理检查示甲状腺内病变为增生的甲状旁腺。该报道认为，在THPT患者中，影像学检查联合术中PTH监测或可更高效地发现甲状腺内异位甲状旁腺。

3. 术中PTH监测　术中判断甲状旁腺充分切除可有效缩短手术时间，减少不必要的手术探查损伤，降低手术失败或复发的概率。研究认为，接受甲状旁腺次全切除术（sPTx）的THPT患者，术中10min PTH下降>50%或15min下降>85%可提示异常甲状旁腺腺体被充分切除，在降低<50%的2名患者中最终发现有残存的异位甲状旁腺腺体。亦有相反的观点认为，THPT接受sPTx后，因复发率极低，因此术中PTH水平并不能有效判定远期手术是否成功。一项对18例肾移植后合并THPT患者进行PTx的研究显示，分别于术前、腺体切除术后10min、术后20min及随访期内（平均时间为2.3年±2.0年）测定血PTH水平。结果显示，术后20min与随访中任何时间点的血PTH水平无统计学差异。该研究提示，术后20min血PTH水平可预测THPT患者术后远期PTH水平，评估手术效果。一项研究显示，35例THPT患者接受甲状旁腺全切除+自体移植术（tPTx+AT），术中测定PTH浓度（10min、20min、240min、1年），术后20min PTH降低71.2%提示全部腺体切除并能预测随访期1年内的手术成功，术中血钙的降低不具备预测评估价值。

（三）消融治疗

目前尚无较大样本的临床研究报道。23例终末期肾脏病合并THPT患者接受超声引导下微波消融术后随访>36个月〔（47±8.4）个月〕，骨矿物质代谢紊乱如血PTH、钙、磷、碱性磷酸酶水平显著下降，并稳定保持在正常范围或稍高于正常值上限，临床表现如骨痛、瘙痒、睡眠质量明显改善。随访期内所有患者均无手术区域的复发，亦未发生严重并发症，如食管穿孔、气管损伤、声音嘶哑或皮肤损伤等。

（四）三发性甲状旁腺功能亢进的预防

由于THPT会增加移植肾失功风险，增加患者骨质疏松及心血管钙化及死亡风险，因此，在肾移植前应该积极治疗CKD患者严重的SHPT。

肾移植前患者的血 PTH、碱性磷酸酶、钙、磷等生化指标控制在怎样的范围内比较合适，目前没有明确的答案，但在进行肾脏移植前，监测评估这些指标是非常必要的，它们可以帮助临床医师判断患者是否存在较严重的 SHPT，推测未来移植后 THPT 发生的风险。肾移植前评估甲状旁腺体积大小也是必要的，有 PTx 指征的 SHPT 患者应该积极行甲状旁腺次全切除术或消融治疗（对于有肾移植要求的患者）。有观察性研究提示，肾移植前患者的 iPTH 水平应控制在 300pg/ml 之内。

对于准备肾移植的 SHPT 患者，可以选择拟钙剂、活性维生素 D₃ 及其类似物的治疗，也可以选择 PTx 治疗。具体而言，一般对于中小剂量药物可以控制的轻微 SHPT 患者，可以继续药物治疗，不需要 PTx；对于严重的 SHPT 患者，如果 iPTH＞600pg/ml，血钙＞2.6mmol/L，首选 PTx；对于中重度的 SHPT 患者，即使使用最大剂量的药物治疗可以控制，也应进行严格的个体化临床评估，对于既往行 PTx 的、异位的、不易切除的、拒绝手术的患者，可以选择药物治疗；而对于年轻的、无明显严重并发症的、甲状旁腺体积明显增大的、拟钙剂剂量大无法耐受的患者，如西那卡塞＞75mg/d、帕立骨化醇＞20μg/w，在外科技术容许的情况下，应积极行 PTx。

（卜　石　刘　芳　杨　光　张　静　高占辉　王宁宁）

参 考 文 献

国家肾脏疾病临床医学研究中心，2019. 中国慢性肾脏病矿物质和骨异常诊治指南概要. 肾脏病与透析肾移植杂志，28（1）：52-57.

贾爱华，杜洪泉，李玉红，等，2013. 三发性甲状旁腺功能亢进症六例分析并文献复习. 中华内分泌代谢杂志，29（9）：795-798.

王莉，李贵森，刘志红，2013. 中华医学会肾脏病学分会《慢性肾脏病矿物质和骨异常诊治指导》. 肾脏病与透析肾移植杂志，22（6）：554-559.

韦星，蔡明，金海龙，等，2018. 肾移植术后继发性甲状旁腺功能亢进的临床分析. 中华移植杂志（电子版），12（2）：60-64.

张凌，熊敏，2018. 肾移植与三发性甲状旁腺功能亢进. 内科理论与实践，13（4）：197-201.

张喆，陈劲松，文吉秋，等，2017. 肾移植术后高钙血症的发生率及危险因素. 肾脏病与透析肾移植杂志，26（2）：137-141.

中华医学会骨质疏松和骨矿盐疾病分会，中华医学会内分泌分会代谢性骨病学组，2014. 原发性甲状旁腺功能亢进症诊疗指南. 中华骨质疏松和骨矿盐疾病杂志，7（3）：187-198.

Alagoz S, Trabulus S, 2019. Long-term evaluation of mineral metabolism after kidney transplantation. Transplant Proc, 51（7）: 2330-2333.

Alhefdhi A, Ahmad K, Sippel R, et al, 2017. Intraoperative parathyroid hormone levels at 5min can identify multigland disease. Ann Surg Oncol, 24（3）: 733-738.

Alore EA, Suliburk JW, Ramsey DJ, et al, 2019. Diagnosis and management of primary hyperparathyroidism across the veterans affairs health care system. JAMA Intern Med, 179（9）: 1220-1227.

Amaral LM, Queiroz DC, Marques TF, et al, 2012. Normocalcemic versus hypercalcemic primary hyperparathyroidism: more stone than bone? J Osteoporos, 2012: 128352.

Andrade JS，Mangussi-Gomes JP，Rocha LA，et al，2014. Localization of ectopic and supernumerary parathyroid glands in patients with secondary and tertiary hyperparathyroidism：surgical description and correlation with preoperative ultrasonography and ^{99m}Tc-sestamibi scintigraphy. Braz J Otorhinolaryngol，80（1）：29-34.

Arciero CA，Shiue ZS，Gates JD，et al，2012. Preoperative thyroid ultrasound is indicated in patients undergoing parathyroidectomy for primary hyperparathyroidism. J Cancer，3：1-6.

Asonitis N，Angelousi A，Zafeiris C，et al，2019. Diagnosis, pathophysiology and management of hypercalcemia in malignancy：a review of the literature. Horm Metab Res，51（12）：770-778.

Bilezikian JP，Meng X，Shi Y，et al，2000. Primary hyperparathyroidism in women：a tale of two cities-New York and Beijing. Int J Fertil Womens Med，45（2）：158-165.

Block GA，Bushinsky DA，Cunningham J，et al，2017. Effect of etelcalcetide vs placebo on serum parathyroid hormone in patients receiving hemodialysis with secondary hyperparathyroidism：two randomized clinical trials. JAMA，317（2）：146-155.

Bouquegneau A，Salam S，Delanaye P，et al，2016. Bone disease after kidney transplantation. Clin J Am Soc Nephrol，11（7）：1282-1296.

Campenni A，Ruggeri RM，Sindoni A，et al，2012. Parathyroid carcinoma presenting as normocalcemic hyperparathyroidism. J Bone Miner Metab，30（3）：367-372.

Casanova D，Sarfati E，De Francisco A，et al，1991. Secondary hyperparathyroidism：diagnosis of site of recurrence. World J Surg，15（4）：546-549.

Casarim ALM，Arcadipane FAMC，Martins AS，et al，2019. Pattern of intraoperative parathyroid hormone and calcium in the treatment of tertiary hyperparathyroidism. Otolaryngol Head Neck Surg，161（6）：954-959.

Celtik A，Sen S，Yilmaz M，et al，2016. The effect of hypercalcemia on allograft calcification after kidney transplantation. Int Urol Nephrol，48（11）：1919-1925.

Cesareo R，Di Stasio E，Vescini F，et al，2015. Effects of alendronate and vitamin D in patients with normocalcemic primary hyperparathyroidism. Osteoporos Int，26（4）：1295-1302.

Charopoulos I，Tournis S，Trovas G，et al，2006. Effect of primary hyperparathyroidism on volumetric bone mineral density and bone geometry assessed by peripheral quantitative computed tomography in postmenopausal women. J Clin Endocrinol Metab，91（5）：1748-1753.

Chen G，Xue Y，Zhang Q，et al，2015. Is normocalcemic primary hyperparathyroidism harmful or harmless? J Clin Endocrinol Metab，100（6）：2420-2424.

Chen H，2002. Surgery for primary hyperparathyroidism：what is the best approach?Ann Surg，236（5）：552-553.

Ciappuccini R，Morera J，Pascal P，et al，2012. Dual-phase ^{99m}Tc sestamibi scintigraphy with neck and thorax SPECT/CT in primary hyperparathyroidism：a single-institution experience. Clin Nucl Med，37（3）：223-228.

Corbetta S，2019. Normocalcemic hyperparathyroidism. Front Horm Res，51：23-39.

Cruzado JM，Moreno P，Torregrosa JV，et al，2016. A randomized study comparing parathyroidectomy with cinacalcet for treating hypercalcemia in kidney allograft recipients with hyperparathyroidism. J Am Soc Nephrol，27（8）：2487-2494.

Damasiewicz MJ，Ebeling PR，2017. Management of mineral and bone disorders in renal transplant recipients. Nephrology（Carlton），22（Suppl 2）：65-69.

Delos Santos R，Rossi A，Coyne D，et al，2019. Management of Post-transplant hyperparathyroidism and bone disease. Drugs，79（5）：501-513.

Diaz-Soto G，de Luis Roman D，Jauregui OI，et al，2016. Trabecular bone score in patients with normocalcemic hyperparathyroidism. Endocr Pract, 22 (6): 703-707.

Drüeke TB, 2000. Cell biology of parathyroid gland hyperplasia in chronic renal failure. J Am Soc Nephrol, 11 (6): 1141-1152.

Dulfer RR, Franssen GJH, Hesselink DA, et al, 2017. Systematic review of surgical and medical treatment for tertiary hyperparathyroidism. Br J Surg, 104 (7): 804-813.

El-Husseini A, Wang K, Edon A, et al, 2018. Value of intraoperative parathyroid hormone assay during parathyroidectomy in dialysis and renal transplant patients with secondary and tertiary hyperparathyroidism. Nephron, 138 (2): 119-128.

Evenepoel P, Claes K, Kuypers D, et al, 2004. Natural history of parathyroid function and calcium metabolism after kidney transplantation: a single-centre study. Nephrol Dial Transplant, 19 (5): 1281-1287.

Faggiano A, Di Somma C, Ramundo V, et al, 2011. Cinacalcet hydrochloride in combination with alendronate normalizes hypercalcemia and improves bone mineral density in patients with primary hyperparathyroidism. Endocrine, 39 (3): 283-287.

Finnerty BM, Chan TW, Jones G, et al, 2019. Parathyroidectomy versus cinacalcet in the management of tertiary hyperparathyroidism: surgery improves renal transplant tllograft survival. Surgery, 165 (1): 129-134.

Gasparri G, Camandona M, Bertoldo U, et al, 2009. The usefulness of preoperative dual-phase 99mTc MIBI-scintigraphy and IO-PTH assay in the treatment of secondary and tertiary hyperparathyroidism. Ann Surg, 250 (6): 868-871.

Gawrychowski J, Mucha R, Paliga M, et al, 2015. Assessment of operative treatment of patients with tertiary hyperparathyroidism after kidney transplantation. Endokrynol Pol, 66 (5): 422-427.

Gioviale MC, Gambino G, Maione C, et al, 2007. Use of monitoring intraoperative parathyroid hormone during parathyroidectomy in patients on waiting list for renal transplantation. Transplant Proc, 39 (6): 1775-1778.

Golu I, Sporea I, Moleriu L, et al, 2017. 2D-Shear Wave elastography in the evaluation of parathyroid lesions in patients with hyperparathyroidism. Int J Endocrinol, 2017: 9092120.

Gomez-Ramirez J, Gomez-Valdazo A, Luengo P, et al, 2019. Comparative prospective study on the presentation of normocalcemic primary hyperparathyroidism. Is it more aggressive than the hypercalcemic form? Am J Surg, 219 (1): 150-153.

Greeviroj P, Kitrungphaiboon T, Katavetin P, et al, 2018. Cinacalcet for treatment of chronic kidney disease-mineral and bone disorder: a Meta-analysis of randomized controlled trials. Nephron, 139 (3): 197-210.

Hagag P, Revet-Zak I, Hod N, et al, 2003. Diagnosis of normocalcemic hyperparathyroidism by oral calcium loading test. J Endocrinol Invest, 26 (4): 327-332.

Haustein SV, Mack E, Starling JR, et al, 2005. The role of intraoperative parathyroid hormone testing in patients with tertiary hyperparathyroidism after renal transplantation. Surgery, 138 (6): 1066-1071.

Hindie E, Melliere D, Perlemuter L, et al, 1997. Primary hyperparathyroidism: higher success rate of first surgery after preoperative Tc-99m sestamibi-I-123 subtraction scanning. Radiology, 204 (1): 221-228.

Hong YA, Choi DE, Lim SW, et al, 2013. Decreased parathyroid Klotho expression is associated with persistent hyperparathyroidism after kidney transplantation. Transplantation Proceedings, 45 (8): 2957-2962.

Hu Z, Han E, Chen W, et al, 2019. Feasibility and safety of ultrasound-guided percutaneous microwave ablation for tertiary hyperparathyroidism. Int J Hyperthermia, 36 (1): 1129-1136.

Ibrahim Y，Mohamed SE，Deniwar A，et al，2015. Lithium-associated hyperparathyroidism：a pooled analysis. ORL J Otorhinolaryngol Relat Spec，77（5）：273-280.

Irvin GL 3rd，Carneiro DM，Solorzano CC，et al，2004. Progress in the operative management of sporadic primary hyperparathyroidism over 34 years. Ann Surg，239（5）：704-708.

Jäger MD，Kaaden S，Emmanouilidis N，et al，2011. Effect of incomplete parathyroidectomy preserving entire parathyroid glands on renal graft function. Arch Surg，146（6）：704-710.

Jamal SA，Miller PD，2013. Secondary and tertiary hyperparathyroidism. J Clin Densitom，16（1）：64-68.

Jarhult J，Ander S，Asking B，et al，2010. Long-term results of surgery for lithium-associated hyperparathyroidism. Br J Surg，97（11）：1680-1685.

Jean G，Vanel T，Terrat JC，et al，2010. Treatment of secondary hyperparathyroidism resistant to conventional therapy and tertiary hyperparathyroidism with Cinacalcet：an efficiency strategy. Nephrol Ther，6（2）：105-110.

Johnson NA，Carty SE，Tublin ME，2011. Parathyroid imaging. Radiol Clin North Am，49（3）：489-509.

Karras SN，Koufakis T，Tsekmekidou X，et al，2020. Increased parathyroid hormone is associated with higher fasting glucose in individuals with normocalcemic primary hyperparathyroidism and prediabetes：a pilot study. Diabetes Res Clin Pract，160：107985.

Karuppiah D，Thanabalasingham G，Shine B，et al，2014. Refractory hypercalcaemia secondary to parathyroid carcinoma：response to high-dose denosumab. Eur J Endocrinol，171（1）：K1-K5.

Kelly HR，Hamberg LM，Hunter GJ，2014. 4D-CT for preoperative localization of abnormal parathyroid glands in patients with hyperparathyroidism：accuracy and ability to stratify patients by unilateral versus bilateral disease in surgery-naive and re-exploration patients. AJNR Am J Neuroradiol，35（1）：176-181.

Keutgen XM，Buitrago D，Filicori F，et al，2012. Calcimimetics versus parathyroidectomy for treatment of primary hyperparathyroidism：retrospective chart analysis of a prospective database. Ann Surg，255（5）：981-985.

Khan A，Bilezikian J，Bone H，et al，2015. Cinacalcet normalizes serum calcium in a double-blind randomized，placebo-controlled study in patients with primary hyperparathyroidism with contraindications to surgery. Eur J Endocrinol，172（5）：527-535.

Kim BS，Ryu HS，Kang KH，et al，2013. Intrathyroidal parathyroid hyperplasia in tertiary hyperparathyroidism. J Surg Case Rep，2013（5）：rjt034.

Kort KC，Schiller HJ，Numann PJ，1999. Hyperparathyroidism and pregnancy. Am J Surg，177（1）：66-68.

Koubaity O，Mandry D，Nguyen-Thi PL，et al，2020. Coronary artery disease is more severe in patients with primary hyperparathyroidism. Surgery，167（1）：149-154.

Kuo EJ，Al-Alusi MA，Du L，et al，2019. Surgery for primary hyperparathyroidism：adherence to consensus guidelines in an academic health system. Ann Surg，269（1）：158-162.

Lewin E，Huan J，Olgaard K，2006. Parathyroid growth and suppression in renal failure. Semin Dial，19（3）：238-245.

Liu JM，Cusano NE，Silva BC，et al，2013. Primary hyperparathyroidism：a tale of two cities revisited - New York and Shanghai. Bone Res，1（2）：162-169.

Lou I，Foley D，Odorico SK，et al，2015. How well does renal transplantation cure hyperparathyroidism? Ann Surg，262（4）：653-659.

Lou I，Schneider DF，Leverson G，et al，2016. Parathyroidectomy is underused in patients with tertiary hyperparathyroidism after renal transplantation. Surgery, 159（1）: 172-179.

Marcocci C, Bollerslev J, Khan AA, et al, 2014. Medical management of primary hyperparathyroidism: proceedings of the fourth international workshop on the management of asymptomatic primary hyperparathyroidism. J Clin Endocrinol Metab, 99（10）: 3607-3618.

Maret A, Bourdeau I, Ding C, et al, 2004. Expression of GCMB by intrathymic parathyroid hormone-secreting adenomas indicates their parathyroid cell origin. J Clin Endocrinol Metab, 89（1）: 8-12.

Marx SJ, Sinaii N, 2020. Neonatal severe hyperparathyroidism: novel insights from calcium, PTH, and the CASR Gene. J Clin Endocrinol Metab, 105（4）: 1061-1078.

Mazzaferro S, Pasquali M, Taggi F, et al, 2009. Progression of coronary artery calcification in renal transplantation and the role of secondary hyperparathyroidism and inflammation. Clin J Am Soc Nephrol, 4（3）: 685-690.

Medas F, Erdas E, Longheu A, et al, 2016. Retrospective evaluation of the pre- and postoperative factors influencing the sensitivity of localization studies in primary hyperparathyroidism. Int J Surg, 25: 82-87.

Meneghini M, Regalia A, Alfieri C, et al, 2013. Calcium and osteoprotegerin levels predict the progression of the abdominal aortic calcifications after kidney transplantation. Transplantation, 96（1）: 42-48.

Meng C, Martins P, Frazao J, et al, 2017. Parathyroidectomy in persistent post-transplantation hyperparathyroidism - single-center experience. Transplant Proc, 49（4）: 795-798.

Messa P, Alfieri CM, 2019. Secondary and tertiary hyperparathyroidism. Front Horm Res, 51: 91-108.

Messa P, Regalia A, Alfieri CM, et al, 2013. Current indications to parathyroidectomy in CKD patients before and after renal transplantation. J Nephrol, 26（6）: 1025-1032.

Milas M, Mensah A, Alghoul M, et al, 2005. The impact of office neck ultrasonography on reducing unnecessary thyroid surgery in patients undergoing parathyroidectomy. Thyroid, 15（9）: 1055-1059.

Mitobe M, Kawamoto K, Suzuki T, et al, 2019. Anaplastic large cell lymphoma, with 1, 25 (OH)$_2$D$_3$-mediated hypercalcemia: a case report. J Clin Exp Hematop, 59（1）: 22-28.

Morland D, Lalire P, Deguelte S, et al, 2020. Added value of 18F-fluorocholine positron emission tomography-computed tomography in presurgical localization of hyperfunctioning parathyroid glands after dual tracer subtraction scintigraphy failure: a retrospective study of 47 patients. Medicine(Baltimore), 99(2): e18681.

Muirhead N, Zaltman JS, Gill JS, et al, 2014. Hypercalcemia in renal transplant patients: prevalence and management in Canadian transplant practice. Clin Transplant, 28（2）: 161-165.

Ohe MN, Santos RO, Kunii IS, et al, 2003. Usefulness of a rapid immunometric assay for intraoperative parathyroid hormone measurements. Braz J Med Biol Res, 36（6）: 715-721.

Okada M, Tominaga Y, Izumi K, et al, 2011. Tertiary hyperparathyroidism resistant to cinacalcet treatment. Ther Apher Dial, 1: 33-7.

Pachydakis A, Koutroumanis P, Geyushi B, et al, 2008. Primary hyperparathyroidism in pregnancy presenting as intractable hyperemesis complicating psychogenic anorexia: a case report. J Reprod Med, 53(9): 714-716.

Paizis IA, Mantzouratou PD, Tzanis GS, et al, 2020. Coronary artery disease in renal transplant recipients: an angiographic study. Hellenic J Cardiol, 61（3）: 199-203.

Pattou FN, Pellissier LC, Noel C, et al, 2000. Supernumerary parathyroid glands: frequency and surgical significance in treatment of renal hyperparathyroidism. World J Surg, 24（11）: 1330-1334.

Peacock M, Bilezikian JP, Klassen PS, et al, 2005. Cinacalcet hydrochloride maintains long-term normocalcemia in patients with primary hyperparathyroidism. J Clin Endocrinol Metab，90（1）：135-141.

Peacock M，Bolognese MA，Borofsky M，et at，2009. Cinacalcet treatment of primary hyperparathyroidism：biochemical and bone densitometric outcomes in a five-year study. J Clin Endocrinol Metab，94（12）：4860-4867.

Perrin P，Caillard S，Javier RM，et al，2013. Persistent hyperparathyroidism is a major risk factor for fractures in the five years after kidney transplantation. Am J Transplant，13（10）：2653-2663.

Pihlstrom H，Dahle DO，Mjoen G，et al，2015. Increased risk of all-cause mortality and renal graft loss in stable renal transplant recipients with hyperparathyroidism. Transplantation，99（2）：351-359.

Press DM，Siperstein AE，Berber E，et al，2013. The prevalence of undiagnosed and unrecognized primary hyperparathyroidism：a population-based analysis from the electronic medical record. Surgery，154（6）：1232-1237.

Rodriguez M，Nemeth E，Martin D，2005. The calcium-sensing receptor：a key factor in the pathogenesis of secondary hyperparathyroidism. Am J Physiol Renal Physiol，288（2）：F253-F264.

Rosario PW，Calsolari MR，Normocalcemic primary hyperparathyroidism in adults without a history of nephrolithiasis or fractures：a prospective study. Horm Metab Res，51（4）：243-247.

Rubin MR，Bilezikian JP，McMahon DJ，et al，2008. The natural history of primary hyperparathyroidism with or without parathyroid surgery after 15 years. J Clin Endocrinol Metab，93（9）：3462-3470.

Schini M，Jacques RM，Oakes E，et al，2020. Normocalcemic hyperparathyroidism：study of its prevalence and natural history. J Clin Endocrinol Metab，105（4）：e1171-e1186.

Schlosser K，Endres N，Celik I，et a，2007. Surgical treatment of tertiary hyperparathyroidism：the choice of procedure matters! World J Surg，31（10）：1947-1953.

Schneider AB，Gierlowski TC，Shore-Freedman E，et al，1995. Dose-response relationships for radiation-induced hyperparathyroidism. J Clin Endocrinol Metab，80（1）：254-257.

See A，Lim AEL，Wong J，et al，2019. The effect of parathyroidectomy on patients' symptoms in tertiary hyperparathyroidism. Head Neck，41（8）：2748-2755.

Sencar ME，Sakiz D，Unsal IO，et al，2019. Serum nitamin d level does not affect the Sensitivity of parathyroid adenoma localization tests. Sci Rep，9（1）：12035.

Shoback DM，Bilezikian JP，Turner SA，et al，2003. The calcimimetic cinacalcet normalizes serum calcium in subjects with primary hyperparathyroidism. J Clin Endocrinol Metab，88（12）：5644-5649.

Silverberg SJ，Shane E，Jacobs TP，et al，1999. A 10-year prospective study of primary hyperparathyroidism with or without parathyroid surgery. N Engl J Med，341（17）：1249-1255.

Soliman AR，Maamoun HA，Soliman MA，et al，2016. Cinacalcet versus parathyroidectomy in the treatment of secondary hyperparathyroidism post renal transplantation. Rom J Intern Med，54（3）：184-189.

Somnay YR，Weinlander E，Schneider DF，et al，2014. The effect of cinacalcet on intraoperative findings in tertiary hyperparathyroidism patients undergoing parathyroidectomy. Surgery，156（6）：1308-1313.

Starker LF，Bjorklund P，Theoharis C，et al，2011. Clinical and histopathological characteristics of hyperparathyroidism-induced hypercalcemic crisis. World J Surg，35（2）：331-335.

Stewart ZA，Blackford A，Somervell H，et al，2005. 25-hydroxyvitamin D deficiency is a risk factor for symptoms of postoperative hypocalcemia and secondary hyperparathyroidism after minimally invasive parathyroidectomy. Surgery，138（6）：1018-1025.

Stollenwerk B，Iannazzo S，Akehurst R，et al，2018. A decision-analytic model to assess the cost-effectiveness of etelcalcetide vs. cinacalcet. Pharmacoeconomics, 36 (5): 603-612.

Takeda K, Kimura R, Nishigaki N, et al, 2017. Humoral hypercalcemia of malignancy with a parathyroid hormone-related peptide-secreting intrahepatic cholangiocarcinoma accompanied by a gastric cancer. Case Rep Endocrinol, 2017: 7012520.

Thier M, Nordenstrom E, Bergenfelz A, et al, 2016. Presentation and outcomes after surgery for primary hyperparathyroidism during an 18-year period. World J Surg, 40 (2): 356-364.

Tong CV, Hussein Z, Noor NM, et al, 2015. Use of denosumab in parathyroid carcinoma with refractory hypercalcemia. QJM, 108 (1): 49-50.

Treglia G, Piccardo A, Imperiale A, et al, 2019. Diagnostic performance of choline PET for detection of hyperfunctioning parathyroid glands in hyperparathyroidism: a systematic review and meta-analysis. Eur J Nucl Med Mol Imaging, 46 (3): 751-765.

Triponez F, Dosseh D, Hazzan M, et al, 2006. Accuracy of intra-operative PTH measurement during subtotal parathyroidectomy for tertiary hyperparathyroidism after renal transplantation. Langenbecks Arch Surg, 391 (6): 561-565.

Truong MT, Lalakea ML, Robbins P, et al, 2008. Primary hyperparathyroidism in pregnancy: a case series and review. Laryngoscope, 118 (11): 1966-1969.

Twigt BA, Houweling BM, Vriens MR, et al, 2013. Hypercalcemia in patients with bipolar disorder treated with lithium: a cross-sectional study. Int J Bipolar Disord, 1: 18.

van der Plas WY, Engelsman AF, Ozyilmaz A, et al, 2017. Impact of the introduction of calcimimetics on timing of parathyroidectomy in secondary and tertiary hyperparathyroidism. Ann Surg Oncol, 24 (1): 15-22.

van der Plas WY, Noltes ME, van Ginhoven TM, et al, 2020. Secondary and tertiary hyperparathyroidism: a narrative review. Scand J Surg, 109 (4): 271-278.

Vandenbulcke O, Delaere P, Vander Poorten V, et al, 2014. Incidence of multiglandular disease in sporadic primary hyperparathyroidism. B-ENT, 10 (1): 1-6.

Wang TS, Pasieka JL, Carty SE, 2014. Techniques of parathyroid exploration at North American endocrine surgery fellowship programs: what the next generation is being taught. Am J Surg, 207 (4): 527-532.

Weber T, Eberle J, Messelhauser U, et al, 2013. Parathyroidectomy, elevated depression scores, and suicidal ideation in patients with primary hyperparathyroidism: results of a prospective multicenter study. JAMA Surg, 148 (2): 109-115.

Wilhelm SM, Wang TS, Ruan DT, et al, 2016. The american association of endocrine surgeons guidelines for definitive management of primary hyperparathyroidism. JAMA Surg, 151 (10): 959-968.

Woisetschlager M, Gimm O, Johansson K, et al, 2020. Dual energy 4D-CT of parathyroid adenomas not clearly localized by sestamibi scintigraphy and ultrasonography—a retrospective study. Eur J Radiol, 124: 108821.

Wu S, Hwang SS, Haigh PI, 2017. Influence of a negative sestamibi scan on the decision for parathyroid operation by the endocrinologist and surgeon. Surgery, 161 (1): 35-43.

Yamamoto T, Tominaga Y, Okada M, et al, 2016. Characteristics of persistent hyperparathyroidism after renal transplantation. World J Surg, 40 (3): 600-606.

Yao XA, Wei BJ, Jiang T, et al, 2019. The characteristics of clinical changes in primary hyperparathyroidism in Chinese patients. J Bone Miner Metab, 37 (2): 336-341.

Yeh MW, Ituarte PH, Zhou HC, et al, 2013. Incidence and prevalence of primary hyperparathyroidism in a racially mixed population. J Clin Endocrinol Metab, 98 (3): 1122-1129.

Zeng M，Liu W，Zha X，et al，2019．（99m）Tc-MIBI SPECT/CT imaging had high sensitivity in accurate localization of parathyroids before parathyroidectomy for patients with secondary hyperparathyroidism. Ren Fail，41（1）：885-892.

Zhao L，Liu JM，He XY，et al，2013. The changing clinical patterns of primary hyperparathyroidism in Chinese patients：data from 2000 to 2010 in a single clinical center. J Clin Endocrinol Metab，98（2）：721-728.

Zheng F，Zhou H，Li N，et al，2018. Skeletal effects of failed parathyroidectomy. Surgery，163（1）：17-21.

Zhu CY，Sturgeon C，Yeh MW，2020. Diagnosis and management of primary hyperparathyroidism. JAMA，323（12）：1186-1187.

第十章　甲状旁腺其他疾病

第一节　维生素 D 缺乏

一、概　　述

维生素 D 是一种脂溶性维生素，我们可以从天然的食物中获取维生素 C、维生素 B 等，而维生素 D 的获取仅有少量来自天然食物，这与传统意义的"维生素"的定义并不相符。天然食物中的维生素 D（包括来自植物的麦角骨化醇和来自动物的胆骨化醇）进入人体后还要经过两步羟化过程才能转化为维生素 D 的活性形式骨化三醇[$1, 25(OH)_2D_3$]。维生素 D 合成和代谢的主要过程如下：维生素 D 合成的原料是皮肤中的 7-脱氢胆固醇，7-脱氢胆固醇在紫外线的照射下合成维生素 D_3 的前体——维生素 D_3 原，后者在皮肤内转化为维生素 D_3，此后维生素 D_3 在肝脏的 25-羟化酶和肾脏的 1α-羟化酶作用下进行两次羟化反应，转变为 $1, 25(OH)_2D_3$，即钙三醇，也就是骨化三醇，此为维生素 D 的活性形式，通常称为 D 激素。因此，活性维生素 D 是阳光、皮肤和肝脏、肾脏共同合作的产物。

没有被活化的维生素 D 是一种营养元素。因为肝脏 25-羟化酶的羟化反应为非限速反应且几乎不受肝功能状况的影响，所以血清 25（OH）D 的水平可以准确反映体内维生素 D 的状况。而血清 $1, 25(OH)_2D_3$ 的水平则反映 D 激素的水平。因此，当维生素 D 缺乏时给予骨化三醇或 α 骨化醇可以迅速发挥 D 激素的生理效应，但是不能提高血清 25（OH）D 的水平也不能用来进行维生素 D 缺乏的评估。只有在补充维生素 D_2 或维生素 D_3 后才可以用 25（OH）D 的水平来监测机体维生素 D 缺乏改善的状况。

二、维生素 D 营养状况确定的切点

维生素 D 的生理作用之一即是促进肠道对钙、磷的吸收，因此肠道钙达到最大吸收率时的血清 25（OH）D 的水平可以作为维生素充足的切点。另外，在甲状旁腺功能正常的情况下，维生素 D 缺乏或不足会使甲状旁腺代偿性分泌更多的甲状旁腺激素，以增强 1α-羟化酶的活性，保证合成足够量的 D 激素。因此，维生素 D 不足或缺乏时会产生 SHPT，进一步发展会表现为 THPT。大多数观点认为能使 PTH 水平被最大抑制的 25（OH）D 的水平即体内维生素 D 充足的切点。

根据美国内分泌学会（Endocrine Society，ENDO）、美国骨质疏松基金会（National Osteoporosis Foundation，NOF）、国际骨质疏松基金会（International Osteoporosis Foundation，IOF）和美国老年病学会（American Geriatric Society，AGS）建议，对于年龄较大的成人，

必需的 25(OH)D 水平至少应达到 30ng/ml（75nmol/L），以尽可能地降低跌倒和骨折的风险。血 25(OH)D 水平低于 20ng/ml（50nmol/L）为维生素 D 缺乏；血 25（OH）水平为 20～29.9ng/ml（50～75nmol/L）为维生素 D 不足。

三、维生素 D 缺乏对 PHPT 的影响

横断面研究提示，PHPT 患者较血钙正常的对照人群和健康献血者的 25（OH）D 水平更低，维生素 D 缺乏比例高于健康对照人群。25（OH）D 水平越低的 PHPT 患者，其血钙、PTH 和碱性磷酸酶含量越高，骨密度越低，骨折风险也越高；同时 25（OH）D 水平越低，肾脏尿钙排泄越低，股骨颈和前臂骨密度越低。流行病学研究提示伴有维生素 D 缺乏的 PHPT 患者血 PTH 和骨转换指标水平更高，甲状旁腺腺瘤的体积可能更大，可能较维生素 D 充足的患者更容易发生骨折。因此，推荐对所有 PHPT 患者进行 25（OH）D 水平检测，对于 25（OH）D 水平≤20ng/ml（50nmol/L）应进行维生素 D 的补充。其中有两个问题值得注意，具体如下：

（1）对于 PHPT 患者补充维生素 D 后是否会加重高钙血症和高钙尿症，2014 年的一篇荟萃分析总结了伴维生素 D 缺乏的 PHPT 患者给予维生素 D 补充治疗后的安全性。当 25（OH）D 升高 55.3nmol/L（95% CI 33.3～77.3）时，血 PTH 降低 3.5pmol/L（5.8～–1.2pmol/L），而血钙和尿钙较基线水平无变化。已有的观察性研究发现，对于 25 例轻症的 PHPT 患者[血钙浓度为（2.7±0.12）mmol/L，基线 25（OH）D 为（11±5）nmol/L]，每周 1 次 50 000IU 的维生素 D 补充治疗，持续 4 周，然后每月 1 次 50 000IU 的维生素 D，持续 11 个月，患者的平均血钙无进一步升高。而 PTH 和骨转换指标有显著下降，其中有 2 例患者 24h 尿钙水平大于 400mg，其余患者尿钙无升高。有 1 例患者的血清钙浓度从 2.6mmol/L 增加到 3.0mmol/L。提示对于轻症的维生素 D 缺乏的 PHPT 患者补充维生素 D 是相对安全的，且可能降低患者的骨转换，延缓病情进展。对于已经存在明显高钙血症（或接近正常上限）、高钙尿症（或接近正常上限）的 PHPT 患者，有加重高钙血症和高钙尿症的风险，需谨慎补充。

（2）某些合并维生素 D 缺乏的 PHPT 患者可能因血钙不高而被漏诊，在补足维生素 D 后血钙升高，尿钙升高，血 PTH 水平仍高于正常或轻度异常，提示 PHPT 的诊断。因此，此类患者在治疗维生素 D 缺乏时，应谨慎调整钙剂和维生素 D 的剂量，并严密监测血钙、24h 尿钙和 PTH 水平。

四、维生素 D 缺乏与 SHPT

当维生素 D 缺乏时，血钙浓度一般正常或处于正常范围下限（很少低于正常范围），尿钙水平极低，PTH 水平轻度升高，PTH 在补足维生素 D 后应恢复正常。行超声检查，可能发现多个增大的甲状旁腺（多为甲状旁腺增生），经补充维生素 D 治疗后，甲状旁腺体积可以缩小。此种情况的 SHPT 应积极纠正，以免演变为 THPT 而需要手术治疗。

五、慢性肾功能不全患者维生素 D 的营养状况

慢性肾功能不全由于肾脏-甲状旁腺-骨轴的代谢紊乱更易发生维生素 D 缺乏或不足，进一步发生 SHPT，此时目的是降低 PTH，因此主张补充 1, 25(OH)$_2$D$_3$，即骨化三醇，口服骨化三醇起效迅速，半衰期仅为 6h，其导致高钙血症的发生率相对高，因此应仔细监测血清钙，若血钙增高可以加用拟钙剂，如西那卡塞或单独应用西那卡塞。注意，若使用骨化三醇作为补充剂，则 25(OH)D 水平不能提示维生素 D 的临床状态。若血 25(OH)D 水平过低，需要在监测血钙和尿钙水平下，联合使用骨化三醇和维生素 D$_2$ 或维生素 D$_3$。

第二节　甲状旁腺功能减退症

一、概　　述

甲状旁腺功能减退症（hypoparathyroidism，HP）简称甲旁减，较为少见，尤其是原发性甲旁减属于少见病，多数国家缺乏该病的患病率资料，目前已有的数据是患病率<40/10 万。甲旁减是由于 PTH 减少或 PTH 作用抵抗导致的以低血钙、高血磷为主要生化异常的疾病，有些患者血 PTH 虽然在正常范围，但相对于已经降低的血钙水平，其 PTH 水平仍属于减低的，所以仍应诊断为甲旁减。PTH 水平减低的病因可以是后天获得性的，如甲状腺、甲状旁腺手术后，颈部放射治疗后，也可以是自身免疫破坏甲状旁腺组织造成的，可能是孤立性甲状旁腺损伤，也可能是自身免疫性多发性内分泌腺病（autoimmune polyglandular syndrome，APS）的一部分。一些浸润性疾病如血色病、Wilson 病、淀粉样变也可以导致甲旁减。遗传原因导致甲状旁腺发育异常造成的甲旁减可以是某个遗传综合征（如 DiGeorge 综合征、甲状旁腺功能减退症-耳聋-肾发育不良综合征等）的一部分，也可以是遗传因素造成的孤立性甲旁减。

还有一类患者表现为低血钙、高血磷，而血 PTH 水平升高，考虑为 PTH 作用抵抗，临床表现除了低钙血症和异位钙化外，还可以有特殊的骨营养不良表现，称为假性甲旁减，很难有准确的 PHP 患病率数据，在 2000 年日本估算的 PHP 患病率为 0.34/10 万，在 2016 年丹麦估算的 PHP 患病率为 1.2/10 万。

二、甲旁减的分类

1. 假性甲旁减（pseudohypoparathyroidism，PHP）　病因为受体偶联的刺激性 G 蛋白 α 亚基（*GNAS1*）的失活性突变、PTH/PTHrP 受体突变、腺苷酸环化酶或 G 蛋白缺陷等。Albright 遗传性骨营养不良（Albright hereditary osteodystrophy，AHO）是一种具有甲旁减的症状和体征的遗传性疾病，其典型体征包括个矮、脸圆、颈短、掌骨-趾骨短、智力异常等。PHP 分为以下类型：

（1）PHP Ⅰa：Gs 活性下降，有 PTH 抵抗和 AHO 症候群，*GNAS* 基因缺陷来自母系。因为人类甲状腺、性腺和垂体中 *GNAS1* 的表达也主要来自母系等位基因，PHP Ⅰa 型患者对多种其他 G 蛋白偶联激素抵抗，包括促甲状腺激素（TSH）、黄体生成素（LH）、卵泡刺激素（FSH）和促性腺激素释放激素（GnRH），所以 PHP Ⅰa 型患者还可有甲状腺功能减低、性腺功能减低、生长激素分泌不足等症状。

（2）PHP Ⅰb：患者体征正常，无 AHO 症候群，有低血钙、高血磷（肾脏对 PTH 作用抵抗）。第 20 号染色体母源性等位基因 *GNSA* 印记、外显子 1A 甲基化缺失，导致近端肾小管 Gsα 表达缺失。多数家族性 PHP Ⅰb 病例与母源性 *STX16* 基因的附近缺失有关，后者可以破坏母源性外显子 1A 甲基化，散发性的病例有外显子 1A 甲基化缺陷，却无 *STX16* 缺失。因为 Gsα 介导 PTH 的作用，它在近端肾小管的缺失导致 PTH 作用发生障碍，导致 1,25(OH)$_2$D$_3$ 合成减少，磷排泄减少。低血钙会刺激发生 SHPT，PHP Ⅰb 患者的骨对 PTH 有反应，有些患者因长期 PTH 升高可发展为明显的甲状旁腺功能亢进性骨病。1,25(OH)$_2$D$_3$ 的减少也会加重甲状旁腺功能亢进骨病。如果将 PHP Ⅰb 患者的治疗目标仅设定在未出现症状性低钙血症，仍使其 PTH 持续升高，则增加患者 SHPT 及 THPT 风险。

（3）PHP Ⅰc：G 蛋白与 PTH 受体的偶联异常，激活腺苷环化酶的能力保持完好。有 AHO 症候群，表型通常与 PHP Ⅰa 型患者类似。

（4）PHP Ⅱ型：尿 cAMP 对 PTH 反应正常，是 cAMP 后信号途径缺陷。有低钙和高磷血症，无 AHO 症候群。

2. 假假性甲旁减（pseudopseudohypoparathyroidism，PPHP）　具有 AHO 骨骼病变特征，但是生化检查正常，患者血清钙、磷和 PTH 浓度正常。*GNAS* 基因突变来自父方，母系遗传等位基因正常。

3. 假性特发性甲旁减（pseudodiopathic hypoparathyroidism）　患者甲状旁腺分泌 PTH，但是无生物活性，靶器官对外源性 PTH 有正常的反应。因此，患者仍然有低血钙、高血磷，但是血 PTH 水平升高，与特发性甲旁减的另一个不同之处是，患者可以有特殊的体型，有掌骨、指骨变短等骨骼畸形。

4. 一过性甲旁减　多见于甲状腺或甲状旁腺手术后，由于手术造成甲状旁腺供血障碍，出现的低血钙多数在 3～6 周可恢复。为了减轻术后低钙血症的症状，即使术后未出现低钙血症，也可以预防性给予钙剂和骨化三醇。一般如果术后半年仍有低血钙，则考虑出现永久性甲旁减，则需要长期给予钙剂和维生素 D 治疗。

三、甲旁减的病理生理

PTH 直接作用的靶器官是骨、肾脏，另外促进肾脏合成 1α-羟化酶，使 1,25(OH)$_2$D$_3$ 合成增加，通过 1,25(OH)$_2$D$_3$ 间接促进肠道吸收钙、磷。

PTH 分泌不足使骨吸收减慢，血液循环不能从骨组织中补充足够的钙，肾小管重吸收的钙减少，重吸收磷增多，PTH 减少或作用障碍和高磷血症均使 1,25(OH)$_2$D$_3$ 合成减少，从而减少肠道对钙的吸收。高磷血症还可以促进 24,25(OH)$_2$D$_3$ 合成，促进钙沉积在骨基质中。PTH 的生理作用是促进肾小管重吸收钙，因而甲旁减患者肾小管重吸收钙的能力减弱，这就解释了当应用钙剂、维生素 D 治疗后，血钙还未升高（甚至低于正常）时就可能出现了尿钙升高。

甲旁减出现软组织钙化的机制不清，与钙磷乘积异常有关，血磷升高是导致软组织钙化的重要因素，钙质可以沉积在皮下血管壁、肌腱、四肢及关节周围的软组织中，引起关节僵直、疼痛。基底节区的钙化可以诱发癫痫发作，小脑钙化引起椎体外系症状。长期低钙和高磷血症可引起血管硬化与钙化。

四、甲旁减的临床表现

甲旁减的临床症状主要是神经肌肉兴奋性增高导致的手足搐搦和异位钙化等。慢性轻度的低钙血症可以没有任何症状，有的仅表现为面部、口周麻木。急性或严重低钙血症表现为手足搐搦、喉痉挛甚至癫痫样大发作，可引起心律失常、扩张型心肌病、顽固性心力衰竭，心电图示 QT 间期延长。钙磷乘积异常可导致异位钙化和骨化。基底节区及周边钙化可导致震颤麻痹、癫痫发作等。四肢、关节的病变可以导致类似痛风样的关节痛。长期钙磷在晶状体处沉积可引起白内障。

外胚层症状：皮肤干燥、指甲干裂、头发稀少。

五、甲旁减的诊断与鉴别诊断

1. 低钙血症的鉴别诊断

（1）首先明确是否为低钙血症，如果测定的是总钙，应该同时测定血清白蛋白，计算校正的血钙水平或直接测定离子钙。

（2）询问病史，是否应用可能引起低钙血症的药物或存在可以引起低钙血症的严重疾病（非代谢性骨病）。可引起低钙血症的药物：双膦酸盐、地舒单抗。可引起低钙血症的严重疾病（非代谢性骨病）：重症胰腺炎、某些恶性肿瘤（常见的是乳腺癌、前列腺癌）的成骨性骨转移，脓毒症或其他严重疾病。是否有甲状腺或甲状旁腺手术史。

（3）测定血 iPTH，血镁、尿素、血肌酐、25（OH）D 和 1, 25(OH)$_2$D$_3$。有以下几种情况：①低血钙+高血磷+低 PTH（或正常），PTH 减低的甲旁减（分为后天获得性和遗传性），还要进一步评估是否存在镁缺乏。②低血钙+高血磷+高 PTH+尿素、肌酐、碱性磷酸酶升高，慢性肾脏病所致低钙血症，继发性甲旁亢。③低血钙+高血磷+高 PTH（肾功能正常），假性甲旁减，可进一步完善相关基因检测。④低血钙+低血镁+25（OH）D 低，维生素 D 缺乏。⑤低血钙+低血磷+25（OH）D 正常+1, 25(OH)$_2$D$_3$ 降低，维生素 D 依赖性佝偻病（VDDR）I 型。⑥低血钙+低血磷+1, 25(OH)$_2$D$_3$ 升高，VDDR II 型。

2. 甲旁减的诊断

在低血钙时存在 PTH 低于正常或不适当正常则应考虑甲旁减的诊断。此时，应注意血镁水平，高镁血症和严重的低镁血症都可以抑制 PTH 的分泌或作用。当血镁浓度低于 0.4mmol/L 时，可以抑制 PTH 分泌或诱导 PTH 抵抗而造成低钙血症。此时，低血镁是低钙血症伴 PTH 偏低或不适当正常的一种可逆性原因。应在纠正血镁紊乱后复测血钙和 PTH 再确定诊断。如果考虑遗传性甲旁减或假性甲旁减可能需要行相应的基因检测。

六、甲旁减的治疗

1. 治疗目标　对于 PTH 水平降低的甲旁减，将血钙控制在 2.0～2.1mmol/L，尿钙在 7.5mmol/d 以内，能最大限度地减少低血钙的发作并降低泌尿系统结石的风险。如果尿钙排泄升高（≥7.5mmol/24h），则应减少钙和维生素 D 的剂量。

对于假性甲旁减，尤其是 PHP Ⅰb 的患者虽然近端肾小管对 PTH 作用抵抗，远端肾小管重吸收钙的能力依然存在，所以不容易出现高尿钙。此外，PHP Ⅰb 患者的骨对 PTH 也有反应，高 PTH 血症会使患者骨骼呈现高骨转换。长期高 PTH 血症也会使患者在长期的继发性甲旁亢后进展为三发性甲旁亢，出现高钙血症、甲状旁腺增生或腺瘤。因此，对于假性甲旁减的治疗，强调调整钙剂和维生素 D 的剂量使血钙控制在正常范围内，血 PTH 尽量控制在正常或接近正常水平，而不出现高尿钙。

2. 一线治疗　即钙剂+活性维生素 D 治疗，这一治疗的主要风险是高钙尿症和高钙血症，而且患者可能在血钙尚未达正常范围内即出现高尿钙。因此，治疗初期需要每周监测 24h 尿钙、血清钙和血清磷，直至血清钙浓度达到稳定（在正常范围内偏低水平），此后，每 3～6 个月监测 1 次。

（1）钙剂：剂量为元素钙 1～4g/d，应用钙剂时应注意根据不同钙剂所含的元素钙的量来决定具体服用钙剂的量。元素钙含量最高的钙剂是碳酸钙（含 40%元素钙），为减少肾结石发生可选择枸橼酸钙。常用钙剂的元素钙含量分别为碳酸钙 40%，磷酸钙 38.76%，氯化钙 36%，醋酸钙 25.34%，枸橼酸钙 21%，乳酸钙 25.34%，葡萄糖酸钙 9.3%。

（2）维生素 D：所有甲旁减患者应测定血 25（OH）D 的水平，如果存在维生素 D 不足或缺乏应补充营养性维生素 D_2 或维生素 D_3，将 25（OH）D 补充至 30ng/ml 以上。

（3）活性维生素 D：因为 1α-羟化酶需要 PTH 的活化，所以甲旁减患者的 1, 25(OH)$_2$D$_3$ 水平低，治疗甲旁减应选择活性维生素 D——骨化三醇或 α-骨化醇，剂量为 0.25～2μg/d。

（4）氢氯噻嗪：由于甲旁减患者 PTH 不足或作用抵抗，肾小管对钙的重吸收减少，尿钙增多。氢氯噻嗪可以增加肾小管对钙的重吸收，所以当补充钙剂和骨化三醇后血钙还低于正常，尿钙已经升高时（≥7.5mmol/24h）可以考虑应用氢氯噻嗪。剂量为 12.5～50mg/d。应用过程中注意监测血钙、血钾和 24h 尿钙，必要时需补钾。

3. 二线治疗　作为一种激素缺乏性疾病，补充 PTH 治疗甲旁减应该是一种最符合生理的治疗方式。现有的甲状旁腺制剂有 PTH（1-84）和 PTH（1-34），临床试验证明，应用这两种药物可以使血钙维持正常的同时减少高尿钙的发生，可大幅减少钙剂、骨化三醇的剂量。骨形态学研究证实，PTH（1-84）治疗可以使骨的动力学指标升高（矿化表面积增大）、骨转换指标升高改变甲旁减的低骨动力、低骨转换状态。药物应用的剂量需根据患者情况调整，每日注射两次 PTH（1-34）较每日注射一次的总剂量更少，血钙、尿钙水平更平稳。还有学者尝试应用胰岛素泵来持续皮下输注治疗甲旁减，发现这种方式治疗药物的日剂量最少，血钙水平更平稳，尿钙、血镁维持正常，重要的是避免了单剂量注射造成的骨转换指标的升高，使骨代谢恢复到正常水平，该研究在儿童和成人甲旁减患者中均获得了理想的效果。

使用 PTH（1-84）治疗了 64 例甲旁减患者，治疗 2 年后，骨小梁的宽度减小［从（144±34）μm 减小至（128±34）μm，$P=0.03$］，骨小梁数量增多［从（1.74±0.34）/mm 增多至（2.07±0.50）/mm，$P=0.02$］，骨的动力学指标升高（矿化表面积增大），骨转换指标升高。提示 PTH（1-84）治疗能够改善甲旁减患者骨性质异常，使骨代谢恢复到甲状旁腺功能正常水平的状态。PTH（1-84）治疗甲旁减的长期安全性有少量研究证据，27 例甲旁减患者给予 PTH（1-84）治疗 4 年，钙剂需求量减少 37%，骨化三醇需求量减少 45%，其中 7 例患者完全停用骨化三醇。血钙浓度保持平稳，尿钙、尿磷排泄减少。治疗第 4 年时腰椎骨密度增加 5.5%±9%，股骨颈和髋部骨密度保持稳定。在治疗 6～12 个月时，骨转换指标达到基线的 3 倍，随后在治疗 30 个月时降至稳定状态。治疗后的高血钙并不常见（仅在 8 例患者中发生 11 次）。

因为上述药物价格高昂，需皮下注射，且长期治疗的安全性还未明确（尤其对于生长发育期的青少年患者的骨肉瘤风险仍不清）。推荐用于经钙剂和活性维生素 D 及其类似物治疗后尿钙仍升高的患者。

4. 甲状旁腺移植　既往有胚胎甲状旁腺组织异体移植报道，但因为伦理等问题未进一步开展。

5. 急性甲旁减的治疗　通常在甲状腺手术后，因为甲状旁腺切除出现低钙血症，当校正后的血清钙≤1.9mmol/L 时，即使无症状，也建议静脉给予钙剂治疗。当患者能够口服钙剂和活性维生素 D 时，应尽快补充，以便停止静脉补钙。

先将 10ml 的 10% 葡萄糖酸钙（含 93mg 钙元素）溶于 50ml 的 5% 葡萄糖溶液，持续输注 10～20min，之后静脉输注葡萄糖酸钙［钙元素输注速度<4mg/（kg·h）］。

同时或尽快开始口服骨化三醇（0.5μg，一日 2 次）和钙剂（每日 1～4g 碳酸钙，分次给予）。当血钙升至安全范围［>7.5mg/dl（1.9mmol/L）］且患者没有症状时，可逐渐停止静脉补充钙剂。同时密切监测脉率及 QT 间期。

如果同时存在低血镁，应注意补充镁剂。

第三节　甲状旁腺癌

在我国甲状旁腺肿瘤是原发性甲旁亢的主要原因，约占 85%，甲状旁腺肿瘤中绝大部分为腺瘤，而甲状旁腺癌（parathyroid carcinoma，PC）罕见。PC 是来源于甲状旁腺实质细胞的恶性肿瘤，仅占甲状旁腺肿瘤的 1%～2%。PC 与甲状旁腺腺瘤（parathyroid adenoma，PA）相比，其临床表现及生化异常更为严重，发病年龄更年轻，且多见于男性，临床表现多样，主要为高钙血症、高 PTH 血症引起的全身多器官损伤，如骨骼、肾脏、心脏等受累。但目前 PC 的术前诊断仍存在较大困难，病因及发病机制尚不明确，一些病例与遗传倾向的各种类型疾病相关，继发性甲状旁腺增生、甲状腺及甲状旁腺放射性暴露史可能为其危险因素。该病尚无明确的诊断标准，误诊率和漏诊率均较高。PC 的临床进展难以预测，且该病复发率高，通常需多次进行手术，5 年生存率为 60%，10 年生存率为 50%，不管长期效果如何，目前一般认为对于 PC，第一次手术是极为重要的，而对于复发性的病例，也应尽可能切除可以切除的所有病灶。

一、甲状旁腺癌的发病率

甲状旁腺癌是目前最为罕见的癌症之一，在所有癌症中所占的比例约为0.005%，总体年发病率不到1/100万。在芬兰的全国性注册研究中，甲状旁腺癌的发病率在2000~2013年为7.14/1000万。美国癌症监测、流行病学和最后结局（SEER）注册数据库显示，2000~2012年甲状旁腺癌的发病率为0.36/100万。在PHPT中，甲状旁腺癌为罕见病理类型，多数西方国家报道不足1%，印度、意大利及日本报道为5%~7%；1958~2005年北京协和医院280例散发性PHPT患者中PC占7.1%，上海交通大学医学院附属瑞金医院在2000~2010年诊断的249例PHPT患者中PC占5.96%，明显高于美国。尚不清楚PC在PHPT中所占比例的不同是由于病理诊断标准差异还是地域差异所致。有文献报道，近年来PC的发病率明显升高，在20世纪末的10年间增长了60%，由3.58/1000万升至5.73/1000万。可见，PC既往多被认为是少见疾病，而今却时不时地出现在临床工作医师的视野中。

二、甲状旁腺癌的发病机制

甲状旁腺癌的确切病因尚不明确。目前多认为甲状旁腺癌的发生可能是新生的，而非由良性腺瘤转化而来，这是由于甲状旁腺瘤和甲状旁腺癌存在不同的基因改变。近年来，甲状旁腺癌在分子发病机制的研究上取得了一些进展。

CDC73/HRPT2 基因的失活性突变与甲状旁腺癌的发生有关，散发性甲状旁腺癌中 *CDC73/HRPT2* 基因突变检出率为46%~70%。这是一种抑癌基因，编码531个氨基酸的蛋白（parafibromin），通过减少细胞周期蛋白D1（cyclin D1）的表达抑制肿瘤的发生。在PC组织中，副纤维蛋白的表达缺失或减少，而cyclin D1表达过量。*CDC73/HRPT2* 基因的胚系失活性突变还与甲状旁腺功能亢进-颌骨肿瘤综合征（HPT-JT综合征）、家族性孤立性甲状旁腺功能亢进的发生有关，在HPT-JT综合征中甲状旁腺癌的发生率约占15%。*CCND1* 基因编码cyclin D1，这是一个细胞由G1期到S期的关键调节蛋白。甲状旁腺肿瘤表达谱芯片研究发现，91%的甲状旁腺癌患者存在cyclin D1原癌蛋白过表达，这一方面由 *CDC73/HRPT2* 基因编码的副纤维蛋白表达缺失造成，另一方面可能与甲状旁腺癌组织中 *CCND1* 基因拷贝数增加有关。近期包括全外显子测序在内的研究发现了一些可能与PC有关的基因，如 *GCM2* 基因的激活性突变和 *PRUNE2* 基因突变。北京协和医院开展的研究和国外的研究都提示PI3K/AKT/mTOR通路参与了甲状旁腺癌的分子发病机制，这为未来药物干预提供了可能的靶点。此外，非编码RNA如miRNA和lncRNA的异常表达也可能参与了PC的发生，lncRNA PVT1和GLIS2-AS1可能成为诊断PC的新标志物。

三、甲状旁腺癌的诊断

典型 PC 的临床表现主要为中度至重度高钙血症，以及肾脏和骨骼受累的症状与体征。但有时 PC 患者的临床表现与甲状旁腺良性肿瘤类似。初次诊断时考虑是否为恶性肿瘤对患者的预后至关重要，一旦考虑为 PC，需要整块切除甲状旁腺肿瘤连带同侧甲状腺腺叶和峡部。然而，在临床上，大部分患者只有出现局部肿瘤复发或者远处转移并再次引起高钙血症时才会诊断 PC。

大部分 PC 患者血钙水平明显升高，常超过 14mg/dl（3.5mmol/L）或正常上限的 3～4mg/dl，明显高于良性甲状旁腺疾病患者。PC 患者的血清 PTH 水平通常超过正常上限的 3～10 倍，而甲状旁腺瘤患者的 PTH 仅表现为轻度升高。我国良性和恶性 PHPT 患者的血清 PTH 水平明显高于西方国家，PC 患者的血清 PTH 可以超过正常上限 20 倍，明显高于腺瘤患者（超过正常上限 5 倍）。

除此之外，PC 患者可能存在较大的颈部肿块，有时在体格检查时就能触及，对于尚未进行颈部手术的 PHPT 患者，如果出现喉返神经麻痹症状，也提示 PC。PC 导致的临床症状通常比良性甲状旁腺肿瘤者更为严重，常累及肾脏和骨骼。肾脏受累主要表现为多尿、肾绞痛、肾钙化和肾结石；骨骼表现主要为骨痛、骨纤维囊性变和骨质疏松；高血钙还导致消化系统表现，包括便秘、腹痛、消化性溃疡和胰腺炎等。另外有研究发现，部分 PC 患者血清及尿液中人绒毛膜促性腺激素（hCG）高于正常上限。

尽管大部分甲状旁腺肿瘤分泌 PTH，有极少部分 PC 无分泌功能。通常出现颈部肿块、吞咽困难、喉返神经受累后的声音嘶哑等局部表现时才被发现，而又往往容易被误诊为甲状腺癌或胸腺癌。

因此，当患者血钙水平＞12mg/dl（3mmol/L）且甲状旁腺病灶最大径＞3cm 时（即所谓 3+3 法则）或离子钙超过 1.77mmol/L，需要充分警惕 PC 的可能。如果这些患者病程短，同时合并严重肾脏及骨骼并发症，更应当考虑肿瘤为恶性的可能。

此外，由于原发性甲旁亢可能是多发性内分泌腺瘤病的一部分，建议进行相关疾病的检查，尤其是在高钙血症需要紧急手术前，有必要行肾上腺超声检查以了解是否存在肾上腺（嗜铬细胞瘤）肿块。

PC 影像学定位检查方法主要有超声、^{99m}Tc-MIBI 双时相显像（以下简称 MIBI 显像）、CT、MRI 及 PET/CT 或 PET/MRI。颈部超声和 MIBI 显像是甲状旁腺病变最常用的检测手段。超声检查中，PC 与甲状旁腺腺瘤相比，多表现为体积大（平均直径 3.5cm）、回声质地不均、形态不规则、边界不清、结节内钙化、局部浸润等。MIBI 显像对于良、恶性甲状旁腺病变没有特异性的鉴别征象，但对于病灶定位具有较好优势，结合 SPECT/CT 的融合显像可明显提高定位准确性。部分 PC 在 MIBI 显像中表现为假阴性，应引起重视。

当临床怀疑为 PC 时，CT 和 MRI 更有助于确定病变的范围及与周围组织器官的解剖关系，还可以显示有无局部淋巴结转移等。增强 CT 可以很好地显示病灶的位置及其与周围结构的解剖关系，也可以显示周围结构的浸润和淋巴结肿大；而增强 MRI 和脂肪抑制序列可以提供颈部软组织的精细结构，为术前评估提供更进一步的信息。MRI 在复发病变的评估方面优于 CT。对 PC 患者联合应用多种影像学检查，如 MIBI、SPECT/CT 显像联合四维 CT 和超声检查，可提高疾病诊断的敏感性和准确性，准确定位病灶。^{18}F-FDG PET/CT 显像对 PC 原发灶的定位价值尚有争议。但 ^{18}F-FDG PET 检查在甲状旁腺癌的初始分期、肿瘤复发、治疗后残留病灶的评估及远处转移灶检测方面被认为是一种敏感有效的方法，优于其他影像学检查。^{18}F-胆碱（^{18}F-choline）PET/CT（或 PET/MRI）是一种能够准确检测甲状旁腺瘤的新方法，具有良好的应用前景，在 PC 的定位及寻找转移灶方面也有重要价值。^{18}F-胆碱或 ^{11}C-胆碱或 ^{18}F-FDG PET/CT 显像分别在肝脏和脑组织有较高生理性摄取，影响两个器官中远处转移灶的诊断，二者联合显影可形成较好互补。此外，全身 MIBI 显像、骨扫描及 PET/CT 显像可较好地显示 PC 的全身骨骼病变，但对部分局灶性或多发性骨良性病变（主要指棕色瘤）和转移病变尚无法有效区分，在临床工作中应予以注意。对超声可疑的颈部病灶行细针穿刺洗脱液 PTH 检测虽然有助于明确病灶是否来源于甲状旁腺，但存在针道播散风险，故不推荐在首次手术前对疑似原发病灶采取此类检查。当各种影像学检查无法明确转移病灶性质时，可酌情考虑对转移部位的组织进行细针穿刺，因为此时已经是转移病灶，对穿刺所致针道种植的担心比原发灶穿刺小很多。由于 PC 最早、最常见的复发部位是原病灶的部位，仔细的颈部触诊也很重要。

PC 的病理诊断具有挑战性，浸润性生长及转移被认为是诊断恶性病变最可靠的证据，其中浸润性生长包括血管的侵犯（该血管必须是肿瘤包膜内血管或包膜外血管，肿瘤内部的血管不予评判，肿瘤细胞必须贴壁并伴有纤维蛋白血栓附着，瘤栓可以没有血管内皮细胞被覆），或者完全穿透肿瘤包膜向周围组织（软组织、甲状腺或神经）侵犯。活跃的核分裂象（＞5/50HPF）、病理性核分裂象、显著的核仁、宽大的胶原条索间隔和坏死被视为提示恶性的形态学依据，其中宽大的胶原条索间隔可出现在 90% 的 PC 中。除形态学以外，免疫组化检测对于 PC 的诊断十分必要。PTH、甲状旁腺发育中重要的调节基因如 *GCM2* 和 Ⅳ型锌指蛋白转录因子 GATA 家族成员 3（GATA3）表达于正常甲状旁腺的抗体均阳性，癌组织通常还表达细胞角蛋白（CAM5.2）和神经内分泌肿瘤的标志物突触素（SYN）与嗜铬蛋白 A（CgA）。副纤维蛋白的失表达联合蛋白基因产物 9.5（PGP9.5）及人半乳糖凝集素-3（galectin-3）的高表达对于 PC 诊断十分有帮助。与此同时，一些抑癌基因的蛋白如 RB、APC、P27 和 BCL2 常不表达或弱表达。Ki-67 指数大于 5% 时，需警惕恶性肿瘤可能，但在具体应用时仍要结合其他指标进行综合判断。需要指出的是，在一些病例中，肿瘤形态学具有癌的部分特点，但缺乏明确的"浸润"依据，这些肿瘤归类于不典型甲状旁腺腺瘤。该类肿瘤生物学行为尚待确定，副纤维蛋白阴性的不典型甲状旁腺腺瘤可能具有恶性潜能。

四、甲状旁腺癌的治疗及预后

（一）外科治疗

外科手术根治性切除肿瘤病灶是治愈 PC 的唯一希望，首次手术尤为重要，宜尽早进行。对 PC 的首次手术应该行甲状旁腺肿瘤连带同侧甲状腺腺叶，包括峡部整块切除的根治术；如果肿瘤与周边软组织，如带状肌、食管肌层粘连，也需尽可能广泛地切除；如果喉返神经受到侵犯也需一并切除，并清扫同侧中央组淋巴结。操作的关键是避免肿瘤包膜破损，以免种植转移。一般不推荐预防性行颈外侧淋巴结清扫，因为并不延长生存期，且可能增加并发症发生率，但如果术前证实有颈侧方淋巴结转移，则需行治疗性清扫。而手术方式选择的最大困难在于 PC 术中冰冻切片病理学检查的诊断准确率低，除非发现明显的包膜、血管侵犯或区域淋巴结转移，一般术中冰冻病理学检查很少直接报告 PC。在没有明确病理学依据时，外科医生对可能导致明显功能障碍的广泛或激进的切除心存顾虑。

术中肉眼观察，PC 可呈分叶状，形态不规则，常被厚实的灰白色纤维包裹和分隔，致其呈黄白色而质硬，切面有钙化和囊性变，与甲状腺或周围肌肉等软组织致密粘连，可侵犯喉返神经。这些特点与良性甲状旁腺腺瘤迥然不同，后者多为椭圆形或水滴状、颜色棕红、包膜完整、质地柔软而均一，与周围组织界限分明。

术中 PTH 监测对于判断是否切除了病灶，尤其是良性病变有积极意义，但这在 PC 中的意义可能较弱。虽然病灶切除后 PTH 水平下降至正常水平，获得根治性切除的可能较大，但仍然有术后很快复发的病例报道。如果术中 PTH 水平仍升高，则可能残存颈部病灶，或身体其他部位未被发现的转移灶。

然而，无目标、无引导的盲目探查并无益于改善结局，反而可增加并发症发生风险。如术中大体观察及冰冻切片病理学检查报告均提示良性，仅行病变腺体摘除，而当术后石蜡病理学检查确诊 PC 时，宜按 PC 及时补充手术。我国的临床经验显示，术后 1 个月补做手术（同侧甲状腺腺叶切除伴或不伴同侧中央区淋巴结清扫），其预后明显好于未补做手术的 PC 患者。对于不典型甲状旁腺腺瘤患者，有报道其 5 年总体生存率和无复发生存率都超过 90%，好于 PC 患者。但由于缺乏长期随访结果，仍然建议对此类患者持续随访，一旦复发，则按 PC 再次手术。对于 PC，即使术后 PTH 及血钙都恢复正常甚至低于正常，也不保证完全治愈；即使进行了根治性切除，PC 的复发率仍高，5 年复发率为 33%～82%，复发最常发生于术后 2～3 年。我国的临床资料显示，91.7% 的患者于术后 4 年内复发，中位数复发时间为 24 个月。一旦复发，几乎不再可能手术根治，但肿瘤减负荷后，可帮助缓解高钙血症，延长生存时间，改善生活质量。有研究显示，相对彻底地切除复发和转移病灶可使血钙维持正常数月至数年不等。因此，对于药物难以控制的 PC 复发患者，以改善生活质量为目的的姑息性切除肿瘤病灶仍有积极意义。再次手术前应行多种影像学检查，包括颈部超声、MIBI 显像、增强 CT、MRI 和 PET/CT，以明确病灶部位。对于可切除的颈部复发病灶可再次行相关组织及区域淋巴结的广泛切除，由于 PC 容易直接蔓延和局部播散，颈部复发病灶可散落于切口旁、颈阔肌下、颈前肌群中、对侧甲状腺腺叶上，有对侧中央区及颈外侧区淋巴结转移，并侵犯喉、气管、食管等重要结构。因此，再次手术前需权衡对患者的风险及受益。颈部再次手术的并发症发生率高，而且在再次手术中需切除喉返神经的概率高于首次手术。如有纵隔淋巴结或局限的肺转移，仍应考虑手术。对于相对孤立的肺、肝或骨的转移病灶，可行肿瘤摘除、消融、灭活等减负荷处理。虽然大多数患者在切除复发病灶后高血钙症状得到缓解，但很难获得治愈，因为再次复发几乎不可避免，很多患者需要多次手术，且每次术后再复发的间隔不断缩短。

（二）内科处理

PC 的关键治疗方法是外科手术切除病灶，而针对患者的内科治疗可以分为三部分。

①手术前，目的是降低和稳定血钙水平，为手术创造条件，当然也需要针对已有的并发症（肾脏、消化系统、骨骼等）进行治疗。②手术后，近期治疗目标是处理好术后骨饥饿综合征，预防严重低钙血症及其并发症的发生；远期治疗目标主要是保护骨骼，修复已有的骨骼损伤。③针对复发后的高钙血症进行药物治疗等。

临床上针对高钙血症的内科治疗，有两个最主要的治疗原则：①扩容，促进尿钙排泄（给予生理盐水扩容，袢利尿剂利尿）；②使用抑制骨吸收的药物，包括降钙素、双膦酸盐、RANKL 抑制剂和抑制 PTH 分泌的药物，如钙敏感受体调节剂。

1. 扩容，促尿钙排泄

（1）生理盐水：建议开始 24～48h 每日予以 3000～4000ml 生理盐水补液，纠正脱水，增加肾小球钙的滤过，促进尿钙排泄。对于心功能不全的患者，可尝试联合口服补充盐水。同时注意补钾，纠正低钾血症。

（2）利尿：选用袢利尿剂，如呋塞米。药物作用于肾小管髓袢升支粗段，抑制钠和钙的重吸收，促进尿钙排泄。噻嗪类利尿剂会减少肾脏钙的排泄，为绝对禁忌。

2. 使用抑制骨吸收及抑制 PTH 分泌的药物

（1）降钙素：作用于破骨细胞的降钙素敏感受体，抑制破骨细胞，抑制骨吸收；减少肾小管对钙的重吸收，增加尿钙排泄。根据患者血钙水平，可以每天 3 次皮下或肌内注射 100～400U 鲑鱼降钙素。鳗鱼降钙素的一般用量是 0.4～1.6U/kg，也可每天 2 次，每次 40U。该类药起效较快，但破骨细胞上降钙素受体存在调节现象，可出现降钙素脱逸，即多次注射后降钙作用减弱。该类药物能安全地用于肾功能减退的 PC 患者。

（2）双膦酸盐：静脉双膦酸盐（如唑来膦酸钠和帕米膦酸钠）是纠正高钙血症最常用的双膦酸盐制剂，尤其在出现严重高钙血症时，应尽早应用。一般起效需 2～4 天，达到最大效果需 4～7 天，并维持较长时间（多数患者能维持 1 周以上），为外科手术创造条件。一般用法：1 次静脉缓慢滴注（4～24h）45～90mg 帕米膦酸钠，其降低血钙的疗效根据病情严重程度可维持 9～30 天；或唑来膦酸钠 4mg 输注 15～30min 及以上，注意监测肾功能变化。如血钙降低不理想，可考虑再次应用，再次用药的时间一般在初次用药后 7 天。静脉应用双膦酸盐对肾功能有一定要求。由于有相当一部分高钙血症的患者可能合并肾前性肾功能不全，因此，积极补液是非常重要的治疗措施。在纠正肾前性因素后，应重新评估患者肾功能是否适合应用双膦酸盐。当肾小球滤过率小于 60ml/min 时，宜减少剂量（如 30～45mg 帕米膦酸钠），注射速度要缓慢。严重肾功能减退时，不宜使用双膦酸盐。PC 患者对双膦酸盐治疗的反应不如良性肿瘤患者，即用药后血钙下降不理想，或降低后短期内又快速上升。多次使用需警惕下颌骨坏死。

（3）拟钙剂：通过结合钙敏感受体而降低 PTH 的分泌，对于无法手术、无法完全切除 PC 病灶或术后复发的高钙血症患者，可以考虑使用，但有部分患者会由于消化道不良反应而无法耐受。此类药物对良、恶性甲状旁腺肿瘤患者能起到降低血钙的作用。虽然该药可以用于慢性肾脏疾病维持性透析患者的 SHPT 和 PC 的高钙血症，以及 PHPT 不能行甲状旁腺切除术患者的严重高钙血症，但目前该药在我国只适用于慢性肾脏病维持性透析的 SHPT 患者的高钙血症。

（4）RANKL 抑制剂：代表药物为地舒单抗，其能与 RANK 配体特异性结合，通过抑制破骨细胞成熟，抑制破骨细胞功能，促进其凋亡，从而抑制骨吸收，降低血钙。美国 FDA 已批准该药用于骨质疏松的治疗，也可用于恶性肿瘤相关性高钙血症，特别是双膦酸盐抵抗的高钙血症的治疗，在我国该药也已进入市场。RANKL 抑制剂治疗高钙血症的用法和用量不同于治疗原发性骨质疏松。该类药平均起效时间约为 9 天，可维持 104 天。该药的副作用包括恶心、皮疹、低钙血症等。由于使用此类药物对肾功能无特殊要求，将来可能成为继静脉双膦酸盐后又一控制高钙血症的药物。与双膦酸盐类似，多次长期使用需警惕下颌骨坏死的可能。

（三）其他治疗

对于一部分顽固性或肾功能不全的高钙危象患者，可考虑选用低钙或无钙透析液进行腹膜透析或血液透析，迅速降低血钙。化疗药物对 PC 一般无效，仅有个例成功的报道。PC 对放疗也不敏感，虽然有初次手术后辅助放疗减少局部复发的报道，但由于例数太少，随访时间短，辅助放疗可能仅在有高危复发风险的 PC 患者中尝试。对于局部病灶，如肺转移和椎骨转移，也有尝试射频消融或无水酒精注射或联合经皮椎体成形术，破坏转移灶的个例报道。

（四）预后

PC 的转移多发生于颈部淋巴结、肺和肝，其预后差异很大，早期诊断和早期手术完全切除病灶者预后最佳。PC 自确诊起的中位总生存期为 14.3 年，5 年生存率和 10 年生存率分别为 78%～85%和 49%～77%。SEER 数据库报道，PC 的 1 年生存率为 94.6%，5 年生存率为 82.6%，10 年生存率为 65.4%～67.8%。我国的研究表明，PC 的 5 年生存率和 10 年生存率分别为 78.9%～83%与 60.7%～67%。

PC 不良的生存预后因素包括早期手术仅行单纯的甲状旁腺切除、淋巴结及远处转移、颈部复发次数、需要使用多种降低血钙的药物和复发时较高的血钙水平。与较差预后相关的因素还包括无功能性 PC，此类患者往往诊断延迟，并在手术时就已出现局部浸润和转移。*CDC73* 基因突变和（或）副纤维蛋白（parafibromin）或 CaSR 蛋白缺失的 PC 患者生存率较差。

应终身随访患者的复发风险，对于功能性 PC，应测定血清钙和 PTH 水平，检测离子钙可增加这种筛查的敏感性，维持充足的维生素 D 水平可增加其特异性。建议根据患者病情制订随访计划。一般最初 3 年内每 3 个月随访 1 次，3～5 年时每 6 个月 1 次，此后每年 1 次。有复发的生化证据时，需行其他检查以明确病变部位，包括颈部超声、MIBI 显像、CT、MRI 和 PET-CT。对于无功能 PC，则只能通过影像学检查随访复发和转移情况。

第四节　无动力骨病

一、概　　述

1883 年 Lucas 首次描述了"与白蛋白尿相关的晚期佝偻病"，1905 年 MacCallum 描述了"甲状旁腺肿瘤"，而直到 1933 年 Langmead 和 Orr 提出甲状旁腺增生继发于晚期 CKD。在随后的几十年中，CKD 患者 SHPT 和高转运性骨病的发生是该领域的研究重点之一。直到 20 世 80 年代初，"再生障碍性骨病"或"无动力骨病"（adynamic bone disease，ABD）被提出。这类疾病的特征是骨转换率低，矿化正常，无类骨质蓄积（与骨软化症的主要差异），骨容量正常［根据新的转运-矿化-体积（turnover-mineralization-volume，TMV）分类系统］。在 ABD 中，成骨细胞和破骨细胞的数量、骨形成速率和激活频率明显减少，骨髓抑制极轻微或不存在。严格意义上讲，特发性 ABD 是在没有铝过载的情况下发生的。也有病例报道了另一种 ABD 变异的情况，以高的破骨细胞再吸收为特征。诊断 ABD 的金标准是组织形态学分析四环素双标记骨活检标本，ABD 的特点是骨容量低或正常，骨小梁网可能减少，骨小梁变细。此外，成骨细胞和破骨细胞数量明显减少，骨髓纤维化轻微或不存在。低的骨转换率表现为没有分化的双四环素标记，正常骨组织显示骨面有少量四环素，ABD 中沿骨表面没有四环素标记。但这并不是临床常规检测手段，且需要专门的病理科医生进行组织学检查。

由于不同研究的骨组织形态计量学分界点水平不一致，ABD 发生率在非透析患者中为 5%～52%，在 CKD G5D 期患者中为 10%～71%。KDIGO 工作组对 1983～2006 年进行的骨组织学研究进行总结后发现，CKD G3～G5 期患者的 ABD 患病率为 18%，血液透析患者为 19%，腹膜透析患者为 50%。此外，对过去 30 年进行的一系列骨活检进行的分析表明，在 20 世纪 90 年代早期，经组织学证实的低骨转换导致约 25%的肾性骨营养不良（renal osteodystrophy，ROD）病例，而近期 ABD 的患病率相对于其他形式的 ROD 不断增加，可能已成为最常见的骨病变类型，尤其是对于糖尿病患者。因此，低骨量和低骨转换率远比以前认为的常见，而在成人中很少观察到矿化缺陷（典型骨软化症的体征），可能与患者的年龄、种族、遗传、环境和地理因素等有关。

二、病 理 生 理

1. 铝过载　在过去，铝超负荷是透析患者低转运性骨病的主要原因。长期低剂量铝暴露伴随高剂量活性维生素 D 应用，不利于骨骼矿化，可能先导致 ABD 而不是骨软化症。如前所述，现在成人矿化缺陷比几十年前更为罕见，可能是由于减少铝暴露和更频繁地使用活性维生素 D 类化合物。因此，必须首先区分铝诱导和非铝诱导的 ABD。

2. PTH 过度抑制和（或）PTH 抵抗　虽然 SHPT 通常被认为是 CKD 进展的自然结果，并且在临床实践中通过限制饮食中的磷和使用磷结合剂和（或）维生素 D 衍生物来早期控制 PTH 的升高，但 ABD 的主要因素是 CKD 中 PTH 释放的过度抑制或对 PTH 作用的抵抗。虽然这种现象早已被人们所认识，但促进其发展的因素尚不清楚。多种药物因素或钙剂可造成 PTH 抵抗，包括磷负荷、骨化三醇缺乏、拮抗 PTH 片段，下调 PTH 受体，增加骨保护素水平，减少骨形成蛋白（bone morphogenetic protein，BMP）的生成和循环水平，以及瘦素的外周效应，影响 PTH 波动释放等。最近也有研究表明，年龄、种族和骨形成率本身也与 PTH 抵抗有关。CKD 患者对许多其他激素作用产生抵抗，尿毒症毒素可能在观察到的 CKD 内分泌抵抗状态中发挥重要作用。

3. 尿毒症状态　CKD 或尿毒症本身可能会导致骨骼重塑下降和低转换骨病状态，从而通过增加 PTH 活性来尝试维持生理状态。在 CKD 患者的临床观察中发现，SHPT 的预防可能导致 ABD。人们认识到，骨形成速率部分是由 PTH 调节的；然而，尽管在尿毒症患者中低水平 PTH 通常与低骨形成率相关，但也有很多研究发现 PTH 水平升高并不总是与骨形成增加相关。当然，CKD 患者体内调节骨重建的异常药物水平被释放或蓄积，从而减慢骨转换。1991 年一项研究报道了尿毒症血浆中含有一种低分子量的促成骨细胞有丝分裂抑制剂，尿毒症本身会对 PTH 作用产生抵抗。另有两项独立研究显示，肾损伤和 CKD 可直接抑制骨骼合成代谢。此外，在钙、磷、骨化三醇和 PTH 正常的模型中（FGF23 的水平不详），BMP-7 减少尿毒症动物的诱导 ABD 并预防血管钙化。因此，可以假设 CKD 通过减少和阻断关键生长因子、刺激产生阻断生长因子作用的抑制性物质或增加/减少在成骨细胞分化过程中改变信号物质的产生来抑制成骨细胞分化，如 BMP 和（或）最新的 Wnt 家族蛋白。干细胞和前成骨细胞增殖减少、成骨细胞生成减弱和成骨细胞凋亡增加似乎是骨形成速率和活化频率降低的重要决定因素。然而，目前尚不清楚导致 ABD 和（或）早期 CKD-MBD 的分子机制，以及其他骨细胞类型（尤其是骨细胞）的潜在作用。

4. 骨细胞功能障碍　目前已知 CKD-MBD 可在肾脏疾病早期开始，且尚无早期检测指标。最近，在肾脏疾病的早期发现了新的骨细胞功能障碍的生物标志物，如 CKD G2 期 FGF23 升高。牙本质基质蛋白-1 代谢似乎在早期 CKD 中发生改变，导致骨细胞成熟和 FGF23 生成紊乱。序列相似性家族 20 成员 C 也可能作为 FGF23 的上游调节因子发生改变。此外，最近的研究表明，血清硬化蛋白和 Dickkopf 相关蛋白 1（Dkk1）的水平升高，Dkk1 是骨形成的潜在负调节因子，硬化蛋白结构域包含蛋白 1 是一种 BMP 抑制剂蛋白。相应的，骨细胞 Wnt/β-catenin 信号通路，即出生后骨骼的主要合成代谢通路的失调，似乎也参与了 CKD-MBD 的病理生理学过程。这些发现转化为硬化蛋白水平升高和骨细胞核 β-catenin 下降，表明即使在早期 CKD 中也存在骨细胞 Wnt 活性下降。Sclerostin 与骨转换参数呈明显的负相关，这表明高 Sclerostin 水平在 ABD 的诱导中发挥作用，或通过 ABD 诱导 SOST/Sclerostin 基因的上调。对于透析前患者，Dkk1 与骨密度和动脉僵硬度呈负相关。另有报道，在实验性糖尿病小鼠模型中，Dkk1 中和作用足以防止血管去分化和血管钙化（vascular calcification，VC）形成，加快骨形成速率，纠正 ROD，并降低循环硬化蛋白水平的升高。同时，年龄、男性（可能骨骼量较大）、骨骼"机械卸荷"（mechanical unloading）和低 PTH 水平与高硬化蛋白水平相关。因此，可以推测 Wnt 信号调节紊乱与 ABD 和 CKD-MBD 的发生有关。另外，在高转运骨病中也观察到骨细胞 SOST 表达增加。血清研究发现，CKD 患者中硬化蛋白增加，并与骨密度（即使在 CKD G3b 期和 CKD G4 期）和生存率呈正相关，但研究结果并不一致。

众所周知，在实验动物中，高磷摄入量会降低生长速度，改变骨骼成分和结构特性，并降低骨强度。此外，高磷饮食可促进骨小梁改变和骨皮质异常，包括皮质厚度和密度降低，以及皮质孔隙率增加；观察到后者与主动脉钙化程度相关。目前已知，在 CKD-ABD 的实验模型中，高磷摄入量也可能通过非 PTH 依赖性机制通过 SOST 表达的变化减少骨容量，表明低转运性骨病可能通过优化磷摄入量和（或）吸收的控制而减轻。

有趣的是，Fang 等最近进行了在动脉粥样硬化刺激的动脉钙化[低密度脂蛋白受体

（LDLR）[−]敲除小鼠]背景下观察早期 CKD 小鼠模型中低转换型肾性骨营养不良，且 FGF23、Dkk1、Sclerostin 和分泌型 Klotho 水平增加，主动脉中 α-Klotho 的组织表达抑制，刺激血管向成骨细胞转化（Runx2 增加）的研究。并且在该研究中还发现，Dkk1 和磷结合剂能完全治疗 CKD-MBD。在其他 CKD 模型中进行的临床和跨学科研究显示，随着 PTH 水平升高，会逐渐出现高骨转运性骨质疏松，且该模型可用于研究 PTH 抵抗的骨形成机制，但该模型的建立进一步提示早期 CKD 不仅影响骨细胞和骨骼，还影响血管钙化的过程。

5. 糖尿病的影响　已报道糖尿病与相对甲状旁腺功能低下和 ABD 相关。在 CKD 早期和晚期的糖尿病患者中，钙磷乘积更高，血清 FGF23 和骨化三醇水平较低。与肾功能正常的糖尿病患者相比，也有研究表明 FGF23 分泌减少。糖尿病患者中已发现多种因子与骨转换相关，如晚期糖基化终末产物可抑制低钙血症引起的成骨细胞活性和 PTH 分泌。近期也有学者发现糖尿病患者硬化蛋白的循环水平升高，提出硬化蛋白可能也参与糖尿病患者的骨转换。在糖尿病比例较高的队列中，BMP-7 的基因多态性与骨矿化和血管钙化呈负相关。

6. 其他危险因素　许多情况会降低骨转换率和骨重建的活性，而且这些情况的发生频率远远高于目前临床实践中铝过载导致的情况。因此，钙超负荷（透析液中的钙、含钙磷结合剂或含钙药物）、过度维生素 D 或拟钙剂治疗、年龄增加、糖尿病、腹膜透析和双膦酸盐药物的使用都是 ABD 的风险因素，并且其中一些因素独立于 CKD。其他可能的风险因素包括酸中毒、糖皮质激素、性腺功能减退/绝经和营养不良。

生长激素抵抗或胰岛素样生长因子 1 的不足、促炎性细胞因子过量和血清维生素 D 水平低可能通过抑制成骨细胞数量来抑制骨形成。如前所述，低 PTH 水平（相对甲状旁腺功能低下）和骨对 CKD 中 PTH 作用的抵抗也被视为 ABD 的重要风险因素。甲状旁腺切除术（PTx）与低 PTH 的患病率相关，且可能被视为不良临床结局，因为 PTx 是不可逆的，可能导致术后 iPTH 水平长期低下。研究报道了 4 例接受 PTx 且术后 PTH 水平未超过 70pg/ml 的患者随访中出现了 ABD 或骨软化症。然而，在一项队列研究中发现 PTx 与接受透析的患者中短期死亡率较高但长期死亡率较低相关。在未进行自体移植的甲状旁腺全切除的透析患者中，术后 PTH 降至（29±49）pg/ml，随访 3 年后并未发现导致患者骨密度下降。de Francisco 等也报道了 10 例 PTx 后 PTH 水平低于 10pg/ml 的患者，并且骨活检确诊 ABD，在临床随访中这些患者的长期临床状态良好且无骨折事件发生。Jofre 等在 21 例接受 PTx 联合自体移植的患者中发现，低于 30pg/ml 的 PTH 水平可耐受 5～10 年，无明显临床后果，但所有的研究结果均未关注血管钙化的变化。

三、诊　　断

骨活检是诊断 ABD 的金标准，但它是一种侵入性方法，并且需要专门的病理学专家读片，因此很难在临床广泛开展。X 线检查和骨密度测定对 ABD 的诊断无帮助，但对这方面重要概念的误解在肾病学专家中很常见。许多其他成像技术（从闪烁显像到高分辨率定量 CT 和高分辨率 MRI）已经在 CKD 小规模人群中进行横断面研究，但尚未得到确认。

生化参数不能充分预测基础骨组织学，尤其考虑到 PTH 检测的巨大变异性。然而，根据生化参数的结果，如低于正常上限 2 倍的 PTH 水平（K/DOQI 指南 PTH 测定的正常值

＜150pg/ml）的透析患者，可怀疑 ABD。欧洲肾脏病最佳实践（ERBP）工作组建议，低转运性骨病定义为 PTH 低于 100pg/ml。预测中可加入骨碱性磷酸酶（bone alkaline phosphatase，BALP）指标。事实上，许多研究发现骨形成率与血浆 BALP 水平的相关性优于血浆总 ALP 或 PTH 水平，尽管这种优势在其他研究中不太明显。血浆 BALP 水平等于或高于 20ng/ml，单独或联合血浆 PTH＞200pg/ml 可排除正常或低转运性骨病患者。因此，分析 PTH、总 AP 和 BALP 的趋势有助于骨转换状态的诊断。

需要强调的是，对于中等 PTH 水平（即根据 KDIGO 指南，特定 PTH 测定达正常上限的 2～9 倍，目前认为这是一个理想范围）的患者，其骨形成率存在相当大的差异，可发生 ABD、正常和高转运性骨病。在这些患者中，有相当大比例的患者检测到铝中毒。测定 PTH（1-84）/N 端的 PTH 片段比例有助于诊断透析患者的低和高转运性骨病，并指导维生素 D 治疗以避免 ABD。在任何情况下，一般认为均应定期监测 iPTH，最好是频繁监测。然而，仍需要更精确和可靠的生物标志物来评估骨重建状态。

四、治　疗

必须考虑到骨转换是一个相当缓慢的过程，在骨转换较高时可能需要几周才能逆转，但在 ABD 时需要数月甚至数年，而 PTH 的分泌是一个非常迅速的过程（分钟）以响应血浆钙水平的变化。如前所述，当怀疑或诊断为 ABD 时，很少关注骨代谢的潜在再刺激，尽管已知大部分患者可通过强效和持续刺激（如低钙透析液）逆转 ABD。因此，治疗主要基于预防风险因素，如铝暴露和钙负荷引起的 PTH 过度抑制、非常高剂量的维生素 D 和（或）拟钙剂过量使用（表 10-4-1）。

表 10-4-1　ABD 的治疗

避免	铝或微量金属暴露
	双膦酸盐类药物和其他抗骨吸收药物
	钙负荷过量：降低含钙磷结合剂、维生素 D 的剂量
	PTH 过度抑制：降低维生素 D、拟钙剂剂量
考虑	非含钙磷结合剂
	营养维生素 D，使骨化二醇水平达到 20～30ng/ml
	帕立骨化醇优于骨化三醇
积极提高 PTH 水平	降低先前透析液钙浓度，应用低钙透析液
其他	重组 PTH
	甲状旁腺同种异体移植
	抗硬化蛋白单克隆抗体

1. 磷结合剂　虽然只有少量数据表明减少含钙磷结合剂并采用非含钙磷结合剂对 ABD 具有积极的治疗作用，但是这仍然是 ABD 患者应用最广泛的治疗策略。与接受含钙磷结合剂治疗的患者相比，司维拉姆治疗的血液透析患者的骨表面较基线增加，骨小梁结构改善，但治疗 1 年时，在组内或组间未观察到骨转换或矿化的显著变化。KDIGO 指南建

议在存在动脉钙化和（或）ABD和（或）血清PTH持续低水平（CKD G5D期患者，低于PTH正常上限的2倍）的患者中限制含钙磷结合剂的使用。对于合并ABD的血液透析患者，治疗这部分人群的高磷血症，不仅能降低血清磷水平，还能显著改善骨组织学情况，增加骨皮质的稳定性。一般而言，使用非含钙磷结合剂治疗与CKD患者血管钙化进展减慢和全因死亡风险降低有关，但在随机对照试验中，还存在不一致的情况，有待研究进一步证实。

2. 避免维生素D和（或）拟钙剂过量　减少或停止活性维生素D类似物和（或）拟钙剂的治疗以使血清PTH浓度升高是另一个常见的治疗手段。即使在PTH水平较低的情况下，也应该权衡是否减少或停止维生素D类似物与生存获益之间的平衡。近期发表的一项意大利的研究结果显示，接受活性维生素D（骨化三醇或帕立骨化醇）治疗的PTH<150pg/ml患者的生存率高于维生素D缺乏未接受治疗的患者。因此，部分文献显示，ABD患者使用小剂量维生素D类似物治疗可以降低死亡风险。在应用活性维生素D期间需要积极监测PTH。有数据报道，与骨化三醇治疗相比，帕立骨化醇治疗与较高的PTH比例相关，表明其诱导ABD的风险较低。

3. 避免使用双膦酸盐类药物　虽然没有数据表明对先前存在ABD的患者给予抗骨吸收药物会对骨强度产生损害，但在开始使用抗骨吸收药物抑制骨转换治疗之前应先排除这些患者是否合并ABD。在一项CKD患者使用双膦酸盐的研究中，13例CKD G2～G4期患者出现了骨骼中的蓄积导致严重的ABD和后续骨折风险。双膦酸盐在骨中蓄积，抑制破骨细胞，并可能引起或加重ABD和血管钙化，尤其是低PTH水平或接受SHPT治疗的患者。基于这些观察结果，不推荐CKD患者使用双膦酸盐。KDIGO指南指出，在CKD-MBD生化异常、低BMD和（或）脆性骨折的CKD G4～G5期患者中，可能需要在抗骨吸收药物治疗前进行骨活检。有学者提出，双膦酸盐在CKD患者中的安全性和有效性可能不同，对血管钙化的影响需要进一步研究，而且即使双膦酸盐被证实安全，其在该人群中的有效性仍不确定。但是最近的一项调查发现，一些肾病学家认为双膦酸盐类药物或地舒单抗可能适用于ABD和骨折患者，可以改善ABD。

4. 增加PTH活性　本方法被认为有助于恢复PTH活性。一项前瞻性试验建议使用低钙透析液，该试验纳入了51例接受腹膜透析治疗且有活检证实的ABD患者，比较了两个透析液钙浓度（3.25mmol/L或2.00mmol/L）的治疗结果。16个月后重复骨活检显示低钙透析液导致骨形成率正常化，高钙血症的发生率减少89%，PTH水平增加300%。因此，治疗腹膜透析患者时，应认真考虑降低透析液中钙浓度。当钙浓度为2.5mmol/L的透析液用于ABD患者时，结果显示PTH水平和骨转换相关参数也显著升高。重要的是，初步结果表明，减少透析液钙暴露不仅改善ABD，而且也减缓了血管钙化。

是否有其他有效的抗ABD治疗目前仍在探索阶段，如重组PTH[如特立帕肽（PTH 1-34）或PTH（1-84）]、骨转换抑制因子刺激剂或甲状旁腺同种异体移植可能对持续性甲状旁腺功能减退和（或）ABD患者有益。

此外，通过上调Wnt信号来增加骨形成的药物在骨质疏松患者中也显示出了前景，可在未来用于治疗CKD-MBD，但脱靶效应可能限制其在这种情况下的使用。当CaSR活性受到抑制时，可刺激内源性PTH释放，罗那卡瑞（ronacaleret）是一种CaSR抑制剂，通过作为 CaSR 抑制剂来促进骨形成,从而增加内源性 PTH 生成。

ABD 是一个复杂的疾病过程,是 CKD-MBD 中骨病的一种类型,鉴于其发病率和相关发病率的增加,需要仔细诊断和管理。ABD 的诊断有赖于骨活检(组织学检查和四环素标记)。对 ABD 风险因素的管理至关重要,尤其是糖尿病、ESRD 的发生率增加及 SHPT 的过度治疗。除控制风险因素和平衡 PTH 抑制的风险与获益外,使用新型合成代谢骨病治疗可为临床医生提供新的治疗选择,以改善具有这种独特疾病进程患者的骨相关结局。

第五节　骨　质　疏　松

骨质疏松(osteoporosis,OP)是由于多种原因导致的骨密度和骨质量下降,骨微结构破坏,造成骨脆性增加,从而容易发生骨折的、常见的全身性骨病。骨质疏松分为原发性骨质疏松和继发性骨质疏松两大类。原发性骨质疏松又分为绝经后骨质疏松(Ⅰ型)、老年性骨质疏松(Ⅱ型)和特发性骨质疏松(包括青少年型)三种。绝经后骨质疏松一般发生在妇女绝经后 5～10 年;老年性骨质疏松一般指老年人 70 岁后发生的骨质疏松;而特发性骨质疏松主要发生在青少年,病因尚不明。甲状旁腺功能亢进是继发性骨质疏松的一种,其他原因还有糖尿病、慢性肾脏病、肿瘤等,诊断的主要依据是临床症状和 DXA 骨密度检查。本节主要阐述骨质疏松的一般治疗原则。

一、基 础 措 施

基础措施包括生活方式的改变和钙剂、维生素 D 的补充。

1. 饮食方面　正常成人每天摄入元素钙需要达到 1000～1200mg,要教育患者尽可能多摄入富含钙的食物(如奶制品、坚果等),低盐饮食以避免随尿排出过多钙。适量的蛋白质摄入可以保障肌肉合成所需的原料,有利于维持和增加肌量,推荐老年人每天摄入 1.0～1.2g/kg 体重的蛋白质,增加富含亮氨酸的蛋白质摄入,有助于促进骨骼肌蛋白质的合成和提升肌肉功能。戒烟戒酒,减少咖啡、浓茶、碳酸饮料摄入。充足的日照有助于增加维生素 D 的合成,促进胃肠道钙、磷的吸收。以血清 25(OH)D 水平达到 30ng/ml(75nmol/L)以上作为维生素 D 充足的标准。血清 25(OH)D 在 20～30ng/ml 时为维生素 D 不足,血清 25(OH)D 低于 20ng/ml 为维生素 D 缺乏。我国居民维生素 D 不足和缺乏的患病率很高,中国营养学会 2010～2013 年的调查显示,在入选的 6000 余名中国 60 岁以上的人群中有 34.1% 的男性和 44% 的女性处于维生素 D 缺乏或不足的状态。

2. 钙剂、维生素 D 的补充　根据历次营养调查的结果,我国居民平均每日膳食钙摄入量为 400～500mg,对于膳食钙摄入不足的患者需要口服钙剂以达到每日要求的钙总摄入量。表 10-5-1 列出了常用钙补充剂的元素钙含量,可以根据个人的喜好和耐受情况选择。鉴于老年人皮肤合成维生素 D 的能力较差,以及生活地域、皮肤耐受程度等限制,在鼓励增加日照的基础上,建议口服或注射补充维生素 D_3 或维生素 D_2 以达到维生素 D 充足的状态。

表 10-5-1　常见钙剂类型及含钙量

常见钙剂类型	元素钙含量百分比（%）
碳酸钙（片剂、颗粒剂、咀嚼片）	40
醋酸钙（片剂、胶囊、颗粒剂）	25.34
枸橼酸钙（咀嚼片、含嚼片、颗粒剂）	21.08
苏糖酸钙（片剂）	13
葡萄糖酸钙（片剂、含片、口服液、注射液）	9
乳酸钙（片剂）	13
维生素 C 钙（片剂）	9
磷酸氢钙（片剂）	23
泛酸钙（片剂）	8

3. 防跌倒　因为 90% 的髋部骨折和大量的椎体骨折发生于跌倒后，对于跌倒风险较高的脆弱的患者，进行预防跌倒的教育和采取具体的防跌倒措施是十分必要的。居家防跌倒措施应包括在卫生间安装扶手杆和楼梯安装扶手、地面避免使用易滑动的地毯和有杂乱的电线、保证床边良好的照明、保证厨房中的移动物体触手可及。其他防跌倒的措施包括尽量避免应用可导致头晕、低血糖或直立性低血压的药物，评估使用辅助设施（如手杖、助行器）的必要性，保证合适的鞋子和良好的视力等。

二、抗骨质疏松药物介绍

在上述基础措施的基础上，对于骨质疏松患者，应用抗骨质疏松药物治疗才能降低骨折发生的风险。抗骨质疏松药物应用的指征如下。①发生椎体脆性骨折（临床或无症状）或髋部脆性骨折者；②DXA 骨密度（腰椎、股骨颈、全髋部或桡骨远端 1/3）T 值≤ –2.5者，无论是否有过骨折；③骨量低下者（骨密度：–2.5 ＜ T 值 ＜ –1.0），具备以下情况之一：发生过某些部位的脆性骨折（肱骨上段、前臂远端或骨盆）；FRAX 工具计算出未来 10 年髋部骨折概率 ≥ 3% 或任何主要骨质疏松性骨折发生概率 ≥ 20%。

治疗骨质疏松的药物分为骨吸收抑制剂、促骨形成剂、其他作用机制的药物及中药。骨吸收抑制剂包括双膦酸盐、地舒单抗、降钙素、雌激素、选择性雌激素受体调节剂（SERM）。促骨形成剂包括特立帕肽[PTH（1-34）]、PTH（1-84）、阿巴拉帕肽（abaloparatide）。活性维生素 D 及其类似物、维生素 K_2 和锶盐属于其他作用机制药物。中药有骨碎补总黄酮制剂、淫羊藿苷类制剂、人工虎骨粉制剂等。

骨转换失衡是骨质疏松发生的根本病理生理机制，绝经后骨质疏松是由于雌激素水平下降、破骨细胞活性升高导致，多呈高骨转换性，适合应用骨吸收抑制剂。而老年性骨质疏松多与成骨细胞活性下降有关，破骨细胞功能不定，多为低骨转换性。促骨形成剂更适合应用于低骨转换性骨质疏松。

从循证医学的角度出发，我们将同时具有降低椎体骨折和非椎体骨折证据的药物称为具有较广抗骨折谱的药物，目前有证据的药物有阿仑膦酸钠、唑来膦酸钠、利塞膦酸钠、地舒单抗等。应用时应首选具有较广抗骨折谱的药物。下面仅简单介绍几类重要的抗骨质疏松药物。

1. 双膦酸盐 是目前最为重要的抗骨吸收制剂，它通过干扰破骨细胞的代谢来促进破骨细胞凋亡，从而发挥强大的抗骨吸收作用。这类药物的循证医学证据最多、研究人群数量最多、观察时间最长。在目前的临床试验中，双膦酸盐应用 3 年以上可使椎体骨密度升高 6%～8%，髋部骨密度升高 3%～4%；使椎体骨折风险下降 40%～70%，非椎体骨折风险下降 20%～25%，髋部骨折风险下降 20%～50%。口服双膦酸盐中阿仑膦酸钠（用法：每周 70mg，口服）和利塞膦酸钠（用法：5mg/d，口服）是目前研究证据最为充分的。对于骨折高风险或不能耐受口服双膦酸盐或希望有更方便的给药方式的患者，可以考虑静脉应用双膦酸盐，常用的有唑来膦酸钠（也更适合于骨折高风险人群，用法：5mg 静脉滴注，每年 1 次）和依班膦酸钠（用法：2.5mg/d，口服；每月 150mg，口服；3mg/3 个月静脉滴注）。

双膦酸盐治疗前的注意事项：①肾功能评估（肌酐清除率<35ml/min 是应用的禁忌证，每次静脉给药前均需检测）；②牙齿检查（对已有严重口腔疾病或将要接受口腔手术的患者不适合应用该类药物。对正在应用双膦酸盐的患者，如需接受种植牙等口腔手术，应至少停用半年或根据骨转换指标决定何时进行手术，手术后至少 3 个月方可重启双膦酸盐治疗）。

2. 地舒单抗 核因子-κB 受体激活物（RANK）及其配体（RANKL）可调节破骨细胞活性。地舒单抗是一种 RANKL 的单克隆抗体，与 RANKL 结合后阻断了 RANKL 与 RANK 结合，抑制了破骨细胞的成熟和分化，从而强力抑制骨转换，使骨吸收减少、骨密度增加、骨折风险降低。与安慰剂相比，地舒单抗应用 3 年后，椎体骨密度增加 9.2%，髋部骨密度增加 6.0%。椎体、髋部和非椎体骨折风险分别下降 68%（2.3% vs. 7.2%）、40%（0.7% vs. 1.2%）和 20%（6.5% vs. 8.5%）。我国已批准地舒单抗用于绝经后骨质疏松的治疗，国外还用于男性骨质疏松和糖皮质激素性骨质疏松（GIOP）的治疗。FREEDOM 扩展试验治疗共 10 年后，椎体骨密度增加了 21.7%，全髋骨密度增加了 9.2%。但地舒单抗不像双膦酸盐停药后还有一定延续的药物作用，在地舒单抗长期治疗后停药会出现骨转换指标的迅速回弹，从而造成骨量丢失，并可能增加反弹性椎体骨折的风险。因此，地舒单抗不存在类似双膦酸盐的"药物假期"。如果停用地舒单抗，建议给予替代治疗（通常为双膦酸盐）来防止迅速发生骨丢失和椎骨骨折。双膦酸盐在肌酐清除率低于 35ml/min 的患者中禁止使用，但地舒单抗并不经过肾脏清除，因此没有这一禁忌。

长期应用双膦酸盐和地舒单抗都有增加下颌骨坏死的风险，需要警惕。

3. 特立帕肽 是一种重组 PTH，由氨基端 34 个氨基酸组成，其保留了 PTH（1-84）的所有生物活性。每日 1 次小剂量注射时，特立帕肽发挥促骨形成作用。该药适用于骨折风险高的绝经后骨质疏松女性，在国外也被批准用于治疗同样具有高骨折风险的骨质疏松男性。特立帕肽可剂量依赖性地增加脊柱和髋部骨密度，并可显著降低绝经后骨质疏松女性的椎骨和非椎骨骨折风险。在 FPT（fracture prevention trial）试验中，1637 例既往有椎骨骨折的绝经后女性，特立帕肽组剂量（20μg/d）治疗 18 个月后 DXA 骨密度增加幅度显著大于安慰剂组，腰椎骨密度多增加了 9%，股骨颈骨密度多增加了 3%。与安慰剂组相比，特立帕肽组的新发椎骨骨折（5% vs. 14%）和非椎骨骨折（3% vs. 6%）发生率更低。椎体骨折的 RR 值为 0.35（95% CI 0.22～0.55），非椎体骨折的 RR 值为 0.47（95% CI 0.25～0.88）。并且在治疗 6 个月后骨折风险明显降低。但因 FPT 试验中 21 个月内的髋部骨折过少，因此无法推断特立帕肽预防髋部骨折的效果是否同样明显。特立帕肽更适合骨折风险极高的骨质疏松患者（T 值≤-3.0，即使没有骨折；T 值≤-2.5，有脆性骨折、重度或多发性椎骨骨折）。因为治疗费用较高且可能有潜在骨肉瘤的风险，PTH 治疗通常最多持续 2 年。停用特立帕肽后，建议给予骨吸收抑制剂，优选双膦酸盐类药物，可以维持或提高特立帕肽治疗增加的骨密度。对于不能耐受口服或静脉用双膦酸盐类药物的患者，可选用地舒单抗或雷洛昔芬（仅用于女性）。有小样本的研究证实，绝经后女性接受 24 个月特立帕肽治疗，随后接受 24 个月地舒单抗治疗，其腰椎、股骨颈和全髋的骨密度分别增加了 8.6%、5.6% 和 4.7%。对于先接受地舒单抗治疗，随后接受特立帕肽治疗的患者，其腰椎和股骨颈骨密度小幅增加（分别为 4.8% 和 1.2%），但全髋骨密度下降（0.7%）。欧洲特立帕肽研究（EUROFORS）纳入了曾经接受过 1 年特立帕肽治疗的绝经后女性，将她们随机分配至再接受 1 年特立帕肽治疗组，或者更换为雷洛昔芬或安慰剂治疗组。对于再接受 1 年特立帕肽治疗的患者，其骨密度继续增高，而雷洛昔芬治疗组患者的骨密度得以维持，安慰剂组患者的骨密度降低。3 组患者的腰椎骨密度从基线到治疗 24 个月时的总体变化分别为 10.7%、7.8% 和 3.8%。

4. 阿巴拉帕肽［abaloparatide，PTHrP（1-34）］　是 PTHrP 的合成类似物，与 PTHrP 具有 76%的同源性，与特立帕肽相比，其与 1 型 PTH 受体 RG 构象结合的选择性更高，可产生更短暂的信号转导反应，有利于骨形成，同时最大限度地减少了延长激活的影响，如骨吸收、高钙血症。阿巴拉帕肽尚未在我国上市。在一项临床研究中，与安慰剂组相比，阿巴拉帕肽组中影像学证实的新发椎骨骨折和非椎骨骨折的发生率更低。阿巴拉帕肽组和特立帕肽组的骨密度增加与骨折率降低情况相似。但阿巴拉帕肽组的高钙血症发生率更低，为 3.4%，特立帕肽组为 6.4%。

5. 罗莫单抗（romosozumab）　是一种硬骨抑素的单克隆抗体。同时具有促骨形成和抑制骨吸收的双向作用，其增加骨密度的效果强于阿巴拉帕肽和特立帕肽，但临床经验有限且长期副作用不明确，疗程不超过 1 年。本药可用于极高骨折风险患者的挽救治疗，不推荐用于存在高危心血管事件或新近发生心肌梗死或卒中的人群。

第六节　中医对甲状旁腺功能亢进的认识

继发性甲状旁腺功能亢进（SHPT）是慢性肾脏病（CKD）患者常见的并发症之一，由于 PTH 增高，血清钙磷代谢和骨代谢紊乱，可引起骨骼严重损害，影响心血管等多系统功能，表现为骨痛、骨骼畸形、骨折、肌肉无力、血管钙化、贫血等症状，不仅严重影响患者的生活质量，也成为终末期肾脏病患者重要的死亡原因。通过透析、补钙降磷等基础治疗，以及在保守治疗无效时的甲状腺旁腺切除手术和射频消融治疗等，虽然可以控制及缓解 SHPT 的病情发展，但还有不少患者疗效不理想，还有许多诊疗问题需要解决，如骨痛、胃肠功能异常、皮肤瘙痒等可长期存在，一般情况下 PTH 不能被透析清除等。

根据本病的临床表现，可参考中医"骨痹""骨痿""虚劳"等病进行论治。"骨痹""骨痿"都以骨关节疼痛或变形、软弱无力为主要症状，与肾性骨病症状类似。"虚劳"指由多种原因引起，以五脏虚证为主要临床表现的慢性虚弱证候的总称。SHPT 骨外脏器损伤表现涉及心血管系统、神经系统、血液系统等，复杂多样，类似于"虚劳"。近几年，我国已逐步开展中西医结合治疗 SHPT 的研究和探索。研究结果显示，配合中医药治疗可以更好地改善患者症状，提高患者生活质量，增强机体免疫力，还对肾功能、血钙磷紊乱的指标异常有一定改善作用，但还有待更多经验积累和大样本的临床研究验证。

一、中医病因病机的认识

CKD 及 SHPT 是全身各系统受累的综合征，与中医脾肾关系最为密切。中医认为，本病发生的主要病机为脾肾亏虚，浊邪壅滞，继而变生他证，其中以脾肾虚证最为常见，健脾补肾活血为重要治法。

脾主运化水谷，化生精微以充养四肢百骸，类似现代医学的消化系统功能。营养物质的吸收代谢又可影响到钙磷等矿物质吸收代谢等。当脾胃虚弱、运化无力时，常表现出腹胀、食欲缺乏、便秘、腹泻等症。SHPT 患者可引起胃炎、消化性溃疡，伴有一系列消化道症状。通过健脾胃，促运化，可以改善食欲，增强胃肠功能，从而提高患者生活质量。脾胃又被称为后天之本、气血化生之源。健脾可以促进气血的化生，改善肾性贫血；益气药物如黄芪等可以增加免疫功能；"五脏皆虚，独补脾胃"也是中医治疗虚劳的常用方法。因此，调理脾胃是治疗本病的重要方面。

肾主水，司膀胱开合；主藏精，生髓，主骨。除泌尿系统的功能和病变与肾对应外，骨性病变也与之相关。肾精充足，骨髓生化有源，筋骨才能得以滋养，坚固有力。若肾精亏虚，骨髓无以化生，骨骼失养，则出现骨质脆弱、骨痛、骨骼畸形、易于骨折等骨质疏松的症状。如《素问·生气通天论》所言，"肾气乃伤，高骨乃坏"，与肾性骨病有相通之处。古代医家有"骨痿者补肾以治之"的观点，SHPT 骨病亦多从肾论治。中医药在缓解骨质疏松疼痛方面具有一定的优势，骨痛是 SHPT 最常见的症状，属于中医认为的"不荣则痛"虚痛，治疗当以补为通，以补止痛。

脾肾脏腑功能失调和亏虚，日久可产生瘀、浊、毒等病理产物，形成本虚标实之证。如 SHPT 的皮肤瘙痒，即为血虚生风，肌肤失养，兼夹湿毒所致。

二、中医药治疗的适用人群

以下 SHPT 患者均可配合中医药治疗：

（1）慢性肾脏病合并 SHPT 有或无残存肾功能的患者。

（2）慢性肾脏病合并 SHPT 且在进行透析治疗的患者。

（3）慢性肾脏病合并 SHPT 采用西药常规治疗的患者。

（4）慢性肾脏病合并 SHPT 在 PTx 后或射频消融术后，PTH 值仍高于正常的患者。

三、中医治疗原则及注意事项

1. 治疗原则　以辨证论治、病证结合、内外合治为原则，选择合适的方药和外治方法。本病多属本虚标实之证，治疗重在补益脾肾，兼以活血化浊。应根据主证、兼证及证候的变化，多法合用和调整方药。辨病论治针对本病的主要病机选药组方，加用具有抗骨质疏松药理作用的中药，如骨碎补、巴戟天、补骨脂、女贞子、杜仲等。在选用尿毒清、肾衰宁胶囊等中成药时，要进行辨证用药。治疗同时，可以配合中医传统康复疗法。

2. 注意事项　口服中药宜浓煎少量，控制总体进水量和控制体重。避免使用有肾脏毒副作用的中药，如马兜铃、关木通、广防己、青木香等。积极治疗原发肾脏病，坚持 CKD-MBD 的基础治疗。定期复查血钙、磷、PTH、血常规。限制含磷和含钾食物摄入等。

四、中医辨证论治

1. 肾精亏虚证　证候表现为骨骼、肌肉疼痛，腰酸腿软，脊柱佝偻变形，身材缩短，肢体麻木，神疲乏力，眼干口干，少尿或无尿，舌淡胖，苔白或舌红少津，脉沉细无力。以补肾填精、强筋健骨为治则，方用右归丸加减，药用熟地黄、附子、肉桂、山药、山茱萸、菟丝子、鹿角胶、枸杞子、当归、杜仲、女贞子、黄芪等。虚寒症状明显者，可加淫羊藿、骨碎补、巴戟天、狗脊等温阳散寒。遇风寒加重者，可加独活、羌活、威灵仙、秦艽、防风等祛风止痛。

2. 脾胃亏虚证　证候表现为食欲减退，食少腹胀，口淡无味，恶心呕吐，口干口黏，大便干结或大便稀溏，神疲乏力，舌苔厚腻，脉细滑。以健脾益气、和胃宽中为治则，方用香砂六君子汤加减，药用砂仁、木香、党参、白术、陈皮、茯苓、半夏、生黄芪、当归、沙参、神曲、鸡内金等。若心悸、胸闷，加莲子肉、百合、丹参养心健脾，水肿、便溏加薏米、苏梗健脾利湿开胃。

3. 气血亏虚证　证候表现为神疲乏力，气短懒言，面色苍白或萎黄，精神萎靡，肢体麻木，头晕耳鸣，心悸怔忡，舌淡苔薄白，脉细弱。以益气补血为治则，方用八珍汤加减，药用党参、黄芪、白术、茯苓、熟地、当归、白芍、川芎、丹参、甘草等。如食欲缺乏，加砂仁、山药、神曲等健脾和胃。

4. 血瘀毒阻证　证候表现为面色晦暗，皮肤瘙痒，肌肤甲错，钙化结节，大便干结，尿少或无尿，舌质瘀点瘀斑，脉涩。以活血化瘀、利尿排浊为治则，方用桃红四物汤合五苓散加减，药用桃仁、红花、当归、白芍、熟地、茯苓、桂枝、猪苓、泽泻、白术、寄生等。皮肤瘙痒者，加蝉蜕、地肤子、蛇床子、鸡血藤、积雪草、土茯苓，祛风止痒，祛湿排毒，养血润肤。钙化结节者，加莪术、土贝母、地龙、土鳖虫，化瘀通络、化痰散结。便秘严重者，加大黄通腑降浊。乏力气短者，加黄芪、党参益气健脾。骨骼肌肉疼痛者，加巴戟天、骨碎补、杜仲强筋健骨。

五、中医外疗法

1. 中药泡洗 选用艾叶、杜仲、红花、伸筋草、续断、透骨草等药物适量，煎煮成药液或直接加入开水冲泡，浸泡和洗浴双足，有疏通经络、温经散寒、化瘀止痛等作用，适用于骨性疼痛、手足麻木、怕冷畏寒等症。

2. 中药外敷 将药材研成细末，以水、酒、醋、蜜、麻油、凡士林等调匀，直接涂敷于患处或穴位上。治疗骨性疼痛时，药用威灵仙、骨碎补、川乌、草乌等，或用独活寄生汤加减，有疏通经络、强筋健骨等作用。"督脉生病，治督脉，治在骨上"，选穴以足太阳经和督脉及阿是穴为主，如肾俞、脾俞、大椎、命门、大杼等。钙化结节时，用冲和膏加减，药用紫荆皮、独活、赤芍、白芷、菖蒲、乳香、没药、天南星、半夏等，外敷患处。

六、中医康复疗法

中国传统健身方法，如八段锦、太极拳、五禽戏、易筋经等，不仅对人们强身健体和预防疾病有益，而且对许多疾病的治疗和康复有帮助。现代临床研究结果显示，骨质疏松患者配合这些方法，有利于提高骨密度、缓解骨性疼痛，以及改善肌力和平衡能力等。

八段锦：由八套简单动作组成，有强筋健骨、调理五脏、疏通气血之功效，尤其对脊柱腰背疼痛和佝偻变形有好处。因动作易学，运动强度不大，特别适合甲旁亢患者。

五禽戏：由汉代名医华佗所创造，按照虎、鹿、熊、猿、鸟五种动物的动作，结合人体脏腑经络气血功能形成的健身方法。但动作比较复杂，特别是要配合呼吸和心法，患者锻炼时要量力而行。

太极拳：为大家最为熟悉的传统健身方法，但动作难度较大，运动量也偏大，患者学习和锻炼时需循序渐进。也可以选择单练其中几个动作练习，以便长期坚持。

易筋经：包括冥想、深呼吸和缓慢的肢体动作，需要精神、呼吸、动作有效结合，长期练习可以促进气血运行和调节脏腑功能，其也是比较受慢性病患者和老年人欢迎的健身方法。

（卜　石　孙小亮　陈孜瑾　陈晓农　夏仲元）

参 考 文 献

郭立军，赵小翠，2019. 中西医结合治疗血液透析患者继发性甲状旁腺功能亢进临床疗效研究. 医药与保健，7（5）：17-18.

喇登海，张嘉毅，2018. 健脾益气补肾活血方联合西医治疗继发性甲状旁腺功能亢进临床研究. 河北中医，40（9）：1367-1390.

李伟，刘钧，李靖，等，2014. 益肾壮骨免煎颗粒治疗维持性血液透析患者继发性甲状旁腺功能亢进 40 例. 南京中医药大学学报，30（6）：524-527.

刘静，吴文忠，徐道明，等，2019. 传统功法治疗原发性骨质疏松症临床研究进展. 中国骨质疏松杂志，25（12）：1817-1820.

谢增林，王晓光，2015. 补脾肾活血法治疗慢性肾衰竭继发性甲状旁腺功能亢进的临床观察. 中外医学研究，21：41-42.

邢小燕，卜石，2019. 骨质疏松症邢小燕卜石2019观点. 北京：科学技术文献出版社.

张建荣，张凌，2010. 慢性肾脏病继发性甲旁亢. 北京：人民军医出版社.

中国老年学和老年医学学会骨质疏松分会中医药专家委员会，2020. 中医药防治原发性骨质疏松症专家共识（2020）. 中国骨质疏松杂志，12（26）：1717-1725.

中国研究型医院学会甲状旁腺及骨代谢疾病专业委员会，中国研究型医院学会罕见病分会，2019. 甲状旁腺癌诊治的专家共识. 中华内分泌代谢杂志，35（5）：361-368.

中国中西医结合肾病专业委员会，2016，慢性肾衰中西医结合诊疗指南. 中国中西医结合杂志，35（9）：1029-1033.

中华医学会骨质疏松和骨矿盐疾病分会，2017. 原发性骨质疏松症诊疗指南（2017）. 中国内分泌代谢杂志，33（10）：890-913.

Black DM, Cummings SR, Karpf DB, et al, 1996. Randomised trial of effect of alendronate on risk of fracture in women with existing vertebral fractures. Fracture Intervention Trial Research Group. Lancet，348（9041）：1535-1541.

Boudou P, Ibrahim F, Cormier C, et al, 2006. A very high incidence of low 25 hydroxy-vitamin D serum concentration in a French population of patients with primary hyperparathyroidism. J Endocrinol Invest，29（6）：511-515.

Camacho PM, Petak SM, Binkley N, et al, 2020. American Association of Clinical Endocrinologists/American College of Endocrinology clinical practice guidelines for the diagnosis and treatment of postmenopausal osteoporosis-2020 update. Endocr Pract，26（Suppl 1）：1-46.

Cosman F, Hattersley G, Hu MY, et al, 2017. Effects of abaloparatide-SC on fractures and bone mineral density in subgroups of postmenopausal women with osteoporosis and varying baseline risk factors. J Bone Miner Res，32（1）：17-23.

Grey A, Lucas J, Horne A, et al, 2005. Vitamin D repletion in patients with primary hyperparathyroidism and coexistent vitamin D insufficiency. J Clin Endocrinol Metab，90（4）：2122-2126.

Leder BZ, Tsai JN, Uihlein AV, et al, 2015. Denosumab and teriparatide transitions in postmenopausal osteoporosis（the DATA-switch study）：extension of a randomised controlled trial. Lancet，386（9999）：1147-1155.

Lee JH, Kim JH, Hong AR, et al, 2017. Skeletal effects of vitamin D deficiency among patients with primary hyperparathyroidism. Osteoporos Int，28（5）：1667-1674.

Mantovani G, Bastepe M, Monk D, et al, 2018. Diagnosis and management of pseudohypoparathyroidism and related disorders：first international Consensus Statement. Nat Rev Endocrinol，14（8）：476-500.

Miller PD, Hattersley G, Riis BJ, et al, 2016. Effect of abaloparatide vs placebo on new vertebral fractures in postmenopausal women with osteoporosis：a randomized clinical trial. JAMA，316（7）：722-733.

Nakamura Y, Matsumoto T, Tamakoshi A, et al, 2000. Prevalence of idiopathic hypoparathyroidism and pseudohypoparathyroidism in Japan. J Epidemiol，10（1）：29-33.

Neary NM, El-Maouche D, Hopkins R, et al, 2012. Development and treatment of tertiary hyperparathyroidism in patients with pseudohypoparathyroidism type 1B. J Clin Endocrinol Metab，97（9）：3025-3030.

Neer RM, Arnaud CD, Zanchetta JR, et al, 2001. Effect of parathyroid hormone（1-34）on fractures and bone mineral density in postmenopausal women with osteoporosis. N Engl J Med，344（19）：1434-1441.

Nordenstrom E，Westerdahl J，Lindergard B，et al，2002. Multifactorial risk profile for bone fractures in primary hyperparathyroidism. World J Surg，26（12）：1463-1467.

Rao DS，Honasoge M，Divine GW，et al，2000. Effect of vitamin D nutrition on parathyroid adenoma weight：pathogenetic and clinical implications. J Clin Endocrinol Metab，85（3）：1054-1058.

Rubin MR，Dempster DW，Sliney J，et al，2011. PTH（1-84）administration reverses abnormal bone-remodeling dynamics and structure in hypoparathyroidism. J Bone Miner Res，26（11）：2727-2736.

Rubin MR，Sliney J Jr，McMahon DJ，et al，2010. Therapy of hypoparathyroidism with intact parathyroid hormone. Osteoporos Int，21（11）：1927-1934.

Shah VN，Shah CS，Bhadada SK，et al，2014. Effect of 25（OH）D replacements in patients with primary hyperparathyroidism（PHPT）and coexistent vitamin D deficiency on serum 25（OH）D，calcium and PTH levels：a meta-analysis and review of literature. Clin Endocrinol（Oxf），80（6）：797-803.

Sikjaer T，Rejnmark L，Rolighed L，et al，2011. The effect of adding·PTH（1-84）to conventional treatment of hypoparathyroidism：a randomized，placebo-controlled study. J Bone Miner Res，26（10）：2358-2370.

Silverberg SJ，Shane E，Dempster DW，et al，1999. The effects of vitamin D insufficiency in patients with primary hyperparathyroidism. Am J Med，107（6）：561-567.

Sista SK，Arum SM，2016. Management of adynamic bone disease in chronic kidney disease：a brief review. J Clin Transl Endocrinol，5：32-35.

Underbjerg L，Sikjaer T，Mosekilde L，et al，2016. Pseudohypoparathyroidism - epidemiology，mortality and risk of complications. Clin Endocrinol（Oxf），84（6）：904-911.

Viccica G，Cetani F，Vignali E，et al，2017. Impact of vitamin D deficiency on the clinical and biochemical phenotype in women with sporadic primary hyperparathyroidism. Endocrine，55（1）：256-265.

Walker MD，Bilezikian JP，2017. Vitamin D and primary hyperparathyroidism：more insights into a complex relationship. Endocrine，55（1）：3-5.

Winer KK，2019. Advances in the treatment of hypoparathyroidism with PTH 1-34. Bone，120：535-541.

Winer KK，Ko CW，Reynolds JC，et al，2003. Long-term treatment of hypoparathyroidism：a randomized controlled study comparing parathyroid hormone-（1-34）versus calcitriol and calcium. J Clin Endocrinol Metab，88（9）：4214-4220.

Winer KK，Yanovski JA，Sarani B，et al，1998. A randomized，cross-over trial of once-daily versus twice-daily parathyroid hormone 1-34 in treatment of hypoparathyroidism. J Clin Endocrinol Metab，83（10）：3480-3486.

第十一章 转移性钙化

第一节 钙化防御

一、钙化防御的概述

钙化防御（calciphylaxis）是一种严重威胁生命健康的血管性疾病，主要特征为系统性小动脉中膜钙化合并内膜增生和血栓形成。损伤部位通常伴有顽固性疼痛，可进展为溃疡和周围组织缺血性坏死。该病多见于终末期肾病患者，因此，也称为钙性尿毒症性小动脉病（calcific uremic arteriolopathy，CUA）。近年来，随着人们对钙化防御认识的提高，发现钙化防御并非罕见，在全世界范围内均有报道和关注。据国外研究估计，慢性血液透析患者钙化防御患病率可能高达 5.67%，尽管我国区域性流行病学调查研究显示这一患病率为 1.24%，但同样预后极差，患者常死于心血管意外、重症感染及败血症，1 年内死亡率高达 45%～80%。目前，钙化防御的病因尚不清楚，临床表现缺乏早期特征性改变，通常导致漏诊、误诊，贻误治疗时机，临床认识亟待提高。

1. 临床特征 皮肤钙化防御在初始阶段无特异性临床表现而常被忽视。钙化防御损害始于皮下组织、脂肪组织，早期表现为局限性病灶，如皮肤红斑、紫癜或网纹青斑等。随着疾病的进展，缺血性改变会引起紫罗兰色的斑块或硬化的结节，伴有不易缓解的剧烈疼痛，进而逐步发展为皮肤溃疡和周围组织缺血性坏死，严重者出现坏疽。溃疡病灶通常表现为黑色焦痂，易继发感染。由局部伤口引起的败血症是最常见的死亡原因。不同钙化防御患者皮损受累程度差异很大，部分患者病变仅表现为局限性网状青斑或单个硬化斑块，而严重者则可出现多部位、大范围的溃疡坏死灶。钙化防御的疼痛表现为躯体性疼痛，是疾病的特点之一，可能出现在皮肤损伤之前，并且常伴有触觉感觉过敏等。钙化防御好发于腹部、臀部和大腿等较柔软、富含脂肪组织的部位。然而，手指、阴茎等部位的坏死也常被报道，损伤远端通常可触及血管搏动。虽然钙化防御肉眼可见的损害最常见于皮肤及皮下软组织（图 11-1-1），但小动脉钙化和血栓形成可累及身体其他任何器官，包括骨骼肌、脑、肺、肠、眼和肠系膜的血管，可导致肌肉病变、胃肠道出血和视力损害等。约 50%的

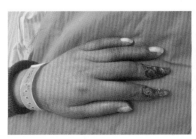
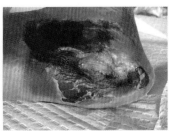
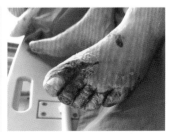

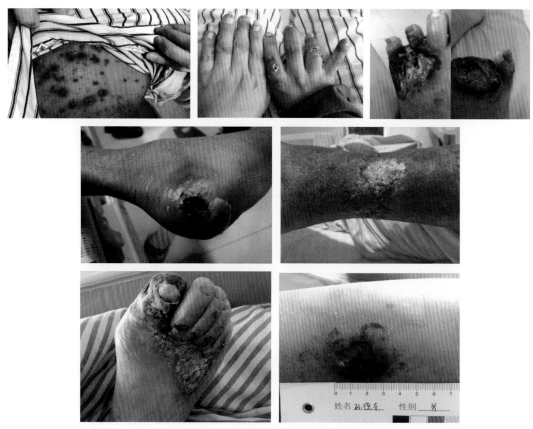

图 11-1-1　钙化防御患者的皮肤损害

患者致残乃至长期卧床，超过 70% 的患者溃疡严重，需要住院治疗，而且持续疼痛、厌食、失眠和抑郁常会进一步降低患者的生活质量。

2. **诊断策略**　准确评估、尽早诊断对疾病的治疗和预后判断极其重要。钙化防御的发病机制不甚明确，目前缺乏其诊疗的指南和共识。钙化防御的诊断标准是亟待解决的关键问题，近年来，国际上陆续发表了一些诊断方案，但尚未形成统一的标准。现阶段的诊断依据主要是基于临床症状和组织病理学特征，梅奥医学中心提出，将其划分为主要和次要因素来进行分类诊断（表 11-1-1）。当皮肤出现网状青斑改变及痛性溃疡时应考虑钙化防御

表 11-1-1　梅奥医学中心建议的钙化防御的诊断标准

皮肤活检标准 [a]	临床标准 [b]					
	2 个主要因素	1 个主要因素	3 个次要因素	2 个次要因素	1 个次要因素	无
1 个主要因素	确诊	确诊	确诊	确诊	确诊	疑似
2 个次要因素	确诊	确诊	确诊	疑似	可能	可能
1 个次要因素	确诊	疑似	疑似	可能	可能	排除
未做或无	确诊	疑似	疑似	可能	排除	排除

a 皮肤活检标准：主要因素为小动脉中膜钙化和内膜纤维组织增生伴皮肤坏死；次要因素为血管外钙沉积或脂肪组织或真皮小动脉血栓形成。

b 临床标准：主要因素为坏死性皮肤溃疡被覆硬化斑块或在脂肪组织丰富的部位，包括腹部、乳房、臀部和大腿的无溃疡的硬化斑块；次要因素为网状青斑或出血性斑块或出血性大疱。

的可能。但是，根据现有标准，确诊时通常已处于疾病晚期，虽然予以积极的干预，但疾病仍呈进行性发展，且进展迅速。患者伤口迁延难愈，长期饱受疼痛折磨，且预后不佳，死亡率高。然而，钙化防御的早期诊断面临诸多困难，其中最为突出的是早期皮损不典型，并且掌握皮肤活检适应证困难。因此，开展多方面的诊断方法有助于早期筛查。

东南大学附属中大医院肾脏科钙化防御研究中心在国际相关研究的基础上，基于我国人群和临床实践现况，制定了透析患者钙化防御诊疗标准流程（图11-1-2），即"中大方案"。该团队依托于东南大学附属中大医院多学科联合诊疗平台和肾脏病理诊断中心，建立"临床+病理+影像+基础"的研究团队，在钙化防御早期诊断上做了多方面探索，他们开展多种新型诊断技术，其中皮肤活检及特殊钙染色技术有助于钙化防御的确诊，而多种影像学检查联合应用可以作为早期筛查、不典型患者确诊及疗效监测的有效手段。

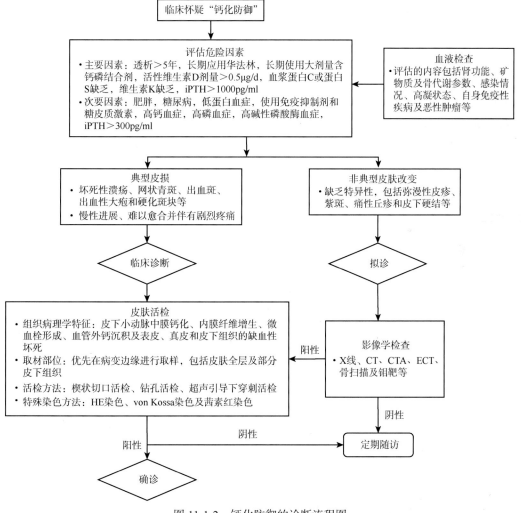

图 11-1-2 钙化防御的诊断流程图

（1）分析危险因素：钙化防御被认为是一种多因素所致的疾病，其确切病因或高危因素不甚明确。该病易见于维持性透析患者，其次是非透析的肾功能不全患者及肾移植患者，各个年龄段均能发病。报道显示，本病多见于女性，男女比为 1∶3。根据近年来发表的有关钙化防御危险因素的病例报道及观察性研究，其潜在的危险因素可能包括原发性/继发性甲状旁腺功能亢进、钙磷失衡、糖尿病、肥胖、炎症或自身免疫性疾病、中毒性肝病、恶性肿瘤、药物（如华法林、维生素 D 及其类似物、含钙磷结合剂、骨化三醇、糖皮质激素或免疫抑制剂）、维生素 K 缺乏、低蛋白血症、蛋白 S 和蛋白 C 缺乏引起的高凝状态、血液铝和铁含量超载、皮下注射胰岛素或肝素等。首个基于中国血液透析人群的钙化防御危险因素研究结果指出，男性、维生素 D 及其类似物的使用、校正血钙、血磷、iPTH、白蛋白、碱性磷酸酶和超敏 C 反应蛋白异常水平与中国人群钙化防御显著相关。这一结果被用在东南大学肾脏病研究所制定的"中大方案"中，医生根据对疾病发病的影响程度，将透析患者常见的危险因素分为"主要因素"和"次要因素"。既往研究揭示了某些因素与钙化防御发展之间的联系。但是鉴于这种疾病的少见性，个体研究往往受到限制，因此容易受到样本大小、人口多样性和选择偏倚的限制，导致其证据力度不够。目前我国尚缺乏相关临床数据，需要进一步进行大规模、多中心的流行病学研究来明确高危因素，以期对可疑患者进行早期筛查。

（2）识别皮肤损害

1）常见部位：中央型，累及中央区域的皮下脂肪组织，如腹部、臀部、大腿、乳房等部位；外周型，限于脂肪组织有限的外周部位，如手足、阴茎等。

2）皮肤病变：评估是否存在钙化防御相关的皮肤损害，是否存在顽固性瘙痒，局部皮肤异常粗糙或者钙化结节形成，皮肤有无异常隆起或者色素沉着，是否出现痛性斑点状皮疹、网状青斑，指（趾）端、踝关节、膝关节或臀部皮肤表面是否出现黑紫色结节，是否存在异常出血与坏死、恶性溃疡。

（3）血液检查：其仅能提供钙化防御初筛的预警信息，且由于影响因素过多，其诊断参考价值的结论尚不一致。一些病例报道显示肾功能和骨、矿物质代谢正常的患者也可发生钙化防御，透析患者的血清钙或磷水平升高并不是钙化防御特异性的生化表现。例如，来自德国回顾性的网络登记数据分析显示，86%钙化防御患者的血清钙水平正常或偏低，40%维持性透析患者的血清磷酸盐水平正常或偏低。东南大学附属中大医院肾脏病研究所进行了一项基于我国血液透析人群的钙化防御危险因素的病例对照研究，发现血清磷和碱性磷酸酶水平升高、白蛋白水平降低是其发病的重要高危因素。因此，钙磷代谢异常可能会增加钙化防御风险而非独立危险因素。除此之外，常规生化、iPTH 和 25（OH）D 水平、纤溶功能、血清蛋白 C 及蛋白 S 水平等检查可以帮助评估体内状态及合并症情况。但是总体来说，血液检测的特异性价值不大。

（4）影像学检查：有助于钙化防御的诊断，尤其是溃疡出现之前的早期钙化防御（图 11-1-3）。有研究显示，X 线检查诊断钙化防御的敏感度高达 89%。Bonchak 等对 10 例活检证实为钙化防御患者的影像资料进行回顾性分析发现，有 9 例在其皮肤活检区域内可见中度至重度软组织及血管钙化的影像学证据。基于这些发现，对于可疑钙化防御患者，建议对其近期的 X 线、钼靶、CT、CTA 及超声检查进行全面评估，从影像学角度寻找诊断线索。近年来发现，放射性核素骨闪烁显像对于钙化防御的诊断具有高度的敏感性和特异性。一项回顾性病例对照研究显示，对 18 例确诊钙化防御的病例进行骨扫描，其中 16

例为阳性,而对照组 31 例非钙化防御患者中仅 1 例阳性。终末期肾病患者发生钙化防御时,在软组织内存在新骨形成,而放射性核素 ^{99m}Tc 标记的亚甲基二磷酸盐(^{99m}Tc-MDP)骨扫描检查可以通过 ^{99m}Tc 化学吸附到新骨中的羟基磷灰石晶体显影来检测成骨细胞活性。已有病例报道描述了骨扫描对钙化防御的诊断价值。在对钙化防御患者进行骨显像时,存在广泛的软组织对放射性示踪剂摄取增加及清除延迟的情况。放射性核素骨闪烁显像是一种无创的大范围的检测手段,可评估肌肉和内脏器官的受累情况,可能对出现溃疡病灶前的早期诊断具有重大意义,同时也可以作为疗效监测手段。因此,充分开发并利用影像学检查等辅助检查手段至关重要,可为临床提供更早期、更全面的参考。

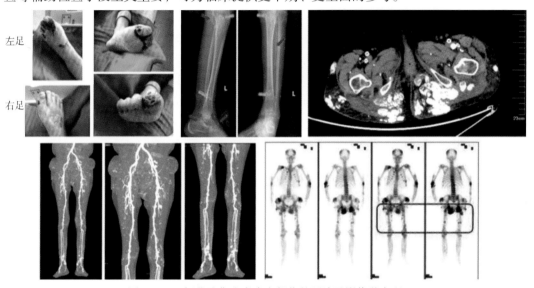

图 11-1-3 钙化防御患者病变部位的照片及影像学表现

(5)皮肤组织病理学检查:皮肤活检标本的组织病理学检查是诊断钙化防御的金标准,钙化防御皮肤活检病理最重要的特征是皮下小动脉中膜钙化,病变小动脉常伴有血管血栓和内膜增生。在皮下脂肪组织中可见脂肪坏死,慢性淋巴细胞及浆细胞炎性浸润。血管外间质组织及皮下脂肪组织的纤维间隔也可发生钙沉积,部分钙质被多核巨细胞包围,这些巨细胞通常与砂粒样钙化有关,但是最近钙化防御组织学研究又有一系列新发现。一项涉及 56 例确诊钙化防御患者组织活检病理的回顾性研究发现,只有18%的患者样本表现典型的小动脉钙化。尽管血管钙化通常被认为是钙化防御的典型病理改变,但早期、非典型钙化防御患者可能缺乏这一特征改变。与非钙化防御患者相比,血管内弥漫性血栓形成在钙化防御患者中更为常见。特征性组织学病变在病理诊断中具有独特的意义,国外新近研究显示,皮肤小汗腺基底膜和神经周围钙沉积可能是钙化防御相对特异的病理表现。一项综合使用超微病理、EDX 能谱和光谱等技术,针对皮肤钙化沉积的部位和成分分析的研究发现,22 例(76%)患者皮下间质组织、脂肪细胞、胶原蛋白和弹性纤维旁也存在微小钙沉积。小血管中膜环状钙沉积可能为原发性钙化,常伴随间质钙化,这种钙沉积特点更具特异性,预示疾病进程加快(图 11-1-4)。

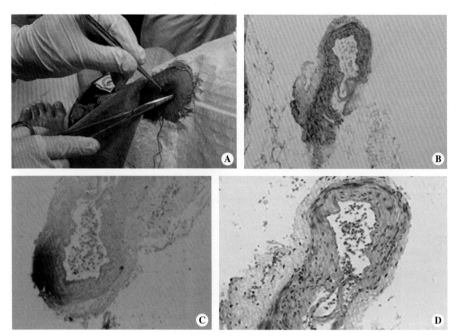

图 11-1-4 钙化防御患者皮肤活检病理改变

A. 皮肤活检过程；B. 苏木精-伊红（HE）染色：钙盐沉积表现为蓝紫色颗粒；C. von Kossa 染色，钙盐沉积表现为黑色颗粒；

D. 茜素红染色，钙盐沉积表现为砖红色颗粒

对早期、不典型的可疑钙化防御患者需要进行皮肤活检来早期明确诊断。皮肤活检部位选择、活检深度不足、样本处理、制片过程中的技术性误差及病变所处的临床阶段等因素，在一定程度上都会影响病理诊断的准确性。为了提高活检的阳性率，建议在皮损坏死焦痂边缘、青斑区和硬化皮肤等部位同时取材，从而避免在皮损中央或坏死区域穿刺以防止穿刺后感染及坏死加重。一般来说，溃疡或坏死区中心的活组织检查诊断率较低。取材标本应包括皮肤全层及部分皮下组织，有 3 种活检方式可供选择：深部楔状切口活检可获得充足的组织标本，但是深切口可能会导致后期愈合不良；在溃疡病变边缘或斑疹、丘疹、硬结等小皮损上进行钻孔活检（3~5mm）可提供完整、连续且深度足够的皮下组织样本，该方法对取材区域的创伤更小，相比切口活检更安全，而且质量控制容易；对于中央型、大面积的严重皮损，无法耐受以上操作或存在深部病变者，可考虑使用超声引导下穿刺活检。值得注意的是，病理检查方法学上，HE 染色显示钙化防御的皮下小血管钙化相对特异，但是当微钙化区域及病理改变缺乏明确的组织学特点时，其诊断的敏感性较差。联合使用 von Kossa 或茜素红等特殊钙染色，可显著提高细小点状钙沉积颗粒的检出率，使检测微小钙沉积和血栓的敏感度与特异度分别提高至 85% 和 88%。对于早期和非典型疑似钙化防御患者，上述组织特殊钙染色技术是不可缺少的确诊手段。

（6）鉴别诊断：临床怀疑对早期诊断十分重要。钙化防御的临床表现为溃疡坏死性皮损，常需要与能引起类似皮肤损害的原发性及继发性疾病相鉴别（表 11-1-2）。

1）下肢动脉硬化闭塞症：当 45 岁以上患者存在间歇性跛行、静息痛等表现，体格检查示肢体远端动脉搏动减弱或消失，存在肥胖、吸烟、高血压、糖尿病、高血脂等危险因素，ABI≤0.9 时应考虑下肢动脉硬化闭塞症。

表 11-1-2　钙化防御鉴别诊断一览表

疾病	鉴别诊断要点
常见疾病	
糖尿病性溃疡	长期血糖控制不佳，多为肢端湿性坏疽，疼痛不明显，无明显系统性小血管钙化征象，多合并眼底病变，抗钙化药物治疗效果不佳
动脉粥样硬化性血管疾病	肥胖、吸烟史
	合并糖尿病、高血脂等病史
	间歇性跛行
	肢体远端动脉搏动减弱乃至消失
血栓闭塞性脉管炎（Buerger 病、脉管炎）	常见于青壮年男性
	长期大量吸烟史
	间歇性跛行、静息痛
	游走性浅静脉病
	肢体远端缺血皮色苍白、皮温下降
	主要是血管壁全层的炎症反应，伴有血栓形成、管腔闭塞
蜂窝组织炎	局部呈明显的红、肿、热、痛或压痛，活动受限
	病变区与周围皮肤无明显分界，且范围迅速扩大
	高热、寒战、脉搏增快、全身不适
	局部穿刺可抽出暗红色稀薄的脓液
	白细胞计数增高，中性粒细胞计数增高
创伤性溃疡	创伤史
	通常局限于前胫骨（非脂肪区）
	形状多不规则
营养不良性钙化	继发于局部变性、坏死或其他异物（血栓、死亡的寄生虫卵）内的钙化
	无钙磷代谢异常
转移性钙化	多见于健康部位转移性钙化
	表现为大关节、腋窝、弯曲部位质硬小结节
	不伴炎症反应和组织坏死
少见疾病	
瘀血性溃疡	多位于内踝上
	不规则伤口
	湿性伤口（有纤维蛋白渗出物）
	静脉曲张，含铁血黄素沉积
神经性溃疡	突发性
	溃疡位于压力点
	周围存在愈合组织
	神经系统检查异常
华法林导致的皮肤坏死	华法林使用史
	面积大，不规则，血性大疱，破溃后出现焦痂

疾病	鉴别诊断要点
肾源性系统性纤维化	钆造影剂接触史
	特征为红斑丘疹伴硬结
冷纤维蛋白原血症	多有血管炎、恶性肿瘤、感染、冷球蛋白血症或胶原蛋白病病史
	既往存在雷诺现象或关节疼痛
	暴露于寒冷环境下，皮肤颜色出现改变

2）血栓闭塞性脉管炎：多见于青壮年男性患者，与长期大量吸烟有关，有间歇性跛行、静息痛等症状和游走性浅静脉病史，肢体远端缺血皮色苍白、皮温下降，病理表现主要是血管壁全层的炎症反应，伴有血栓形成、管腔闭塞。

3）糖尿病足：见于长期血糖控制差的患者，好发于足底、足跟等受压部位，同时常伴有周围神经病变，临床表现为触觉、痛觉减退等，可与钙化防御相鉴别。

除此之外，还需要考虑鉴别静脉瘀血性溃疡、蜂窝织炎、胆固醇栓塞、青斑样血管炎、肾源性系统性纤维化、坏疽性脓皮病、Martorell 溃疡等疾病。通过细致询问病史、体格检查、组织病理学特征表现及辅助检查结果予以鉴别。

3. 诊断分层 为了建立钙化防御早期诊断、早期预警系统，其诊断窗口前移，以增大疾病检出率，从而进行早期干预，减轻甚至阻止其恶性进程。在"中大方案"中，将钙化防御患者进行分层诊断，具体如下：

拟诊：2 个主要因素+早期可疑皮肤改变；1 个主要因素+3 个次要因素+早期可疑皮肤改变。

临床诊断：1 个危险因素+典型皮损+排除其他疾病。

确诊：皮肤活检阳性+危险因素+皮损+排除其他疾病。

其中主要因素及次要因素详见表 11-1-1。

早期可疑皮肤病变：顽固性瘙痒；皮肤粗糙，感觉减退或过敏；弥散性结节样改变，伴有痒、痛感或皮疹样改变。

典型皮损：痛性丘疹、硬化斑块、网状青斑、坏死性皮肤溃疡等，常伴有剧痛。

其他疾病类型详见鉴别诊断。

二、钙化防御的治疗

1. 钙化防御的治疗目标及原则 钙化防御的治疗目标为防止和延缓钙化防御的发生、发展，提高患者生活质量，改善长期预后。早期诊断是决定治疗疗效的关键，因此对于晚期重症钙化防御患者，制订有效的治疗方案是临床医生面临的重大挑战。钙化防御的治疗强调多个学科密切合作的综合治疗措施，由肾内科主导，联合皮肤科、烧伤科、整形外科、疼痛科、感染科、骨科、护理和高压氧科等部门，治疗内容包括减少或去除危险因素、伤口护理、疼痛管理、防治感染、高压氧治疗、药物治疗、手术等。钙化防御的治疗流程见图 11-1-5。

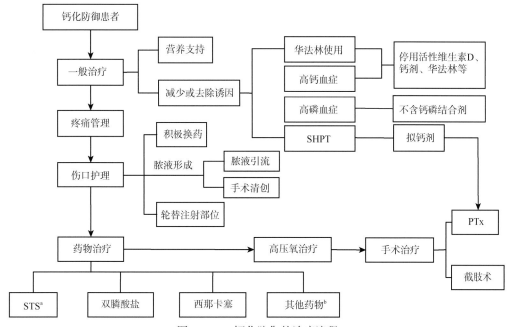

图 11-1-5 钙化防御的治疗流程

a STS 为 Na₂S₂O₃·5H₂O，"中大方案"：

- 起始剂量：5g STS + 250ml 0.9% NaCl 每天 1 次，静脉注射
- 递增剂量：1g/d
- 最高剂量：10g/d
- 疗程：以 2 周为 1 个疗程，每 1～2 个月治疗 1 个疗程，至少治疗 5 个疗程

b 其他药物：包括抗凝药、维生素 K、SNF472

2. 一般治疗

（1）营养支持：低蛋白血症是钙化防御发生的诱因之一，适当增加优质蛋白摄入有利于减轻钙化防御倾向。同时改善患者营养状态、纠正贫血，可以促进钙化防御皮损愈合。

（2）减少或去除诱因：目前已知的钙化防御常见危险因素主要有钙磷代谢紊乱、继发性甲状旁腺功能亢进、维生素 K 缺乏及华法林和铁剂的使用等。长期服用华法林可通过对血管内皮的局部作用引起动脉钙化和反常血栓形成，这不仅增加了钙化防御患病风险，还提高了死亡率。尽管目前还没有足够的证据支持停用潜在触发因素能够改善钙化防御的预后，但是鉴于现有的流行病学数据，建议对使用华法林等药物的疑似钙化防御患者进行细致的风险-收益分析。例如，当高凝状态被确定为风险因素但患者仍存在抗凝指征时，考虑是否有替代华法林的抗凝选择。透析患者使用静脉铁剂治疗时，需权衡利弊综合考虑后设定个体化目标，适量补铁，警惕铁过载。一旦患者怀疑钙化防御，应立刻停用含钙磷结合剂和华法林等药物，并尽量避免大量使用活性维生素 D。对于难治性高磷血症，可使用不含钙的新型磷结合剂。推荐 iPTH 显著升高的患者口服拟钙剂或选择手术治疗，但应避免 iPTH 短时间内迅速下降及过度抑制而影响骨骼转运状态，进而诱发钙化防御进展。同时，透析方案的优化包括增加透析次数、延长透析时间、使用低钙透析液、血液滤过联合血液灌流等有助于将患者的血清磷酸盐及游离钙水平控制在正常范围，将 iPTH 控制在 150～300ng/ml。确保透析充分性有助于钙化防御的综合治疗，但尚不推荐超出透析充分性目标

的强化透析。潜在的肥胖、糖尿病、自身免疫性疾病等也是钙化防御的危险因素，应注意排查并予以纠正。

（3）疼痛管理：疼痛是钙化防御的特征性临床表现，也是治疗上最棘手的问题。钙化防御的疼痛机制尚不明确，可能与局部缺血和神经病理性疼痛相关。常用镇痛药物包括阿片类药物、神经病理性止痛药物和非甾体抗炎药。值得注意的是，阿片类药物容易在透析患者体内蓄积，引起精神状态改变等不良反应，且长期使用大剂量阿片类药物会升高患者跌倒、骨折风险。因此，氢吗啡酮、美沙酮和芬太尼透皮贴剂等阿片类药物仅适用于控制基础疼痛。对于难治性疼痛，联合使用神经病理性镇痛药物如抗癫痫药（加巴喷丁）、镇静催眠药（苯二氮䓬类）或麻醉药（氯胺酮）等同样可以达到镇痛目的。腰部交感神经阻滞（lumbar sympathetic blockade，LSB）已被证明在治疗难治性疼痛方面具有一定疗效，也可应用于治疗钙化防御相关疼痛。东南大学肾脏病研究所总结临床经验提出了镇痛治疗的"三阶梯方案"：第一阶段，口服氨酚羟考酮片 5mg：325mg 每 6h 一次；第二阶段，外用芬太尼透皮贴剂 4.2mg，每 72h 一次；口服氨酚羟考酮片 5mg：325mg 每 6h 一次；第三阶段，外用芬太尼透皮贴剂 4.2mg，每 72h 一次；口服普瑞巴林 75mg，每日 1 次，透析后追加 75mg 口服；口服加巴喷丁 0.3g，每日 1 次，透析后追加 0.3g 口服。研究表明，该方案可以使绝大多数就诊初期的疼痛患者得以很好控制。钙化防御疼痛管理应坚持主动预防原则，采取联合用药，按时、规律给药，但下一次用药须在前一次药效消失之前。镇痛治疗的同时应客观、规律地记录患者的疼痛评分及生活质量变化，根据患者疼痛情况调整治疗方案。

（4）伤口护理：也是钙化防御治疗的关键措施，因为钙化防御的皮损创面易继发感染，严重时可进展为脓毒血症，导致患者死亡。伤口护理的重点在于强化护理、预防感染，这需要皮肤科、感染科、整形外科和烧伤科的共同参与。对于严重感染的伤口，应进行积极的换药；确定有脓液形成的伤口可行引流或局部手术清创。研究表明，接受手术清创术的患者其生存率有所提高，但由于手术清创可能形成新的病灶，导致创面难以愈合，因此，手术清创的作用仍存在较大争议，需进一步的研究加以证明。当钙化防御的创面表现为干性黑色焦痂并缺乏感染证据时，不建议预防性使用抗生素。对于接受皮下反复药物（如胰岛素）注射治疗的钙化防御患者，应轮流更换注射部位以使复发性皮肤创伤最小化。此外，其他创面处理措施包括胶原酶化学清创术、医用蜂蜜产品、无菌蛆虫疗法等，但经验和疗效仅限于病例报道。

（5）药物治疗：目前尚无以治疗钙化防御为明确适应证的药物，但已有许多个案报道和回顾性研究表明，硫代硫酸钠、双膦酸盐和西那卡塞这三类药物在治疗钙化防御中发挥着较好的作用。尽管如此，这些药物的临床应用应该规范管控，严格按照超说明书用药规则进行相关药事及伦理审批程序。

1）硫代硫酸钠（STS）是一种解毒剂，主要用于氰化物中毒，也可用于砷、汞、铅、铋、碘等中毒。STS 已经成为治疗钙化防御的主要药物之一，明确的钙化防御治疗机制尚需进一步研究确认，目前有学者认为，STS 具有与钙离子发生反应的能力，通过螯合软组织中沉淀的钙，产生高度溶解的硫代硫酸钙并通过透析清除来治疗钙化防御。同时，STS 还具有抗氧化、血管舒张、抗炎和调控钙化抑制因子等特性，从而在钙化防御的治疗中表现出有效地抑制血管钙化和镇痛等作用。

关于 STS 的治疗剂量，国外建议将 25g STS（$Na_2S_2O_3 \cdot 5H_2O$）溶于 100ml 0.9%氯化钠溶液中，在血液透析最后的 30～60min 静脉注射或每周 3 次腹膜透析后静脉注射。而张晓良等发现在中国人群中应用同等剂量的 STS，其不良反应如恶心、呕吐的发生率显著增加，患者不能耐受治疗，因此总结临床用药经验，探索出适用于中国人群的 STS 分疗程、小剂量、逐日滴定加量法——"中大方案"，具体用法为从 5g STS（$Na_2S_2O_3 \cdot 5H_2O$）开始，用 250ml 0.9%氯化钠溶液配伍静脉滴注，每日 1 次，用药剂量以 1g 为单位逐日递增，最高剂量为 10g/d，以 2 周为 1 个疗程，2 个疗程之间间隔 2～3 周，严格规范的 STS 治疗至少应用 5 个疗程。在剂量逐步递增过程中，如患者发生恶心、呕吐或低血压、代谢性酸中毒等不良反应，治疗剂量应减量至前一天 STS 用量，同时密切观察患者症状、体征，待不良反应消失后可继续增量。"中大方案"在临床实际应用中观察到与国外相似的疗效及更好的耐受性，规范化的 STS 应用对改善病情、提高患者生活治疗等具有重大意义。目前 STS 已被用作治疗钙化防御的一线用药，但属于超说明书用药，实际应用前需要取得相关机构审批。

2）双膦酸盐是一种焦磷酸盐类似物，能被破骨细胞摄取并抑制骨吸收所必需的酶，从而有效抑制钙羟基磷灰石形成，同时双膦酸盐还参与抑制巨噬细胞和炎症细胞因子的释放。双膦酸盐治疗能促进钙化防御患者疼痛和皮损的改善。临床上观察到多种双膦酸盐，包括帕米膦酸盐、依替膦酸二钠、阿仑膦酸盐、利塞膦酸盐、伊班膦酸盐等，均对溃疡显示出治疗作用。上述多为个案报道或回顾性观察研究，仍需要进一步临床研究阐明其疗效和安全性。另外，临床上使用双膦酸盐类药物时要小心可能导致的低动力性骨病的发生风险。

3）西那卡塞作为一种拟钙剂，可增加甲状旁腺组织中钙敏感受体对细胞外钙活化的敏感性，主要用于治疗透析患者的继发性甲状旁腺功能亢进，降低血钙、血磷和 iPTH 水平。西那卡塞不仅能有效地控制患者血清钙、磷水平，还可以促进患者溃疡愈合。同时，西那卡塞联合 STS 等药物治疗钙化防御有提高患者生存率的作用。一项大型随机对照试验（EVOLVE）证实，与安慰剂组相比，西那卡塞可以降低合并继发性甲状旁腺功能亢进的血液透析患者的钙化防御发病率。西那卡塞治疗钙化防御时，无论是应用单药治疗，还是作为 STS、双膦酸盐或高压氧联合治疗的一部分，对钙化防御皮损均有较好的疗效。

4）其他药物治疗：除了上述治疗药物外，近年来发现新型抗凝药、维生素 K 和 SNF472 也具有治疗钙化防御的作用。

A. 抗凝治疗：钙化防御病理生理主要表现为小动脉血栓形成、真皮组织缺血、坏死性皮下结节，并逐步发展形成局部皮肤缺血坏死性溃疡。在组织学标本中，钙化防御患者的血栓形成发生率较高，附壁血栓常见，提示抗凝治疗在钙化防御的治疗中可能具有一定的价值。钙化防御治疗中常用的抗凝药物包括组织纤溶酶原激活剂（tissue plasminogen activator，tPA）和直接口服抗凝剂（DOAC）。对于接受透析的钙化防御患者，阿哌沙班出血风险更小，可能是一种安全有效的华法林替代药物。

B. 维生素 K：钙化防御患者易合并引起维生素 K 缺乏的其他疾病，如克罗恩病、酒精性肝硬化或患者本身存在胃搭桥手术病史等。维生素 K 在 Matrix Gla 蛋白（MGP）的羧化中发挥着关键作用，而羧化的 MGP（cMGP）是血管钙化有效的抑制剂，因此，维生素 K 缺乏可能通过降低 cMGP 的浓度，在钙化防御的发病机制中发挥作用。2018 年报道了一名

43 岁接受维持性血液透析的女性钙化防御患者，其小腿和大腿外侧出现大片痛性溃疡，同时该患者的血浆维生素 K 浓度过低，以至于检测不到，给予患者补充维生素 K 和增加血液透析频率治疗后，即观察到该患者皮肤病变完全消失，而在维生素 K 缺乏的钙化防御患者中补充维生素 K 也可以改善钙化防御的结局。

C. SNF472：是一种肌醇六磷酸的静脉注射制剂，可通过抑制羟基磷灰石晶体的形成而有效抑制尿毒症和非尿毒症大鼠中冠状动脉钙化（coronary artery calcification，CAC）的进展。2018 年，Perelló J 等进行了 SNF472 的首次人体随机临床试验，结果显示 SNF472 在人群中具有可接受的安全性和耐受性，该结论在随后一项人群中的随机双盲对照的 Ⅰb 期临床试验中得到证实。2019 年 8 月，一项 SNF472 最新的 Ⅱ 期临床试验结果发表在 *J Nephrol* 期刊上，试验证实了在每周 3 次血液透析和标准治疗的基础上，每周 3 次、持续 12 周的 SNF472 静脉注射治疗在 11 名完成试验的钙化防御患者中表现出良好的耐受性，同时改善了患者的伤口愈合、疼痛和生活质量等情况。2020 年 2 月启动了一项研究 SNF472 的 Ⅲ 期临床试验（NCT04195906），是在 SNF472 与钙化防御 Ⅱ 期临床试验的基础上，研究 SNF472 与安慰剂相比对钙化防御伤口愈合的疗效、安全性及耐受性的临床试验。虽然该试验的开放标签性质使得很难得出确切的结论，但是结果是非常有希望的，现在已经进入 Ⅲ 期临床试验，距离临床应用又近了一步。

（6）高压氧治疗：钙化防御组织学特征包括皮肤、皮下组织和内脏器官的小血管钙化。这些血管变化引发组织缺血缺氧，导致组织坏死。研究证实，钙化防御患者的经皮氧张力（transcutaneous oxygen tension，TCPO$_2$）水平较低，而高压氧治疗（hyperbaric oxygen therapy，HBOT）有助于恢复组织的氧合并促进愈合。HBOT 的治疗时间每次持续 30～45min，至少接受 20 次治疗，并且 HBOT 治疗时间越长，治疗效果可能越好。

（7）手术治疗

1）甲状旁腺切除术：对于拟钙剂治疗继发性甲状旁腺功能亢进效果不佳的钙化防御患者，可考虑行甲状旁腺切除手术。尽管目前认为继发性甲状旁腺功能亢进是钙化防御的危险因素，因此把甲状旁腺切除手术视为钙化防御治疗手段之一，但是也有很多临床观察发现，手术有诱发或加重钙化防御的风险，其具体机制仍不明确，这可能与术后骤然的 iPTH 下降所导致的钙磷转运变化，或者潜在的骨低动力转运引发的一过性钙在血管壁沉积加快有关，这一推测仍有待实验证实。因此，目前倾向于建议对已有的钙化防御伴继发性甲状旁腺功能亢进的患者，手术之前给予充分的抗血管钙化药物治疗。

2）截肢手术：其可以减轻患者疼痛，尽力保全正常肢体，适用于对以上治疗均无反应的患者。但截肢术花费较大、风险较高，术后严重影响患者肢体的功能及外观，并且无法避免钙化防御皮肤损害的进展，伤口不愈合风险较大，需要骨科医师严格把握适应证及手术范围。

第二节　心脏和血管钙化

终末期肾衰竭患者最为常见的合并症是心血管疾病（CVD），其死亡率高于普通人群的

15 倍，直接影响透析患者的生活质量。

　　慢性肾脏病（CKD）患者长期的矿物质和骨代谢异常可导致骨外转移性钙化，包括心血管钙化和软组织钙化。心血管钙化既往被认为是自然衰老和动脉粥样硬化的表现，多见于老年、心脏疾病和糖尿病患者，近年来，随着对 CKD-MBD 认识的加深，人们发现 CKD 患者的心血管钙化患病率高且钙化严重，在疾病早期、儿童和青少年中均可出现。大量的临床及基础研究显示，心血管钙化是 CKD 患者发生心血管疾病、心源性死亡及全因死亡的重要危险因素。

一、心血管钙化定义和类型

　　最早于 1863 年，Virchow 首次报道 CKD 患者动脉内膜存在活跃的骨化和新生骨形成；直到 1903 年，由德国病理学家首次描述了动脉中膜钙化，也称为门克伯格动脉硬化（Monckeberg 硬化），其表现为动脉壁平滑肌层的片状钙化，没有脂质或胆固醇沉积，不会形成管腔狭窄。随后，大量的流行病学调查显示，CKD 患者比健康人群更早出现广泛的更为严重的血管钙化，与肾功能正常的高危 CVD 患者相比，其血管钙化的患病率及程度也显著升高。有研究发现，超过 50% 的 CKD 患者在进入透析前已出现血管钙化。在儿童 CKD 患者和年轻的透析患者中也发现了较高的血管钙化患病率。动脉内膜钙化是动脉粥样硬化伴血管钙化最常见的病理类型，在 CKD 患者中动脉中膜钙化更为常见，尤其是在儿童和年轻患者的 CKD 早期阶段。

　　1. 心血管钙化　包括心脏瓣膜钙化和血管钙化，是钙盐等矿物质沉积在心脏瓣膜和动脉壁组织的一种病理学改变，典型表现为羟基磷灰石晶体沉积。与老年性心脏瓣膜退行性变主要出现在主动脉瓣的血管侧不同，CKD 患者的心脏瓣膜钙化可出现在所有瓣膜，以二尖瓣钙化为主，钙化灶多见于瓣叶。CKD 患者的血管钙化通常指动脉钙化，可以发生在动脉壁的内膜或中膜，其中动脉内膜由内弹性层支撑的内皮细胞层组成，而动脉中膜由平滑肌层和弹性组织组成。根据钙化沉积部位的不同又分为 3 种类型，分别是动脉内膜钙化、动脉中膜钙化和钙化防御。

　　2. 动脉内膜钙化　表现为动脉粥样硬化性钙化，发生于脂质条纹形成期，呈点灶状或斑片状。当血管内皮细胞损伤后会引起血液白细胞黏附，并使单核细胞成熟为具有脂质摄取的巨噬细胞，导致平滑肌细胞从中膜向内膜迁移并增殖，脂肪条纹和纤维斑块扩大并凸出进入动脉壁，因此可导致管腔变窄。内膜钙化多见于主动脉等大动脉和冠状动脉，在老年、高血压、血脂异常和糖尿病患者中最为常见，常引起心绞痛、心肌梗死和脑卒中等心脑血管疾病。目前认为动脉内膜钙化可能是炎症的一种继发性现象，在血管平滑肌细胞和巨噬细胞进入早期动脉粥样硬化病变后产生钙化。

　　3. 动脉中膜钙化　是动脉壁平滑肌层的片状或线状钙化，发生在无炎症细胞浸润和脂质沉积的环境中，呈弥漫性连续线样（横截面呈同心圆状）分布，会引起动脉僵硬，导致动脉顺应性下降、脉压增大、动脉脉搏波速度（pulse wave velocity，PWV）增加。中膜钙化主要分布在肌型血管，多见于股动脉、桡动脉、指动脉和子宫动脉等外周动脉，是 CKD 患者中最为常见的钙化类型。动脉中膜钙化不是简单的钙被动沉积过程，而是对病理环境的主动反应过程，如衰老、炎症、糖尿病、CKD、固有细胞表型转变等条件下中膜逐渐出现钙化灶。在钙调节体液因子（包括钙和磷酸盐本身）发生改变的环境下，固有的血管平滑肌细胞表型转换和局部炎症同时发生，同时弹性蛋白纤维的降解在随后的钙化中也具有重要的作用，由此可见 CKD 患者动脉中膜钙化是一个活跃的病理生物学过程。

4. 钙化防御 是一种罕见的几乎仅发生于 CKD 患者中的周围血管钙化综合征，也称为钙化性尿毒症动脉病变，Hans Seyle 于 1961 年首次描述了这种特殊的钙化类型，其主要特征是皮下脂肪组织和真皮内的微血管闭塞，导致剧烈疼痛及缺血性皮肤病变。组织学上，钙化防御发生于皮肤真皮层内的小动脉和微动脉，广泛的无定形性钙盐沉积伴内膜增生，钙盐沉积呈节段性或环周性，可引起内膜增生、炎症、闭塞性血管内破裂、小动脉内钙化和血栓性皮肤缺血改变，导致剧烈疼痛和缺血性皮肤病变，如真皮、真皮下和脂肪组织坏死，随后发生皮肤溃疡，严重时可危及生命。钙化防御预后差，死亡风险高，但比较罕见（详见本章第一节）。

5. 心肌肥厚与心肌纤维化 左心室肥厚（LVH）在 ESRD 中最常见。SHPT 直接引起心肌肥厚和间质纤维化，其他间接因素有高钙血症、贫血，以及大小血管改变导致的血压升高。PHPT、SHPT 时，AKP 的升高与 LVH 呈正相关。间质纤维化与高血压无关，但可使舒张功能明显受损，并与心律失常增多有关。有研究显示，PTx 能缩小心肌肥厚，但也有学者持反对意见。

心肌肥厚与维生素 D 的关系在于其对血管平滑肌细胞（VSMC）生长的影响。高浓度的骨化三醇减缓细胞增殖而促进分化，低浓度则相反。除此直接作用外，骨化三醇还有调节其他生长因子的作用，如拮抗内皮素介导的心肌肥厚，它还抑制 ANP 基因表达，因而延缓心肌肥厚。ANP 基因表达是心脏肥厚的最早期、最可靠的指标。骨化三醇治疗明显地减轻了心肌肥厚，同时血浆 PTH、血管紧张素 II 和 ANP 含量也降低。

6. 高血压和外周血管疾病 iPTH 引起高血压的机制是通过增加细胞内钙离子含量，对血管内皮细胞的功能与生长的影响则可增高血管张力与僵硬度。肾衰竭时，采取减低 PTH 分泌的措施可降低血压，PTx 能使血液透析患者血压持续地降低。

尿毒症时血浆 $1,25(OH)_2D_3$ 浓度降低可间接通过 PTH 的分泌增多而升高血压，在其浓度高时，血压降低。$1,25(OH)_2D_3$ 的作用明显同时取决于 PTH 状况。$1,25(OH)_2D_3$ 的缺少可促进动脉粥样硬化，肌细胞增殖，胶原形成，使血管变硬、顺应性减低。

二、心血管钙化的诊断和评估

血管钙化的诊断金标准是血管活检，但其损伤大、取材困难、无法反映整体情况等，因此临床上推荐使用无创性的影像学诊断。目前评估血管钙化的影像学方法有很多种，最常见的是 CT、X 线、超声心动图和血管超声等检查。不需要造影剂的电子束 CT（EBCT）和多层螺旋 CT（MSCT）作为非侵入性成像方法，被认为是评估冠状动脉钙化（CAC）和主动脉瓣钙化的检测金标准，但 X 线、超声心动图、血管超声和 PWV 等检测手段具有简便、经济、低辐射/零辐射等优点，在临床更容易推广及应用。

CKD 患者心血管钙化可累及全身，根据检查的位置可分为心脏瓣膜钙化、CAC、腹主动脉钙化（abdominal aortic calcification，AAC）、手动脉钙化和其他中小动脉钙化。其中心脏瓣膜钙化、CAC 和 AAC 与 CKD 患者预后密切相关，也越来越被关注，KDIGO 指南也推荐对 CKD G3～G5D 期患者应每 6～12 个月进行一次心血管钙化评估。不同部位的心血管钙化评估方法有所不同。

EBCT、MSCT 和超声心动图都用于评估心脏瓣膜钙化，由于具备安全、无辐射、相对较低的成本等优点，KDIGO 指南推荐使用超声心动图评估心脏瓣膜钙化。当超声中看到主动脉瓣或二尖瓣膜上高回声区（1 个或多个点）＞1mm 则认为是心脏瓣膜钙化，但只能定性或主观性地评估为轻度、中度和重度。透析患者的心脏瓣膜钙化发生率比普通人群更为常见，据报道，透析患者二尖瓣钙化患病率为 10%～40%，而主动脉瓣钙化患病率稍高，为 25%～55%。一项临床研究显示，超声心动图显示的瓣膜钙化与经 CT 测定的 CAC 之间是相关的。也有研究发现，心脏瓣膜钙化与透析患者的不良心血管结局和高死亡率密切相关，但与动脉粥样硬化性血管疾病史无关。

CAC 是 CKD 患者血管钙化的典型表现，也是目前关注的重点。EBCT 和 MSCT 具有敏感度和特异度高的优点，为 CAC 检测金标准，其可以准确地检测和量化 CAC 程度。计算冠状动脉钙化积分（coronary artery calcium score，CACS）的半定量积分法包括 Agatston 钙化积分、容量积分和质量积分，其中 Agatston 钙化积分是最常用和报道最多的方法。Agatston 钙化积分是根据钙化斑块面积的峰值密度（用 Hounsfield 单位测量）并用相应的软件计算出来的，由沿着冠状动脉分支确定的每个钙化病灶的所有评分之和构成总分。

20 世纪初的研究发现，维持性血液透析患者 CACS 远远高于健康人群和已知冠心病患者。一项研究发现在 CKD G3～G5 期（非透析）患者中，CAC 患病率为 40%～60%，但进入透析后 CAC 患病率高达 80%～90%，这说明在透析开始后，CAC 有明显的发展趋势，其患病率明显增加。在大量的临床研究中，CACS 用于心血管风险的分层，结果显示 CACS 是 CVD 和心血管死亡率的一个强有力的预测因子。Matsuoka 等报道了在 104 例血液透析患者中，CACS＞200 的患者生存率明显低于 CACS＜200 的患者（P=0.01）。同时，Block 等对 129 例血液透析患者进行了中位随访时间为 44 个月的研究，经年龄、种族、性别和糖尿病校正后，基线 CACS＞400 仍是全因死亡率的一个强有力的预测因子[危险比（HR）=4.5，95% CI 1.33～15.14）。CACS 也被用来跟踪血管钙化的进展，以评估各种治疗方案[如磷酸盐结合剂（非含钙 vs. 含钙）、拟钙剂（西那卡塞）和活性维生素 D 等]对 CAC 及 CKD 患者总体预后的影响。

在过去的十几年中，CKD 心血管钙化最初的研究重点集中在与 CVD 和心源性死亡密切相关的 CAC，然而最近越来越多的研究关注 AAC。一系列前瞻性临床研究显示，AAC 是 CKD 患者（含 CKD G3～G5 期、血液透析和腹膜透析患者）心肌梗死、脑卒中和全因死亡的重要危险因素。目前采用腹侧 X 线检查或 EBCT 对 AAC 进行半定量评估，由于 X 线检查成本低、辐射剂量低、与 CT 结果一致性高、结果直观，目前临床上更常用腹部侧位 X 线检查评估 AAC 的严重程度。计算 AAC 积分的方法有几种，最著名的是 Kauppila 半定量积分法，在腹部侧位 X 线片平面根据第 1～4 胸椎的腹主动脉前壁和后壁钙化斑块范围评分,其中无钙化斑块为 0 分,斑块钙化长度<1/3 动脉壁长度为 1 分,斑块钙化长度为 1/3～2/3 动脉壁长度为 2 分,斑块钙化长度>2/3 动脉壁长度为 3 分,总分为 0～24 分。据 CORD (calcification outcome in renal disease) 研究建议,AAC 积分为 0 分无钙化,1 分≤AAC 积分≤4 分为轻度钙化,5 分≤AAC 积分≤15 分为中度钙化,而 16 分≤AAC 积分≤24 分为重度钙化。CORD 研究对 1084 例透析患者进行中位随访时间为 2 年的研究,结果发现中度或重度 AAC 是全因死亡或非致命性心血管事件的重要预测因素,与无或轻度 AAC 相比,中度 AAC 的 HR 为 3.682,95% CI 1.356～9.997,$P=0.01$;重度 AAC 的 HR 为 8.64,95% CI 3.528～21.158,$P<0.001$。由于 AAC 积分评估简便易行,与 CKD 患者的预后密切相关,在临床工作中得到了积极推广。

除了上述评估,还可以对 CKD 患者主动脉弓、颈动脉、胸主动脉和透析血管通路等部位进行钙化评估。鉴于检测可靠性、临床可行性、预后相关性等因素,KDIGO 指南和中国 CKD-MBD 指南推荐对于 CKD G3～G5D 期患者,可采用侧位腹部 X 线检查以确定是否存在血管钙化,并使用超声心动图检查以确定是否存在心脏瓣膜钙化,有条件的情况下可采用电子束 CT 及多层螺旋 CT 来评估心血管钙化情况。

第三节　肿瘤样转移性钙化

尿毒症患者可以合并肿瘤样转移性钙化,也称为尿毒症肿瘤样钙质沉着症 (uremic tumoral calcinosis,UTC),是一种以关节周围软组织钙化为特征的少见疾病,也是 CKD-MBD 的一种特殊异位钙化表现。国外报道长期规律透析患者中 UTC 发病率为 0.5%～3.0%,我国报道的 UTC 病例较少。因其发病率低,且与肿瘤性病变不易鉴别,这一疾病常不易被诊断,甚至我国个别医院将该病当作"骨肿瘤"误诊误治。

发 病 机 制

目前研究认为,UTC 的发病机制不明,可能与 PTH 升高有关,SHPT 所致高转运性骨病,透析不充分导致的高磷血症,大量含钙磷结合剂及维生素 D 的不合理应用均增加了钙磷负荷,导致血清钙、磷水平升高,最终导致骨外软组织钙化。部分患者微炎症指标,如高敏 C 反应蛋白升高,提示微炎症状态也是 UTC 的一个重要因素。

1. 临床表现及相关检查

（1）临床表现:早期无症状,包块增大后局部肿胀疼痛、不同程度关节活动障碍。UTC 发病部位通常在肩、髋、肘等大关节部位（图 11-3-1）。发生于髋部的 UTC,在基层透析室有"铁屁股"之称。国外亦有少数病例报道发生于颈椎、胸椎、指间关节、跖趾关节附近。发生于脊柱关节可引起神经压迫症状,发生于指间关节及跖趾关节附近需要与痛风相鉴别。

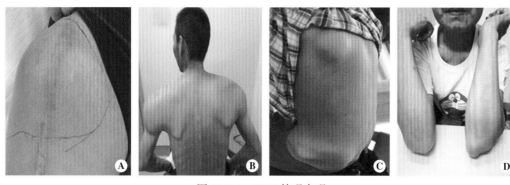

图 11-3-1　UTC 外观表现

（2）实验室检查：患者血生化指标常出现高磷血症、高钙血症、钙磷乘积升高，大部分患者血 PTH 升高，血碱性磷酸酶升高，25（OH）D 降低，部分患者血超敏 CRP 含量升高。

（3）甲状旁腺超声：大部分患者经超声检查可见单个或多个甲状旁腺弥漫性增生或结节性增生。

（4）特殊影像学检查：X 线表现为关节附近软组织内大小不等的高密度团块影，呈卵石样、菜花样改变，边缘清晰，周围骨质未见明显吸收、破坏（图 11-3-2A～C）。CT 表现与 X 线表现基本相同，但 CT 分辨率更高（图 11-3-2D）。MRI 表现为边缘清晰完整的肿瘤样包块，内部多呈斑片状长 T_1 短 T_2 信号，夹杂斑点状混杂长 T_1 混杂长 T_2 信号（图 11-3-2E）。三维 CT 重建能更清楚地显示病变部位的形态范围、病变内密度及其与邻近关节的关系（图 11-3-3）。全身骨扫描 ECT 可见代谢性骨病改变，以及病变软组织处异常放射性浓聚。

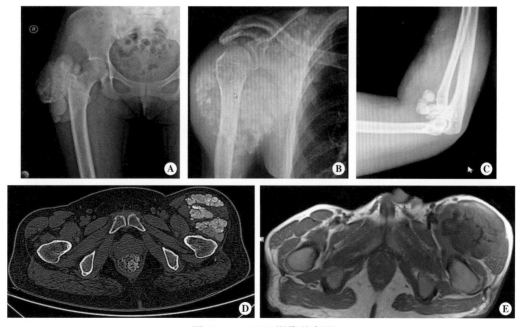

图 11-3-2　UTC 影像学表现

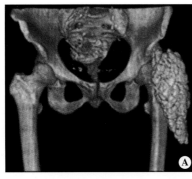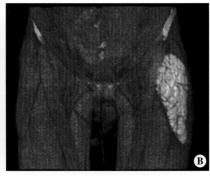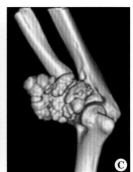

图 11-3-3　UTC 三维 CT 重建图像

（5）病理检查：病灶穿刺物及钙化包块内部可见乳白色液体及淡黄色乳糜状液体，镜检可见颗粒状钙磷结晶。

2. 诊断　目前对于 UTC 的诊断尚无统一标准，对于尿毒症透析患者，透析不充分，长期高钙或高磷血症，不明原因进行性增大的关节周围的无痛性包块，影像学表现为特异的关节周围钙化灶，不破坏骨质关节，可考虑 UTC。对于不能确诊的患者，可穿刺活检（通常不推荐，皮肤张力过大的容易导致穿刺部位不愈合，继发皮肤感染），穿刺物为乳白色或淡黄色浑浊液体，病理检查为钙磷结晶可确诊。

3. 鉴别诊断　需要与滑膜软骨瘤病、骨化性肌炎、软组织恶性肿瘤、原发性甲状旁腺功能亢进、营养不良性钙化相鉴别。

（1）滑膜软骨瘤病：和 UTC 在临床表现和影像学表现上较难鉴别，主要通过询问是否有透析病史和穿刺活检结果来鉴别。

（2）骨化性肌炎：患者多数伴有外伤史，表现为软组织内边界清楚的骨质密度肿块，影像学上无肿瘤样钙化特征的斑片状密度影。

（3）软组织恶性肿瘤：多伴有疼痛，边界不清晰，病变内钙化多为不规则状斑片影，病变可侵犯邻近组织，邻近骨质多有吸收、破坏。病理检查可见肿瘤细胞。

（4）原发性甲状旁腺功能亢进：表现为 PTH 升高，实验室检查血钙及碱性磷酸酶常升高，血磷低，骨干出现纤维囊肿、棕色瘤、骨膜下骨吸收等。

（5）营养不良性钙化：常见于变性坏死组织或异物的钙化，最常发生于结核坏死灶、动脉粥样硬化等，没有钙磷代谢的异常。

4. 治疗　UTC 治疗主要有以下几种方式。

（1）内科综合治疗：透析不充分是 UTC 发生的重要原因之一，需充分透析，应用磷结合剂，控制高磷血症，保持血钙、血磷在靶目标值的低限范围，积极控制 SHPT 等治疗。同时积极寻找炎症因素予以纠正。

（2）外科治疗方法：主要有甲状旁腺外科治疗和局部包块切除。

1）甲状旁腺外科治疗：包括甲状旁腺射频消融术和甲状旁腺切除术，对于合并 SHPT 的患者，甲状旁腺外科治疗对 UTC 有较好疗效。

2）局部切除包块：可直接切除包块。包块切除后存在易复发、继发感染、伤口不易愈合等问题。在内科综合治疗无效情况下，对于严重影响患者生活质量的包块，如包块引发关节疼痛及活动受限，可选择外科切除。

（3）肾移植：有病例报道成功的肾移植后 UTC 完全恢复。图 11-3-4 示 PTx 术后 UTC 表现逐渐减轻。

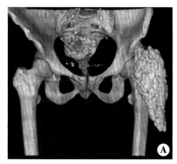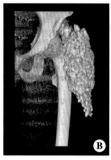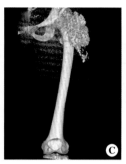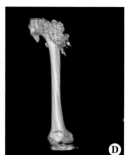

图 11-3-4　PTx 手术前后 UTC 改变

A. 左髋关节 PTx 术前 CT 三维重建；B. 术后 1 个月；C. 术后 2 个月；D 术后 3 个月，转移性钙化包块几乎完全消失

第四节　退缩人综合征和 Sagliker 综合征

退缩人综合征（shrinking man syndrome，SMS）是一组主要以身高明显缩短（通常指身高缩短超过 3cm）伴有骨病、骨畸形、病理性骨折、皮肤瘙痒等其他症状为特征的临床综合征。

1980 年美国 Horensten 等报道了 1 例特殊的病例，患者男性，37 岁，行血液透析治疗 9 年，身高下降了 28cm，诊断为 SHPT 伴身高缩短。值得一提的是，Horensten 首次将该病例称为退缩人综合征。此后，国外又有为数不多的类似病例报道：1981 年，Lindsey 报道了 1 例患者身高缩短，亦将其称为"退缩人"。Memmos 等于 1982 年报道 3 例男性患者，其中 2 例行血液透析治疗 10 年以上，3 例均有身高降低，骨活检显示 SHPT 骨损坏特征，诊断为"退缩人综合征"。

2004 年土耳其的 Sagliker 等首先报道了（25 例）规律血液透析合并 SHPT 患者的以腭、下颌骨改变为主的特殊面部形态改变，同时合并退缩人改变的一组青少年病例，命名为"Sagliker 综合征"。

Sagliker 综合征的特点如下。①慢性肾衰竭发病时比较年轻（15～40 岁），常见于女性，并且女性病变重于男性。②原发病常见慢性肾小球肾炎，非糖尿病肾病。③有长期规律透析史。④在长期透析中未规范治疗，没有监测血 iPTH、Ca、P、ALP 指标，即 SHPT 未得到及时治疗。⑤iPTH 及血清 ALP 都明显升高，诊断符合重度 SHPT，高转运性骨病活动期；⑥出现以面部骨骼畸形为主的特殊改变，表现为以面部腭、下颌骨改变为主的面部特殊形态。⑦头颅 X 线：骨板明显增厚，密度增高；严重病例骨质膨胀，密度不均，致明显颅骨畸形，呈类"狮面征"样改变。颅底骨表现为上、下颌骨体积明显增大，密度增高，牙槽骨硬板吸收，边缘模糊；这种面部骨骼改变的放射学表现有明显的一致性。⑧常伴全身多处骨骼畸形，主要特征有身高缩短、面部膨隆、双手指假性"杵状指"。

　　Sagliker 等报道该综合征在土耳其血液透析患者中的发生率约为 0.5%。在美国和巴西等国也有少数病例报道，不同部位骨骼改变的机制不明。其他较少文献描述这种透析患者面部改变的用词还有"大头"（bighead）和"狮样面容"（leontiasis ossea deformity）。

　　2007 年张凌等在欧洲透析移植会议上报道了中日友好医院收治的来自基层医院的 11 例规律血液透析合并 SHPT 患者出现的面部形态改变，其中男性 4 例、女性 7 例；年龄 25～50 岁；透析龄 96～192 个月。原发病：慢性肾小球肾炎 9 人、未知病因 2 人。甲状旁腺切除术前：血清总钙 8.8～11mg/dl，血清磷 5.5～9.8mg/dl，所有患者血清 ALP 升高，达 220～2168U/L，iPTH＞2000pg/ml。颈部彩色多普勒超声显示 3～4 个增大的甲状旁腺，最大直径为 1.2～3.4cm。甲状旁腺同位素 ^{99m}Tc-MIBI 扫描证实，超声结果并未发现异位甲状旁腺。骨骼 X 线及 CT 检查示全身骨骼多处畸形，脊柱可见多个椎体呈压缩骨折（双凹征），胸部肋骨变形，骨盆变形，双手指呈假"杵状指"样改变。头颅 X 线检查：骨板明显增厚，密度增高，是正常人的 1～4 倍，其增厚的程度与 SHPT 的病程呈正相关；典型病例的侧位头颅相可见颅骨背景有明显"胡椒加盐"现象，严重的呈虫蚀样或地图样改变；上、下颌骨体积明显增大并呈骨硬化表现。颌面部 CT 均呈现不同程度的颅骨增厚，密度增高，板障结构消失，呈均一磨玻璃样改变或斑片样高密度影，有些可见虫蚀样骨质破坏，颅底骨表现为上、下颌骨体积明显增大，密度增高，牙槽骨硬板吸收，边缘模糊，严重病例骨质膨胀，密度不均，致明显颅骨畸形，呈类"狮面征"样改变。11 例患者都合并不同程度的转移性钙化，包括主动脉弓及外周动脉钙化，心脏瓣膜钙化，皮肤、关节周围钙化。所有患者成功接受了甲状旁腺切除手术，术后骨痛快速缓解，全身一般情况明显改善，营养指标上升，干体重增加，血清总钙、磷、ALP、iPTH 恢复到正常值。其中 5 例已经随访追踪到术后 1～2 年，其头颅及全身骨骼畸形停止发展并部分恢复和好转。

　　由于 SHPT 早期病情进展缓慢，在经济不发达国家或地区和医生专科知识不足的医院常常被忽略，使骨病持续发展，最终导致严重骨骼畸形。因此，建议加强专业医生的继续教育，学习、推广并普及 K/DOQI 知识，重视预防这种特殊的骨骼畸形，同时应统一学术诊断名称。当患者在出现早期面部改变时，如果及时发现和纠正钙、磷紊乱，降低 PTH（药物或手术治疗），行甲状旁腺切除手术均可以有效治疗、控制并部分逆转骨骼畸形。笔者认为，上述两种特殊临床类型其实都是晚期严重 SHPT 骨骼畸形的表现，只是受累的部位不同。由于目前报道的病例尚少，其发病机制及面部畸形发生是否早于身高缩短还有待进一步研究和探讨。

（张晓良　杨璨鞬　刘玉秋　尹良红　刘璠娜　张　凌　余永武）

参 考 文 献

焦咏宜，张晓良，2022. 硫代硫酸钠治疗钙化防御血管钙化机制的研究进展及其争议. 临床肾脏病杂志，22（1）：63-66.

李晓敏，张晓良，邵华，等，2020. 以钙化防御药物治疗实践探讨临床药师在规范和推进超说明书用药中的作用. 中国现代应用药学，37（24）：3041-3044.

刘玉秋，倪海峰，马坤岭，等，2018. 早期表现为单发皮肤紫斑的钙化防御一例报告. 中华肾脏病杂志，

34（7）：553-554.

刘玉秋，谢筱彤，张晓良，2022. 透析患者钙化防御的诊断策略. 中华肾脏病杂志，38（6）：561-566.

刘玉秋，杨璨粼，汤日宁，等，2019. 《钙性尿毒症性小动脉病》后续报道. 肾脏病与透析肾移植杂志，28（3）：291-292.

刘玉秋，张晓良，汤日宁，等，2018. 钙性尿毒症性小动脉病. 肾脏病与透析肾移植杂志，27（3）：294-299.

邢婕，张晓良，谢筱彤，等，2020. 内脏钙化防御合并重度铁过载一例. 中华肾脏病杂志，36（2）：150-153.

熊敏，王晶，李旭东，等，2020. 尿毒症肿瘤样钙质沉着症10例临床分析. 中华内科杂志，59（11）：860-865.

许可可，吴旻昊，孙文超，等，2018. 透析相关性肿瘤样钙化19例诊疗体会. 临床外科杂志，26（8）：610-612.

杨璨粼，刘玉秋，2019. 透析患者钙化防御的治疗. 肾脏病与透析肾移植杂志，28（6）：580-585.

于敬东，邹国红，崔志钧，2006. 退缩人综合征附3例报道. 中国血液净化，5（9）：702.

张凌，姚力，2011. 甲状旁腺全切除术治疗10例Sagliker综合征疗效评估. 中华内科杂志，7（8）：562-567.

张蕊，徐志宏，于明安，等，2017. 微波消融术治疗继发性甲状旁腺功能亢进症改善肿瘤样钙质沉着症1例. 中国血液净化，16（5）：359-360.

张晓良，刘玉秋，刘必成，2018. 钙化防御早期诊治进展. 内科理论与实践，13（4）：212-217.

赵学智，1997. 退缩人综合征三例. 中华肾脏病杂志，4：224.

Adragao T，Pires A，Lucas C，et al，2004. A simple vascular calcification score predicts cardiovascular risk in haemodialysis patients. Nephrol Dial Transplant，19（6）：1480-1488.

Agatston AS，Janowitz WR，Hildner FJ，et al，1990. Quantification of coronary artery calcium using ultrafast computed tomography. J Am Coll Cardiol，15（4）：827-832.

An J，Devaney B，Ooi KY，et al，2015. Hyperbaric oxygen in the treatment of calciphylaxis：a case series and literature review. Nephrology（Carlton），20（7）：444-450.

Ballanti P，Silvestrini G，Pisanò S，et al，2011. Medial artery calcification of uremic patients：a histological，histochemical and ultrastructural study. Histol Histopathol，26（2）：191-200.

Block GA，Raggi P，Bellasi A，et al，2007. Mortality effectt of coronary calcification and phosphate binder choice in incident hemodialysis patients. Kidney Int，71（5）：438-441.

Block GA，Spiegel DM，Ehrlich J，et al，2005. Effects of sevelamer and calcium on coronary artery calcification in patients new to hemodialysis. Kidney Int，68（4）：1815-1824.

Bonchak JG，Park KK，Vethanayagamony T，et al，2016. Calciphylaxis：a case series and the role of radiology in diagnosis. Int J Dermatol，55（5）：e275-e279.

Brandenburg VM，Kramann R，Rothe H，et al，2017. Calcific uraemic arteriolopathy（calciphylaxis）：data from a large nationwide registry. Nephrol Dial Transplant，32（1）：126-132.

Braun J，Oldendorf M，Moshage W，et al，1996. Electron beam computed tomography in the evaluation of cardiac calcification in chronic dialysis patients. Am J Kidney Dis，27（3）：394-401.

Buchkremer F，Farese S，2008. Uremic tumoral calcinosis improved by kidney transplantation. Kidney Int，74（11）：1498.

Callister TQ，Cooil B，Raya SP，et al，1998. Coronary artery disease：improved reproducibility of calcium scoring with an electron-beam CT volumetric method. Radiology，208（3）：807-814.

Chen TY，Lehman JS，Gibson LE，et al，2017. Histopathology of calciphylaxis：cohort study with clinical correlations. Am J Dermatopathol，39（11）：795-802.

Chertow GM，Burke SK，Raggi P，2002. Sevelamer attenuates the progression of coronary and aortic calcification in hemodialysis patients. Kidney Int，62（1）：245-252.

Chiriac A，Grosu OM，Terinte C，et al，2020. Calcific uremic arteriolopathy（calciphylaxis）calls into question the validity of guidelines of diagnosis and treatment. J Dermatolog Treat，31（5）：545-548.

Christiadi D，Singer RF，2018. Calciphylaxis in a dialysis patient successfully treated with high-dose vitamin K supplementation. Clin Kidney J，11（4）：528-529.

Ciceri P，Volpi E，Brenna I，et al，2012. Combined effects of ascorbic acid and phosphate on rat VSMC osteoblastic differentiation. Nephrol Dial Transplant，27（1）：122-127.

Cofan F，García S，Combalia A，et al，1999. Uremic tumoral calcinosis in patients receiving longterm hemodialysis therapy. J Rheumatol，26（2）：379-385.

Colboc H，Moguelet P，Bazin D，et al，2019. Localization，morphologic features，and chemical composition of calciphylaxis-related skin feposits in patients with calcific uremic arteriolopathy. JAMA Dermatol，155（7）：789-796.

Cozzolino M，Brancaccio D，Gallieni M，et al. 2005. Pathogenesis of vascular calcification in chronic kidney disease. Kidney Int，68（2）：429-436.

Cozzolino M，Urena-Torres P，Vervloet MG，et al，2014. Is chronic kidney disease-mineral bone disorder（CKD-MBD）really a syndrome. Nephrol Dial Transplant，29（10）：1815-1820.

Disthabanchong S，2012. Vascular calcification in chronic kidney disease：pathogenesis and clinical implication. World J Nephrol，1（2）：43-53.

Eisenberg B，Tzamaloukas AH，Hartshorne MF，et al，1990. Periarticular tumoral calcinosis and hypercalcemia in a hemodialysis patient without hyperparathyroidism：a case report. J Nucl Med，31（6）：1099-1103.

Fathi I，Sakr M，2014. Review of tumoral calcinosis：a rare clinico-pathological entity. World J Clin Cases，2（9）：409-414.

Floege J，Kubo Y，Floege A，et al，2015. The effect of cinacalcet on calcific uremic arteriolopathy events in patients receiving hemodialysis：the EVOLVE trial. Clin J Am Soc Nephrol，10（5）：800-807.

Foley RN，Parfrey PS，Sarnak MJ，1998. Clinical epidemiology of cardiovascular disease in chronic renal disease. Am J Kidney Dis，32（5 Suppl 3）：S112-S119.

Fukumoto S，2007. Fibroblast growth factor（FGF）23 works as a phosphate-regulating hormone and is involved in the pathogenesis of several disorders of phosphate metabolism. Rinsho Byori，55（6）：555-559.

Garland JS，Holden RM，Groome PA，et al，2008. Prevalence and associations of coronary artery calcification in patients with stages 3 to 5 CKD without cardiovascular disease. Am J Kidney Dis，52（5）：849-858.

Ghosh T，Winchester DS，Davis MDP，et al，2017. Early clinical presentations and progression of calciphylaxis. Int J Dermatol，56（8）：856-861.

Goodman WG，Goldin J，Kuizon BD，et al，2000. Coronary-artery calcification in young adults with end-stage renal disease who are undergoing dialysis. N Engl J Med，342（20）：1478-1483.

Gupta N，Haq KF，Mahajan S，et al，2015. Gastrointestinal bleeding secondary to calciphylaxis. Am J Case Rep，16：818-822.

Halasz CL，Munger DP，Frimmer H，et al，2017. Calciphylaxis：comparison of radiologic imaging and histopathology. J Am Acad Dermatol，77（2）：241-246.

Hanafusa T，Yamaguchi Y，Tani M，et al，2007. Intractable wounds caused by calcific uremic arteriolopathy treated with bisphosphonates. J Am Acad Dermatol，57（6）：1021-1025.

Hong D，Wu S，Pu L，et al，2013. Abdominal aortic calcification is not superior over other vascular calcification in predicting mortality in hemodialysis patients：a retrospective observational study. BMC Nephrol，14：120.

Horensten ML，Boner G，Rosenfeld JB，1980. The shrinking man. A manifestation of severe renal osteodystrophy. JAMA，244（3）：267-268.

Jeong HS，Dominguez AR，2016. Calciphylaxis：controversies in pathogenesis，diagnosis and treatment. Am J Med Sci，351（2）：217-227.

Karohl C，D'Marco GL，Raggi P，2011. Noninvasive imaging for assessment of calcification in chronic kidney disease. Nat Rev Nephrol，7（10）：567-577.

Kawata T，Imanishi Y，Kobayashi K，et al，2007. Parathyroid hormone regulates fibroblast growth factor-23 in a mouse model of primary hyperparathyroidism. J Am Soc Nephrol，18（10）：2683-2688.

Kidney Disease：Improving Global Outcomes（KDIGO）CKD-MBD Update Work Group. 2017. KDIGO 2017 clinical practice guideline update for the diagnosis，evaluation，prevention，and treatment of chronic kidney disease-mineral and bone disorder（CKD-MBD）. Kidney Int Suppl（2011），7：1-59.

Libby P，Ridker PM，Hansson GK，2011. Progress and challenges in translating the biology of atherosclerosis. Nature，473（7347）：317-325.

Lilien MR，Groothoff JW，2009. Cardiovascular disease in children with CKD or ESRD. Nat Rev Nephrol，5（4）：229-235.

Lindsey ES，1981. The shrinking man. JAMA，245（2）：129.

Liu Y，Yang C，Yang X，et al，2022. Prevalence and clinical characteristics of calciphylaxis in Chinese hemodialysis patients. Front Med（Lausanne），9：902171.

Liu Y，Zhang X，Xie X，et al，2021. Risk factors for calciphylaxis in Chinese hemodialysis patients：a matched case-control study. Ren Fail，43（1）：406-416.

London G，Covic A，Goldsmith D，et al，2011. Arterial aging and arterial disease：interplay between central hemodynamics，cardiac work，and organ flow-implications for CKD and cardiovascular disease. Kidney Int Suppl（2011），1（1）：10-12.

Mask-Bull L，Lee MP，Wang A，2019. Image-Guided core-needle biopsy for the diagnosis of cutaneous calciphylaxis. JAMA Dermatol，155（7）：856-857.

Matsuoka M，Iseki K，Tamashiro M，et al，2004. Impact of high coronary artery calcification score（CACS）on survival in patients on chronic hemodialysis. Clin Exp Nephrol，8（1）：54-58.

Memmos DE，Eastwood JB，Harris E，et al，1982. The 'shrinking man' syndrome. Nephron，30（2）：106-109.

Moe SM，O'Neill KD，Duan D，et al，2002. Medial artery calcification in ESRD patients is associated with deposition of bone matrix proteins. Kidney Int，61（2）：638-647.

Mönckeberg JG，1903. ber die reine Mediaverkalkung der extremittenarterien und ihr verhalten zur arteriosklerose. Virchows Archiv Für Pathologische Anatomie Und Physiologie Und Für Klinische Medizin，171（1）：141-167.

Nigwekar SU，Brunelli SM，Meade D，et al，2013. Sodium thiosulfate therapy for calcific uremic arteriolopathy. Clin J Am Soc Nephrol，8（7）：1162-1170.

Nigwekar SU，Kroshinsky D，Nazarian RM，et al，2015. Calciphylaxis：risk factors，diagnosis，and treatment. Am J Kidney Dis，66（1）：133-146.

Nigwekar SU，Thadhani R，Brandenburg VM，2018. Calciphylaxis. N Engl J Med，378（18）：1704-1714.

Nigwekar SU，Zhao S，Wenger J，et al，2016. A nationally representative study of calcific uremic arteriolopathy risk factors. J Am Soc Nephrol，27（11）：3421-3429.

Oh J，Wunsch R，Turzer M，et al，2002. Advanced coronary and carotid arteriopathy in young adults with childhood-onset chronic renal failure. Circulation，106（1）：100-105.

Ohya M，Otani H，Kimura K，et al，2011. Vascular calcification estimated by aortic calcification area index is a significant predictive parameter of cardiovascular mortality in hemodialysis patients. Clin Exp Nephrol，15（6）：877-883.

Oliveira TM，Frazão JM，2015. Calciphylaxis：from the disease to the diseased. Journal of Nephrology，28（5）：531-540.

Otsuka F，Sakakura K，Yahagi K，et al，2014. Has our understanding of calcification in human coronary atherosclerosis progressed？Arterioscler Thromb Vasc Biol，34（4）：724-736.

Pai A，Leaf EM，El-Abbadi M，et al，2011. Elastin degradation and vascular smooth muscle cell phenotype change precede cell loss and arterial medial calcification in a uremic mouse model of chronic kidney disease. Am J Pathol，178（2）：764-773.

Prader A，Illig R，Uehlinger E，et al，1959. Rickets following bone tumor. Helv Paediatr Acta，14：554-565.

Raggi P，Bellasi A，Ferramosca E，et al，2007. Association of pulse wave velocity with vascular and valvular calcification in hemodialysis patients. Kidney Int，71（8）：802-807.

Raggi P，Bellasi A，Gamboa C，et al，2011. All-cause mortality in hemodialysis patients with heart valve calcification. Clin J Am Soc Nephrol，6（8）：1990-1995.

Raggi P，Chertow GM，Torres PU，et al，2011. The ADVANCE study：a randomized study to evaluate the effects of cinacalcet plus low-dose vitamin D on vascular calcification in patients on hemodialysis. Nephrol Dial Transplant，26（4）：1327-1339.

Riemer CA，El-Azhary RA，Wu KL，et al，2017. Underreported use of palliative care and patient-reported outcome measures to address reduced quality of life in patients with calciphylaxis：a systematic review. Br J Dermatol，177（6）：1511-1518.

Rumberger JA，Kaufman L，2003. A rosetta stone for coronary calcium risk stratification：agatston，volume，and mass scores in 11，490 individuals. AJR Am J Roentgenol，181（3）：743-748.

Russo D，Morrone LF，Brancaccio S，et al，2009. Pulse pressure and presence of coronary artery calcification. Clin J Am Soc Nephrol，4（2）：316-322.

Salmhofer H，Franzen M，Hitzl W，et al，2013. Multi-modal treatment of calciphylaxis with sodium-thiosulfate，cinacalcet and sevelamer including long-term data. Kidney Blood Press Res，37（4-5）：346-359.

Seethapathy H，Brandenburg VM，Sinha S，et al，2019. Review：update on the management of calciphylaxis. QJM，112（1）：29-34.

Selye H，Gentile G，Prioreschi P，1961. Cutaneous molt induced by calciphylaxis in the rat. Science，134（3493）：1876-1877.

Shanahan CM，Crouthamel MH，Kapustin A，et al，2011. Arterial calcification in chronic kidney disease：key roles for calcium and phosphate. Circ Res，109（6）：697-711.

Shoji T，Abe T，Matsuo H，et al，2012. Chronic kidney disease，dyslipidemia，and atherosclerosis. J Atheroscler Thromb，19（4）：299-315.

Sigrist M，Bungay P，Taal MW，et al，2006. Vascular calcification and cardiovascular function in chronic kidney disease. Nephrol Dial Transplant，21：707-714.

Sinha S，Gould LJ，Nigwekar SU，et al，2021. The CALCIPHYX study：a randomized，double-blind，placebo-controlled，phase 3 clinical trial of SNF472 for the treatment of calciphylaxis. Clin Kidney J，15（1）：136-144.

Sivertsen MS，Strom EH，Endre KMA，et al，2018. Anterior ischemic optic neuropathy due to calciphylaxis. J Neuroophthalmol，38（1）：54-56.

Sowers KM，Hayden MR，2010. Calcific uremic arteriolopathy：pathophysiology，reactive oxygen species and therapeutic approaches. Oxid Med Cell Longev，3（2）：109-121.

Tomiyama C，Carvalho AB，Higa A，et al，2010. Coronary calcification is associated with lower bone formation ate in CKD patients not vet in dialysis treatment. J Bone Miner Res，25（3）：499-504.

Torregrosa JV，Sanchez-Escuredo A，Barros X，et al，2015. Clinical management of calcific uremic arteriolopathy before and after therapeutic inclusion of bisphosphonates. Clin Nephrol，83（4）：231-234.

Verbeke F，Van Biesen W，Honkanen E，et al，2011. Prognostic value of aortic stiffness and calcification for cardiovascular events and mortality in dialysis patients：outcome of the calcification outcome in renal disease（CORD）study. Clin J Am Soc Nephrol，6（1）：153-159.

Wang AY，Wang M，Woo J，et al，2003. Cardiac valve calcification as an important predictor for all-cause mortality and cardiovascular mortality in long-term peritoneal dialysis patients：a prospective study. J Am Soc Nephrol，14（1）：159-168.

Wang J，Zeng M，Yang G，et al，2019. Effects of parathyroidectomy on tumoral calcinosis in uremic patients with secondary hyperparathyroidism. BMC Surg，19（1）：133.

Wilson AC，Mitsnefes MM，2009. Cardiovascular disease in CKD in children：update on risk factors，risk assessment，and management. Am J Kidney Dis，54（2）：345-360.

Yang C，Liu Y，Ni H，et al，2021. Potential effect of sodium thiosulfate in calciphylaxis：remission of intractable pain. J Pak Med Assoc，71（1）：367-369.

Yang X，Liu Y，Xie X，et al，2022. Use of the optimized sodium thiosulfate regimen for the treatment of calciphylaxis in Chinese patients. Ren Fail，44（1）：914-922.

Yoon HE，Park BG，Hwang HS，et al，2013. The prognostic value of abdominal aortic calcification in peritoneal dialysis patients. Int J Med Sci，10（5）：617-623.

Yu Q，Liu Y，Xie X，et al，2021. Radiomics-based method for diagnosis of calciphylaxis in patients with chronic kidney disease using computed tomography. Quant Imaging Med Surg，11（11）：4617-4626.

Zapałowicz K，Stasi ó w B，Ciupi ń ska-Kajor M，et al，2017. Tumoral calcinosis of the cervical spine in a dialysis patient. Case report and review of the literature. Neurol Neurochir Pol，51（2）：163-169.

Zhang L，Yao L，Bian WJ，et al，2009. Severe uremic leontiasis ossea ameliorated by total parathyroidectomy. Kidney Int，76（10）：1118.

第十二章　难治性甲状旁腺功能亢进典型病例

病例1　规律血液透析36年，4次甲状旁腺切除术治疗继发性甲状旁腺功能亢进

一、病 例 资 料

患者，男性，59岁。主因规律血液透析30年，反复骨痛17年，加重1年。甲状旁腺切除术后持续甲状旁腺功能亢进，拟再次手术，于2017年3月1日收入中日友好医院胸外科。

30年前患者由于慢性肾小球肾炎、慢性肾衰竭尿毒症期开始行维持性血液透析治疗，3次/周，Kt/V值为1.4，长期规律服用降压药及纠正贫血和钙磷紊乱药物。

17年前开始出现全身关节痛，全段甲状旁腺激素（iPTH）升高，最高达1776pg/ml（参考值为15～88pg/ml），诊断为继发性甲状旁腺功能亢进（SHPT），给予间断骨化三醇冲击治疗，复查iPTH为1487pg/ml，血清总钙（Ca）2.85mmol/L。血磷（P）2.26mmol/L。颈部CT及超声检查显示，右侧甲状腺后方可见类圆形软组织密度影，大小为1.2cm×1.0cm。予以无水酒精注射甲状旁腺（右上极），术后骨痛稍好转，iPTH下降至850pg/ml。但骨痛症状3个月后复发，iPTH逐渐升高且超过1000pg/ml，间断予以骨化三醇冲击治疗，效果不佳。

14年前患者全身骨痛加剧，行走困难，查iPTH＞2000pg/ml，Ca 2.95mmol/L，P 2.45mmol/L，甲状旁腺CT示右侧甲状腺后结节影；^{99m}Tc-MIBI示甲状腺右叶下极甲状旁腺腺瘤。于本院普外科行甲状旁腺次全切除术，完整切除2枚腺体（左、右下极甲状旁腺）+右胸锁乳突肌甲状旁腺自体移植并用金属钛夹固定，术后iPTH降至219pg/ml，Ca 1.2mmol/L，P 1.38mmol/L，积极补钙后出院，骨痛症状明显改善，逐渐可以自由行走。

11年前再次因骨痛症状加重，iPTH升高＞2000pg/ml，于本院普外科行第2次甲状旁腺切除术，切除左侧上极1枚完整甲状旁腺腺体，术后iPTH降至82pg/ml，Ca 1.87mmol/L，P 1.19mmol/L，骨痛症状又明显改善。

4年前患者再次出现全身多关节疼痛，逐渐加重伴活动受限，iPTH 1100pg/ml，Ca 2.38mmol/L，P 2.94mmol/L。颈部^{99m}Tc-MIBI检查显示：①甲状腺右叶上极外上方浓聚灶，考虑为功能增强的甲状旁腺，局部金属影符合术后改变；②甲状腺右叶上极后方浓聚灶考虑为功能增强的甲状旁腺；③主动脉弓下层面升主动脉前方低密度结节呈MIBI高摄取，考虑为纵隔内异位甲状旁腺。再次入住普外科行第3次甲状旁腺切除术，切除右侧上极、右侧胸锁乳突肌移植的甲状旁腺。术后患者关节疼痛症状略有改善，iPTH下降不理想，维持在700～1500pg/ml。

二、治 疗 过 程

2015～2017 年给予患者西那卡塞加骨化三醇冲击治疗 2 年余，效果不理想，iPTH 波动在 2000～3100pg/ml，患者因骨痛严重，不能行走，坚决要求再次手术，且行甲状旁腺核素扫描 ^{99m}Tc-MIBI 双时相显像（图 12-1-1）及 SPECT/CT（图 12-1-2）检查，结果显示甲状腺右叶上极内侧及前上纵隔小结节，考虑异位甲状旁腺功能增强。复查胸部 CT（图 12-1-3、图 12-1-4）亦证实为胸骨后异位肿物。于 2017 年 3 月入住本院胸外科行胸腔镜纵隔内肿物切除术，术后大体病理检查示胸腺内有 2 枚甲状旁腺（图 12-1-5），HE 染色提示甲状旁腺结节性增生（图 12-1-6）。术后 1 天患者 iPTH 降至 501pg/ml，Ca 1.83mmol/L，

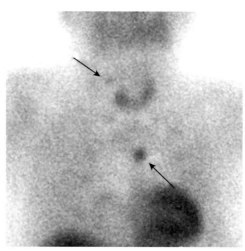

图 12-1-1　MIBI 显像示颈部及纵隔内高摄取

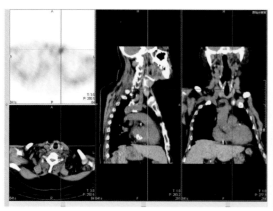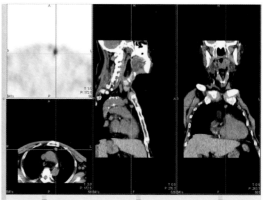

图 12-1-2　SPECT/CT 图像

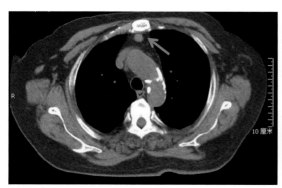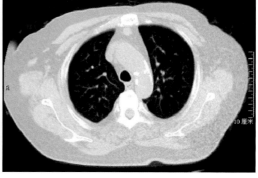

图 12-1-3　CT 纵隔窗，前上纵隔可见小结节（箭头）　　图 12-1-4　CT 肺窗，前上纵隔可见小结节

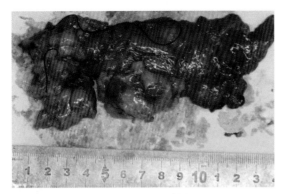

图 12-1-5　术后大体标本

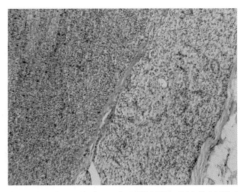

图 12-1-6　HE 染色，病理结果提示结节性增生

P 1.46mmol/L，骨痛症状明显改善，逐渐可以行走。患者已血透 30 年，目前药物治疗为阿法骨化醇 1μg，透析日口服；骨化三醇注射液 1μg，透析日静脉注射；西那卡塞 25mg，每晚一次；碳酸钙 1.5g，3 次/天，iPTH 控制在 190～250pg/ml，血钙、磷和碱性磷酸酶维持在正常范围。

三、讨　　论

　　这是中日友好医院第一例尿毒症甲状旁腺切除治疗患者，2000 年之前本院外科医生因担心手术风险拒绝尿毒症患者手术，一般给予甲状旁腺无水酒精注射，虽然有效，但术后 PTH 逐渐升高，笔者意识到对于继发性甲状旁腺功能亢进应该彻底处理增生的甲状旁腺腺体。对于该患者，2001 年第 1 次给予甲状旁腺切除术，此时本院外科医生接受了协和医院处理原发性甲状旁腺功能亢进的经验，只切除了 2 枚增大的腺体，随后在 2005 年和 2012 年给患者做了第 2 次和第 3 次甲状旁腺切除手术，此时，医生已经意识到慢性肾脏病继发的甲状旁腺功能亢进的外科手术要找到全部甲状旁腺，其实是不容易的，应该在初次手术就处理 4 枚甲状旁腺，以后此类手术以甲状旁腺全切除手术为主，但是该患者又在胸腺部位发生了异位甲状旁腺增生，这也是本院首例胸腔镜异位甲状旁腺手术。此例患者的 4 次手术见证了医生对甲状旁腺外科治疗的学习-积累经验-提高-再学习-再积累-再提高的过程，非常感谢患者积极配合治疗。笔者所在 MDT 于 2021 年 4 月完成了中日友好医院甲状旁腺切除手术 2000 例（中日友好医院提供）。

病例 2　继发性甲状旁腺功能亢进——退缩人综合征中心静脉导管位置变异

一、病 例 资 料

　　患者，男性，36 岁。原发病为神经源性膀胱，于 2007 年开始行维持性血液透析治疗，每周 3 次。2013 年查血钙 2.3mmol/L，血磷具体不详，iPTH＞1900pg/ml，开始给予西那卡塞 25mg，每天 1 次，骨化三醇透析日 0.75μg，透析后口服，治疗 3 个月后复查 iPTH 仍>1900pg/ml，停用西那卡塞。内瘘流量不佳，加用阿司匹林肠溶片 100mg，每天 1 次。2016 年患者逐渐出现行走困难并逐渐加重，脊柱侧凸、胸廓变形缩小、身高缩短（原身高 171cm，现身高 150cm），以轮椅代步（图 12-2-1）。2016 年 7 月内瘘闭塞，因血管条件差，开通右侧颈内静脉半永久透析导管为透析通路，血流量最高可达 240ml/min。2017 年出现导管流量不良，血流量波动于 40～220ml/min，用阿司匹林肠溶片调整至 125mg，每天 1 次。血磷由 1.6mmol/L 升至 2.13mmol/L，为降低血磷，加用碳酸镧 1 粒，每天 3 次。

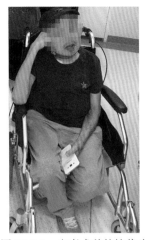

图 12-2-1　患者术前轮椅代步

二、治疗过程

2018 年 6 月 12 日为行甲状旁腺切除术就诊于中日友好医院，查 iPTH>3230pg/ml，血磷 1.68mmol/L，血钙 2.36mmol/L，碱性磷酸酶 778U/L；骨密度检测提示骨质疏松；心脏超声提示心脏结构及功能未见异常，左心室射血分数为 62%；甲状旁腺超声（图 12-2-2）显示左叶中部后方，大小 1.8cm×1.7cm，低回声、不均匀，边界清；左叶下级后方，大小 2.2cm×1.4cm，低回声、不均匀，边界清；右叶中部后方，大小 1.7cm×1.1cm，低回声、不均匀，边界清。胸、腰椎正侧位 X 线片（图 12-2-3）示脊柱侧弯，胸、腰椎严重压缩骨

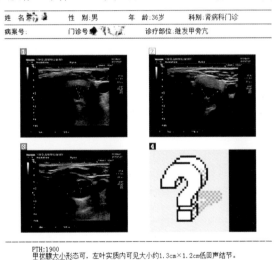

图 12-2-2　甲状旁腺超声

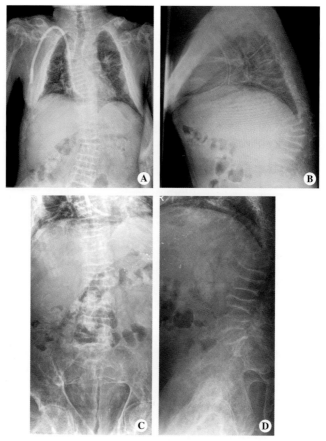

图 12-2-3　胸、腰椎 X 线片

折，双肺纹理增多增厚，心影大小、形态未见明显异常，双侧膈面光滑，双肋膈角锐利，肱骨头密度不均，双侧锁骨末端骨吸收；右颈内静脉半永久透析导管末端位于右心室。心电图提示窦性心动过速伴不齐；低电位（四肢导联、胸部导联）；逆时针旋转。为防止术后出血，入院后停止口服阿司匹林。

　　2018 年 6 月 14 日于中日友好医院更换右颈内静脉半永久透析导管，更换透析导管后，透析血流量稳定在 240ml/min。2018 年 6 月 20 日在全身麻醉下行"甲状旁腺近全切除术"，术中完整切除左上甲状旁腺，直径约 1.8cm、右上甲状旁腺直径约 0.7cm、右下甲状旁腺直径约 1.7cm（右下甲状旁腺位于甲状腺内），切除左下甲状旁腺，保留甲状旁腺组织体积约 0.1cm×0.2cm×0.3cm，切除甲状旁腺组织均呈棕褐色，边界清楚，活动度可，质韧。术后查 iPTH 为 71.7pg/ml，血磷 1.88mmol/L，血钙 2.08mmol/L，碱性磷酸酶 584U/L。术后患者骨痛等症状较前改善，顺利出院，门诊随访。

三、讨　　论

　　该患者中心静脉导管功能不良的主要原因是 SHPT 导致胸椎压缩骨折，脊柱变形、胸廓缩小呈钟形、鸡胸、驼背、身高缩短，胸腔的变形使透析导管末端因空间与距离的异常改变由右心房进入右心室底部并管尖端上翘。当患者导管异位时，引起的并发症较正常位置多且严重。首先，导管异位进入右心室，引起心律失常的概率更大，甚至猝死；其次，导管进入右心室，使右心房进入右心室的血量、血流速度、血流方向将发生改变，涡流增加更易引起栓子的产生；最后，导管功能不良导致透析充分性下降，使 SHPT 加重形成恶性循环。

SHPT 受累靶器官较多，一般骨骼最先受累，骨痛是最常见的症状，常发生在承重骨，如足跟、髋骨、脊柱等部位，可伴明显压痛。初期仅表现为骨骼疼痛、肌无力；晚期四肢活动及肌力明显受限，表现为下蹲困难、上下楼梯困难和"鸭子样步伐"的行走困难，疼痛感进行性加重。骨折多发生于肋骨、脊柱、髋部等部位，椎体压缩骨折可导致脊柱侧凸、胸椎变形缩小、鸡胸、驼背、身高缩短，即退缩人综合征。该患者 SHPT 病情快速进展与透析不充分、药物治疗不规范有关，一年多时间快速发生退缩人综合征通常有明显的椎骨压缩骨折，后续是否应行腰椎骨科处理值得关注。总之，SHPT 应尽早治疗，谨防严重并发症的发生。该患者已经出现严重的退缩人综合征的表现，甲状旁腺手术切除治疗是延缓骨骼畸形进展的最佳方案，其可以改善患者临床预后，提高生活质量（中日友好医院提供）。

病例 3　SHPT 甲状旁腺切除术+前臂移植术后随访

一、病 例 资 料

患者，女性，43 岁。24 年前诊断为系统性红斑狼疮，8 年前因慢性肾衰竭开始行血液透析治疗。透析方案：血液透析每周 3 次，4 小时/次，每次透析超滤量 2500～3000ml。4 年前发现 iPTH 逐渐升高，最高达 1000pg/ml，血钙 2.5mmol/L，血磷 2.1mmol/L，伴轻度瘙痒，无骨痛。应用碳酸镧、盐酸西那卡塞 25～50μg 每晚 1 次（qn），骨化三醇 0.5μg 每天 1 次治疗，胃肠道反应较大，且持续高水平 iPTH 状态。1 年前行甲状旁腺全切除术+右前臂自体移植术。既往史：甲状腺功能亢进病史 2 年，偶发心房颤动病史 2 年。个人史及家族史无特殊。

实验室检查结果如下。血常规：Hb 120g/L，RBC $3.85×10^{12}$/L，PLT $236×10^9$/L；血生化：白蛋白 39.8g/L，碱性磷酸酶 95U/L，血 $β_2$ 微球蛋白 33.8mg/L，尿素氮 21.91mmol/L，肌酐 919μmol/L，尿酸 450μmol/L，甘油三酯 1.12mmol/L，总胆固醇 4.15mmol/L，高密度脂蛋白 1.14mmol/L，低密度脂蛋白 2.74mmol/L；钙 2.1mmol/L，磷 1.86mmol/L，二氧化碳结合力 23.6mmol/L，iPTH 457.9pg/ml；25（OH）D 80.2nmol/L，人抗酒石酸碱性磷酸酶 4.1U/L，Ⅰ型胶原交联 C 端肽 8.88ng/ml。

影像学检查：

（1）腰椎正侧位 X 线片：腰椎轻度退行性改变。

（2）甲状旁腺超声：病灶 1：左上位 2.2cm×1.8cm×1.4cm，形态规则，边界清，呈低回声，内部可见多处无回声，较大者大小为 0.8cm×0.6cm×0.7cm；CDFI 可见血流信号。病灶 2：左下位 1.2cm×1.0cm×0.7cm，形态规则，边界清，呈中高回声，内可见低回声，大小为 0.8cm×0.5cm；CDFI 周边内部可见短条状血流信号。病灶 3：右上位 1.3cm×0.8cm×0.8cm，形态规则，边界清，呈低回声；CDFI 可见血流信号。病灶 4：右下位 1.1cm×0.9cm×0.7cm，形态规则，边界清，呈中高回声，内可见低回声，大小为 0.3cm×0.3cm；CDFI：周边内部可见短条状血流信号。

（3）甲状旁腺超声造影：经患者左侧肘正中静脉团注六氟化硫微泡混悬液 0.5ml 4 次，超声造影后病灶 1 结节动脉期与甲状腺实质同步增强，呈等增强，分布不均匀，可见无增强区，静脉期与甲状腺组织同步消退，呈等增强。病灶 2、病灶 3、病灶 4 结节动脉期与甲状腺实质同步增强，呈等增强，分布均匀，静脉期与甲状腺组织同步消退，呈等增强。结果提示甲状旁腺增生可能性大。

二、治 疗 过 程

考虑患者持续高水平 iPTH，钙磷代谢紊乱，影像学检查提示甲状旁腺增生且直径＞1cm，诊断"继发性甲状旁腺功能亢进"明确。于 2022 年 3 月 25 日于中日友好医院头颈外科行甲状旁腺切除术+前臂自体移植术，甲状旁腺切除术结果示意见图 12-3-1，前臂移植外观见图 12-3-2。术后患者 iPTH 从 457.9pg/ml 下降至 17.7pg/ml，给予碳酸钙 4 片，每天 3 次（每片 0.75g，含钙元素 0.3g），骨化三醇 1μg，每天 2 次口服。

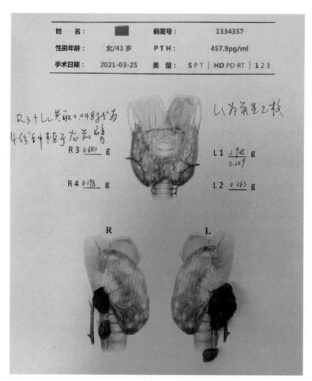

图 12-3-1　甲状旁腺切除术结果示意

病情转归：患者出院后长期肾内科门诊随访。应用骨化三醇、碳酸钙片纠正术后初期常见的低钙，并依据患者血钙、磷水平调整碳酸钙及骨化三醇剂量（随访表见表 12-3-1）。于术

后 1 个月、3 个月、6 个月复查移植侧及非移植侧上臂血 iPTH
水平，虽然移植侧 iPTH 最高升高至 1055pg/ml，但非移植侧 iPTH
维持在 1～62pg/ml，血钙 1.81～3.03mmol/L、血磷 0.71～2.15mmol/L，
血碱性磷酸酶 37～134U/L，患者无瘙痒、骨痛等不适，可以继
续随访观察。

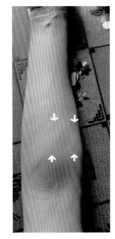

三、讨　　论

目前患者手术成功，患者依从性好，检验规律，用药正确，甲
状旁腺移植物存活良好，继续随访观察，如非移植侧 iPTH 超过
300pg/ml，可以考虑局部麻醉下择期切除手臂甲状旁腺部分移植物
（中日友好医院提供）。

图 12-3-2　前臂移植外观

表 12-3-1　甲状旁腺术后随访表

日期 （年.月.日）	钙 （mmol/L）	磷 （mmol/L）	ALP （U/L）	PTH （pg/ml）	用药方式及剂量
2021.03.24	2.1	1.86	95	457.9	西那卡塞2粒/日，罗盖全2粒/日，磷酸镧每日1粒/餐
2021.03.25	2.13	1.56	89	17.7	手术后
2021.03.26	1.81	1.47	93	5.7	罗盖全4粒/次，2次/日，磷酸钙4粒/次，3次/日
2021.03.27	1.87	1.46		10.3	同上
2021.03.28	2.01				同上
2021.04.01	3.03	1.04			罗盖全4粒/次，2次/日，磷酸钙4粒/次，3次/日，磷酸镧每日1粒/餐
2021.04.08	2.52	0.74		4.3	罗盖全1粒/次，2次/日，磷酸钙4粒/次，3次/日
2021.04.15	2.15	0.28			罗盖全1粒/次，2次/日，磷酸钙2粒/次，3次/日
2021.04.22	2.32	0.91	134	23.9，移植侧679.5	同上
2021.04.29	2.5	0.71		11.5	同上
2021.05.13	1.96	1.1		59.9	罗盖全1粒/次，1次/日，磷酸钙2粒/次，2次/日
2021.05.27	2.15	0.96		59.2	罗盖全1粒/次，1次/日，磷酸钙2粒/次，3次/日
2021.06.10	1.82	1.19		68.4	同上
2021.06.24	2.18	1.01	50	45.1，移植侧1055.6	罗盖全1粒/当日，2粒/次日交替，磷酸钙2粒/次，3次/日
2021.07.22	2.37	1.78		12.2	同上
2021.08.05	2.49	1.65		2.4	同上，磷酸钙嚼服
2021.08.19	2.8	1.62		<1	罗盖全1粒/日，磷酸钙2粒/次，3次/日，餐中嚼服
2021.09.02	2.34	1.4		9.3	罗盖全1粒/透析日晚餐后，磷酸钙2粒/次，2次/日，餐中嚼服
2021.09.16	2.17	1.5	42	26.4，移植侧90.4	同上
2021.10.14	2.07	1.38	37	44.1	同上
2021.11.11	1.89	2.15	42	49.3	同上
2021.12.09	2.46	1.96	38	10.7	罗盖全1粒/透析日晚餐后，磷酸钙2粒/次，3次/日，餐中嚼服
2022.01.06	1.96	1.24		56.1，移植侧2176.9	停罗盖全，磷酸钙4粒/日，磷酸镧1粒/日，餐中嚼服
2022.02.17	1.99	1.11		67.4	同上
2022.03.17	1.97	1.31		62.2	同上
2022.04.14	1.92	1.31		62.7	同上
2022.05.17	2.09	0.92		62.8	停罗盖全，磷酸钙6粒/日，磷酸镧1粒/日，餐中嚼服
2022.06.23	2.15	1.41		56	同上
2022.07.21	2.2	1.31		57.3	同上

续表

日期 （年.月.日）	钙 （mmol/L）	磷 （mmol/L）	ALP （U/L）	PTH （pg/ml）	用药方式及剂量
2022.08.18	2.13	1.35		69.9	同上
2022.09.15	2.1	1.43		59.8	同上
2022.10.13	2.19	0.97		43.6	同上
2022.11.10	2.2	1.03		49.2	同上
2022.12.08	2.1	1.04		67.3	同上
2023.01.19	1.98	1.21		51.4	同上
2023.02.16	2.25	1.21		37.6	停罗盖全，磷酸钙4粒/日，碳酸镧1粒/日，餐中嚼服
2023.03.16	2.02	0.93		45.9	同上
2023.04.13	2.18	1.13		7.5	同上

病例 4 甲状旁腺全切除术+前臂移植术后 SHPT 复发

一、病 例 资 料

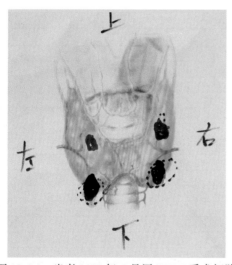

图 12-4-1 患者 2009 年 5 月因 SHPT 手术切除了 4 枚甲状旁腺，其中左上甲状旁腺组织颜色呈黄褐色，切取约 30mg 移植于前臂肌肉中

患者，女性，42 岁。10 年前诊断为"局灶节段性肾小球硬化症"（FSGS）。8 年前开始行持续不卧床腹膜透析（CAPD）治疗，病情好转，能够坚持工作。3 年前全身皮肤瘙痒，进行性加重，双腿不适，静置不能，否认骨及关节疼痛，查血钙 2.91mmol/L，血磷 1.83mmol/L，ALP 74U/L，血 iPTH 648pg/ml，曾给予罗盖全冲击治疗，症状及生化指标无改善。1 年半前查血钙 2.71mmol/L，血磷 2.14mmol/L，ALP 155U/L，血 iPTH 1268pg/ml，甲状旁腺彩超检查示甲状腺左叶下极及后方有 1 个 0.9cm×0.6cm 的低回声，右叶下极后方有 2 个低回声，大小分别为 1.3cm×0.9cm，1.2cm×0.6cm，边界清晰，内部回声均匀，有包膜。其内可探及较丰富的血流信号，符合甲状旁腺增生。诊断为继发性甲状旁腺功能亢进，慢性肾衰竭尿毒症期，腹膜透析，不宁腿综合征。于 2009 年 5 月 20 日在全身麻醉下行甲状旁腺全切除术+前臂自体移植术（PTx+AT），术中探查切除 4 枚甲状旁腺，左上甲状旁腺 0.5cm×0.8cm，左下甲状旁腺 0.7cm×1.2cm，右上甲状旁腺 0.5cm×0.7cm，右下甲状旁腺 0.8cm×1.2cm（图 12-4-1），肉眼观察右上甲状旁腺组织相对正常，取约 30mg 切碎后移植于右前臂肌肉中。术后病理证实切除的 4 枚组织全部为甲状旁腺结

节状增生组织。术后当日皮肤瘙痒及腿部不适完全缓解，术后 1 周监测 iPTH 波动于 40～60pg/ml，补钙治疗达正常血钙后出院。

2010 年 10 月患者复诊，诉皮肤瘙痒及腿部不适 6 个月，症状同 2009 年术前，查血钙 3.14mmol/L，血磷 1.81mmol/L，血 iPTH 约 600pg/ml，ALP 正常，颈部甲状旁腺彩超未发现增大甲状旁腺，右前臂彩超未发现血流丰富的疑似甲状旁腺移植物，分别抽血检查 iPTH 右臂为 2620pg/ml，左臂为 664pg/ml，进一步行 MIBI+SPECT/CT 扫描未发现颈部或胸骨后异位甲状旁腺，可见右前臂放射性浓聚灶，结合病史考虑种植甲状旁腺功能增强（图 12-4-2），诊断为继发性甲状旁腺功能亢进术后复发。

二、治 疗 过 程

患者坚持要求再次手术切除移植物，2011 年 2 月于本院行臂丛麻醉下甲状旁腺移植物取出术，术中未发现前臂肌肉有异常组织样包块，按照 SPECT/CT 定位标记切除约 30g 组织，术后病理回报"未见甲状旁腺组织，切取组织为肌肉组织及部分脂肪组织"，术后皮痒、不宁腿综合征、失眠症状缓解 3 天后再度出现，查血钙 3.36mmol/L，血磷 1.91mmol/L，前臂移植侧检验示血 iPTH 800pg/ml。2012 年再次切除前臂肌肉中的甲状旁腺移植物，术后 3 个月再次复发，患者服用西那卡塞约 2 年，SHPT 控制不佳，坚决要求再次手术，于 2014 年行前臂多点肌肉无水酒精注射治疗，术后成功控制血钙、磷和 iPTH 处于达标范围，随访 8 年病情稳定。

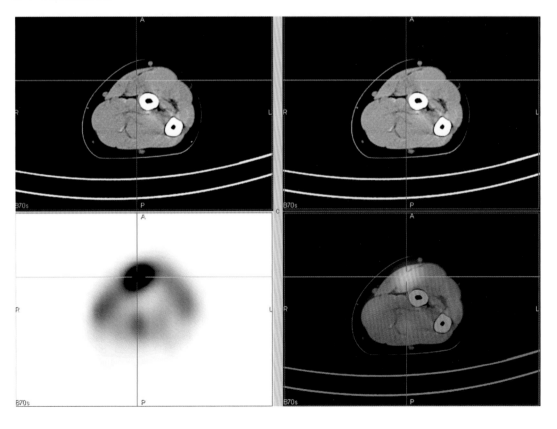

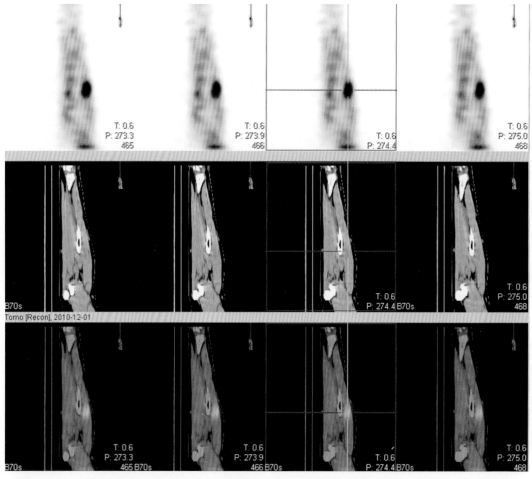

图 12-4-2 患者 2010 年 iPTH 再度升高，为再次手术治疗行 SPECT/CT 显像。SPECT 显示其复发的部位在前臂中上段的桡侧，同机 CT 能够清晰地显示其放射性浓聚区位于前臂中上段桡侧的肌肉间，距表皮约 1.5cm

三、讨 论

这是笔者治疗的唯一一例 PTx+AT 术后复发、多次切除移植物效果不佳的 CAPD 患者。考虑患者 SHPT 复发原因与术后钙磷控制欠佳、透析不够充分、移植物甲状旁腺细胞增殖过于旺盛有关。通过检查双前臂 iPTH 差值和 MIBI+SPECT/CT 检查确诊右前臂甲状旁腺移植物 SHPT 复发。

现在也有越来越多的学者主张选择甲状旁腺全切除术并不移植的术式，尤其是 SHPT 病变较重，发现切除的甲状旁腺腺体均明显增大，类似于结节性增生状态时，移植后复发风险增大。通过此例经验，本院开展 PTx+AT 术时以皮下甲状旁腺组织块移植为主，术后 1～6 个月多数患者移植物存活，但直到目前仅发现甲状旁腺移植物亢进需要手术取出的病例 1 例（中日友好医院提供）。

病例 5　规律血液透析患者继发性甲状旁腺功能亢进合并甲状腺癌

一、病例资料

患者，男性，32 岁。5 年前尿毒症病因不详，开始行规律血液透析治疗，每周 3 次。3 个月前患者出现双膝关节酸痛伴双下肢骨痛、全身皮肤瘙痒，疼痛进行性加重，不能上台阶。1 个月前查 iPTH 2436pg/ml，经骨化三醇 0.25～1μg/d 治疗后症状无好转。复查 iPTH 2400pg/ml，HGB 84g/L，Ca 2.59mmol/L，P 3.53mmol/L，来院要求行甲状旁腺切除手术。

体格检查：一般情况好，生命体征平稳，无明显阳性发现。

辅助检查：血常规，RBC $3.33×10^{12}$/L，HGB 102g/L，Hct 29.8%，WBC $7.44×10^9$/L，PLT $238×10^9$/L。肾功能，BUN 23.49mmol/L，CRE 1475.0μmol/L，Ca 2.5mmol/L，P 3.59mmol/L，K 5.2mmol/L，Na 142mmol/L，Cl 97mmol/L。iPTH 1482pg/ml。甲状腺功能：正常（FT_4 0.89ng/dl，FT_3 2.92pg/ml，TT_3 1.19ng/ml，TT_4 6.60μg/dl，TSH 1.50μU/ml）。肿瘤标志物：正常（AFP 4.4ng/ml，CEA 2.63ng/ml，CA125 12.74U/ml，CA19-9 2.49U/ml，CA15-3 10.78U/ml）。甲状旁腺超声检查：右下甲状旁腺 1.49cm×1.2cm，边缘清晰光滑，内部血流较丰富；左上甲状旁腺 0.74cm×0.63cm，边界尚清楚，内部血流稀少；左下甲状旁腺 2.33cm×1.59cm，边界清晰，形态欠规则，内部血流丰富；甲状腺左叶内低回声，边界不清，形态欠规则，大小 0.64cm×0.45cm，为实性结节合并微小钙化。甲状旁腺核素显像：位于甲状腺右叶下极后方、左叶中下份后外侧的甲状旁腺功能增强（图 12-5-1）。颈部 SPECT/CT 平扫左侧甲状腺内小低密度灶（图 12-5-2），双侧颈部未见明显肿大淋巴结。超声引导下甲状腺左叶细针穿刺病理：高度怀疑为甲状腺乳头状癌。

二、治疗过程

于 2012 年 3 月 1 日在全身麻醉下行甲状旁腺全切除术+甲状腺切除术。完整切除 3 枚甲状旁腺肿物及甲状腺左叶（附带甲状旁腺 1 枚），术中甲状腺冰冻切片病理学检查报告：甲状腺组织内见 2 个结节，直径为 0.4～0.5cm，灰白色，相距约 1cm，其间可见灰白色索条样区。病理诊断为甲状腺乳头状癌（图 12-5-3）。遂决定行双侧甲状腺全切除术，将右叶甲状腺全部连同峡部一并切除。同时对胸腺、中央区、双侧甲状腺周围行治疗性淋巴结切除术。术后病理报告：左甲状腺乳头状癌，右侧甲状腺微小乳头状增生活跃。胸腺淋巴结转移癌(2/4)，其余淋巴结未见转移癌。4 枚甲状旁腺均增大，均为甲状旁腺结节状增生。手术过程顺利，患者恢复良好，术后骨关节疼痛消失，皮肤瘙痒好转，无明显声音嘶哑、呼吸困难、吞咽障碍、手足抽搐等严重并发症出现。术后 1 天复查血 Ca 1.94mmol/L，P 2.18mmol/L，iPTH 1.3pg/ml，给予口服和静脉补钙治疗，以及口服甲状腺素片替代治疗。2012 年 3 月 10 日复查血 Ca 1.96mmol/L，P 1.34mmol/L，患者恢复良好，于 2012 年 3 月 13 日出院，安返外地并随访。

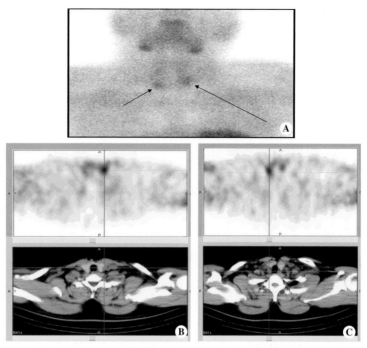

图 12-5-1　甲状旁腺 MIBI+SPECT/CT 横断面表现

A. 静脉注射 ^{99m}Tc-MIBI 20min 后，甲状旁腺平面延迟像可见双侧甲状腺放射性影像基本消退，甲状腺右叶下极、左叶中下份位置仍可见放射性滞留（箭头）；B. 右侧甲状腺下方椭圆形放射性异常浓聚灶及同一层面 CT 横断面十字 MIBI 高摄取处对应的低密度结节影；C. 左侧甲状腺中下份椭圆形放射性异常浓聚灶及同一层面 CT 横断面十字 MIBI 高摄取处对应的低密度结节影

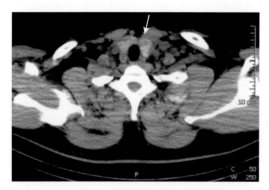

图 12-5-2　甲状腺 SPET/CT 表现

该层面左侧甲状腺下极内可见低密度结节，边界不清（箭头），其后外侧可见低密度结节影，边界清；甲状腺右叶下后方可见椭圆形低密度结节

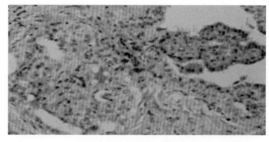

图 12-5-3　甲状腺左叶见柱状上皮呈不规则乳头状突起及滤泡结构，肿瘤细胞核清晰伴嗜酸性胞质，核大，细胞异型性明显，可见磨玻璃样核、核沟，偶见包涵体（HE×400）

三、讨　论

　　患者为青年男性，因慢性肾衰竭，维持性血液透析 5 年，3 个月前患者出现骨关节疼痛、皮肤瘙痒，查 iPTH 明显增高，口服骨化三醇治疗效果不佳，甲状腺超声检查提示甲状旁腺增大，符合本院甲状旁腺切除术指征。术前超声检查同时发现甲状腺实性结节合并

微小钙化，行甲状腺细针穿刺检查，结果提示甲状腺乳头状癌（PTC），CT 检查显示双侧颈部未见明显肿大淋巴结，遂行甲状旁腺+甲状腺全切除术。

甲状腺癌是最常见的内分泌恶性肿瘤，目前发现甲状腺癌的发病率呈上升趋势，2000 年国际肿瘤登记协会报告，甲状腺癌发病率男性为 1.2/10 万，女性为 3.0/10 万，并以每年 4%的增幅上升。2006 年上海市甲状腺癌的年均发病率男性为 4.06/10 万，女性为 15.37/10 万；天津市 1981～2006 年 PTC 的粗发病率从 1.2/10 万增至 4.14/10 万，其中女性更高发（2006 年发病率为 6.55/10 万）。甲状腺癌中以 PTC 最常见，占甲状腺癌的 60%～70%。通常无临床症状，有些仅在体检时偶尔发现。甲状腺癌如能早期发现并尽早合理治疗，预后远好于其他恶性肿瘤。超声检查作为无创性诊断方法，已广泛应用于甲状腺检查，超声探测甲状腺结节内钙化已用于甲状腺癌的初筛诊断，钙化的原因主要是癌组织生长较快，肿瘤中血管、纤维组织大量增生，乳头尖端局灶性、进行性梗死，引起钙盐沉积。同时亦有文献报道，肿瘤细胞本身可能分泌某些物质如黏多糖、糖蛋白等导致钙化。尤以微钙化诊断甲状腺癌的准确率最高，灵敏度达 76%，特异度达 93%，微钙化与乳头状癌有显著的相关性。一旦超声发现甲状腺内有伴微钙化的病灶应高度警惕，可进一步行细针穿刺细胞学检查。

PTC 具有分化良好、恶性程度低、生长缓慢、病程长等临床特点，手术切除是治疗的主要方法，预后良好。关于 PTC 的手术范围，目前多数学者认为对于病灶＞1cm 或多发病灶、累及双侧腺叶者应行甲状腺全切除术，而病灶＜1cm、局限于包膜内者，可行患侧腺叶+峡部切除术。目前对于淋巴结清扫还有争议，但有学者已报道，PTC 患者行预防性淋巴结清扫术与行治疗性淋巴结切除术（切除可触及的肿大淋巴结）相比，二者的存活率基本相同。本例患者术前甲状腺超声检查示左叶内 0.64cm×0.45cm 实性结节合并微小钙化，其已经提示甲状腺癌，虽然病灶＜1cm，但术中冰冻病理学检查显示为多个病灶，故决定行甲状腺全切除术，术后病理学检查发现右侧甲状腺微小乳头状增生活跃，胸腺淋巴结有 PTC 转移。若术中未切除全部甲状旁腺，很可能造成以后的甲状腺癌复发。

手术治疗后的处理主要是给予放射性碘-131 治疗和甲状腺激素抑制治疗，PTC 是否复发或转移可以通过监测血清甲状腺球蛋白（Tg）判断。该患者虽已行甲状腺全切除术，但有胸腺淋巴结转移，已应用甲状腺素片替代治疗，随访中建议监测 TSH 和 Tg 水平，为防止甲状腺癌复发还可以行碘-131 治疗。

关于 SHPT 合并甲状腺癌的报道较少，Burmeister 等于 1997 年报道了 824 例 PTx 中 22 例患者手术病理发现合并甲状腺癌，其中 PHPT 占 2.6%、SHPT 和（或）THPT 占 3.2%。Seehofer 等回顾性分析了 1998～2004 年所在医院的 339 例 SHPT 患者，其中 PTC 患者 8 例（占 2.4%）。而笔者自 2004 年开展 PTx 以来，在 300 例 PTx 中发现 6 例（占 2%）术中或术后病理报告合并甲状腺癌，其中女性 3 例，男性 3 例。此 6 例患者中 PTC 4 例，微小癌 1 例，滤泡细胞癌 1 例（PTx 后 2 年死于甲状腺癌骨、肺转移）。笔者发现规律血液透析患者 SHPT 合并甲状腺癌的发病率较高（2%），与国外报道的 3.2%类似，远高于健康人群的甲状腺癌发病率（2006 年，上海女性的甲状腺癌发病率为 15.37/10 万），这表明长期透析的患者，机体免疫力下降，并发恶性肿瘤的概率高于同龄健康人，SHPT 的病理学特征也是甲状旁腺细胞呈肿瘤样单克隆增生、细胞不凋亡状态，甲状腺癌也是恶性增生的细胞状态，这二者的关系虽然还未见报道，但从国外文献和笔者的经验来看，似乎有密切联系。

建议透析室医生高度重视透析患者甲状腺癌的筛查，SHPT 患者行甲状旁腺超声检查时常规检查甲状腺，当发现甲状腺微小钙化常提示有甲状腺癌的可能，需要进一步行细针穿刺细胞学检查，在 PTx 时切除甲状腺结节或占位，术中冰冻切片病理学检查能够确定甲状腺癌诊断，从而确定手术切除范围（中日友好医院提供）。

病例 6　甲状旁腺全切除术后严重心血管钙化

一、病 例 资 料

患者，男性，56 岁。维持性血液透析 12 年，双下肢发凉、发麻、疼痛 2 个月，于 2009 年 9 月 9 日入院。1997 年患者因慢性肾小球肾炎、慢性肾衰竭尿毒症期开始规律行血液透析，每周 2 次，每次 4h。2002 年出现全身瘙痒伴皮肤溃疡，以手足明显，给予间断血滤，症状有所缓解；2003 年于左腕部沿桡动脉走行触及 2 个包块，边缘不规则，质硬，大包块直径为 4～5cm，小包块直径为 3cm，同时于左腋下触及直径 2cm 左右的圆形包块，以及颈后直径 4cm 的圆形包块，两者活动度好、质韧，与皮肤不粘连，于当地医院部分切除左腕部大包块，述流出干酪样物质，病理不详。2005 年查 iPTH 2000pg/ml，当地医院给予骨化三醇 5μg、每 2 天服用一次及 CaCO₃ 3.0g、每天 3 次，查 iPTH 降至 1000pg/ml，继续按原方案服用 iPTH 无降低，停用骨化三醇并继续服用 CaCO₃ 3.0g、每天 3 次。2008 年 9 月右足及踝部疼痛剧烈，为行甲状旁腺手术转入本院，查血钙 2.57mmol/L，血磷 2.53mmol/L，iPTH ＞2000pg/ml，ALP 422mmol/L。甲状旁腺超声：左右叶多发实性占位，均可探及丰富血流信号。行甲状旁腺切除术，共切除 4 枚甲状旁腺，病理检查为结节性增生，术后查血钙 1.78mmol/L，血磷 1.46mmol/L，iPTH 50pg/ml，ALP 281mmol/L，骨痛消失，病情好转后出院。2009 年 9 月双下肢发凉、发麻、疼痛，右下肢内踝皮肤破溃、不愈合，再次入本院治疗，查血钙 2.42mmol/L，血磷 0.91mmol/L，iPTH 36pg/ml。透析 12 年间身高缩短 5cm。

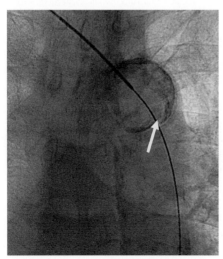

图 12-6-1　主动脉结蛋壳样钙化

既往史：长期大量吸烟 30 余年，戒烟 3 年，私营海鲜养殖。2008 年诊断为冠心病，阵发性心房颤动，服用盐酸胺碘酮 20mg，每日 3 次。

入院后查体：体温 36.5℃，血压 144/96mmHg；左上肢沿血管（肱动脉）走行可扪及 4cm 左右不规则团块，质软、质地不均匀，活动度可；双侧腹股沟沿股动脉走行可扪及条索状物，质硬，长 6～7cm，最粗处直径约 3cm。股动脉、腘动脉及足动脉搏动不可触及。右下肢内踝皮肤破溃，右足及右踝压痛明显。心肺腹未见异常。

实验室检查：红细胞计数 2.99×10¹²/L，血红蛋白 104g/L。X 线检查：双手指骨及掌骨可见骨膜下骨吸收，软组织内多发钙化，双前臂可见血管壁内钙化；主动脉结钙化见图 12-6-1。心电图：心房颤动；

左心房扩大，左心室肥厚。超声心动图：主动脉瓣及瓣环增厚钙化，二尖瓣瓣环、瓣叶及瓣下腱索增厚钙化；室间隔及左室壁均匀性增厚，左心室射血分数（EF）达53%。

入院诊断：冠心病，双侧下肢动脉粥样硬化性闭塞症，多发软组织转移性钙化，慢性肾衰竭尿毒症期，肾性骨病，退缩人综合征，甲状旁腺切除术后。

二、治疗过程

入院后给予规律血液透析每周3次，每次4h。于2009年9月11日在局部麻醉下行下肢动脉造影，显示严重腹主动脉钙化，多发不规则斑块形成，血管壁严重钙化（图12-6-2）。血管外科和骨科会诊后建议行右下肢踝部以下截肢手术，患者及家属坚决拒绝。住院第5天，患者夜间突发心搏骤停，抢救无效死亡。

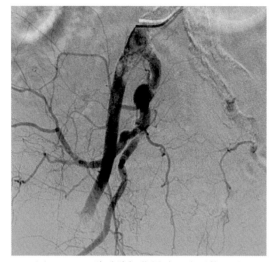

图12-6-2　髂动脉钙化导致血流不能通过

三、讨　　论

继发性甲状旁腺功能亢进是终末期肾脏病（ESRD）患者常见的并发症，主要是由钙磷代谢的异常和维生素D缺乏造成的，其特征是甲状旁腺组织增生，甲状旁腺激素过度合成和分泌，进而造成骨过度重吸收、软组织和血管钙化，心血管事件的发生率和死亡率增加。ESRD伴继发性甲状旁腺功能亢进患者常服用大量含钙磷结合剂，透析液中含钙高均造成钙负荷过重，从而导致软组织钙化及心血管钙化。本例SHPT患者由于长期钙磷代谢紊乱、药物治疗不规范，加之大量海鲜类高磷饮食，长期大量吸烟破坏血管，最终发展成为严重多发的转移性软组织和心血管钙化。

外周血管钙化的发生率和严重程度随血液透析时间的延长而增加和增强，并且有研究表明，在无症状和体征的ESRD患者中也有71%的患者颈动脉和股动脉存在明显的钙化斑块。透析患者心肌、心脏瓣膜、动脉钙化也很常见，并可导致严重并发症如心肌缺血、心肌梗死、心功能不全、猝死等。目前有许多研究采用不同的检查，如超声、同位素扫描、CT等评价ESRD患者心血管钙化程度。

本例患者的死亡原因可能为严重心血管钙化造成的心肌缺血，最终导致猝死。因此，本病的重要治疗措施是早期预防，并有效防止钙化进行性加重，目前治疗的方法包括改变不合理透析方式、应用非含钙磷结合剂、及时行甲状旁腺切除术等，但需要注意对于已经合并严重的转移性钙化患者，甲状旁腺切除术式是否应该考虑避免全切术，以减少可能导致的低转化骨病可能，降低加重心血管钙化的风险（中日友好医院提供）。

病例 7　单发皮肤紫斑的早期钙化防御

一、病例资料

　　患者，男性，36 岁。因维持性透析 5 年，甲状旁腺全切除术后 1 个月余，左侧小腿破溃 2 周，于 2017 年 12 月 12 日入院。患者 5 年前查血肌酐 1000μmol/L 以上，予以腹膜透析。半年前，因腹膜透析超滤量减少，于 2017 年 6 月 26 日行左前臂动静脉内瘘成形术，内瘘成熟后进行血液透析，3 次/周，4 小时/次，透析液钙浓度为 1.5mmol/L。2 个月前，查 iPTH 2328.8pg/ml。彩超示甲状旁腺区多发低回声包块，考虑甲状旁腺增生；ECT 示左下及右侧甲状旁腺增生？2017 年 11 月 2 日于普外科行"甲状旁腺全切除术"，术后 iPTH 降至 5.1pg/ml。2 周前，患者左侧小腿无明显诱因出现一大小约 2cm×2cm 的紫黑色皮肤改变，疼痛感轻，后进行性增大伴破溃，呈黑紫色坏死灶（图 12-7-1 A~D），患者同时表现为背部皮损（图 12-7-1G）和膝关节的转移性钙化（图 12-7-1H）。既往有高血压病史 4 年，血压最高达 180/100mmHg，现口服美托洛尔降压；有冠心病病史 2 年，于 2016 年 12 月行冠状动脉支架植入术，现长期口服阿司匹林、波立维；有脂肪肝病史。

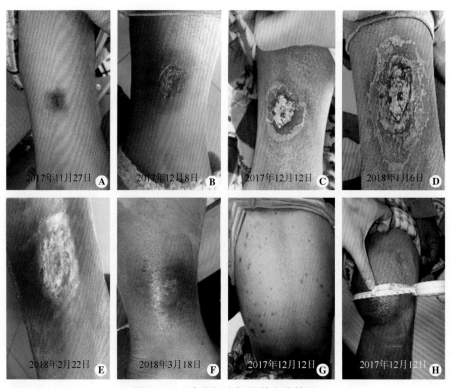

图 12-7-1　多发性皮损及其变化情况

A~D. 左侧小腿处皮损，起病时为 2cm×2cm 大小的紫黑色皮肤改变，持续进展为溃疡坏死灶；E、F. 积极干预治疗下，病灶逐渐缩小、愈合；G. 背部曾为钙化结节样改变，伴瘙痒，现结节部分脱落，遗留大小 0.5~1cm 的色素沉着斑；H. 左膝关节软组织包块，内部多发团片状钙化

实验室检查结果如下。血常规：Hb 128g/L，RBC 4.22×10^{12}/L，WBC 9.99×10^9/L，中性粒细胞百分比 64.8%，淋巴细胞百分比 23.3%，PLT 230×10^9/L。血生化+电解质：K 4.78mmol/L，Na 142.3mmol/L，Cl 104.1mmol/L，Ca 1.96mmol/L，P 1.30mmol/L，二氧化碳结合力 22.5mmol/L，葡萄糖 4.68mmol/L，白蛋白 40.9g/L，碱性磷酸酶 372U/L，尿素氮 23.1mmol/L，肌酐 1281μmol/L，尿酸 500μmol/L，甘油三酯 8.47mmol/L，总胆固醇 6.06mmol/L，高密度脂蛋白 1.42mmol/L，低密度脂蛋白 2.61mmol/L。iPTH 20.6pg/ml；25（OH）D 测定 10.98ng/ml。

影像学检查结果如下。

（1）心脏彩超：左心房扩大，左室壁增厚，左心室舒张功能减低。

（2）膝关节 X 线检查（图 12-7-2）：①左膝关节软组织包块，内部多发团片状钙化；②左侧膝关节退变，关节腔少许积液。

（3）左下肢血管彩超：左下肢动脉粥样硬化（斑块形成），左下肢深静脉血流通畅。

（4）股骨及胫腓骨 CT 平扫（图 12-7-3）：①左下肢多发软组织钙化，考虑肾性骨病的可能性大；②双下肢动脉粥样硬化。

（5）全身骨 ECT 扫描（图 12-7-4）：①全身骨质表现、全身多处软组织异常放射性浓聚，结合临床考虑为代谢性骨病改变；②双侧甲状腺、胃、两肺放射性弥漫性摄取增高，请结合临床；③双肾萎缩。

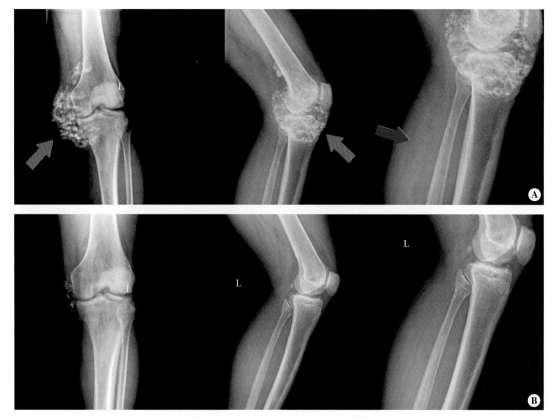

图 12-7-2　治疗前后膝关节 X 线检查

A. 治疗前，左膝关节软组织包块，内部多发团片状钙化（蓝色箭头所示），伴血管钙化（红色箭头所示）；B. 治疗后，左膝包块内钙化影明显减小，血管钙化影消失

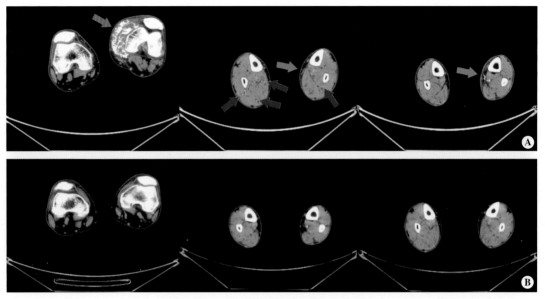

图 12-7-3 治疗前后股骨及胫腓骨 CT 平扫

A. 治疗前，左膝关节内软组织钙化（蓝色箭头所示），下肢多发血管钙化（红色箭头所示），溃疡坏死灶深部小血管钙化（绿色箭头所示）；B. 治疗后，左膝关节内软组织钙化灶消失，下肢血管钙化减少，溃疡坏死灶深部小血管钙化影消失

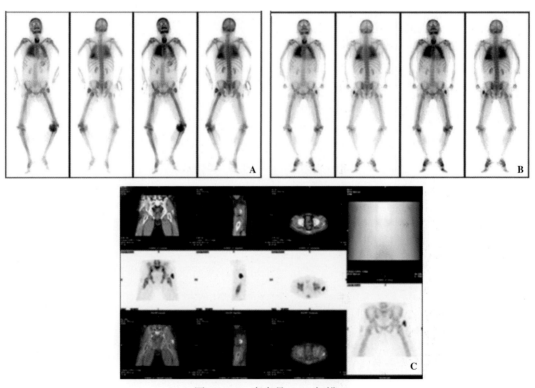

图 12-7-4 全身骨 ECT 扫描

A. 治疗前，多处软组织异常放射性浓聚；B. 治疗后，软组织放射性浓聚好转、不明显；C. ECT 与断层扫描拟合图

皮肤活检：取患者左侧小腿皮肤粗糙增厚处组织进行皮肤活检，病理检查示皮下软组织有广泛钙盐沉积，伴小血管壁钙化（图 12-7-5）。

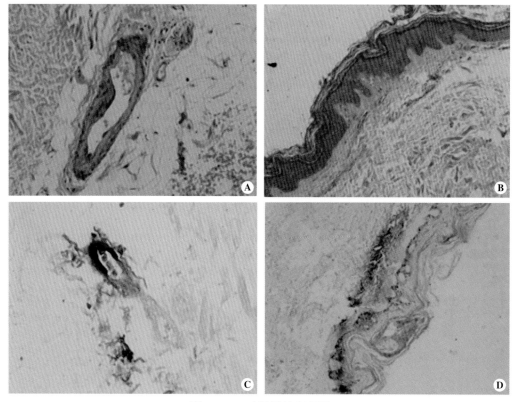

图 12-7-5　皮肤活检病理图

A. HE 染色×400，未见明显血管钙化；B. HE 染色×100，软组织未见明显异常；C. von Kossa 染色×400，小动脉血管钙化（黑色）；D. von Kossa 染色×100，皮下软组织大量钙盐沉积（黑色）

二、治疗过程

患者皮肤活检阳性，结合其高危因素及排除其他相关疾病，确诊为钙化防御，属于早期诊断病例。治疗方案：①健康宣教，低磷饮食；②减少钙剂使用；③继续规律行血液透析，每周 3 次，间断 HDF+灌流，透析液钙浓度 1.5mmol/L；④加强伤口护理，局部消毒换药，警惕感染；⑤每日给予硫代硫酸钠 5～10g，静脉滴注，根据患者反应调整剂量；⑥继续原抗血小板及调脂治疗。综合治疗 3 个月，患者皮肤溃烂结痂并逐步脱落，坏死灶较前缩小，伤口逐步愈合（图 12-7-1E～F），下肢 X 线及 CT 检查显示原小血管钙化影消失（图 12-7-2、图 12-7-3）。病程中，患者耐受性好，仅出现轻微恶心、呕吐，调整药物剂量后自行好转。长期转归良好，患者未再复发（东南大学附属中大医院提供）。

病例 8　尿毒症肿瘤样钙质沉着症

一、病例资料

患者，女性，40 岁，主诉"血液透析 10 年余，右髋部肿物 3 年"，于 2018 年 4 月 11

日入院，原发病慢性肾小球肾炎。透析方案：血液透析每周 3 次，每次 4h，每次透析超滤量 2500～3500ml。3 年前右侧髋部肿胀、疼痛，进行性加重，影响行走，外院行 X 线及 MRI 检查，考虑"骨肉瘤？转移性钙化"。甲状腺超声示甲状腺双叶背侧低回声结节，考虑来源于甲状旁腺，结合患者症状、体征及病史，考虑"继发性甲状旁腺功能亢进，转移性钙化"，入院准备行甲状旁腺切除术。既往史：高血压病史 6 年，冠心病病史 2 年。个人史及家族史：无特殊。入院查体：右侧髋部可见范围约 15cm×8cm 肿物，质硬，无触痛，皮肤无红肿。

实验室检查结果如下。血常规：Hb 79g/L，RBC $3×10^{12}$/L，WBC $3.7×10^9$/L，嗜中性粒细胞百分比 67%，淋巴细胞百分比 24.1%，PLT $174×10^9$/L。血生化：白蛋白 38.9g/L，碱性磷酸酶 134U/L，尿素氮 23.1mmol/L，肌酐 929μmol/L，尿酸 491μmol/L，甘油三酯 2.63mmol/L，总胆固醇 3.79mmol/L，高密度脂蛋白 0.91mmol/L，低密度脂蛋白 2.36mmol/L；钙 2.71mmol/L，磷 2.50mmol/L，二氧化碳结合力 21.5mmol/L，葡萄糖 4.1mmol/L；iPTH 1328pg/ml；25（OH）D 测定 13.56ng/ml；超敏 C 反应蛋白 9.2mg/L。

影像学检查结果如下。

（1）胸部 X 线检查：心影增大，主动脉结钙化，双肺纹理增大，左肺心影重叠处条状高密度影。

（2）超声心动图：左心室射血分数为 59%，左心房增大，二尖瓣反流（轻度），二尖瓣后叶瓣环钙化。

（3）右侧髋部 X 线检查：右侧股骨大转子周围软组织异常密度影。

（4）甲状旁腺超声：右上甲状旁腺 22mm×11mm×7mm，右下甲状旁腺 17mm×10mm×8mm，左上甲状旁腺 20mm×10mm×11mm，左下甲状旁腺 20mm×12mm×12mm。以上所见内部回声不均匀，均可见弧形强回声，后伴声影。诊断为甲状旁腺增生伴钙化。

（5）髋部肿物超声：于右侧髋部皮下 5～15mm 处可探及多个无回声，形态不规则，内透声尚可，无回声区之间不互通，较大的范围约 15mm×14mm，距体表约 15mm。CDFI：周边及内部未见血流信号。其旁可见范围约 74mm×39mm 的不均质中等回声区，边界不清，其内布满斑片状高回声，后方回声衰减。

二、治 疗 过 程

考虑患者持续高水平 iPTH，严重钙磷代谢紊乱，右侧髋部钙化灶，影像学检查提示甲状旁腺增生且直径＞1cm，诊断"尿毒症肿瘤样钙质沉着症，继发性甲状旁腺功能亢进"明确。于 2018 年 4 月 18 日在本院普外科行甲状旁腺切除术。病理检查示左下、右上、右下继发性甲状旁腺增生，左下甲状腺囊肿。术后患者 iPTH 从 1328pg/ml 逐渐下降至 171.4pg/ml，给予碳酸钙 2 片，每天 3 次（每片 0.75g，含钙元素 0.3g），骨化三醇 0.25μg，每天 3 次口服，术后住院期间监测血钙波动在 2.28～2.57mmol/L，血磷 1.1～1.9mmol/L，根据患者血钙磷水平调整碳酸钙及骨化三醇剂量。患者右髋部疼痛不适较前明显缓解，肿物逐渐缩小。

三、讨 论

患者出院后在本院肾内科门诊随访。患者血磷持续在较高水平，iPTH 逐步升高，后复查 iPTH 持续＞500pg/ml，最高达 718pg/ml，考虑有左下遗留甲状旁腺腺体，6 个月后于本院行左下甲状旁腺微波消融（microwave ablation，MWA），术后 1 天 iPTH 降至 29.9pg/ml，后多次复查 iPTH 维持在 38.3～106.3pg/ml，血钙 2.15～2.66mmol/L、血磷 1.63～2.2mmol/L，血碱性磷酸酶 52～91U/L（图 12-8-1）。跟踪记录髋部影像学检查，1 年后肿物完全消失，4 年后复查钙化灶消失且无复发（图 12-8-2）。患者右髋部肿胀，疼痛不适完全缓解，可以独立行走，极大地提高了患者的生活质量（清华大学附属垂杨柳医院提供）。

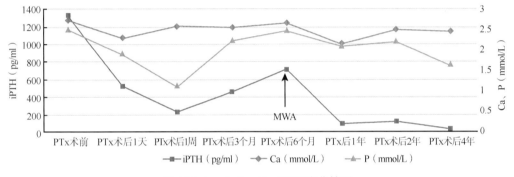

图 12-8-1 血 Ca、P、iPTH 变化情况

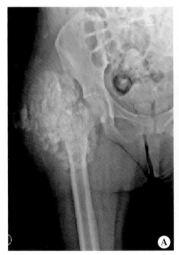
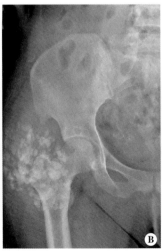
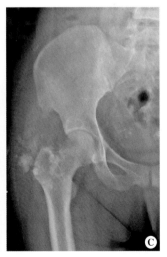

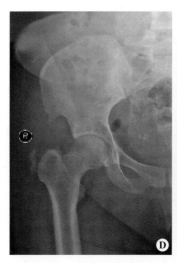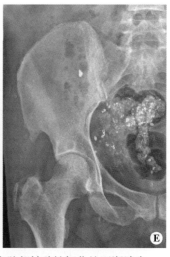

图 12-8-2　骨盆 X 线检查显示右髋部转移性钙化灶逐渐消失

A. PTx 治疗前右髋关节附近钙化灶；B. PTx 术后 1 个月钙化灶缩小；C. PTx 术后 3 个月钙化灶进一步缩小；D. PTx 术后 1 年
钙化灶全部消失；E. PTx 术后 4 年钙化灶消失且无复发

病例9　三发性甲状旁腺功能亢进症行 PTx+AT

一、病 例 资 料

患者，男性，39 岁。因"肾移植术后 2 年，髋关节痛伴高钙血症 1 年余"于 2019 年 1 月住院。

患者因尿毒症于 2016 年 12 月 10 日行规律腹膜透析 4 年余[腹透方案：持续不卧床腹膜透析（CAPD）低钙腹膜透析 1.5% 2000ml×5 袋，前 4 袋每袋保留 3h，最后 1 袋留腹过夜]，行同种异体肾移植术，术前查血清 iPTH 788.50pg/ml，碱性磷酸酶 102.2U/L，钙 2.46mmol/L，磷 0.80mmol/L，肌酐 1314.7μmol/L。肾移植术后免疫抑制剂方案：他克莫司 1mg 口服，q12h，麦考酚钠 0.54g 口服，q12h，甲泼尼龙 20mg 口服，每天 1 次。移植术后肾功能恢复良好，2017 年 9 月出现右侧髋关节痛，查血清肌酐 73.4μmol/L，尿酸 376μmol/L，钙 2.79mmol/L↑，磷 0.53mmol/L↓，iPTH 303.0pg/ml。给予骨化三醇 0.25μg 口服，每天 1 次，治疗 1 年余，效果不佳，血清 iPTH 波动于 238.4～329.6pg/ml，持续高钙血症和低磷血症。2018 年 12 月 18 日骨盆数字 X 线摄影显示双侧骶髂关节及双侧髋关节在位，关节间隙未见明显异常，关节组成骨未见明显异常。遂至本院行进一步诊治。入院查体：T 36.7℃，P 84 次/分，R 18 次/分，BP 130/83mmHg；神志清晰，精神可，发育正常，营养可，自主体位，查体合作，全身皮肤、黏膜无黄染，浅表淋巴结未触及肿大。头颅外形正常，眼睑无水肿，双侧瞳孔等大等圆，对光反射灵敏。鼻腔通畅，乳突无压痛，扁桃体无肿大。胸廓对称无畸形，未闻及明显干、湿啰音，无胸膜摩擦音。心率 84 次/分，律齐，各瓣膜听诊区未闻及病理性杂音。腹部平软，无压痛，肝脾肋下未触及，肠鸣音正常，移动性浊音阴性。双肾区无叩击痛。脊柱四肢关节无畸形，关节活动自如，生理反射存在，病理反射未引出。

初步诊断：肾移植术后甲状旁腺功能亢进症（三发性甲状旁腺功能亢进症）。

入院后辅助检查结果如下。血常规：红细胞计数 5.17×10^{12}/L，血红蛋白 150g/L，红细胞比容 46.0%，血小板计数 165×10^9/L。碱性磷酸酶 241.9U/L↑，白蛋白 43.6g/L，钙 2.59mmol/L，磷 0.81mmol/L，iPTH 218.4pg/ml↑，25（OH）D 41.2nmol/L↓（正常值 52.5～117.5nmol/L）；骨钙素 97.4ng/ml↑（正常值 11.0～43.0ng/ml）；降钙素 10.64pg/ml（正常值 0～100pg/ml）；Ⅰ型胶原氨基端肽 273.90ng/ml↑（正常值 10～40ng/ml）；Ⅰ型胶原羧基端肽 2.47ng/ml↑（正常值 0.2～0.8ng/ml）。甲状旁腺彩色多普勒超声：右侧甲状腺上极旁见大小约 16.5mm×3.8mm 不均质稍低回声，边界清晰，内部回声不均匀，其内血供较丰富。左侧甲状腺上极背侧见大小约 15.3mm×6.3mm 稍低回声，边界清晰，内部回声欠均匀，其内血供较丰富。左侧甲状腺下极背侧见大小约 13.2mm×5.2mm 稍高回声，边界清晰，内部回声尚均匀，局部见小片样低回声，其内血供较丰富；提示右侧甲状腺上极背侧旁及左侧甲状腺背侧旁不均质结节，有甲状旁腺增生可能（图 12-9-1）。甲状旁腺核素显像（SPECT/CT）：患者静脉注射药物后静卧，行常规甲状旁腺显像，分别于静脉给药后 10min（早期相）、120min（延迟相）采集颈胸部及早期 SPECT/CT 图像。所得图像示：早期相双叶甲状腺显影，结合早期相和延迟相甲状腺位置两放射性浓聚灶，左叶下极下方浓聚灶，右叶下极稍浓聚。融合显像 CT 在上述相应位置可见结节影和可疑结节影。胸部未见明显异常放射性分布。诊断意见：甲状旁腺功能亢进组织显影（共 4 枚，左上、右上及左下甲状旁腺明显，右下甲状旁腺可能）（图 12-9-2）。

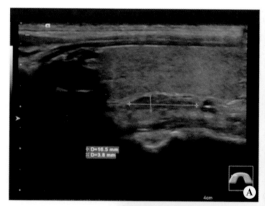
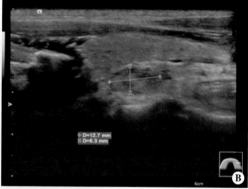
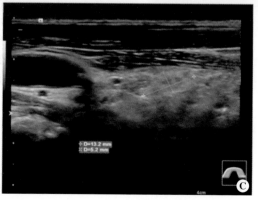

图 12-9-1　甲状旁腺彩色多普勒超声

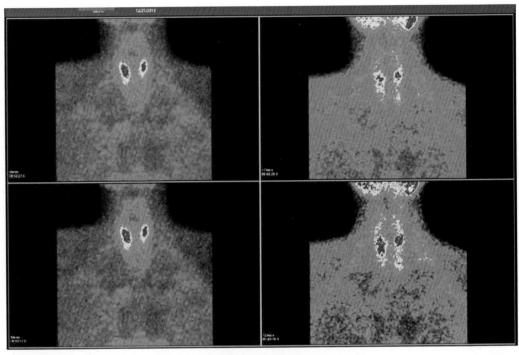

图 12-9-2　甲状旁腺核素显像（SPET/CT）

　　超声心动图：Aod 27mm，LAD 28mm，LVDd 40mm，LVD 27mm，IVS 12mm，LVPW 12mm，RAD 33mm，RVDd 33mm，FS 32.5%，EF 61.4%，E1 45cm/s，A1 59cm/s，间隔 e' 8cm/s，侧壁 e' 8cm/s，E/A 0.8，E/e' 5.6。超声描述：各房室腔大小处于正常范围；各瓣膜回声及开放尚可；室间隔与左室后壁稍增厚，呈异向运动，搏动尚可；主肺动脉内径未见异常。CDFI 及 PDE 示二尖瓣口血流 A 峰小于 E 峰及轻微二尖瓣、三尖瓣反流征象。超声提示：左室壁心肌稍厚（图 12-9-3）。

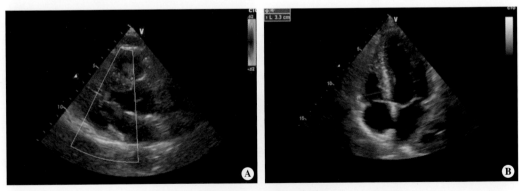

图 12-9-3　超声心动图

二、治 疗 过 程

　　于 2019 年 1 月 18 日行甲状旁腺全切除联合前臂自体移植手术，分别切除左上甲状旁腺（称重 0.53g）、左下甲状旁腺 0.23g、右下甲状旁腺 0.55g，右上甲状旁腺 0.10g。取切除甲状旁腺，修剪为 2mm×2mm×2mm 大小薄片，种植于患者左前臂桡侧肌组织内，共 12 枚。术中甲状旁腺切除前颈内静脉抽血查 iPTH，结果为 839.6pg/ml，术中甲状旁腺切除后 10min 颈内静脉抽血查 iPTH，结果为 65pg/ml（降幅 92.3%），术中甲状旁腺切除后 20min 颈内静脉抽血查 iPTH，结果为 44.6pg/ml（降幅 94.6%），术后 72h 复查血清 iPTH 降至 33.9pg/ml，钙 2.13mmol/L↓，磷 0.90mmol/L。术后给予碳酸钙 1.5g 口服，每天 3 次，以及骨化三醇 0.25μg 口服，每天 1 次治疗。术后第 3 天复查血清 iPTH 及血钙显著下降。iPTH（移植侧）36.7pg/ml，iPTH（非移植侧）33.9pg/ml，钙 2.13mmol/L，磷 0.90mmol/L，白蛋白 42.2g/L，碱性磷酸酶 258.0U/L（江苏省人民医院提供）。

病例 10　维持性血液透析合并多发皮肤溃烂

一、病 例 资 料

患者，男性，34 岁，因"维持性透析 12 年，多发皮损伴溃烂半年"于 2017 年 10 月 10 日入院。患者 12 年前查血肌酐 400μmol/L 以上，彩色超声检查示双肾缩小，予以腹膜透析治疗。2 年后，因无尿改为血液透析（3 次/周，4 小时/次），透析液钙浓度 1.5mmol/L。4 年前，无明显诱因感全身酸痛，查 iPTH 达 2000pg/ml 以上，诊断为继发性甲状旁腺功能亢进，当地医院予以长期口服钙剂，定期复查 iPTH 检查结果，波动在 2000～3000pg/ml。半年前，出现多发性皮损伴溃烂，尤以双侧手足为著，足趾部分坏死脱落，疼痛明显，伴多处皮肤异常隆起。自行"抗感染、止痛"治疗，效果均欠佳，为进一步诊治入院。

既往史：有"高血压"病史 10 余年，最高血压 220/150mmHg，血液透析后血压逐步下降，已停用降压药 4 年，现血压偏低，波动在（65～85）/（40～50）mmHg，低血压不影响正常透析，每次透析超滤量 2500～3500ml；否认"糖尿病、冠心病"等慢性病史，否认"糖皮质激素、免疫抑制剂、华法林"等用药史；因反复内瘘闭塞，曾行"动静脉内瘘成形术"3 次。

个人史及家族史：否认吸烟及嗜酒史，否认放射性物质、毒物接触史。家族史无特殊。

体格检查：体温 36.6℃，脉搏 76 次/分，呼吸 16 次/分，血压 80/50mmHg。神清，精神可，发育正常，营养良好，坐轮椅入病房。左肩部、右侧背部、左侧腹股沟、双侧膝关节处皮肤异常隆起，直径为 3～10cm，质韧，无触痛（图 12-10-1A、B）；左前臂、右前臂、右侧肘部分别可见长约 10cm 陈旧性手术瘢痕，其中右侧肘部触及内瘘震颤存在，其余内瘘处震颤及杂音均消失。心肺无异常；腹平软，无明显压痛、反跳痛，肠鸣音正常；四肢关节活动自如，远端动脉搏动可触及，双侧足背动脉搏动稍有减弱，左足第四足趾、右足第二、第三足趾脱落，局部皮肤坏死，疼痛明显（图 12-10-1 C、D）。

实验室检查结果如下。血常规：Hb 75g/L，RBC 2.89×10^{12}/L，WBC 7.14×10^9/L，中性粒细胞百分比 63.7%，淋巴细胞百分比 24.6%，PLT 240×10^9/L。血生化：白蛋白 34.4g/L，碱性磷酸酶 524U/L，尿素氮 30.2mmol/L，肌酐 977μmol/L，尿酸 471μmol/L，甘油三酯 2.94mmol/L，总胆固醇 3.446mmol/L，高密度脂蛋白 0.88mmol/L，低密度脂蛋白 2.26mmol/L。

电解质正常，Ca 2.72mmol/L，P 2.50mmol/L，二氧化碳结合力 17.2mmol/L，葡萄糖 5.85mmol/L；iPTH 2308.4pg/ml；25（OH）D 测定 11.63ng/ml；超敏 C 反应蛋白 51.4mg/L；血清铁蛋白 567.9μg/L。铁代谢：未结合铁 60.1μmol/L，总铁结合力 91.6μg/dl，转铁蛋白饱和度 34.4%。纤溶功能、肌钙蛋白 I、降钙素原、糖化血红蛋白、病毒八项、肿瘤相关标志物未见明显异常。

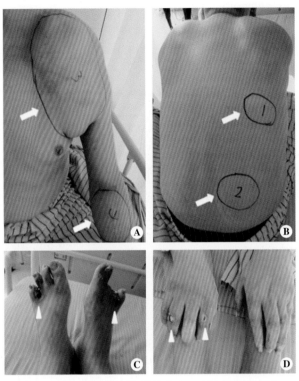

图 12-10-1　多发性皮肤损害（2017 年 10 月 26 日）
A、B. 多发性转移性钙化灶（箭头）；C、D. 双侧手足溃疡及干性坏死灶（三角）

影像学检查结果如下。

（1）胸部 X 线检查（图 12-10-2A）：①左肩部异常改变，骨质破坏？②两肺纹理增多，主动脉粥样硬化。

（2）胸、腹、盆腔 CT 平扫（图 12-10-2B）：①右肺中叶胸膜下钙化灶；②纵隔稍大淋巴结，二尖瓣钙化；③全身多发异常钙化灶及全身骨质改变，符合肾性骨病改变；④双肾萎缩伴钙化，双肾囊肿；⑤动脉粥样硬化。

（3）心脏彩超：左心房扩大，二尖瓣环、主动脉瓣钙化，主动脉瓣轻度狭窄，左心室舒张功能减低。

（4）颈椎、胸椎、腰椎 MR 平扫：①脊柱骨质信号普遍减低、多发软组织包块伴钙化，符合肾性骨病表现；②颈椎、胸椎、腰椎轻度退行性变；L_2 及 L_3 椎体施莫尔结节形成；③双肾萎缩并多发囊肿。

（5）左上肢彩超：左侧肩膀及左侧前壁可见以囊性为主的混合性包块。

（6）下肢血管彩超：左下肢动脉硬化（多发斑块形成），左下肢足背动脉狭窄、血流速度增高；右下肢动脉粥样硬化（多发斑块形成），右侧足背动脉显示不清，未见血流信号，考虑闭塞的可能性大？

（7）甲状旁腺彩超：双侧甲状旁腺见多个低回声包块，内部回声不均，伴钙化灶，右侧大者 2.76cm×1.46cm，左侧大者 3.94cm×1.62cm。甲状旁腺 ECT：左下、右下甲状旁腺功能亢进的可能性大，纵隔内未见明显异位甲状旁腺。

（8）全身骨扫描 ECT（图 12-10-2C、D）：①全身骨质表现，结合临床考虑为代谢性骨病改变；②全身多处软组织异常放射性浓聚，建议治疗后复查。

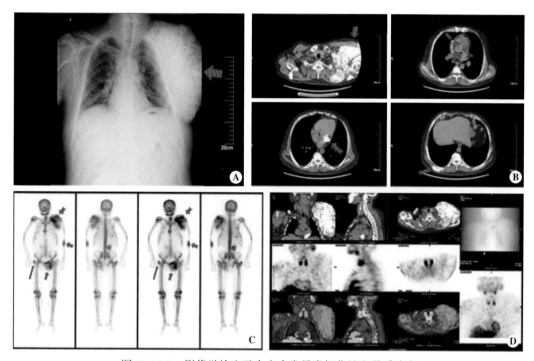

图 12-10-2　影像学检查示全身多发异常钙化灶和骨质改变

A. 胸部 X 线片示左肩部团絮样高密度钙化灶；B. 胸、腹、盆腔 CT 示心脏瓣膜钙化及异常钙化灶；C. 全身骨 ECT 扫描示多处软组织异常放射性浓聚；D. 骨扫描与断层扫描拟合图示软组织钙负荷异常增加（蓝色部位）

二、治 疗 过 程

患者持续高 iPTH 水平，影像学检查提示甲状旁腺多发结节且功能亢进，明确诊断为"继发性甲旁亢"。2017 年 11 月 2 日于本院普外科行"甲状旁腺全切除术"，病理检查示左上、左下、右上、右下甲状旁腺组织结节样增生。术后，患者 iPTH 从 2308.4pg/ml 下降至 2.7pg/ml，之后波动在 10～30pg/ml（图 12-10-3），全身骨痛好转，但溃疡处疼痛较术前更为明显，伴有肢端缺血坏死加重，进展迅速（图 12-10-4）。

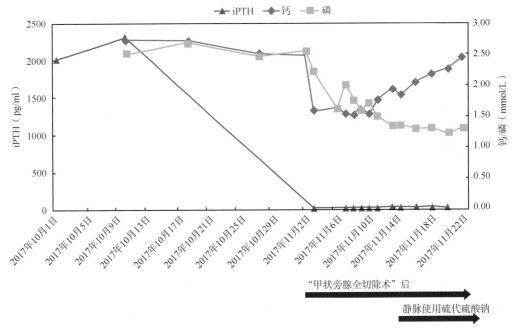

图 12-10-3　血钙、磷、iPTH 变化情况

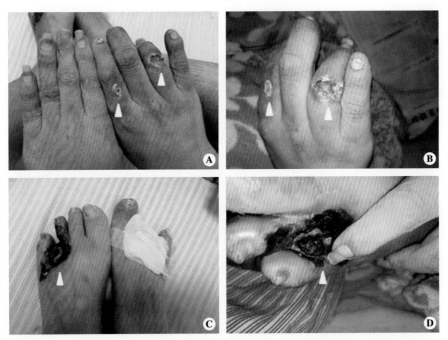

图 12-10-4　甲状旁腺全切除术后，肢端缺血坏死进行性加重（2017 年 11 月 14 日）

三、讨　　论

　　患者存在典型的皮肤损害，出现多发皮下结节、溃疡和干性坏死，需要与下肢动脉粥样硬化性闭塞症、血栓闭塞性脉管炎、糖尿病足等病变相鉴别。患者无糖尿病，可除外糖

尿病足；患者无间歇性跛行等表现，体格检查示肢体远端动脉搏动稍有减弱，无肥胖、吸烟、糖尿病、高血脂等危险因素，亦不支持下肢动脉粥样硬化性闭塞症。而血栓闭塞性脉管炎多见于青壮年男性患者，与长期大量吸烟有关，有间歇性跛行、静息痛等症状和游走性浅静脉病史，也与本病例特点不符。结合本例患者长期透析史、继发性甲状旁腺功能亢进病史、大剂量使用钙剂史、明显多发性系统性血管钙化等临床特点，尽管没有进行皮肤活检病理检查，但仍可以临床诊断为钙化防御。

治疗上停用钙剂和维生素 D 及其类似物，低钙饮食，调整透析方案为间断血液透析滤过+血液灌流（HDF+HP），增加透析频率，使用低钙透析液（钙离子浓度为 1.25mmol/L），静脉使用硫代硫酸钠［"中大方案"：静脉使用硫代硫酸钠，根据个体化差异调整药物用量（从 5g 开始，逐步增量，最高到 10g），每日 1 次，用 0.9% 氯化钠注射液 250ml 溶解后静脉滴注，2 周为 1 个疗程，每 2 个月进行 1 个疗程］，用抗生素防治感染，多学科协作行伤口护理、镇痛、纠正贫血及改善营养等治疗。

患者甲状旁腺全切除术后，钙磷代谢紊乱得到初步控制（图 12-10-3），多处软组织转移性钙化灶明显缩小（图 12-10-5A），但溃疡性皮损仍持续加重，且进展迅速。予以大剂量硫代硫酸钠（超说明书用药）为主的综合治疗 1 个月，虽然足部坏死仍进行性发展（图 12-10-5B），其左足经多学科会诊拟行截肢，但手部等多发性小溃疡坏死灶逐步愈合（图 12-10-5C）。全身病变控制，疼痛减轻（图 12-10-6）；肢体血供较前好转，且皮肤敏感消失（治疗前双手接触热/冷水后疼痛明显，现几乎完全改善）。

因家庭及社会原因，患者坚持拒绝足部截肢，选择继续随访，接受标准治疗，主要予以标准化 STS 方案，辅以青霉素 G 抗感染及伤口护理等治疗。令人兴奋的是，这样治疗 1 年后，患者足部坏死灶完全愈合（图 12-10-7），全身病变得到控制，并且已经脱离轮椅，可以独立行走，极大地提高了患者的生活质量（东南大学附属中大医院提供）。

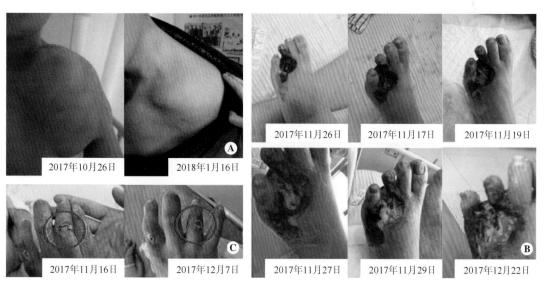

图 12-10-5　硫代硫酸钠治疗 1 个月，足部晚期坏死灶仍进展，但早中期病灶呈愈合趋势
A. 异常软组织钙化灶明显缩小；B. 足部坏死进行性发展；C. 手部等多发性小溃疡坏死灶呈愈合趋势

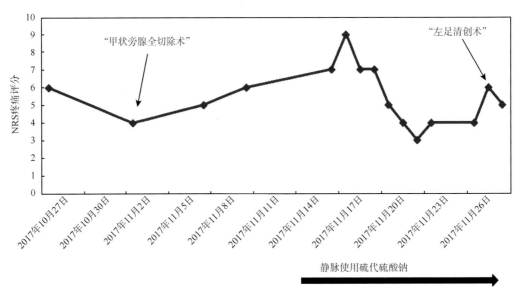

图 12-10-6　NRS 疼痛评分变化情况

NRS 疼痛评分将疼痛程度用 0～10 依次表示，0 表示无疼痛，10 表示最剧烈的疼痛，交由患者自己选择一个最能代表自身疼痛程度的数字

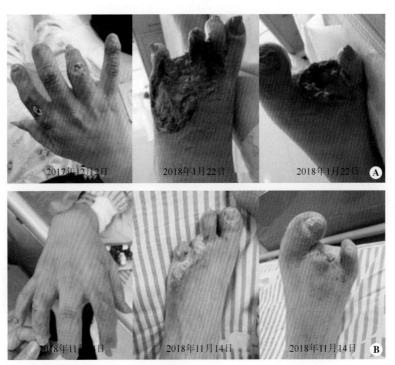

图 12-10-7　标准化硫代硫酸钠治疗 1 年后，足部坏死灶完全愈合

病例11　射频消融治疗尿毒症严重继发性甲状旁腺功能亢进

一、病例资料

　　患者，男性，28岁。主因"慢性肾炎，尿毒症，规律血液透析10年，反复骨痛2年"于2019年10月8日收住我院肾病科。患者10年前因慢性肾衰竭尿毒症期开始维持性血液透析（HD）治疗，3次/周，Kt/V值1.4，长期规律服用降压药及纠正贫血和钙磷紊乱药物。

　　患者2年前出现严重骨痛，出现脊柱向左侧倾斜、活动受限，生活不能自理，iPTH＞2500pg/ml，诊断为继发性甲状旁腺功能亢进，给予西那卡塞25mg，每天1次，骨化三醇透析日0.75μg，透析后口服，2年期间患者逐渐消瘦，身高缩短28cm（两年前身高178cm，体重78kg，BMI 24.6kg/m²，入院身高150cm，体重40.5kg，BMI 17.8kg/m²），于2019年4月患者上颌硬腭前部出现3cm无痛硬质肿物，当地复查：iPTH＞2500pg/ml，碱性磷酸酶1284U/L，钙1.99mmol/L，磷1.54mmol/L，甲状旁腺超声探查到5枚甲状旁腺组织，最大13mm×7.9mm×8.4mm，故来院要求治疗。

　　患者既往有高血压病史10年，血压控制不佳，入院血压220/120mmHg，口服"拜新同30mg/d，缬沙坦胶囊80mg/d，美托洛尔47.5mg/d"，既往诊断先天性心脏病，未治疗。

　　既往有小儿麻痹病史，因后遗症于2006年行"左下肢矫正术"，术后恢复良好。

二、治疗过程

　　患者入院检查：iPTH＞2500pg/ml；尿素氮34.34mmol/L，肌酐945.88μmol/L；血红蛋白含量95g/L；B型钠尿肽2634.60pg/ml；25（OH）D 18.40ng/ml，碱性磷酸酶945U/L，钙2.19mmol/L，磷1.94mmol/L，血沉18.00mm/h。心脏彩超提示：先天性心脏病，卵圆孔未闭，房水平左向右分流，左心房大，室间隔增厚，二尖瓣口轻度反流，室壁运动分析1级，LVEF 58%。CT检查（图12-11-1）提示：两肺炎症、心影大，肺动脉干增宽，心包积液、胸椎侧弯畸形。肺功能提示：重度限制性肺通气功能障碍。

　　对该患者进行了多学科讨论，并参考指南，考虑患者有严重高血压，心功能不全，营养不良，外科手术麻醉风险过大，与患者沟通后决定先行微创治疗，于2019年10月23日进行了超声引导下双侧甲状旁腺射频消融术。术前用1%利多卡因稀释后进行局部浸润麻醉，

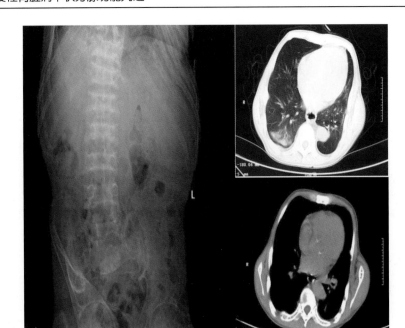

图 12-11-1　CT 检查图像

胸腰椎压缩性骨折，脊柱侧弯，胸廓畸形，心影增大，肺容积减少

在超声引导下用生理盐水作为隔离带，保护气管、皮肤及周围组织，然后，从喉返神经分离出肿块，使用超声引导下射频消融技术消融双侧增生的甲状旁腺，除超声（图 12-11-2）所见的 5 枚甲状旁腺外，还探查到了 2 枚甲状旁腺，共消除 7 枚甲状旁腺，对手术区域行压迫止血，术后患者无声音嘶哑、手足麻木、饮水呛咳等不适主诉，超声引导下再次复查增生的甲状旁腺消融完全（图 12-11-3），术后次日 iPTH 为 309pg/ml，予以补钙等对症治疗 3 天后复查 iPTH 为 96.9pg/ml，好转后出院，随访，其间间断给予骨化三醇、钙尔奇等药物调整治疗，目前已停用上述药物，于 2021 年 11 月 15 日复查 iPTH 为 146.8pg/ml，ALP 为 80U/L，骨痛症状基本消失，且患者基本能够独立站立，恢复生活自理能力，目前仍持续随访（图 12-11-4）。

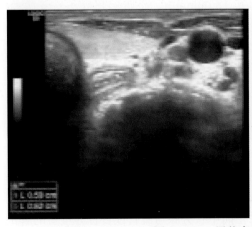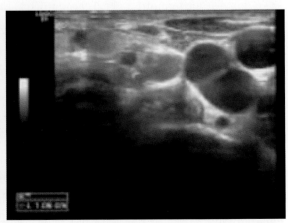

图 12-11-2　甲状旁腺射频消融术前的超声图像

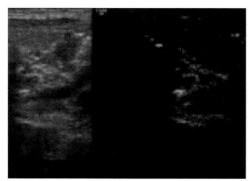

图 12-11-3 甲状旁腺射频消融术后的超声图像

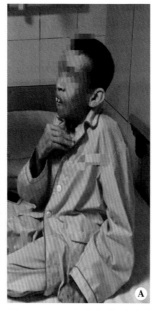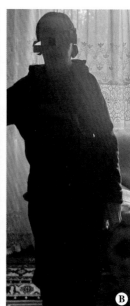

图 12-11-4 患者术前活动受限（A）；术后能够独立站立，生活质量明显提高（B）

三、讨　论

　　SHPT 的主要表现为钙磷代谢紊乱、血清 PTH 分泌增多和甲状旁腺过度增生，对于 SHPT 患者，控制钙、磷和 PTH 达标同样重要。KDIGO 指南建议，PTH 应维持在正常上限的 2～9 倍，建议给予 CKD G5 期患者药物治疗时可使用拟钙剂、骨化三醇或维生素 D 类似物或联合用药，此病例患者间断口服骨化三醇及西那卡塞，但 PTH 仍持续升高，且超声探测到多枚甲状旁腺，且最大径大于 1cm，结合 KDIGO 指南，推荐严重甲状旁腺功能亢进的 CKD G3a～G5D 期患者，如果临床或药物治疗失败，建议行甲状旁腺切除术，然而，许多透析患者因基础疾病出现心肺功能障碍，增加了麻醉的风险，且患者无法忍受手术造成的创伤而无法手术治疗。本例患者以骨痛、上颌硬腭肿物、身高缩短为临床表现，同时伴有心肺功能较差及营养不良等情况，评估后不能耐受甲状旁腺切除术，但传统开放手术并不是唯一的选择，随着"微创"这一概念逐渐深入到外科等各领域，射频消融术因其创伤少、手术简单、重复性好等优点而被广泛应用。射频消融术和微波消融术已被报道用于治疗这类患者，并取得一定成效，成为一种有效的治疗手段。目前虽然对该手术方法、疗效和安全性仍存在争议，但对于有严重心肺功能并发症等全身麻醉风险高的患者，射频消融也可作为一种替代治疗。经过综合评估后为此患者进行了射频消融术，术中射频消融了 7 枚甲状旁腺，术后 PTH 明显下降。

　　在 SHPT 患者中，可能会有更多的腺体受到影响，而腺体增生程度及数量能严重影响患者的预后，而并非所有仪器及医生都能检测出所有甲状旁腺，异位腺体可以存在于不同的部位，如甲状腺、颈鞘、胸腺和上纵隔，如果靶向甲状旁腺与血管或食管等重要的解剖结构相邻，则射频消融也无法进行，从而导致消融后持续的 SHPT。有研究表明，SHPT 患者中异位甲状旁腺发生率约为 15%，而超过 4 枚腺体的发生率为 2.5%～30%。本例患者超声提示有 5 枚甲状旁腺，在射频消融术中探查到 7 枚甲状旁腺，并全部消融，再次探查增生的甲状旁腺消融完全，这就证明，仪器及医生的定位尤其重要，而有经验的医生能够通过自身经验反复探查后帮助找到多余的异位甲状旁腺而取得更好的结果。

ALP 是成骨性的指标，它反映了骨代谢的高转运状态，ALP 越高，骨代谢状态就越高，所以低钙的发生率也相应增高。有研究指出，射频消融后的低钙水平和术前的 ALP 水平有密切的相关性，在消融前更高的 ALP 水平会导致更明显的术后低钙血症，此患者术前 ALP 极高，术后血钙下降至 1.47mmol/L，往往这类患者需要加强术后补钙，避免低血钙导致的并发症。

虽然在临床指南及相关研究中对手术方法、疗效及安全性仍存在一定的差异，但对于不能耐受手术的严重甲状旁腺功能亢进患者，射频消融也是一种有效的治疗方法，本病例中患者行射频消融手术后骨痛消失，目前 PTH 维持在 136～242pg/ml（图 12-11-5），能够自行站立，生活质量得到显著改善，效果显著，患者对治疗结果也非常满意，基于此患者的经验，笔者认为当患者因基础疾病导致心肺功能障碍、不能耐受手术时，射频消融术也是一种很好的选择，其创伤小、手术简单、重复性好，术后血清 iPTH、钙、磷水平也能有效降低，从而达到手术切除的效果。当然，也需要更长的随访时间和临床指标来全面确定临床疗效，因此，在选择治疗方案时，根据患者的个体差异来选择最合适的治疗方法非常重要（新疆维吾尔自治区人民医院提供）。

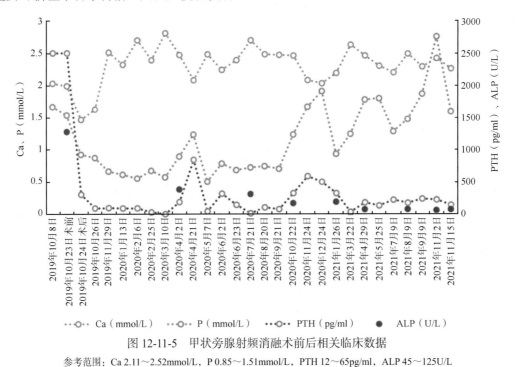

图 12-11-5　甲状旁腺射频消融术前后相关临床数据

参考范围：Ca 2.11～2.52mmol/L，P 0.85～1.51mmol/L，PTH 12～65pg/ml，ALP 45～125U/L

（王　晶　古丽米热·穆合塔尔　王宁宁　熊　敏　姜　鸿　张晓良　张　凌）

慢性肾脏病矿物质与骨异常科普 100 问

1. 什么是 CKD-MBD？

CKD 是慢性肾脏病的英文缩写，MBD 是矿物质和骨异常的英文缩写。CKD-MBD 是慢性肾脏病矿物质和骨异常的英文缩写，其是一种慢性肾脏病患者最常见且可能带来严重骨折、畸形、心血管事件等严重后果的并发症。CKD G3～G5 期患者是 CKD-MBD 的高发人群，几乎所有的透析患者都有不同程度的 CKD-MBD。

2. 为什么慢性肾脏病患者会出现矿物质和骨异常？

慢性肾脏病患者随着肾功能下降，一方面会逐渐出现低钙血症，磷排泄障碍，导致磷潴留；另一方面，肾功能下降会影响维生素 D 的活性，不能使非活性维生素 D 转化为活性维生素 D，以上都会导致继发性甲状旁腺功能亢进症及一系列矿物质和骨异常（CKD-MBD）事件的发生。

3. 慢性肾脏病矿物质和骨异常的主要临床表现有哪些？

CKD-MBD 是一种临床综合征，隐匿起病，主要临床表现如下：①血液检查异常，高磷血症、低钙血症（严重的继发性甲状旁腺功能亢进可表现为高钙血症）、高甲状旁腺激素（PTH）、维生素 D 缺乏。②骨异常，骨转化、骨矿化、骨量、骨线性生长或骨强度异常，骨痛、骨折发生率增加，严重者可表现为身高明显缩短的退缩人综合征；如果儿童及青年 CKD 患者出现骨骼生长发育和强度的异常，会导致生长发育迟缓。③血管或其他软组织钙化，发生心脏病、脑卒中或组织缺血坏死。④皮肤瘙痒、肌无力、消瘦等。

4. 慢性肾脏病矿物质和骨异常有哪些危害？

CKD-MBD 的危害是多方面的，具体如下：①肾性骨病，骨骼的脆弱和不稳定，骨痛、肌无力，骨折的风险增加，高转换型骨病及低转换型骨病容易导致心血管钙化；②心血管疾病，心肌功能障碍、缺血、瓣膜功能不全、心肌纤维化、心力衰竭、心律失常、心脏相关性死亡增加；③内分泌系统疾病，脂质代谢受损、胰岛素抵抗、葡萄糖耐受不良、消瘦、营养不良；④软组织异位钙化，异位钙质沉积症、动脉钙化导致肾移植手术成功率下降、钙性尿毒症性小动脉病、痛性皮损、组织坏死、截肢等；⑤骨髓纤维化，红细胞生成改变、贫血加重等。

5. 血管钙化是怎么回事？

简单来说，血管钙化是血管壁上钙、磷等矿物质的异常沉积。这种情况在动脉粥样硬化、高血压、糖尿病血管病变和慢性肾脏病等病症中普遍存在，是心脑血管疾病高发病率和高病死率的重要原因之一。随着年龄的增长，血管钙化会逐渐加重，通常表现为血管顺应性降低、心脏负荷增加、血管硬化、心肌缺血、左心室肥大、心力衰竭。根据钙化在血管中发生的部位，可分为血管内膜钙化和血管中膜钙化。

6. 血管钙化对于透析患者的危害有哪些？

血管钙化是血液透析患者的动静脉内瘘失去功能的高危因素。研究表明，中度和重度的血管钙化会增加动静脉内瘘术后失功的风险，使瘘管使用寿命缩短。心血管钙化还会导致透析患者心脑血管相关死亡增加，如心肌功能障碍、缺血、瓣膜功能不全、心肌纤维化、左心室功能不全、心律失常等。

7. 哪些患者需进行血管钙化的监测？

四类患者需要常规进行血管钙化监测：①有显著高磷血症的患者，需要个体化选择磷结合剂；②等待肾移植的患者，血管钙化的程度可能影响移植成功率；③透析患者，血管钙化发病率更高，需要评价；④医生评估后认为其他因素可能导致血管钙化发生或加重的患者，如糖尿病患者和老年人。

8. 哪些药物有助于防治血管钙化？

预防血管钙化需要采取一系列的综合措施，控制血管钙化的危险因素有利于防治血管钙化。这些措施包括控制高磷血症、维持正常血钙水平、治疗继发性甲状旁腺功能亢进等。相关的药物有磷结合剂、活性维生素 D 及维生素 D 类似物、拟钙剂等，还有一些药物包括维生素 K、硫代硫酸钠等。

9. 慢性肾脏病矿物质和骨异常的监测主要有哪些方面？

CKD-MBD 的监测主要包括 3 个方面。①生化指标的监测，如血清钙、磷、全段甲状旁腺激素（iPTH）、碱性磷酸酶、25（OH）D 水平。②骨的评价，骨活检是诊断 CKD-MBD 的金标准，但为有创检查；骨密度测定对于有 CKD-MBD 证据的 CKD G3～G5D 期的患者，不要求进行常规监测。③骨外钙化的评估，对于 CKD G3～G5D 期的患者，可用侧位腹部 X 线检查确定是否存在血管钙化，用超声心动图确定是否存在心脏瓣膜钙化，有条件的单位，可用电子束 CT 及多层螺旋 CT 评估心血管钙化情况。

10. 慢性肾脏病矿物质和骨异常相关生化指标治疗目标值为多少？

根据 KDIGO 指南的要求，透析患者 PTH 控制为正常上限的 2～9 倍，血清钙为 2.1～2.5mmol/L，血清磷为 0.81～1.45mmol/L。其中 iPTH 的治疗目标范围有多种说法，对于透析患者治疗和生活质量，日本要求控制在 60～240pg/ml，除此之外，大部分肾病专家认为控制在 150～300pg/ml 有利于透析患者血钙、血磷的控制，有利于预防异位钙化的发生、提高患者生活质量。

11. 慢性肾脏病矿物质和骨异常的治疗原则是什么？

该病的治疗应该遵循如下原则：①降低高血磷，合理选择含钙或非含钙磷结合剂；②维持正常血钙；③控制继发性甲状旁腺功能亢进症，合理选择维生素 D、拟钙剂或联合应用；④预防和治疗血管钙化；⑤有甲状旁腺切除手术指征时及时选择手术治疗。

选择降磷或降 PTH 的药物时，要根据血磷、血钙、PTH 水平综合考虑，不可仅根据其中的一项指标选择或调整药物。

12. 在慢性肾脏病矿物质和骨异常的治疗过程中，如何控制饮食？哪些食物不建议食用？

CKD-MBD 患者控制饮食主要是为了减少磷的摄入和吸收。因此，建议选择磷吸收率低、磷/蛋白质值低的食物；限制摄入含有大量磷酸盐添加剂的食物；如果患者的血磷超过正常范围，建议首先限制饮食中磷的摄入，每天不超过 800～1000mg。

对食物种类的要求如下：①对于蛋黄、动物内脏、坚果类、芝麻酱、鱼罐头、海鱼、黑豆、奶粉等高磷食物，应不吃或少吃；②尽量避免饮用含咖啡因、酒精的饮品；③在食物制作过程中，多用蒸煮炒拌等烹饪方式，少用油炸等方式；④不吃或少吃过度加工食物，如香肠、腊肉等，这类食品多含有磷添加剂。

13. 慢性肾脏病患者什么情况下需要控制血磷？

高磷血症是 CKD 的重要病理生理现象，也是血管钙化的独立危险因素，与 CKD 患者的病死率呈正相关。在正常血磷的基础上，血磷每上升 0.32mmol/L，相对死亡危险性增加 6%。磷在体内主要沉积于骨骼，占 85%，软组织中占 14%，血液中仅占 1%。因此，血磷升高时，体内磷含量已经非常高了。肾脏病专家建议在 CKD 早期，当肾小管对磷酸盐的重吸收出现下降时，就应该开始控制磷酸盐的摄入。因此，控磷是 CKD 患者的"必修课"。

14. 慢性肾脏病患者控制血磷有哪些原则？

控制血磷要遵循"3D"（Diet、Dialysis 和 Drug）原则：低磷饮食、充分透析和合理使用磷结合剂，同时也要注意对继发性甲状旁腺功能亢进症（SHPT）的控制。

15. 透析能降血磷吗？

透析治疗在一定程度上能代替正常肾功能的作用，有排磷效果，但每周 3 次，每次 4h 血液透析排磷有限，腹膜透析清除磷的能力也有限，因此不能充分排出人体吸收的磷。对于透析患者群体而言，除透析之外，还需要注意：①在饮食中少吃高磷食物，磷摄入不超过 800mg/d 为宜。②部分患者在已经开始透析之后仍存在高磷血症，需要服用肠道磷结合剂等药物来帮助控磷。

16. 血液灌流控磷效果如何？

根据《血液灌流在维持性血液透析患者中的临床应用上海专家共识》显示，血液灌流可改善血透患者尿毒症相关的皮肤瘙痒、睡眠障碍、周围神经病变、透析淀粉样变和难治性高血压。但研究结果表明，血液灌流的控磷效果并不优于血液透析。

17. 我每天只吃一餐荤菜，能只在那一餐中服用降磷药吗？

任何食物都含有磷，只是含量和吸收程度不同，根据血磷情况，食物的含磷量高就需要多吃降磷药，食物含磷量少就少吃的原则。专家不主张每天吃一顿饭，如果这一顿饭的量与三顿饭相当，就需要吃相当于三次剂量的磷结合剂，但这样也不利于营养吸收，所以，还是每日三餐，每次控制饭量更好，同时一日三餐中服用磷结合剂更好。

18. 服用了降磷药，血磷怎么还高？

透析患者的降磷措施包括饮食控制磷和充分透析，再加上服用磷结合剂药物。药物主要分为含钙磷结合剂（碳酸钙、醋酸钙）和不含钙磷结合剂（碳酸镧、司维拉姆），在不同钙磷水平选择不同的药物、剂量及正确的服用方法（餐中吞服或嚼服）。因此，并不是服用了降磷药，血磷就降到正常水平，也许用法、用量不合理。

19. 磷不高，为什么皮肤还痒？

尿毒症患者引起皮肤瘙痒的原因有很多，透析不充分是主要原因，高磷也是原因之一。除此之外，还有很多原因引起皮肤瘙痒：①过敏，对透析时用的药物、透析器或透析用水过敏；②继发性甲状旁腺功能亢进，甲状旁腺激素增高也可引起皮肤瘙痒；③皮肤疾病或其他原因，如皮肤水分含量减少、血浆组胺水平升高、周围神经病变和透析相关性皮肤瘙痒等。

20. 尿毒症患者可以通过甲状旁腺切除缓解皮肤瘙痒吗?

研究表明,血清和皮肤中的钙离子、磷酸根离子下降与皮肤瘙痒的改善有关。据有关临床试验证明,甲状旁腺切除术后半数以上的患者皮肤瘙痒症状能够得到明显缓解或消失。因此,甲状旁腺切除术可以有效地缓解钙磷紊乱状况,从而明显缓解尿毒症患者的皮肤瘙痒症状。

21. 碱性磷酸酶升高可以使用药物来降低吗?

碱性磷酸酶增高,如果是肝脏方面的疾病,可以适当地服用相关药物。尿毒症患者碱性磷酸酶增高可能是甲状旁腺功能亢进的高转运骨病造成的,需要积极纠正过高的甲状旁腺激素,对 SHPT 的成功治疗可以降低碱性磷酸酶含量。

22. 为什么慢性肾脏病患者骨折的风险大于普通人群?

普通人群由于骨质疏松可以增加骨折的风险,而慢性肾脏病患者可由于其本身的骨病导致的骨质量问题而增加骨折的风险,随着肾功能的下降,髋骨骨折的风险增加,疾病本身对于骨折风险的影响甚至大于传统的骨折危险因素,研究数据显示,血液透析患者髋骨骨折的风险是普通人群的 4 倍。

23. 哪些方法可以预测慢性肾脏病患者骨折的风险?

无创性检查通常作为常规筛查手段,包括骨密度检测(如 DXA)、外周定量 CT(pQCT)、超声量化、骨核素扫描、X 线检查等,但由于目前这些检查在慢性肾脏病患者中应用的证据有限,尚无专门用于慢性肾脏病患者骨折风险的检查方法。故目前采用一般人群的骨折风险评估工具。CKD G1~G3 期的患者可采用亚洲人骨质疏松自我筛查工具(OSTA)和 WHO 骨折风险预测简易工具(FRAX)进行骨质疏松骨折风险预测,但慢性肾脏病 G4~G5 期患者是否适用,还有待进一步研究。

24. 慢性肾脏病透析患者生化指标的监测频率?

目前不主张应用钙磷沉积结果指导临床,而应该分别对血清钙和磷分别评估指导临床治疗。建议每月根据血钙、血磷的异常情况调整含钙/非含钙磷结合剂,每月或每 3 个月根据 iPTH 和 25(OH)D 水平调整活性维生素或拟钙剂剂量。

25. 慢性肾脏病患者骨质疏松需要考虑药物治疗的时机是什么?

有骨密度测定条件时,具备以下情况之一者需考虑药物治疗:①确诊骨质疏松者(骨密度:T 值不大于–2.5 者),无论是否有过骨折。②骨量低下患者(骨密度:T 值为–2.5~–1.0)并存在一项以上骨质疏松危险因素,无论是否有过骨折。无骨密度测定条件时,具备以下情况之一者也需考虑药物治疗:a. 已发生过脆性骨折;b. OSTA 筛查为高风险;c. FRAX 计算出髋部骨折概率不小于 3%,或任何重要的骨质疏松性骨折发生概率不小于 20%。

26. 慢性肾脏病患者血清全段甲状旁腺激素控制得越低越好吗?

慢性肾脏病患者中常伴有继发性甲状旁腺功能亢进,常需要给予治疗以降低过高的甲状旁腺激素,但并非甲状旁腺激素水平控制得越低越好。因为过低的甲状旁腺激素水平同样可以引起无动力骨病、高钙血症、血管钙化、营养不良、死亡风险增加等不良后果。应该依据患者的慢性肾脏病分期情况,以中国 CKD-MBD 推荐的甲状旁腺激素水平作为目标值,对甲状旁腺激素水平进行定期监测调整。

27. 低钙透析液（1.25mmol/L）会引起甲状旁腺激素水平升高吗？

单独应用低钙透析液确实会刺激体内甲状旁腺激素升高，所以主要用于低 PTH 合并高血钙患者。对于血钙在正常范围的患者，需要增加维生素 D 制剂（如骨化三醇或帕立骨化醇）的剂量来更好地控制继发性甲状旁腺功能亢进，也可以应用低钙透析液，目的是避免活性维生素 D 带来的高钙血症风险。当患者使用西那卡塞出现低钙血症时，不能用低钙透析液，也不应该增加透析液的钙浓度，而应增加帕立骨化醇或骨化三醇的剂量，或者适当减少西那卡塞的剂量。

28. 为什么血钙低还会发生血管钙化？

血管钙化是指血管中钙等矿物质沉积和血管内皮细胞骨样化。导致血管钙化的原因很多，如高龄、动脉粥样硬化、肥胖、高血脂、糖尿病、高血压等都会引起血管钙化，导致血管弹性降低。但尿毒症患者持续的高磷血症是导致血管钙化的重要原因，饮食控制、充分透析和服用合适的磷结合剂是降低血磷的主要方法。继发性甲状旁腺功能亢进或功能低下也是血管钙化的主要危险因素，而血钙水平不是决定血管钙化的主要因素。

29. 对于继发性甲状旁腺功能亢进，可以用哪些药物？

治疗继发性甲状旁腺功能亢进的药物包括活性维生素 D、骨化三醇、阿法骨化醇，经过肝脏代谢后变成活性维生素 D；维生素 D 类似物：帕立骨化醇；拟钙剂，如西那卡塞和依特卡肽。结合钙磷情况选择维生素 D 制剂或拟钙剂，或者两种药物联合应用。

30. 非透析患者慢性肾脏病矿物质和骨异常的管理注意事项有哪些？

在慢性肾脏病 3 期开始就要注意限制高磷饮食，避免代谢性酸中毒发生，定期监测血钙、血磷、甲状旁腺激素、25（OH）D 水平，防止低钙血症和高磷血症，如果维生素 D 缺乏需要补充营养性维生素 D。

31. 为什么维生素 D 或选择性维生素 D 受体激动剂可以用于治疗慢性肾脏病矿物质和骨异常？

透析患者由于肾功能损伤，肾脏合成活性维生素 D 能力下降，普遍存在活性维生素 D 不足和缺乏，导致甲状旁腺激素升高，甲状旁腺增生，钙磷平衡紊乱，发生继发性甲状旁腺功能亢进；而活性维生素 D（也称非选择性维生素 D 受体激动剂，如阿法骨化醇、骨化三醇口服或注射液）和选择性维生素 D 受体激动剂（如帕立骨化醇）能抑制甲状旁腺激素合成，降低患者甲状旁腺激素水平，改善继发性甲状旁腺功能亢进，改善患者的预后，降低死亡率，但要注意该药有增加高钙血症和高磷血症风险。

32. 对于 iPTH 小于 150pg/ml 的透析患者，可以服用钙剂及活性维生素 D 治疗骨密度减低吗？

当透析患者 iPTH 小于 150pg/ml 时，发生无动力骨病的概率明显增加，目前尚无相关指南对这部分患者同时合并骨密度减低进行治疗指导。对于这类患者，应避免使用导致无动力骨病和降低 iPTH 的药物。例如，钙剂及活性维生素 D 会抑制甲状旁腺增生，会进一步减低这部分患者的骨转运，因此均不建议在这类患者中使用钙剂及活性维生素 D 治疗骨质疏松。

33. 对于 iPTH 小于 150pg/ml 的透析患者，出现骨密度减低时需要服用什么药物？

双膦酸盐为肾衰竭患者禁忌，因此该药通常不被选择用于治疗透析患者的骨质疏松。

甲状旁腺激素不仅能够调节体内钙磷水平，还可作用于成骨细胞和破骨细胞，从而增加骨转运及骨密度。对于低甲状旁腺激素患者可以试用甲状旁腺激素或其类似物，主要是 iPTH（1-34）（特立帕肽）和 iPTH（1-84）及新型抗骨质疏松药物（地舒单抗）。维生素 K_2、低钙透析液也能刺激甲状旁腺激素升高。

34. 天然维生素 D 和活性维生素 D 有什么区别？

天然维生素 D 包括维生素 D_2 和维生素 D_3。天然维生素 D 是不直接发挥生物学效应的分子，在体内需要经过肝脏和肾脏两次羟化反应过程，因此对于疾病状态或维生素 D 严重缺乏的人群，不能起到快速、有效的治疗效果。但长期应用有提高血清维生素 D 水平、维护骨骼健康和降低 PTH 的作用。

活性维生素 D 包括 $1,25(OH)_2D$（如骨化三醇）和 $1\alpha(OH)D$（如阿法骨化醇）两种。它们都可以应用于升高血钙、骨质疏松和继发性甲状旁腺功能亢进的治疗。其特点是具有较好的升高血钙、降低甲状旁腺激素的治疗效果，但生物半衰期较短，冲击治疗时需要较大剂量重复给药。同时，药物的器官选择性较低，因此会促进胃肠道对钙、磷的吸收和肾脏的重吸收，从而升高血钙和血磷。

35. 慢性肾脏病患者维生素 D 缺乏或不足有什么危害？

慢性肾脏病患者体内普遍存在维生素 D 缺乏或不足，这会导致 iPTH 的升高或不易控制，也由于维生素 D 作为 D 激素具有全身营养和免疫调节作用，如长期缺乏或不足会给慢性肾脏病患者的预后带来增加死亡率、增加心血管事件发生率、加重血管钙化等不良的影响。

36. 慢性肾脏病矿物质和骨异常患者何种情况下使用活性维生素 D 及其类似物？

活性维生素 D 及其类似物主要用于继发性甲状旁腺功能亢进，注意其会影响血钙、血磷及 iPTH，因此，如果未控制好血磷、血钙的同时就贸然使用活性维生素 D 及其类似物，势必会使患者因为高钙、高磷血症而中断治疗。因此，在控制好血磷、血钙的基础上仍然不能使 iPTH 达标时，再使用活性维生素 D 及其类似物更好。

37. 活性维生素 D 的使用方法？

活性维生素 D 的初始剂量和使用方法应该根据 iPTH 水平确定，并根据治疗效果调整剂量和用法。对于初次用药的患者，首先选择小剂量治疗。如果效果欠佳或患者出现难以纠正的高 iPTH 血症，应考虑使用静脉或口服冲击治疗方案。若患者初次就诊时 PTH 已相当高，可直接行冲击治疗。若治疗过度会导致高钙血症和 iPTH 水平过低（小于 150pg/ml），发生低转运性骨病，因此治疗中应监测血钙、血磷及 iPTH 水平，并调整药物剂量。于夜间睡眠前肠道钙负荷最低时给药，可减少高钙血症的发生。

38. 继发性甲状旁腺功能亢进患者使用活性维生素 D 冲击疗法的注意事项有哪些？

在控制血钙、血磷之后，使用或未使用活性维生素 D 的情况下，iPTH 水平仍较高（大于 600pg/ml），根据不同的 iPTH 水平，可使用间断较大剂量活性维生素 D 治疗，也称冲击疗法。

建议使用骨化三醇类药物冲击治疗，通常剂量为 1～4μg，每周 2～3 次，睡前服用，最大剂量每次不要超过 7～8μg。使用间断大剂量维生素 D 的注意事项：①密切监测血清钙、磷及 iPTH 水平；②及时调整活性维生素 D 的使用方案。当 iPTH 达到目标值时可改为小剂量维持，避免出现过低 iPTH 水平，如果 iPTH 水平低于正常上限的 2 倍，或出现高钙、高磷血症时，建议减量或停用活性维生素 D。

39. 使用活性维生素 D 治疗继发性甲状旁腺功能亢进应监测哪些指标？

从 CKD G3 期开始，应定期对 iPTH、钙、磷进行监测，必要时应监测 25（OH）D，并以此确定活性维生素 D 的使用时间、使用方法和使用剂量。治疗中也应定期监测血清钙、磷和 iPTH 水平，保持其在目标范围。同时，根据 iPTH 水平及时调整活性维生素 D 剂量，避免 iPTH 水平的过度下降及反跳，直至以最小剂量维持 iPTH 处于目标范围。

40. 使用活性维生素 D 治疗继发性甲状旁腺功能亢进应如何控制高磷血症、高钙血症？

活性维生素 D 治疗前，应纠正血钙、血磷水平异常。必须控制高磷血症，以避免钙磷乘积过高导致难以逆转的转移性钙化。若有血磷升高，首先积极降磷。如血钙超过正常值范围：①应减少或停用含钙磷结合剂，可使用拟钙剂或帕立骨化醇等，使用不含钙的磷结合剂；②严重高血钙时应减量或停用活性维生素 D，待血钙恢复正常再重新开始减量使用；③对于透析患者，根据血钙水平可使用低钙透析液（1.25mmol/L）透析，可降低高钙血症的发生率，但透析过程中应密切监测患者的症状及血压。

41. 治疗继发性甲状旁腺功能亢进在何种情况下需要停止使用活性维生素 D？

活性维生素 D 的停用指征：明显的高钙血症、明显的高磷血症、iPTH 低至各期 CKD 目标值以下。停用是为了避免转移性钙化和无动力骨病的发生。

42. 拟钙剂对于继发性甲状旁腺功能亢进的作用是什么？

拟钙剂也称钙敏感受体激动剂，商品名为盐酸西那卡塞，是一种新型的治疗继发性甲状旁腺功能亢进的药物，在我国已经得到广泛使用，因具有降钙、降磷、降 PTH 作用，也被称为药物性甲状旁腺切除。大量研究表明，其单用或者与小剂量维生素 D 联用能够提高 iPTH、血钙及血磷的达标率。新型静脉制剂的拟钙剂——依特卡肽也已进入中国市场。

43. 如何根据检验结果选择使用拟钙剂控制继发性甲状旁腺功能亢进？

当血清 iPTH 水平高于目标范围，有以下几种情况。①血磷正常或高于正常值上限，经降磷治疗效果欠佳，血钙大于 2.5mmol/L，单用拟钙剂。②当血磷正常，血钙为 2.1～2.5mmol/L，可选择拟钙剂，或者联合活性维生素 D 或类似物；但应监测血钙及血磷的动态变化趋势以调整治疗。③单用拟钙剂效果欠佳且不存在高磷、高钙血症时，可加用活性维生素 D 或其类似物；反之，单用维生素 D 效果欠佳，在血钙大于 2.1mmol/L 时，可加用拟钙剂。④拟钙剂使用时应从低剂量开始，剂量调整期每周测定血钙，剂量稳定期每 2 周测定血钙，结合血钙及 iPTH 水平调整剂量。⑤当血钙小于 2.1mmol/L 时，不增加拟钙剂的剂量，完善心电图以评估有无 QT 延长，可加用钙剂和（或）维生素 D 制剂；同时减少药物剂量。⑥当血钙小于 1.8mmol/L 时，停用拟钙剂，并补充钙剂及维生素 D。⑦iPTH 水平低于正常值上限的 2 倍时，建议减少拟钙剂剂量或停用（目前我国仅建议用于 CKD G5D 期患者）。

44. 活性维生素 D 和拟钙剂的作用机制有何区别？两者可以联用吗？

活性维生素 D 主要是通过与维生素 D 受体（VDR）结合降低甲状旁腺激素的合成，而拟钙剂是通过增加钙离子与钙敏感受体（CaSR）的效应抑制 PTH 的分泌，从而达到治疗继发性甲状旁腺功能亢进的效果。前者的主要不良反应有引起血钙、血磷的升高，而后者可能降低血钙，不升高血磷。因此，两者可联合使用。从临床研究中发现，西那卡塞与小剂量活性维生素 D 联合可以有效降低 PTH，且其血清学指标（如 PTH、血钙及血磷）的达标情况优于单纯使用活性维生素 D。而维生素 D 类似物联合西那卡塞在继发性甲状旁腺功能亢进的疗效上不亚于单独使用维生素 D 类似物，且钙磷指标得以改善。

45. 在什么情况下可联合使用活性维生素 D 和拟钙剂？如何使用？

当使用活性维生素 D 不能有效降低 PTH 或者存在大剂量使用活性维生素 D 障碍时（如高磷血症及高钙血症发生风险高），可在使用小剂量活性维生素 D 的基础上加用拟钙剂；反之，使用拟钙剂不能有效降低 PTH 时，且没有高钙血症及高磷血症时，可加用活性维生素 D 或维生素 D 类似物。而在使用维生素 D 类似物，如帕立骨化醇时，联合使用西那卡塞仍然有一定的优势。

46. 如何以磷、钙、PTH 的先后顺序进行干预以治疗继发性甲状旁腺功能亢进伴高磷血症和高钙血症？

控制高磷血症首先应限制饮食磷的摄入，如无法控制血磷达标，又存在高钙血症时，可选择非含钙磷结合剂，如司维拉姆或碳酸镧，无条件者可短期使用含铝制剂。同时结合碱性磷酸酶水平，判断是否为内源性骨代谢异常造成的高磷血症，如是则需要积极控制 PTH，应用维生素 D 类似物和（或）拟钙剂，以恢复正常骨代谢水平来帮助机体钙磷平衡的稳定。除此之外，可选择延长透析时间或增加透析频率来控制高磷血症。

当控制血磷之后，PTH 仍无法达到治疗目标，并伴有高钙血症时，可以选择使用拟钙剂。原因是拟钙剂在降低 iPTH 的同时，可能降低血钙而不升高血磷水平，可以使 iPTH、血钙及血磷同时达标的概率增加，拟钙剂使用过程中应监测血钙水平以防止出现低钙血症。如血钙不高，可以选择帕立骨化醇或骨化三醇类药物。

47. 如何判断维生素 D 缺乏？

维生素 D 缺乏的诊断主要依靠抽血检验血清 25(OH)D 水平，血清 25(OH)D 是维生素 D 在体内存在的主要形式，是测定维生素 D 水平的最佳指标，目前各医院已普遍开展，根据 25(OH)D 指标情况判断是否存在维生素 D 缺乏。

维生素 D 缺乏：25(OH)D 低于 10ng/ml 或 20ng/ml，可以导致骨质疏松、PTH 升高。

维生素 D 不足：25(OH)D 为 20~30ng/ml，会引起 PTH 升高、亚健康。

维生素 D 充足：25(OH)D 为 30~150ng/ml，可满足机体需要。

维生素 D 中毒：25(OH)D＞150ng/ml，容易引起尿钙增加、肾结石等。

注：25(OH)D 2.5nmol/L=1ng/ml。

48. 对于 SHPT 患者考虑行甲状旁腺切除术治疗的原因主要是什么？

对于 SHPT 患者考虑行甲状旁腺切除术治疗的原因主要包括以下两个方面。第一，药物治疗甲状旁腺功能亢进效果不佳，或者存在药物使用障碍；此时甲状旁腺切除术可有效缓解患者的骨痛、肌无力、瘙痒等症状，降低患者骨折风险，提高患者生活质量。此外，当存在以下情况：①不明原因的骨痛、瘙痒等症状；②高转化骨病证据；③X 线检查发现骨骼典型继发性甲状旁腺功能亢进表现；④进行性发展的不同部位的钙化（如血管、心脏瓣膜、关节的肿瘤状钙化）时，都应积极考虑实施甲状旁腺切除术。第二，甲状旁腺出现结节性增生后，维生素 D 受体和钙敏感受体下调，对于任何药物的作用有限，因此应给予切除。

49. 除常用指标之外还有什么可以作为甲状旁腺切除的指征？

甲状旁腺的大小和结节也可以作为甲状旁腺切除的指征，当机体处于 PTH 长时间过度分泌状态下，甲状旁腺组织学改变发展呈结节性增生，对活性维生素 D 及拟钙剂治疗抵抗，超声检查显示增生的腺体直径超过 1cm，体积超过 500mm³，重量大于 500mg，常伴随丰富的血流信号，这种情况下甲状旁腺结节性或腺瘤样增生的腺体基本上不可能恢复，也应该考虑行甲状旁腺切除术。对于肾移植 1 年后甲状旁腺功能亢进的患者，甲状旁腺结节性或腺瘤样增生的腺体基本上不可能恢复，也应该考虑甲状旁腺切除术。目前拟钙剂的出现使上述情况有所改变，具体到每位患者还应该个体化决策。

50. 什么情况下建议择期行甲状旁腺切除术？

对于 CKD 患者，当出现下列情况时，建议择期行甲状旁腺切除术：①iPTH 持续大于 800pg/ml；②药物治疗无效的持续性高钙血症和（或）高磷血症；③具备至少 1 枚甲状旁腺增大的影像学证据，如高频彩色超声显示甲状旁腺增大，直径大于 1cm 并且有丰富的血流；④以往对活性维生素 D 及其类似物药物治疗抵抗。

51. 常用的甲状旁腺手术方式主要有哪些？

甲状旁腺切除术+自体移植术（PTx+AT）、甲状旁腺次全切除术（sPTx）及甲状旁腺全切除术（tPTx）。目前尚无关于三种手术方式比较的循证医学研究，因此尚无法肯定哪种方式最好，三种手术方式各有相应的优缺点，因此临床医生可以根据患者的个体情况选择相应的手术方式。

52. 甲状旁腺切除术+自体移植术的内容及优点是什么？

甲状旁腺切除术+自体移植术（PTx+AT）是目前多数指南推荐适合透析患者的甲状旁腺切除术式，指切除所有甲状旁腺腺体（通常为 4 枚以上），同时自体移植部分甲状旁腺组织。将待移植的甲状旁腺腺体种植在患者非透析瘘管侧的前臂皮下或肌肉内，也可以种植在胸锁乳突肌内。前臂较胸锁乳突肌种植的优点是可以通过同时测量双臂的 iPTH 水平来检测甲状旁腺移植物的功能，并方便再次手术切除。PTx+AT 既能有效缓解继发性甲状旁腺功能亢进的症状，又能避免顽固的术后低钙血症和永久性甲状旁腺减低，而且复发的移植物可以仅在局部麻醉下切取，创伤小，手术简单易行，患者易于接受。

53. 甲状旁腺次全切除术及其优缺点是什么？

甲状旁腺次全切除术（sPTx）指术中探查并发现全部增大的甲状旁腺腺体和正常腺体（通常为 4 枚），切除 3 枚半腺体，仅在原位保留相对增生程度轻、最小腺体的 1/2 或 1/3。该术式有手术时间短、患者损伤小、术后低钙情况易于纠正的优点。缺点是术中往往无法准确判断欲保留部分的甲状旁腺组织有无结节性增生，日后复发再次手术时局部粘连增加手术难度，同时损伤喉返神经等并发症的发生风险也增加。

54. 甲状旁腺全切除术及其优缺点是什么？

甲状旁腺全切除术（tPTx）指将术中发现的所有甲状旁腺及可疑甲状旁腺全部切除，不做移植处理。这种术式不主张用于原发性甲状旁腺功能亢进患者和将来考虑肾移植者。tPTx 具有复发率低、手术时间短、手术损伤少、术后并发症少、住院时间短等优点。但是，采用此种术式的患者术后可能会发生顽固性低钙血症，需要更长时间地补充钙剂和骨化三醇，也有发生低动力骨病的风险。

55. 甲状旁腺切除术有哪些并发症？如何防治？

甲状旁腺切除术的并发症包括外科手术并发症和由甲状旁腺切除导致的并发症。外科手术并发症包括麻醉意外，切口感染、出血，术后喉返神经损伤致声音嘶哑、呛咳、呼吸困难等。甲状旁腺切除术后的并发症包括一过性低钙血症、永久性甲状旁腺功能减退、持续性甲状旁腺功能亢进及术后复发。

外科并发症的防治措施要强调由经验丰富的外科医生操作手术以降低外科并发症。术后并发症主要是出血和血肿，术后 24h 内应该密切观察，手术切口缝合并放置引流条，床头备用气管切开包等。

56. 为什么甲状旁腺切除术后易发生低钙血症？

术后由于 iPTH 快速下降，肠道钙吸收减少，但是骨骼仍处于高转运状态，大量吸收血钙、磷以增加骨矿物质成分，会根据术前骨病的程度不同发生不同程度的低钙血症。临床表现为在 PTx 术后数小时内，尤其是术后第 1 周，血钙明显降低，出现手足和口周麻木等症状，同时伴有血磷降低。

57. 如何预防甲状旁腺切除术后低钙血症？

一过性的低钙血症是 PTx 最常见的并发症，也是手术成功的标志，通常需要密切监测血钙、血磷，并积极进行钙替代治疗，如开放高钙磷食物、静脉和口服钙剂、口服活性维生素 D、使用高钙透析液。术前补充钙剂和活性维生素 D 也有利于预防术后低钙血症的发生。

58. 如何治疗甲状旁腺切除术后的低钙血症？

术后 1 周内每日至少监测 1 次血清钙、磷。①血清钙小于 1.8mmol/L 或出现抽搐，立即给予葡萄糖酸钙静脉滴注；②血清钙在 1.8～2.1mmol/L，每天口服碳酸钙+活性维生素 D（骨化三醇或阿法骨化醇）；③血清钙大于 2.2mmol/L，可逐渐减量给予活性维生素 D 和钙剂；④血清钙大于 2.6mmol/L，减半量或停用钙剂/活性维生素 D；⑤术后甲状旁腺激素（iPTH）小于 60pg/ml 时，选择先减活性维生素 D 量，再减钙剂量的原则。

59. 如果甲状旁腺切除术后进行了药物治疗，但甲状旁腺激素仍然偏高该怎么处理？

如果 PTx 后甲状旁腺激素仍然较高，先考虑给予活性维生素 D 药物冲击治疗，对于仍未控制 iPTH 水平的患者，考虑在半年后再次手术或者行甲状旁腺射频消融术，也可以服用西那卡塞，要求控制 iPTH 低于 300pg/ml。

60. 什么是持续性甲状旁腺功能亢进？

持续性甲状旁腺功能亢进是指甲状旁腺切除术后多次复查 iPTH，最低值大于 100pg/ml，通常是未能切除所有的甲状旁腺或存在隐匿或异位的甲状旁腺所致，以后通常需要拟钙剂药物治疗或再次手术治疗。

61. 什么是复发性甲状旁腺功能亢进？

复发性甲状旁腺功能亢进是指术后 iPTH 水平恢复正常，但以后又逐渐上升，复发的原因主要是移植或原位隐匿甲状旁腺又发生增生，或术中发生了甲状旁腺种植，以后通常需要密切随访，给予拟钙剂药物治疗或再次手术治疗。

62. PTx 后持续性和复发性甲状旁腺功能亢进首选何种疗法？

对于外科技术娴熟的成功的 PTx，术后持续性和复发性甲状旁腺功能亢进的发生率为 0～10%。应建立患者术后长期随访，追踪血清钙、磷、ALP、iPTH 改变，若 iPTH 升高，应及时行超声等甲状旁腺影像学检查，首选活性维生素 D 冲击疗法治疗。经甲状旁腺超声或核素扫描发现有残留腺体或者残余组织增生，持续性和复发性甲状旁腺功能亢进患者可于首次手术半年后再次接受 PTx。如出现血钙偏高，拟钙剂可为首选治疗药物。

63. 如何治疗永久性甲状旁腺功能减退？

永久性甲状旁腺功能减退是手术切除全部甲状旁腺后的合并症，为避免这一合并症，可以考虑术中移植部分甲状旁腺，也可以将切除的甲状旁腺组织做深低温处理以长期保存，以备日后出现持续性甲状旁腺功能低下或顽固性低钙血症时再次移植。如果无法再次移植，可能需要长期给予钙剂及活性维生素 D 治疗以避免低钙血症。

64. 甲状旁腺功能亢进术后 iPTH 及透析前血钙、磷的理想范围是多少？

PTx 后理想的 iPTH 应该低于 300pg/ml，血清总钙值为 2.1~2.5mmol/L、血磷为 1.0~1.45mmol/L。如果血钙偏低，需要增加钙剂和骨化三醇；如果血磷过低，需要放开饮食，其他的用药管理和 CKD-MBD 的管理一致。

65. 术后碱性磷酸酶如何改变？

PTx 后碱性磷酸酶升高是甲旁亢导致的骨质疏松恢复的主要迹象，这个指标会在术后先升高后下降，大约半年达到正常，这个时间段的长短与骨骼损害的程度、补钙是否及时和剂量大小都有关系，一般不需要特殊处理，观察它的变化即可。

66. 术后甲状旁腺激素的理想范围是多少？

各种成功的 PTx 后即刻甲状旁腺激素可能会低于 20pg/ml，以后会逐渐升高，最终维持在 60~300pg/ml 是比较理想的。

67. PTx 后如何静脉补钙？

PTx 后出现低血钙是手术成功的标志，当血钙低于 1.8mmol/L 时，需要静脉补充钙剂。静脉补钙时要防止皮肤钙外渗导致的组织坏死，推荐短期深静脉置管（通常在股静脉）后补钙。如果外周静脉补钙，一般推荐浓度为 1% 葡萄糖酸钙（用 10% 溶液稀释 10 倍），钙浓度为 90mg/100ml，即使外渗也不会引起组织坏死，但是可能会带来大量输液的负担；深静脉置管可以高浓度快速补钙，如每日补充葡萄糖酸钙注射液 10~50 支，配比液体不超过 500ml/d，也不用担心皮肤外渗问题。

68. PTx 后应如何饮食？

几乎所有 PTx 后患者都会出现低血钙和低血磷，在监测血钙、血磷的指导下，饮食上可以大量吃高钙、高磷的食物（包括牛奶、豆腐、蛋黄、瘦肉、鱼类、坚果、巧克力等），如果出现抽筋、烦躁、口唇或四肢末梢发麻、腹痛、腹泻、头晕、心悸、低血压等低血钙表现，更需要提高钙摄入。

69. 甲状旁腺功能亢进术后复查需要注意哪些方面？

监测频度需要增加，在经过大量补充钙剂和骨化三醇之后（通常骨化三醇 1~2μg/d，碳酸钙每片 0.75g，6~12 片/日），根据抽血检验的结果不断调整药物，如果血钙升高，减少骨化三醇 1/3 剂量，1 周之后复查血钙和血磷；如果血磷太高，需要减少或停用骨化三醇，要限制高磷饮食或者增加碳酸钙、司维拉姆/碳酸镧剂量，餐中服用；如果血钙和血磷均升高（通常手术不彻底，合并高 PTH），控制饮食或者增加司维拉姆/碳酸镧剂量，餐中服用，可以考虑增加西那卡塞 25mg/d，或者考虑再次手术。

70. 甲状旁腺前臂移植后需要注意哪些方面？

如果做甲状旁腺全切除术+前臂移植术，在术后次日避免测血压，其余时间没有特殊要求。需要定期在双上肢肘部抽血检验 PTH 值以判断移植物是否存活，存活侧的 PTH 值会高于对侧 1.5 倍以上，如果非移植侧 PTH 值超过 300pg/ml，应该积极用药控制，如果超过 500pg/ml，考虑进行甲状旁腺移植物取出手术（可以在门诊进行的小手术）。

71. PTx 后为什么会出现低血压？如何处理？

PTx 后出现低血压非常普遍，主要原因是 PTH 会激活 RAAS 导致高血压，PTx 后 PTH 降低，导致低血压，低血钙也导致低血压，所以手术后通常需要减少降压药。另外，由于术后营养不良的改善，患者很快长胖，需要不断提高干体重，手术后 3～6 个月时，透析后体重增加 2～5kg 都有可能（极个别患者术后 1～2 年体重增加 10～20kg），需要行胸部 X 线检查确定有无胸腔积液，与主管医生讨论是否属于这种情况，减少每次透析脱水量，直到血压合适为止，过低的血压可能导致内瘘堵塞和心脑血管栓塞疾病发生，一定要警惕。

72. PTx 后为什么再次出现骨痛？

个别患者 PTx 后一段时期再次出现足跟痛，多数是由代谢性骨病还没来得及恢复、营养性维生素 D 不足、低磷血症或肌肉关节疾病导致，需要及时随访，鉴别有无低动力骨病等，通常建议补充营养性维生素 D，也可以应用抗骨质疏松药维生素 K_2 制剂（注意不能和华法林同时服用），同时加强足踝部位的肌肉拉伸，多走路，多晒太阳，一般会逐渐恢复。

73. 甲状旁腺功能亢进还有什么其他外科治疗手段？

对于部分原发性/三发性甲状旁腺功能亢进或者高危继发性甲状旁腺功能亢进，特别是并发心血管疾病而无法耐受全身麻醉手术的患者，亦可选择甲状旁腺介入治疗，目前较多应用的是甲状旁腺热消融术，是指在超声引导下，经皮穿刺到达甲状旁腺位置，通过射频或微波的物理加热原理破坏甲状旁腺组织，以微创的方式达到治疗甲状旁腺疾病的目的，也称甲状旁腺微创手术。

74. 甲状旁腺微创手术有哪些并发症？

与甲状旁腺切除的外科手术一样，微创手术也有出血、血肿的风险，因为是局部麻醉手术，可能会有术中疼痛，术后 PTH 快速下降也会造成低钙血症等并发症，因此，不主张门诊治疗，建议住院治疗，术后需要密切观察、治疗一段时间。微创手术相当于甲状旁腺次全切除术，术后持续甲状旁腺功能亢进的患者比例较高。通常不适合外科手术的患者、术后继续应用药物治疗的患者更倾向选择微创手术，待病情稳定后，也可以后期再进行甲状旁腺切除手术。

75. 低转运性骨病分为哪些类型？其发病机制和特征是什么？

低转运性骨病又分为骨软化症和无动力骨病两种类型。骨软化症主要由矿化不良所致，矿化速度低于胶原合成速度，骨活检组织学上以未矿化的类骨质沉积和类骨质间隙增宽为特征。无动力骨病在组织学上以骨细胞活性的全面下降为特征，破骨细胞和成骨细胞数目均减少，骨形成率显著下降，骨质矿化及胶原合成同等程度降低，类骨质间隙一般正常。

76. 慢性肾脏病患者发生无动力骨病的原因有什么？

老年、糖尿病、腹膜透析及过度抑制 iPTH 的释放都可能导致无动力骨病。铝中毒可以导致 iPTH 的过度抑制，从而发生无动力骨病。无动力骨病的发生也可能与双膦酸盐的使用有关。

77. 低转运性骨病的治疗措施有哪些?

低转运性骨病治疗的目的是保持正常的钙、磷水平,避免对 iPTH 的过度抑制。主要措施包括:①使用低钙透析液;②使用不含钙磷结合剂;③ 小剂量应用维生素 D 受体激动剂(VDRA)。

78. 使用低钙透析液治疗低转运性骨病时需要注意什么?

降低腹透液和血液透析液中的钙浓度可以改善低转运性骨病。但是,低钙透析也有可能引起心律失常、低血压等情况,长期低钙透析应密切随访患者的血清钙及 iPTH 水平,警惕继发性甲状旁腺功能亢进的快速进展。因此,低钙透析选择合适患者至关重要,对于血流动力学欠稳定的患者应慎用,同时需要监测 PTH 的变化。

79. 治疗低转运性骨病为什么要用不含钙磷结合剂?

研究表明,含钙磷结合剂能显著降低 iPTH 水平,并且可能过度抑制 iPTH,诱发或加重低转运性骨病的发生。因此,对于有持续低 iPTH 和(或)无动力骨病的高磷血症患者,应限制含钙磷结合剂的使用。不含钙磷结合剂对 iPTH 水平及血钙水平的影响小,可以减少患者低转运性骨病的发生,改善骨形成和转化。

80. 维生素 D 受体激动剂在治疗低转运性骨病方面有什么优点?

传统的骨化三醇(尤其是大剂量使用)治疗能产生高钙血症而抑制 PTH,加重无动力骨病。但研究认为,VDRA 可能在维持成骨细胞生长及正常的骨形成、矿化中起一定的作用。此外,新型的选择性活性维生素 D,如帕立骨化醇,小剂量应用不引起高钙血症,还能增加类骨质和成骨细胞数量,减少破骨细胞数量和重吸收,对无动力骨病引起的骨量减少有益,可以在监测下应用。

81. 为何慢性肾脏病患者的骨质疏松应积极治疗?

骨质疏松是一种以骨量减少和骨微结构破坏为特征,导致骨强度下降、脆性增加和易于骨折的代谢性骨病综合征。骨质疏松最大的危害即为骨折。研究表明,随着慢性肾脏病患者骨质疏松患病率的增加,骨折的风险也大大增加。因此,对于慢性肾脏病患者的骨质疏松应积极治疗,以避免骨折造成的危害。

82. 低转运性骨病临床表现有哪些?

低转运性骨病包括骨软化症和无动力骨病两种。骨软化症指新形成类骨质矿化缺陷,常由铝沉积所致。非动力性骨病指骨形成降低,多与高钙血症,维生素 D 过度抑制 PTH 分泌等有关。临床上以骨痛、骨折、骨变形及转移性钙化为主要表现。

83. 什么是肾移植受者相关骨病?

肾移植受者所患的骨病称为肾移植受者相关骨病。这些患者肾移植前存在矿物质和骨代谢紊乱,肾移植后仍然持续影响受者的骨代谢状态,导致肾移植受者相关骨病。此外,与 CKD 患者不同,肾移植受者还会受到以下因素的影响:①肾移植后早期出现的钙磷代谢紊乱;②受糖皮质激素、免疫抑制等治疗的影响;③移植后仍然存在的肾功能不全导致进一步的矿物质和骨代谢紊乱。

84. 肾移植后的免疫抑制剂治疗对受者的矿物质和骨代谢有什么影响?

肾移植后免疫抑制剂治疗会显著影响肾移植受者的矿物质和骨代谢,糖皮质激素可通过抑制成骨细胞功能减少胶原的合成,降低骨形成;还可通过激活破骨细胞,导致骨重吸收增加；其他影响还包括减少胃肠道对钙的吸收，增加肾脏对钙的排泄，提高 PTH 水平等。环孢素和他克莫司等钙调酶抑制剂也和肾移植受者的骨质疏松相关。

85. 肾移植术后为什么会发生甲状旁腺腺瘤？

肾移植术后甲状旁腺功能亢进较常见，甚至发生率可达到 70%以上。透析期间增大的甲状旁腺腺体需要在肾移植后数月甚至数年时间才会慢慢变小，30%～50%的肾移植患者会持续有异常的 PTH 高分泌，在肾移植术后 PTH 水平仍然会升高，进而导致持续高水平的骨转化，高钙血症通常在术后持续存在数年时间。部分严重甲状旁腺功能亢进的患者，甲状旁腺腺体呈腺瘤样增生，会发展成为三发性甲状旁腺功能亢进。

86. 肾移植术后甲状旁腺功能亢进为什么要行甲状旁腺切除术？

肾移植后部分患者，即使肾功能恢复良好，甲状旁腺还是可能不受抑制地生长，或长期保持高功能的状态，血清 iPTH 水平居高不下，仍然持续影响受者的骨代谢，发生高钙血症和低磷血症。患者可能出现骨痛、骨骼重塑、脆性骨折等多种骨病症状，此时需要考虑行甲状旁腺切除术。甲状旁腺切除术可改善肾移植患者的高 PTH 水平和高钙血症，减轻骨病症状，还可以显著提高肾移植受者的髋关节和脊柱的骨密度。

87. 为什么不推荐肾移植后三发性甲状旁腺功能亢进患者选择甲状旁腺全切除术？

肾移植后患者行甲状旁腺全切除术后或即便行自体移植术，但移植物不易存活，仍存在甲状旁腺功能低下、长期低钙血症的风险，而且患者术后需要长期大量补钙，因此对于肾功能稳定，暂不需要透析的患者，不推荐行甲状旁腺全切除术，而建议采用次全切除的手术方式，即手术中可以根据术前的影像学检查的具体情况，选择性切除甲状旁腺腺瘤或腺瘤样增生的腺体，保留相对正常的腺体。

88. 为什么成功的肾移植仍然不能彻底治愈矿物质和骨代谢紊乱？

随着肾移植供体缺乏的状况日趋严重，肾移植等待时间延长，加上以往临床上对 CKD-MBD 的认识不足，治疗上存在不足，积累和加重了 CKD 患者的矿物质和骨代谢紊乱，从而在临床上出现了越来越多的肾移植受者相关骨病。因此，即使是成功的肾移植，仍然不能彻底解决矿物质和骨代谢紊乱。这就要求临床医生加强移植前 CKD-MBD 的诊治，不要把希望完全寄托在肾移植及移植后的 MBD 治疗上。

89. 肾移植受者的骨异常包括哪些情况？

与生化指标相比，肾移植受者的骨异常更为普遍。骨质疏松在肾移植受者中十分常见，患病率为 11%～56%。90%～100%的肾移植受者有骨营养不良和骨质减少的组织学证据，如 25%～50%的肾移植受者骨活检提示有不同严重程度的高转运性骨病，5%～50%的肾移植受者在接受双膦酸盐治疗前，其骨组织病理学检查已提示存在动力缺失性骨病。究其原因，肾移植受者的矿物质和骨代谢紊乱与肾移植后早期的低磷和低钙血症有关，受移植后早期大剂量的糖皮质激素和钙调免疫抑制剂等因素的影响。

90. 为什么慢性肾脏病患者血清成纤维生长因子 23 水平会随着 GFR 下降而进行性增加？

目前研究发现，成纤维生长因子 23（FGF23）在 SHPT 发生、发展中是更早的启动因子，它在 CKD G3 期就开始升高，虽然 FGF23 的代偿性升高可以帮助机体维持体内的磷平衡，但随着肾衰竭的进展，FGF23 的升高已不能有效地促进肾脏排磷，就会出现高磷血症，而高磷血症又会进一步刺激 FGF23 和 PTH 的分泌。另外，CKD 患者低的 1, 25(OH)$_2$D$_3$ 水平和继发性甲状旁腺功能亢进也会进一步升高 FGF23 水平。当发展至终末期肾脏病（ESRD）时，患者血清 FGF23 可以升高到正常水平的 10～1000 倍。

91. FGF23 与慢性肾脏病患者的心血管病变之间有什么联系？

高水平 FGF23 可以独立于血磷水平促进左心室肥厚（LVH）发生，与 LVH 呈正相关。LVH 是 CKD 患者全因死亡和心血管死亡极为重要的危险因素，约 40%的中度 CKD 患者存在 LVH，升高的 FGF23 可用以预警 CKD 患者 LVH 的发病。此外，FGF23 的病理性升高不仅可促进 LVH，对其他心血管疾病（CVD）的发生也有着影响作用。FGF23 水平升高与 CKD 患者心肌梗死、心力衰竭、脑卒中等疾病的发病率有关。这可能与 FGF23 水平诱导心肌和血管损伤因子（脑钠肽、肌钙蛋白等）上升有关，从而导致 CVD 的发生。因此，FGF23 可作为 CVD 的预警因子。

92. FGF23 对慢性肾脏病患者的血管钙化有什么影响？

FGF23 对血管钙化作用的研究已成为目前的热点之一。有研究发现，高 FGF23 可以促进透析患者冠状动脉钙化指数升高，并发现 CKD 早期患者血管反应性异常与高 FGF23 有关。FGF23 对血管钙化的影响除了其与受体的非特异性低亲和力结合而促进血管钙化，也可能 FGF23 对血管钙化的发生有直接刺激作用。目前对 FGF23 的检查还没有应用到临床。

93. 为什么肾移植后会出现低磷血症？

由于移植后肾功能恢复，尿中大量排磷，而患者尚未正常进食，体内会出现一过性的低磷血症。在移植后 7 天左右，低磷血症的发生率达 79.4%，大部分患者会在术后 1 个月至 1 年恢复到正常水平，并长期保持稳定。而部分患者则会出现持续的低磷血症，移植后 3 年低磷血症可达 16.2%，这除了饮食的影响之外，可能是因为患者移植前存在严重的甲状旁腺功能亢进，在术后甲状旁腺仍然会大量分泌 PTH，抑制肾小管对磷的重吸收，从而导致低磷血症；移植后早期体内维生素 D 水平较低，也可能加重低磷血症。

94. 为什么肾移植后会出现低血钙或高血钙？

肾移植后肾功能恢复早期，患者体内的钙大量从尿中排出；术后患者停止使用活性维生素 D 和含钙磷结合剂，减少了钙的摄入和吸收；术后早期，患者消化功能未恢复，在太阳下活动时间过少，导致维生素 D 不足也十分常见。这些原因叠加起来，导致移植后早期血钙水平显著下降。此外，部分移植受者的高钙血症却持续许多年，可能与这些肾移植受者甲状旁腺功能亢进有关。甲状旁腺激素可以促进肾小管对钙离子的重吸收，还可直接促使骨内钙离子外流，导致高钙血症。一般认为在肾移植 3～6 个月后血钙水平上升达到高峰。

95. 肾移植后三发性甲状旁腺功能亢进可以用药物治疗吗？

肾移植后三发性甲状旁腺功能亢进可以用西那卡塞治疗，可以有效降低血钙、血磷及血 PTH 水平，但属于超说明书用药。因三发性甲状旁腺功能亢进常合并高血钙和高尿钙，所以不主张应用活性维生素 D 治疗。对于双膦酸盐和地舒单抗，根据患者肾功能水平状态可以选用。

96. 影响透析患者的心理因素有哪些？

第一，角色转变，贴上尿毒症患者的标签会导致一定的心理压力；第二，疾病因素，如生活规律的打破、终身治疗、每周 3 次透析带来的心理和经济压力、反复血管穿刺及可能出现的多种并发症均会影响患者的心理；第三，自身形象的改变，如皮肤色素沉着、身体水肿、严重的继发性甲状旁腺功能亢进导致患者骨折等。

97. 透析患者如何调整情绪，重新走上生活的正轨？

积极面对现实，自我的排解、家庭的支持、医务人员的关怀均会对舒缓、平复种种担忧和焦虑起到有效的帮助。向亲友、医护倾诉烦恼均是有效的方式。而医护人员的主要工作除了医学科普之外也包括向患者提供心理疏导和安慰，这对患者病情的恢复有极大的帮助。

98. 透析患者可以运动吗？

对于透析患者，要科学制订运动康复计划，以有氧运动为主，抗阻运动为辅，长期坚持，但是通常不建议做剧烈运动。除了透析间期，甚至透析时都可以运动，如伸展、做操等，透析后易发生低血压、出血等不良反应，建议 2h 内不要剧烈运动。适当运动不仅可以缓解心理压力，增加肌肉关节功能，也可显著改善心功能，改善食欲。因此，坚持合理的运动对改善透析患者的全身状态具有非常重要的意义。

99. 透析患者如何进行药物管理？

规律透析患者通常需要长期服用多种药物，包含降压药、降糖药、改善贫血药、降钾药、西那卡塞、活性维生素 D、营养性维生素 D、磷结合剂等。除医护人员外，患者也应了解每种药物的作用、副作用与注意事项，每天提前准备药物，按时服用。

100. 透析患者如何避免蛋白质能量消耗？

蛋白质能量消耗（PEW）是指慢性肾脏病进程中蛋白质和能量储备下降，表现为蛋白质摄入不足、体重降低、低血清白蛋白等。因此，患者应当摄取足够的优质蛋白，主张补充优质蛋白如牛奶、鸡蛋、瘦肉、鱼。其中，鸡蛋可作为理想的蛋白质供给，不主张透析患者素食，因为豆制品等植物来源的蛋白质利用率相比肉类来源的蛋白质低。

（芮宏亮　吕　程　卢　健　王继伟　张　凌）

专业名词缩略语表

A

ABD　adynamic bone disease　无动力骨病

AHO　Albright hereditary osteodystrophy　Albright 遗传性骨营养不良

AKI　acute kidney injury　急性肾损伤

ALP　alkaline phosphatase　碱性磷酸酶

ARB　angiotensin-receptor blocker　血管紧张素受体拮抗剂

ARBD　aluminium related bone disease　铝中毒性骨病

B

BAP　bone-specific alkaline phosphatase　骨特异性碱性磷酸酶

BALP　bone alkaline phosphatase　骨碱性磷酸酶

BGP　bone gal protein　骨钙素

BMC　bone mineral content　骨矿含量

BMD　bone mineral density　骨密度

BNP　B-type natriuretic peptide　血清 B 型利钠肽

BUN　blood urea nitrogen　血尿素氮

C

CAC　coronary artery calcification　冠状动脉钙化

CaSR　calcium-sensing receptor　钙敏感受体

CAPD　continuous ambulatory peritoneal dialysis　持续不卧床腹膜透析

CCR　creatinine clearance rate　肌酐清除率

CCTA　computed tomographic coronary angiography　计算机断层冠状动脉血管成像

CKD　chronic kidney disease　慢性肾脏病

CKD-MBD　chronic kidney disease-mineral and bone disorder　慢性肾脏病矿物质和骨异常

CUA　calcific uremic arteriolopathy　钙性尿毒症性小动脉病

CTX　cross-linked C-telopeptide of type Ⅰ collagen　骨 Ⅰ 型胶原交联 C 端肽

D

DXA（DEXA）　dual energy X-ray absorptiometry　双能 X 线吸收法

D-Pyr　deoxypyridinoline　脱氧吡啶酚

E

EBCT　electron beam computed tomography　电子束 CT

ESRD　end stage renal disease　终末期肾脏病

EPO　erythropoietin　促红细胞生成素

F

FGF　fibroblastic growth factor　成纤维细胞生长因子

FRAX　fracture risk assessment tool　骨折风险预测简易工具

G

GFR　glomerular filtration rate　肾小球滤过率

H

HD　hemodialysis　血液透析

HOP　hydroxyproline　尿羟脯氨酸

HPT　hyperparathyroidism　甲状旁腺功能亢进症

hs-cTn　high-sensitivity cardiac troponin　高敏肌钙蛋白

HP　hypoparathyroidism　甲状旁腺功能减退症

HPT-JT　hyperparathyroidism-jaw tumor　甲状旁腺功能亢进-颌骨肿瘤

I

IPM　intraoperative PTH monitoring　术中 PTH 监测

iPTH　intact parathyroid hormone　全段甲状旁腺激素

IRMA　immunoradiometric assay　免疫放射测定法

ISCD　International Society for Clinical Densitometry　国际临床骨密度学会

IOPTH　intraoperative parathyroid hormone　术中甲状旁腺激素

IONM　intra-operative nerve monitoring　术中神经监测

J

JSDT　Japan Dialysis Medical Association　日本透析医学会

K

KDIGO　Kidney Disease：Improving Global Outcomes　改善全球肾脏病预后组织

K/DOQI　kidney disease outcomes quality initiative　肾脏病预后质量倡议

L

LTOD　low turnover uremic osteodystrophy　低转运性骨病

M

MAH　malignancy-associated hypercalcemia　恶性肿瘤相关性高钙血症

MDT　multi-disciplinary team　多学科综合治疗协助组

MEN　multiple endocrine neoplasia　多发性内分泌瘤病

MHD　maintenance hemodialysis　维持性血液透析

MIBI　methoxyisobutylisonitrile　甲氧基异丁基异腈

MRI　magnetic Resonance Imaging　磁共振成像

MSCT　multi-slice spiral CT　多层螺旋 CT

MWA　microwave ablation　微波消融

N

NKF　National Kidney Foundation　美国肾脏病基金会

NOF　National Osteoporosis Foundation　美国骨质疏松基金会

NPHPT　normal calcemic hyperthyroidism　正常血钙的原发性甲状旁腺功能亢进

NSAID　non-steroidal anti-inflammatory drug　非甾体抗炎药

NT-proBNP　N-terminal fragment brain natriuretic peptide　N 端前体 BNP

NTX　collagen type Ⅰ cross-linked N-telopeptide　骨 Ⅰ 型胶原交联 N 端肽

n-tPTx　near-total parathyroidectomy　甲状旁腺近全切除术

O

OB　osteoblast　成骨细胞

OC　osteoclast　破骨细胞

OCLT　oral calcium-loading test　口服钙负荷试验

OP　osteoporosis　骨质疏松症

OSTA　osteoporosis self-assessment tool　骨质疏松自我筛查工具

P

PA　parathyroid adenoma　甲状旁腺腺瘤

PAD　peripheral arterial disease　外周动脉疾病

PC　parathyroid carcinoma　甲状旁腺癌

PD　peritoneal dialysis　腹膜透析

PET　positron emission tomography　正电子发射体层成像

PEIT　percutaneous ethanol injection therapy　经皮无水酒精注射治疗

PKD　polycystic kidney disease　多囊肾病

PTH　parathyroid hormone　甲状旁腺激素

PHP　pseudohypoparathyroidism　假性甲旁减

PHPT　primary hyperparathyoidiam　原发性甲状旁腺功能亢进

PⅠCP　procollagen type Ⅰ C propeptide　Ⅰ型前胶原 C 端前肽

PⅠNP　procollagen type Ⅰ N propeptide　Ⅰ型前胶原 N 端前肽

POP　primary-osteoporosis　原发性骨质疏松

PPHP　pseudopseudohypoparathyroidism　假假性甲旁减

PTHrP　parathyroid hormone-related protein　甲状旁腺激素相关蛋白

PTx　parathyroidectomy　甲状旁腺切除术

PWV　pulse wave velocity　动脉脉搏波速度

Pyr　pyridinoline　尿吡啶酚

Q

QCT　quantitative computed tomography　定量 CT

QUS quantitative ultrasound 定量超声

R

RAAS renin-angiotensin-aldosterone system 肾素-血管紧张素-醛固酮系统
RANKL receptor activator of nuclear factor-κB ligand 核因子-κB 受体活化因子配体
RBD renal bone disease 肾性骨病
rhPTH recombinant human parathyroid hormone 重组人甲状旁腺激素
RIA radioimmunoassay 放射免疫测定法
RLN recurrent laryngeal nerve 喉返神经
ROD renal osteodystrophy 肾性骨营养不良
RRT renal replacement therapy 肾脏替代治疗
RFA radiofrequency ablation 热消融

S

SHPT secondary hyperparathyoidism 继发性甲状旁腺功能亢进症
SMS shrinking man symdrome 退缩人综合征
SOP senile-osteoporosis 老年性骨质疏松
SPECT/CT single photon emission computed tomography/computed tomography 单光子发射计算机断层成像联合同机 CT 扫描图像融合技术
sPTx subtotal parathyroidectomy 甲状旁腺次全切除术
SS Sagliker syndrome Sagliker 综合征

T

THPT tertiary hyperparathyroidism 三发性甲状旁腺功能亢进症
tPTx total parathyroidectomy 甲状旁腺全切除术
tPTx+AT total parathyroidectomy with autotransplantation 甲状旁腺全切除+自体移植术

U

US ultrasonography 超声检查
UTC uremic tumoral calcinosis 尿毒症肿瘤样钙质沉着症

V

VDR vitamin D receptor 维生素 D 受体
VDRA vitamin D receptor activator 维生素 D 受体激动剂